AF254149

LE
BANDAGE HERNIAIRE

Les gravures contenues dans cet ouvrage ont été exécutées par M. De Ruaz

d'après les documents de la Bibliothèque nationale

En vue d'une deuxième édition, les auteurs accueilleront avec reconnaissance tous les documents que l'on voudra bien leur adresser sur l'historique du bandage herniaire.

L. et J. Rainal frères
23, rue Blondel, Paris.

LÉON & JULES RAINAL FRÈRES

LE

BANDAGE HERNIAIRE

AUTREFOIS — AUJOURD'HUI

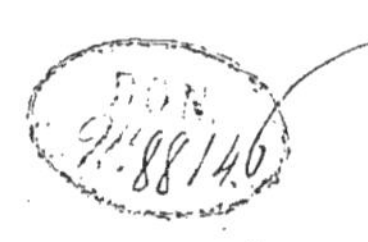

> « Ce qu'il y a de plus mystérieux, de plus excellent, dans l'art d'appliquer et de fabriquer les bandages, dépend beaucoup plus d'une industrie particulière, d'une expérience soutenue du bons sens, du savoir et des réflexions, que de toute espèce de description, d'enseignement et d'imitation..... »
>
> NICOLAS DE BLÉGNY
> L'*Art de guérir les hernies*. Paris 1679.

AVEC 324 FIGURES INTERCALÉES DANS LE TEXTE

PARIS

MASSON ET Cie, ÉDITEURS

LIBRAIRES DE L'ACADÉMIE DE MÉDECINE

120, BOULEVARD SAINT-GERMAIN

1899

LE
BANDAGE HERNIAIRE

AVANT-PROPOS

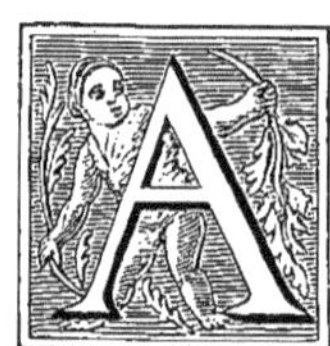 PRÈS plus d'un quart de siècle d'une pratique personnelle des plus étendues, nous avons pensé rendre hommage au public médical, en lui dédiant les résultats de nos patientes recherches et de nos modestes études sur la question du bandage herniaire.

Sans avoir aucune prétention à la monographie, cette étude comblera, toutefois, une lacune dans la littérature spéciale et fournira aux travailleurs de l'avenir un assemblage commode des documents les plus authentiques de technique herniaire.

Dans la *première partie* de cet ouvrage, nous passons en revue tout ce qui a été fait dans le passé, et cette étude rétrospective est suffisante, par elle-même, pour définir l'historique des divers systèmes, bons ou mauvais, qui se sont succédé pour la contention des hernies.

La *deuxième partie* est beaucoup plus personnelle. Nous avons été à même, en effet, pendant vingt-cinq ans, d'observer un nombre considérable de cas de tous genres, tant dans notre clientèle privée que dans les hôpitaux de Paris et au Bureau central.

Appuyés sur la théorie et les leçons des maîtres de la chirurgie, autant que sur la pratique et la technique qui nous sont personnelles, nous avons essayé de fixer ici quelques-unes des règles qui doivent présider à la fabrication des appareils herniaires. Si, parfois, nous nous sommes trompés, c'est toujours de bonne foi et en bonne compagnie : car nous conformons toujours nos efforts individuels avec les indications dictées par les médecins compétents. Les cas les plus difficiles et les plus délicats sont ceux que nous avons toujours visés avec le plus d'attention.

Le corps médical nous saura peut-être gré d'avoir su rassembler ici les documents et les figures, éparpillés dans nombre d'ouvrages, parmi lesquels il en est de *rarissimes*. Ce travail a, du reste, eu pour but principal d'être agréable et utile à tous les praticiens.

Les anciens ne connaissaient pas le bandage à ressort et se servaient, pour maintenir les hernies, d'un simple pansement en linge, auquel ils donnaient le nom de *braie* (on appelait ainsi la pièce de linge servant à emmailloter le nouveau-né). Certains auteurs pensent qu'on a donné le nom de *brayer* au bandage herniaire, parce que les malades le portent sous leur *braie* (haut-de-chausse ou culotte). Quoi qu'il en soit de cette étymologie, le mot *brayer* apparaît, dans la langue française, vers la fin du xve siècle, comme synonyme de bandage herniaire.

On ne trouve rien sur la contention des hernies dans les œuvres d'Hippocrate. La première indication est, comme nous le verrons, dans Celse (i^{er} siècle). Jusqu'au vi^e siècle, les préceptes de Celse se perdent, pour réapparaître dans Aétius. Puis, on constate une nouvelle éclipse du bandage, jusqu'au xiiie siècle environ.

C'est à partir de cette époque que nous constatons, dans les auteurs, l'intervention d'un certain nombre de données plus précises. Toutefois, le bandage métallique n'apparaît que vers 1500, à l'état d'informe ébauche, il est vrai.

Si l'on songe que les anciens croyaient à la rupture du péritoine, dans la genèse de la hernie, on ne s'étonnera guère qu'ils aient négligé la compression simple, pour s'attacher à la modification opératoire des parties. D'ailleurs, sans le ressort, que pouvaient-ils faire? Il fallait, pour fixer leurs bandages, une énorme constriction; ces appareils comprimaient trop dans certaines positions et pas assez dans d'autres; ils ne pouvaient se prêter aux changements de volume du ventre et manquaient toujours de la fixité indispensable à leur mission.

Il faut arriver jusqu'à de Blégny (1676) et surtout Arnaud (1749) pour la conquête définitive d'une conception thérapeutique équitable. Richter, Camper et Scarpa perfectionnèrent ensuite, comme nous le verrons, la fabrication. Dans là période contemporaine enfin, les ressources de l'outillage furent portées au maximum, sous l'impulsion scientifique de Malgaigne, de Gosselin, de MM. Berger, Duplay, Le Dentu, Lucas Championnière, Segond, etc. Si, aujourd'hui, la clarté et la précision ont fini par régner, en un art qui n'était jadis que ténèbres et chaos, nous devons assurément ces lents progrès aux étapes successives parcourues depuis le moyen âge. Mais le xixᵉ siècle, par le perfectionnement industriel qui le caractérise, a contribué, pour la plus large part, aux appareils définitifs que nous possédons actuellement.

Puissent les lignes qui vont suivre attribuer, impartialement, à chacun des vaillants pionniers de la chirurgie théorique et pratique, le rôle qui lui revient, dans les successifs perfectionnements du bandage! Puisse surtout le lecteur éprouver quelque intérêt à parcourir ce modeste travail, qui nous a coûté quelque peine à collationner et causé aussi de grandes satisfactions de curiosité et d'amour-propre. On n'est pas artisan en quoi que ce soit, sans se passionner un peu pour l'art pratiqué tous les jours.

L. ET J. RAINAL FRÈRES.

LIVRE PREMIER

Autrefois

Armoiries de la Communauté des Gibeciers
Faiseurs de Brayers

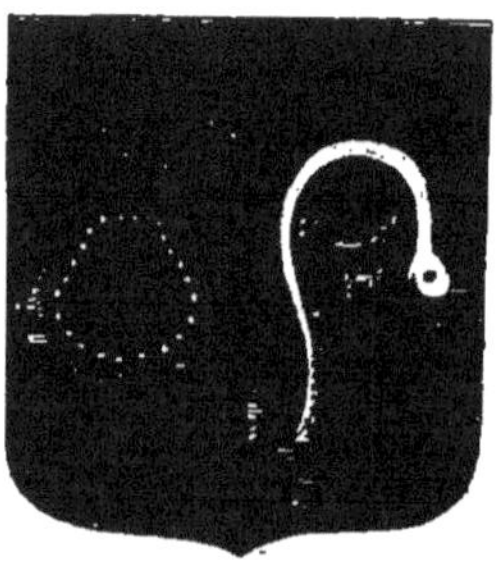

Porté au premier d'or à la Gibecière d'azur
au deuxième d'azur à la Ceinture herniaire d'argent
accompagnée d'une Bourse d'or.
(Musée Carnavalet.)

CHAPITRE PREMIER

APERÇU HISTORIQUE

Il est à supposer que de tout temps on a dû chercher à maintenir les hernies au moyen d'une compression quelconque.

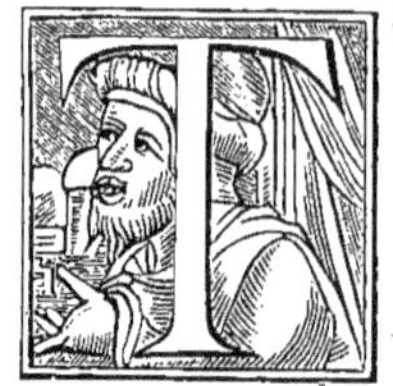

OUTEFOIS, les œuvres hippocratiques, si riches en observations précises, sont muettes sur la question des bandages. Dans Celse (ɪᵉʳ siècle), on rencontre quelques vagues indications. Mais c'est surtout à Aétius (ᴠɪᵉ siècle) que revient le mérite de notions rationnelles sur cette question[1].

Il faut croire que les meilleures idées ont toujours fait difficilement leur chemin, puisque le système contentif d'Aétius n'a aucun écho dans les œuvres ultérieures de Paul d'Egine, Rhazès, Avicenne, Albucasis, etc. (ᴠɪɪᵉ au xɪɪᵉ siècle). Ce n'est qu'aux xɪɪɪᵉ, xɪᵛᵉ et xᵛᵉ siècles que Salicet, Roger de Parme, Lanfranc, Guy de Chauliac insistèrent sur la nécessité d'un bandage palliatif ou curatif. D'après Gatinara, le premier bandage métallique (*optima ligatura*) apparut vers l'an 1500 : « Est unus ferrarius in Sancto-Joanne-in-burgo, qui facit brayeros ferreos, et sunt optimi et multum juvantes », dit-il. Avant cette époque, au lieu de la compression, on recourait volontiers aux incisions et aux cautérisations.

Amb. Paré et Fabrice d'Aquapendente mentionnent l'existence du bandage. Fabrice de Hilden, professeur bâlois (1606), déclare fabriquer lui-même des cercles de fer très favorables aux hernies. Scultet nous a transmis aussi plusieurs planches indiquant la disposition des bandages herniaires au début du xᵛɪɪᵉ siècle.

Nicolas Lequin (1665) est le véritable père des bandagistes actuels : ce fut lui qui donna au brayer son élasticité par la trempe du ressort. Blégny fit faire quelques progrès à l'art du bandage, ainsi que Dionis, Bérenger, J.-L. Petit, Renaulme, A. Monro, de la Charrière, Wiseman, Heister, Lafaye, etc.

En 1742, l'ingénieur Abeille présente à l'Académie des sciences une véritable machine, bientôt oubliée, lorsque Delaunay (1743) publia les modèles de bandages simples et pratiques (*Mémoires de l'Académie de chirurgie*). Arnaud (1749) donna la première théorie scientifique du bandage herniaire.

---

1. Voici le passage textuel d'Aétius, d'après la monographie de Belmas (Historique des bandages) à laquelle nous avons eu souvent recours pour la rédaction de ce chapitre :

« Alias Theodori admirandum ad herniam intestinorum quod nos, experti sumus, et cum multorum admiratione sanavimus, curat magnas et diuturnas affectiones. Chartam in qua frigida ad triduum madefacito, et ubi humorem velut spungia imbiberit, ex ea pilam, facito, neque ante tertium diem, exoluito., tertio enim die miraberis de efficacia ipsius. At vero ægro minimè indicabis quid sit medicaminis, sed chartam, vel panniculo involues, vel atro colore tinges, neque vero tu utilitate rei despicias. »

Après les travaux d'Arnaud, apparut la théorie de Camper et des longs ressorts, critiquée, comme nous le verrons, par Juville. En 1809, Scarpa démontre définitivement les avantages du système Camper et la nécessité de réserver les bandages flexibles ou élastiques pour certains cas de hernie ombilicale.

Quelle fut, successivement, la matière du bandage ? Ce fut, d'abord, le fer, puis le fer écroui, puis l'étoffe d'acier et finalement l'acier pur. Les bandages en fer simple, dont le moindre inconvénient était de ne point se prêter aux différences d'attitudes, furent seuls employés jusqu'à Blégny (1676) ; malheureusement, le fer écroui, préconisé par cet auteur, jouissait d'une élasticité faible et éphémère. Arnaud (1749) insista sur l'étoffe d'acier, matière élastique et de courbure facile. Blackey lui substitua bientôt les ressorts de pendule, trop secs et trop cassants. Enfin Juville, en 1786, vanta l'acier d'Allemagne, dont les qualités trop variables exigeaient des précautions minutieuses de la part du fabricant.

Au sujet des dimensions des ressorts, il y eut bien des divergences. Blégny, Richter, Chamseru veulent que le ressort n'occupe que la moitié de la circonférence du bassin. Camper, Scarpa, Jalade-Lafond exigent, au contraire, les 10/12 du contour pelvien. Dionis, Lassus, Lequin, Delaunay penchent pour les 3/4 et prennent ainsi place entre les deux extrêmes. Vers 1792, l'ingénieux Oudet, voulant contenter tout le monde, imagina des ressorts capables de s'allonger et de se raccourcir *ad libitum* : malheureusement, c'était au détriment de l'élasticité.

Pour le genre de courbure, mêmes divergences d'opinions. Blégny, Camper et les bandagistes anglais adoptent la courbure plane ; Juville et Richter exigent une double courbure conçue de telle sorte que, le bandage étant abandonné à son élasticité, les deux extrémités se croisent obliquement.

Il est bon de faire remarquer que, maintenant, on imprime au ressort une torsion sur son axe, de manière à ce que la face antérieure de la partie qui doit correspondre aux lombes regarde en bas et en avant, tandis que celle qui se rapproche de la pelote a sa face postérieure dirigée en haut et en arrière. Cette partie reçoit encore un certain degré d'inclinaison sur les bords. Il est probable que, si Camper s'est élevé contre cette disposition, c'est qu'elle était exagérée dans les figures qu'il avait sous les yeux.

Pour donner au ressort un point d'appui aussi étendu que possible en arrière, Juville a eu recours à une plaque métallique, qui, longtemps abandonnée, a été adoptée de nouveau par Chamseru.

Plusieurs chirurgiens ont remplacé cette plaque par une véritable pelote. Tels sont, parmi les anciens, La Vauguion, de la Charrière, et, parmi les modernes, tous les fabricants de bandages anglais. Le plus ordinairement on se contente aujourd'hui, pour augmenter la force d'application, d'élargir le ressort, en aplatissant sa queue à l'aide du marteau.

Pour terminer ces renseignements historiques sur les ressorts, nous dirons qu'autrefois, dans le cas de double hernie, on avait l'habitude de recourir à l'emploi d'un seul ressort, muni de deux pelotes, dont l'une a été rendue mobile par Delaunay et par Juville. De nos jours on a préféré se servir de deux demi-ressorts réunis en avant et en arrière à l'aide de courroies ou de crémaillères métalliques proposées par Juville.

Dans certains cas de double hernie, le docteur Jalade-Lafond se sert de son bandage à la Camper, à chaque extrémité duquel il a adapté une pelote.

Quel est le degré de consistance à donner aux pelotes ? C'est une de ces questions de pratique qui n'ont pas reçu de solution précise. A en croire Dionis, Fabrice d'Aquapendente, Monro, les pelotes dures présenteraient de grands avantages : cependant elles ont été généralement abandonnées, bien qu'on ait cherché, sans succès, à faire revivre l'usage des pelotes-en bois ou en ivoire. Depuis Blégny on sentit le besoin de rendre les pelotes élastiques. Pour parvenir à ce but, des bandagistes tel que Balin, Iher Hart et Vallat, eurent recours à l'action de petits ressorts métalliques, angulaires ou en spirale. Dans le même but, on a cherché à faire revivre un procédé consistant à renfermer de l'air dans un récipient à parois souples. La pelote adoptée par Haritz n'était autre chose qu'une vessie animale; Cresson lui substitua un réservoir en caoutchouc et, pour permettre de remplacer l'air qui tend à s'échapper sans cesse, y adapta un tube que l'on peut ouvrir et fermer à volonté.

De toutes les pelotes imaginées, ce sont celles en laine ou crin dont l'usage a été le plus répandu; mais leur configuration, leur épaisseur, leur mode de jonction avec les ressorts, le lieu de leur application, ont été controversés.

Au lieu d'une surface régulière, Wilhorn voulait que les pelotes offrissent dans leur milieu, une saillie très prononcée. Celles d'Ambroise Paré avaient trois points saillants entre lesquels devait se loger le pubis! Lanfranc et Bérenger, loin d'exiger que les pelotes fussent convexes, comme celles adoptées de nos jours, recommandaient de les faire presque planes.

La forme de l'écusson n'a pas été moins variable. Il était presque triangulaire du temps de J.-L. Petit. Juville le rendit conique : celui des bandages anglais est ovalaire. Scarpa, pour mettre le cordon spermatique à l'abri de la compression de la pelote, proposa d'échancrer l'écusson en forme de queue d'aronde ou de fer à cheval.

La différence d'opinion des chirurgiens sur l'étendue des pelotes est aussi tranchée. Lafaye, Jean-Louis Petit, Fabrice de Hilden les recommandaient très grandes ; au contraire Lequin, Lassur, etc., préfèrent les pelotes de petite dimension. Geoffroy, en proposant de rendre les pelotes très minces, s'est trouvé en opposition avec Arnaud qui prétendait qu'elles devaient avoir une grande épaisseur. Gerdy pense que l'augmentation d'épaisseur doit se trouver en proportion du degré de compression à exercer.

Afin d'obtenir des degrés de compression variables, on s'en est rapporté, d'abord, à une disposition particulière du ressort : ainsi, en 1786, Baronnat proposa de superposer plusieurs lames métalliques, pour que le ressort gagnât en énergie. De son côté, Jalade-Lafond chercha à faire varier le degré de compression en faisant glisser, à volonté, ces lames les unes sur les autres. Ce sont principalement Geiger et Wiseman qui ont cherché à rendre la pression plus ou moins forte, à l'aide de vis de pression adaptées aux pelotes. Ces complications, blâmées par certains chirurgiens, se retrouvent encore dans certains bandages actuels. Il semble beaucoup plus simple, lorsqu'on a besoin d'un grand degré de force, de recourir à un ressort plus énergique.

Cependant, déjà du temps d'Heister, on avait proposé un mode d'articulation permettant de changer les pelotes à volonté. Renchérissant sur cette idée, Oudet, Salmon et leurs imitateurs, s'efforcèrent d'articuler les pelotes de manière à leur permettre, de prendre, à l'insu des malades, tous les degrés d'inclinaison. Pour la contention des hernies inguinales surtout, les opinions des chirurgiens ont extrêmement varié. A. Paré, Bérenger, Geoffroy, voulaient que les pelotes portassent sur le pubis. Richter prétendait qu'elles devaient seulement s'appliquer contre lui, et Juville insistait beaucoup pour qu'elles en fussent éloignées autant que possible. Astley Cooper (confirmant l'opinion de Juville) recommande de comprimer au-dessus du pubis l'orifice interne du canal inguinal.

L'histoire de l'art nous montre les mêmes incertitudes dans les méthodes de fixation des bandages. Par exemple, le sous-cuisse, au lieu d'être un simple lien (comme celui recommandé par Lanfrane) est devenu une véritable machine entre les mains de Juville. Son utilité, tant de fois constatée par un grand nombre de chirurgiens, a été mise en doute par Camper, Salmon, Wickham et tous les faiseurs de bandages anglais.

Enfin il n'y a pas jusqu'à la manière de prendre la mesure des bandages qui n'ait été l'objet de discussions.

Les uns, à l'exemple de Fabrice de Hilden, se servent d'une lame de plomb. D'autres, d'après Richter, adoptent un fil de fer. Scarpa donne la préférence à la lame de plomb. Lawrence propose des mannequins spéciaux, d'après la conformation des malades. Mais, en général, on se sert tout simplement d'un centimètre.

D'après ce qui précède, il est aisé de reconnaître que les travaux des anciens ont eu principalement pour objet la disposition des ressorts, tandis que les modernes ont surtout fixé leur attention sur les pelotes.

Si les premiers, dans leurs tentatives de perfectionnement, se sont peu éloignés de la simplicité, les seconds, au contraire, ont cherché le mieux dans des complications multiples et souvent mauvaises. C'est ainsi que l'on peut en juger, d'après la critique rationnelle du professeur Gerdy[1] et les magistrales leçons de Malgaigne. C'est à cet esprit lumineux et précis que nous devons les meilleurs préceptes pour la construction du bandage. Il reconnaît, avec son grand bon sens, la nécessité du ressort rigide au collet et la suppression indispensable du ressort en spirale : malheureusement, il pèche par trop de tendresse pour les bandages anglais. Et pourtant, les préceptes de Malgaigne peuvent s'appliquer étroitement (nous le démontrons tous les jours) aux bandages français.

C'est au judicieux professeur Gosselin qu'est due la remise en honneur du bandage de Camper, injustement décrié par Malgaigne. Pour tout esprit impartial, ce bandage (avec les perfectionnements de Jalade-Lafond) est le plus capable de contenir une hernie volumineuse. Le professeur Berger[2] nous a, d'ailleurs, fourni de précieuses indications sur la forme des pelotes dans les cas difficiles : il s'élève avec raison contre l'emploi des bandages doubles montés sur un seul ressort. Enfin, les professeurs Duplay (thèse d'agrégation), Le Dentu (Leçons de l'hôpital Saint-Louis) et Segond (thèse d'agrégation) ont appliqué, également avec bonheur, les théories de Malgaigne à la construction des bandages français et à leurs perfectionnements pour les cas atypiques et exceptionnels. Ce sont ces précieux principes que nous nous efforçons, tous les jours, d'appliquer, dans notre modeste sphère de praticiens bandagistes.

---

1. *Traité des bandages*, par Gerdy (1857).
2. *Traité de chirurgie* de Duplay et Reclus.

CHAPITRE II

BANDAGES ARCHÉOLOGIQUES

N a mené grand bruit, récemment, au sujet d'une terre cuite, trouvée dans le cimetière phénicien de Sousse (Tunisie), l'antique Hadrumète, et offerte à l'Académie de médecine de Paris par le professeur Poncet (de Cluny), ancien médecin en chef du Val-de-Grâce. C'est une figure représentant le dieu Bizou ou Bès, assez bien conservée. Cette figure mesure à peine 10 centimètres de longueur et s'arrête au tiers supérieur des cuisses. Les traits de la face suffiraient à désigner le dieu Bès, petite divinité d'ordre inférieur dans la mythologie égyptienne. La figure large, vultueuse, aux yeux saillants, au front bas, à expression bestiale, est entourée d'une couronne de cheveux et de barbe soigneusement disposée.

Il est singulier de constater que cette figurine est, très probablement, une réduction fidèle au dixième, et la taille 132 à 135 centimètres est, en effet, la plus petite qui ait été rencontrée chez l'homme. C'est bien ainsi que l'antiquité représentait le dieu Bès, le dieu enfant, avec la taille de cet âge (13 à 14 ans), mais avec cette puissance herculéenne des dieux, qui lui permettait de tuer un lion pour se couvrir de sa peau.

Le *tronc* est admirablement modelé. Les bras sont appliqués le long du corps, l'avant-bras droit relevé vers le biceps, la main ouverte, face palmaire en avant, position hiératique.

Arrivons au bassin, seul important pour notre étude.

L'espace entre les côtes et le bassin est rempli par le rebord musculaire et graisseux de l'os iliaque. L'épine iliaque antérieure et supérieure forme, de chaque côté, la limite exacte du bassin. Sous l'épine iliaque, à quatre millimètres plus bas, nous constatons la représentation d'une ceinture fine de 1 millimètre et demi à 2 millimètres, demi-cylindrique, à filet inférieur (ce qui indique une doublure sur la face plane touchant la peau.)

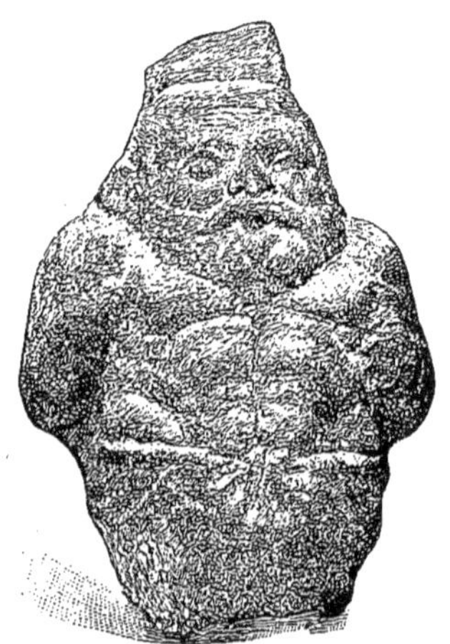

Fig. 1694.

Cette ceinture solide fait le tour de l'abdomen et se perd en arrière; mais, à 10 millimètres du milieu du pubis, nous voyons qu'elle supporte, de chaque côté, une pelote herniaire(?) large, en haut de trois millimètres, plus fine en bas, et se terminant par une tige fine, laquelle remonte vers la ceinture, formant avec sa congénère une arcade pubienne. Cette arcade est liée par un nœud, une rosette à deux boucles, avec la ceinture supérieure. Et tout cela est très nettement représenté; l'artiste habile n'a fait que ce qu'il voulait faire, c'est-à-dire deux pelotes attachées à la ceinture et reliées entre elles par une arcade en *A* à sommet au pubis. Mais cette pelote, à son bord externe et en bas, donne attache à une autre ceinture molle; celle-ci plate, plus large, va se perdre également en arrière en passant sous le grand trochanter. Et, dans l'angle formé par les ceintures, toujours du bord externe de la pelote, part un *fascia*, qui va remplir l'intervalle entre les deux ceintures et, se tendant sur le grand trochanter, toujours uni aux deux ceintures, se termine en arrière.

Voilà le bandage herniaire double que porte le dieu Bès, et tout chirurgien le reconnaîtra, dit M. Poncet, après deux minutes d'attention, sans avoir été prévenu! L'habile modeleur qui a figuré le dieu Bès avec un bandage herniaire, lui a conféré aussi d'autres lésions.

« Directement, sous la pointe de la pelote existe de chaque côté, une tumeur de 4 millimètres sur 5 de long, placée juste au triangle de Scarpa. Elle est saillante, isolée, lobulée et se continue avec la peau sous les bourses. C'est, à n'en pas douter, la représentation de deux hernies crurales, ayant 4 centimètres sur 5.

« En outre, le dieu Bès possède un énorme scrotum de 12 millimètres de large avec deux lobes bien séparés et, au milieu, un pli, dans lequel, tout en haut, nous distinguons un très petit orifice ovalaire, soigneusement travaillé à la pointe et bien conservé.

« Tout cela figure un scrotum rempli par deux hernies épiploïques et cet orifice qui remplace la verge (car *elle n'existe pas*) est bien l'orifice préputial. C'est la disposition décrite par Astley Cooper, pour l'historien Gibbon, dans son chapitre des Hernies.

« Ce bandage ainsi construit nous semble bien remplir son but, c'est-à-dire la contention de la hernie. En effet, la ceinture inférieure, la sangle intermédiaire trochantérienne, qui vient se réunir en arrière, sur le sacrum, très sûrement enveloppent la hanche et s'appliquent étroitement sur les chairs. Le bandage ne change pas de place et peut se passer de sous-cuisses

« Mais il y a plus : cherchons les forces qui mécaniquement agissent sur la pelote pour contenir la hernie. Tout d'abord, nous pensions que la pelote n'était pas soudée, immobile à la ceinture supérieure.

« Au contraire, nous la croyons très mobile et fixée sur cette ceinture par une articulation en sphère cotyloïdienne. Alors la tige qui va au pubis quand elle est ramenée par la rosette vers la ceinture représente une force *A'* ayant à peu près la direction de cette tige *A*. En dehors, la ceinture inférieure, le fascia intermédiaire, tire la

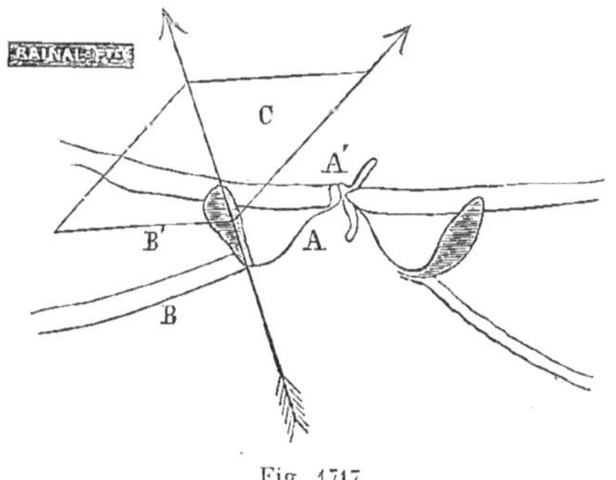

Fig. 1717.

pelote dans la direction d'une ligne *B'* partant du centre de gravité de la pelote et se dirigeant à peu près vers le grand trochanter, composante de la traction par la ceinture inférieure *B* et par le fascia intermédiaire.

« La résultante des forces appliquées au centre de gravité de la pelote savoir :

« 1° La traction suivant la ligne A' ;

« 2° La traction vers le grand trochanter B' donne une dernière composante C qui prend exactement la direction oblique de la pelote elle-même sur la ligne du canal inguinal et d'avant en arrière, d'après la plus élémentaire construction du parallélogramme des forces.

« J'ignore si ce théorème était connu à cette époque, mais son application pratique est, ici, très évidente.

« Il ne nous semble pas difficile de finir la structure du bandage en arrière sur la partie plate et fruste de notre figurine. Les deux ceintures devaient s'agrafer en arrière et le fascia du milieu se tendre isolément entre elles par un système de lacet ou d'autres attaches ; toute cette partie devait être fortement consolidée par des montants de cuir doublant les deux extrémités pour les rapprocher plus aisément.

« Combien il serait intéressant de restituer ce bandage qui se rapproche beaucoup, par son arcade antérieure, d'une variété de bandages qu'on voyait vers 1866, à Paris, dans certaines boutiques de bandagistes. Ils étaient construits sur les idées de Dupré, bien connu à cette époque par sa versification anatomique. »

Telle est, *in extenso*, l'appréciation de M. Poncet sur la trouvaille de Sousse.

* * *

L'ORNEMENT DU DIEU BÈS EST-IL UN BANDAGE ?

Voyons si cette appréciation est conforme avec les faits.

La figure 1694 représente certainement le dieu Bès ; reste à savoir si le cercle qui entoure le bassin est bien *un bandage herniaire*. D'après les travaux de Léon Heuzey [1] et de H. Husson [2], le doute est permis, surtout lorsqu'on a étudié consciencieusement le dieu Bès du Musée du Louvre (fig. 1698), et les autres dieux Bès du Musée Guimet. Le personnage que représente la fig. 1698, provient du Sérapéum de Memphis. Cette statue est de petite taille, mais de formes herculéennes. Le dieu a de gros yeux ronds, une bouche bestiale, de larges oreilles : sa tête et ses épaules sont recouvertes d'une peau de lion. Sur sa poitrine est suspendue une tête décharnée d'animal ; autour de ses reins est noué *un serpent en guise de ceinture*. Est-ce une figure grotesque ? est-ce une figure d'effroi ? On hésite devant ce type ambigu et ce n'est pas sans raison. On le désignait autrefois sous le nom de Typhon : on lui applique aujourd'hui celui de Bès, Besa ou Bisa, les images en sont très nombreuses ; il y en a dans toutes les collections égyptiennes.

Bès se présente sous différents aspects. Il est puissance de vie, il est puissance de mort. Comme puissance de vie, il est représenté avec les indications d'un naturalisme plein de crudité, qui, pour nous autres modernes, s'appelle l'obscénité.

(Voir : *Description de l'Egypte* : Antiquité. Tome I, planche XCVII.)

Comme puissance de mort, Bès est orné du glaive et de l'arc tendu.. Il porte sur sa poitrine au lieu du hêt, une tête d'animal décharné et d'un caractère étrange. C'est (il semble [3]) une tête de chat, qui peut signifier ici, le soleil éteint, la mort.... Que signifient ces serpents placés tantôt autour de la chevelure, tantôt autour du cou et quelquefois *formant ceinture* ? Ces serpents peuvent signifier une puissance suscep-

1. HEUZEY. Sur quelques représentations du dieu Bès.
2. HUSSON. Mythes et monuments comparés.
3. HUSSON. Mythes et monuments comparés.

tible d'infliger la terreur et le châtiment, comme ils peuvent aussi signifier le *renou-vellement*....

Quant au serpent enroulé autour de la taille, il doit, à notre avis, indiquer le cercle sans fin; il faut reconnaître en lui, selon qu'il est dit dans Bhagavat-Gita, « l'éternel serpent qui se noue autour du Monde ». Dans les représentations complètes, les attributs donnés à Bès et à Gorgo sont en concordance. De part et d'autre, des ailes,

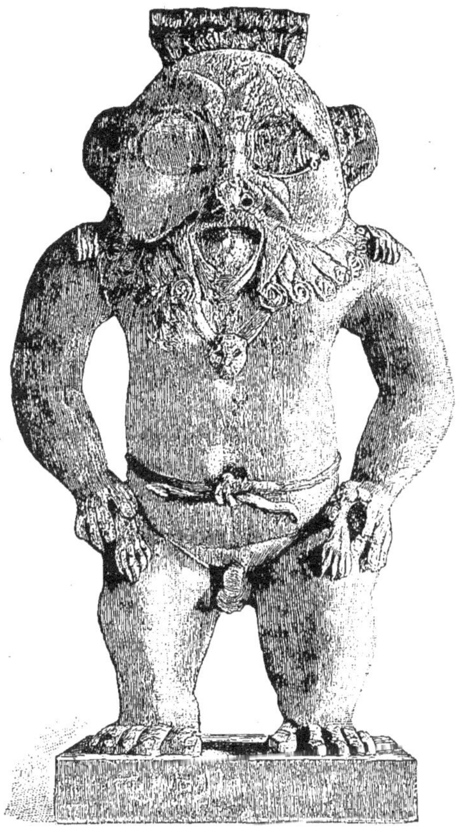

Fig. 1698.
(Musée du Louvre.)

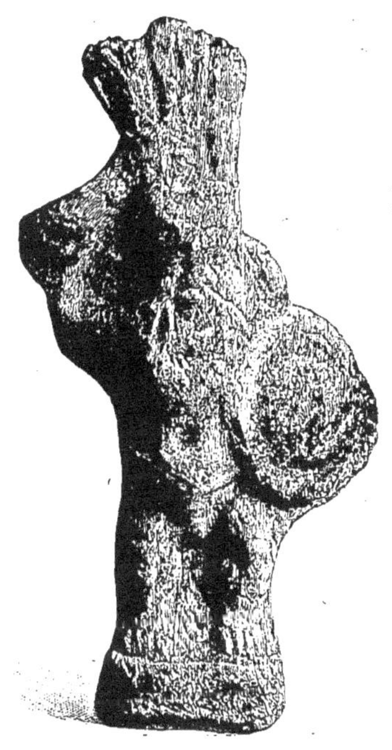

Fig. 1701.
(Musée Guimet.)

des serpents formant ceinture ou des serpents à la main, une peau de lion jetée de la même façon, et dont la queue pend entre les jambes. Si ce dieu Bès remonte vers les Védas, aux origines de l'humanité, il a vécu aussi très tardivement, si bien qu'il a pour ainsi dire donné la main au christianisme.

Léon Heuzey, dans les comptes rendus de l'Académie des Inscriptions et Belles-Lettres, décrit ainsi le dieu Bès :

« Dans la classe des terres cuites phéniciennes, une série à part est formée par les images, assez communes en Phénicie, d'un dieu nain et difforme, le prétendu Typhon des anciens archéologues. A première vue, cet étrange personnage présen-terait plutôt une certaine ressemblance avec le Phtah, embryon des Égyptiens, que rappellent ses jambes courtes et torses, son ventre proéminent et souvent aussi la position de ses mains appuyées sur ses cuisses (fig. 1698). Il en diffère, toutefois, par une musculature virile, par une large barbe aux enroulements symétriques, par ses oreilles velues, par le caractère gorgonéen de sa langue pendante et de sa face contractée. Il est vêtu d'une peau de bête, non de lion (comme on le répète ordinairement) mais de panthère, si l'on en juge par les mouchetures gravées avec soin sur plusieurs représentations et par la tête de l'animal qui retombe sur la poitrine du dieu.

« Le Louvre possède trois statuettes en terre cuite du dieu Bès, toutes trois provenant de la nécropole d'Amrit (Ma-

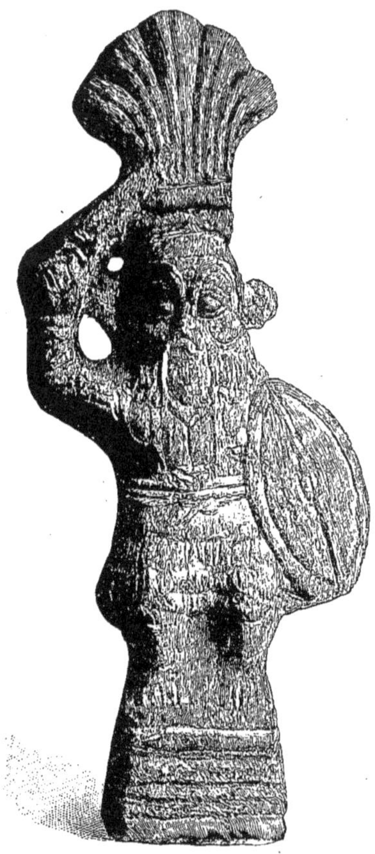

Fig. 1702.
(Musée Guimet.)

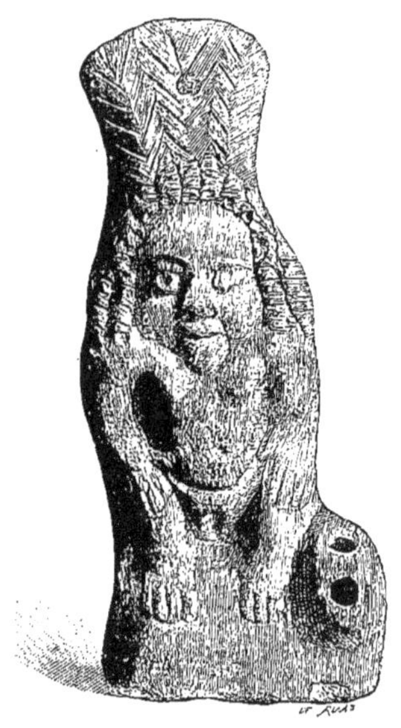

Fig. 1703.
(Musée Guimet.)

rathus), ce qui ne laisse aucun doute sur le rôle funéraire attribué par les Phéniciens à ces sortes d'idoles. La première est un ouvrage de terre blanche vernissée, dont la glaçure a disparu avec le temps. C'est la représentation ordinaire du dieu Bès, les mains appuyées sur les cuisses et la peau de bête retenue autour des reins par une ceinture. La tête n'a pour coiffure qu'une sorte de chapiteau carré et la statuette s'adosse, comme les cariatides égyptiennes, contre un pilastre.

« La déesse, figurée souvent avec le dieu Bès (fig. 1703), est très probablement sa mère. »

Les figures 1704-1705 représentent encore un dieu Bès du Musée Guimet. C'est une des représentations les mieux conservées. Dans la figure 1704, on distingue parfaitement la ceinture bouclée au-dessous de l'ombilic; dans la figure, vue de dos, 1705, l'on distingue très nettement la ceinture qui pourrait être prise pour un ressort de bandage; mais en somme, qui n'est faite que pour retenir la peau de bête.

Il existe encore, dans la littérature archéologique, d'autres prétendues représentations de bandages herniaires, qu'il serait fastidieux de vouloir critiquer dans leurs infinis détails. Ces pseudo-bandages sont généralement romains ou gallo-romains.

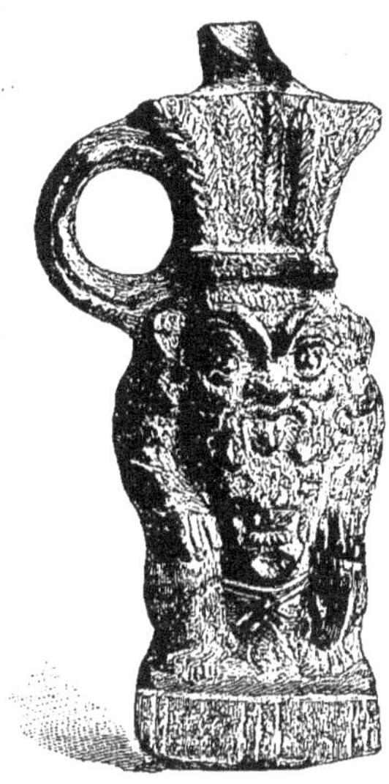

Fig. 1704.
(Musée Guimet.)

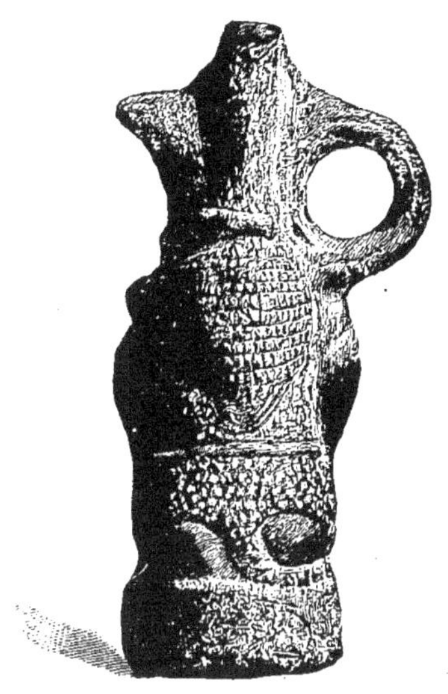

Fig. 1705
(Musée Guimet.)

Le plus authentique, à coup sûr, est celui trouvé à Marché-le-Pot, près de Péronne (canton de Nesle). Le cimetière est éloigné d'environ 1500 mètres du village, dans la direction nord-ouest, au lieu dit le Champ-à-Lusiaux (en picard, *lusiau* signifie cercueil).

Le travail des fouilles, dirigé par M. Lelaurain, mit au jour environ 1500 tombes. D'autres personnes fouillèrent au même endroit. Le bandage a été trouvé par M. Joly fils.

D'après la description du canton de Nesle, par Duhamel Decazan, ce champ aurait été conservé intact jusqu'en 1803.

La seule confirmation de l'origine du cimetière est la trouvaille d'une fibule d'or au repoussé, le type des monnaies d'or de Clovis III ou de son successeur Childebert III qui régnait de l'an 695 à 711, ce serait donc l'époque de la civilisation du viiiᵉ siècle. Le squelette sur lequel fut trouvé le bandage était dans un sarcophage. Le bandage était posé sur le fémur gauche avec une armature faite et tournée pour maintenir la hernie sur le côté gauche. Un morceau de la pelote en peau destinée à adoucir la pression du ressort était adhérente lors de la trouvaille.

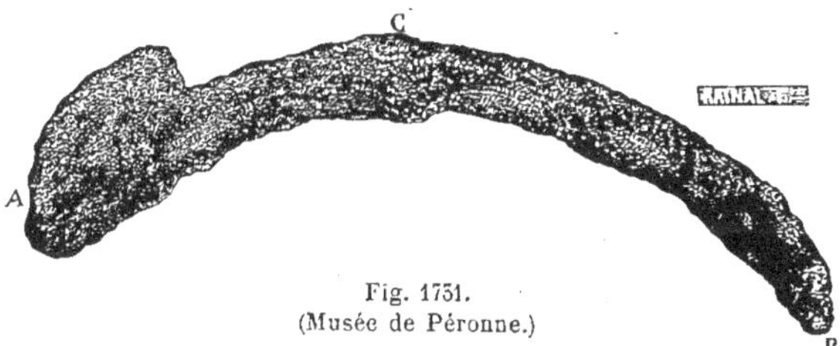

Fig. 1731.
(Musée de Péronne.)

Le bandage est en fer, mais rouillé et rugueux.

De *A* à *B* il a 19 centim. 5 d'écartement. La pelote a un diamètre de 5 centimètres. La date de la provenance est inconnue.

La collection de chirurgie antique de l'Université de Gand possède une pièce originale très rare dont la description nous a été donnée par le docteur Deneffe qui s'occupe avec succès de tout ce qui a rapport à l'archéologie médicale. C'est un bandage herniaire en fer. Il a été trouvé à Devise (France), dans la tombe d'une dame franque. Il appartient au commencement du vᵉ siècle. Il était encore accompagné des courroies et boucles qui servaient à le fixer.

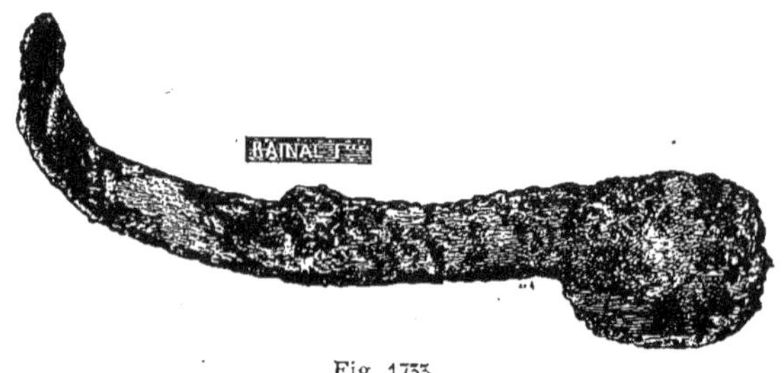

Fig. 1733.
(Musée de Gand.)

Il reste deux autres bandages analogues qui sont à Athènes dans la collection du docteur Lambros. Nous n'en avons pu obtenir la description exacte.

Dans la séance de l'Académie de médecine de Paris du 21 janvier 1896, on a prétendu qu'il faut descendre jusqu'à l'Académie de chirurgie, pour rencontrer les bandages à ceinture métallique et à pelote rigide, que Lequin, Blégny, Tiphaine *inventèrent au* xviiⁱᵉ *siècle*. Cependant, bien avant cette époque (en 1605), on trouve un bandage décrit dans le *Petit traicté sur la forme et la façon d'un bandage auec le moyen de le bien appliquer*. Ce bandage se composait d'une pelote et d'une ceinture en fer, entourant le bassin. A la fin du xviiⁱᵉ siècle (en 1671), un auteur inconnu nous a laissé aussi des figures de bandages, sous le titre de *Bandages pour les pauvres de la campagne*. Ces bandages comprennent également une ceinture en fer. Nous les reproduisons au cours de ce travail. Enfin, de Launay, en 1690, a donné également des figures de bandages en fer mou. Vient ensuite Arnaud, dans son superbe *Traité des hernies*, qui, en 1749, publie une description exacte des bandages à ressorts élastiques. Blackey, en 1758, a décrit également les bandages élastiques.

Mais revenons aux temps anciens. L'antiquité envisageait la hernie comme une infirmité indécente et honteuse. Ainsi, Tite-Live rapporte que Marcus Servilius, montrant un jour, au peuple, la marque de ses blessures reçues, par devant, au service de la patrie, découvrit, par mégarde une hernie inguinale. Aussitôt, des rires moqueurs l'accueillirent; et cependant la hernie avait été contractée en combattant jour et nuit, à cheval, à la tète des cohortes romaines[1]

Semblable préjugé existait chez les anciens Hébreux. Voici un passage du Lévitique : « Le Seigneur dit à Moïse : Parlez aux prêtres, enfants d'Aaron, et dites leur :

« Si un homme d'entre les familles de votre race a une descente, il n'offrira pas les pains à son Dieu, il n'approchera pas du ministère de son autel. »

Cet ordre dicté à Moïse par la Sagesse éternelle, et suivi littéralement par les Juifs, était fondé, non seulement sur l'horreur qu'inspirait cette maladie à laquelle on attachait une espèce de honte, mais probablement aussi sur ce qu'elle mettait les personnes qui en étaient attaquées hors d'état de s'acquitter de leurs fonctions. Dieu, qui

1. Thèse de Segond.

voulait faire de la nation juive un peuple d'élection, éloignait ainsi d'elle tout prétexte d'infériorité.

Dans la soixantième olympiade, quelques philosophes grecs s'attachèrent à la médecine curative. Ce fut vers l'an 5800 que la chirurgie commença à avoir ses professeurs particuliers. Hippocrate fut le premier qui donna des justes notions sur la question qui nous occupe. Depuis Hippocrate, Mégès, Sostras, Gorgias et Héron donnèrent exactement les symptômes des hernies ombilicales. Celse a décrit surtout les hernies de l'aine et du scrotum. Galien a renchéri encore sur les observations de ses devanciers. Paul d'Egine, qui vivait au viie siècle de l'ère chrétienne, s'est, avec prédilection, occupé des descentes, et ses écrits chirurgicaux servent de préface, en cette matière, aux travaux de Roger de Parme, Lanfranc, Guy de Chauliac, Franco, Moyrus, Fabrice, etc. Jusqu'à Celse et Galien, on ne traitait que les hernies de l'enfance, et cela, par de simples bandages de toile; on ne savait, d'ailleurs, diagnostiquer que les hernies inguinale et ombilicale. Les autres étaient confondues pêle-mêle avec les tumeurs.

CHAPITRE III

DE CELSE A AVICENNE

(Ier AU Xe SIÈCLE)

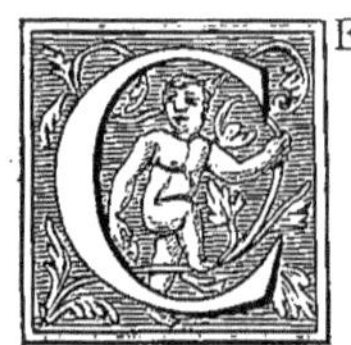

ELSE, surnommé l'Admirable, le dieu des médecins, etc., naquit à Vérone, du temps de César. Il écrivit, au commencement du Ier siècle, son livre fameux « *De re medicâ* », vaste répertoire des connaissances médico-chirurgicales de l'époque.

A propos des hernies, il nous apprend que l'on guérit souvent la hernie des enfants à l'aide d'une ceinture et d'une petite pelote, dont on doit, dit-il, essayer toujours l'application avant de faire intervenir la chirurgie sanglante. Voici un passage saillant du Cicéron médical :

« Si l'intestin descend chez un petit enfant, il faut tenter de l'attacher; la ligature se fait à un endroit où la pelote s'est formée avec un morceau d'étoffe qui sert à repousser l'intestin; puis la partie restante du lien est entourée artistement. »

ORIBASE (325-400), dont il nous reste 22 livres sur 70 (publiés par Rasori, Venise, 1555) décrit, dans ses « *Collectanea artis medica* », un bandage inguinal simple surnommé parfois « crabe de l'aine ».

On place le chef de la bande sur le flanc opposé à la lésion ; ensuite on passe aux lombes, pour former le spica. Le « garde-aine » était également recommandé pour les cas de hernies inguinales, lorsque l'opération était différée. Oribase ne dit rien du bandage herniaire, au point de vue de la contention proprement dite. Ses pansements en linge avaient uniquement pour but de maintenir la paroi abdominale après l'opération : car pour lui, toutes les hernies sont justiciables de l'instrument tranchant.

AÉTIUS (ve siècle), compilateur habile, est le premier écrivain qui s'est occupé, de façon positive, de la compression des anneaux : « Ailleurs Théodore s'étonne que nous soyons habiles dans la hernie des intestins et que nous en ayons guéri à l'admiration de beaucoup, lui qui guérit des affections graves et longues. Je mouille une feuille de papier dans l'eau froide trois fois, et elle absorbe l'humeur, où il y en a, comme une éponge; je dépouille l'endroit de poils et ne l'enlève pas avant le troisième jour, et le troisième jour on s'étonne de sa vertu chez un malade, on n'indique point du tout ce qui advient du médicament, mais on enveloppe la feuille dans un morceau d'étoffe ou on la teint d'une autre couleur et on ne méprise pas du tout l'utilité de la chose. » (Traduction d'Aétius).

Il paraît que cette pelote de papier mâché colorée avec de l'encre, ne fut pas du goût des successeurs d'Aétius, puisque Paul d'Egine, Rhazès, Avicenne, Albucasis, qui, du vii* au xii* siècle, ont beaucoup écrit sur les hernies, passent sous silence ce qui a rapport à leur contention.

Pour la cure des hernies infantiles, Aétius faisait boire aux enfants une décoction de cyprès et leur mettait sur l'aine (après avoir réduit l'intestin), des feuilles de cyprès maintenues avec des ligatures pendant l'espace de trente jours. Ce pansement était renouvelé trois fois, et pendant ce temps, les enfants restaient couchés, ce qui était le meilleur du traitement.

Nous n'engagerons point de discussion linguistique touchant la nature du papier dont parle Aétius. Le texte latin dit « charta ». Ce n'est pas du papier de chiffon, puisque celui-ci ne date que du xiv* siècle et qu'Aétius vivait dans le vi*; est-ce du papier de soie, du papyrus ou du parchemin? Ce ne peut être l'un des derniers : ils ne sont pas susceptibles de se ramollir suffisamment. Reste le papier de soie, dont l'origine est fort obscure : peut-être s'agit-il du papier de soie, comme le pensait Malgaigne.

AVICENNE (x* siècle) nous donne la description sommaire d'un nouvel appareil dans lequel une pelote plane est appliquée sur l'orifice herniaire : celle-ci est soutenue par une plaque de fer pour assurer la contention.

C'est la première apparition du métal dans la fabrication des bandages et, à ce point de vue, cette date a une importance véritable dans l'histoire de la contention herniaire.

* * *

LES AYURVÉDAS DE SUSRUTA, dans la médecine des Hindous, font mention du bandage dans les hernies, sans entrer dans aucune autre explication. C'est déjà quelque chose, lorsqu'on songe que Dhavantári, l'auteur supposé du livre médical sacré, était antérieur à Esculape et précédait, de bien des années, les premiers efforts intellectuels de notre race aryenne.

SUSRUTA[1] donne, d'ailleurs, d'excellents conseils contre les « dilatations scro-tales » : éviter l'équitation, les mouvements violents, les privations, les fardeaux à soulever, la station assise prolongée. L'auteur hindou proscrit aussi une foule de formules variées et bizarres et n'ignore même pas les bons résultats possibles de l'intervention opératoire.

Malheureusement, dans le Súsruta, il n'existe pas trace de diagnostic différentiel entre les hernies et les autres tumeurs qui les simulent : tant que ce point important ne sera pas éclairci dans la littérature chirurgicale, le traitement ne pourra, forcé-ment, acquérir aucune précision.

SI-YU-EN-LU, le livre sacré de la médecine légale chez les Chinois, ne donne aucune mention du bandage herniaire. Assez fréquente dans la race jaune, la hernie est encore actuellement, en Chine, tributaire de l'empirisme le plus grossier.

1. Traduit du sanscrit en latin par le Dr HESSLER (Erlangen, 1844-1850).

CHAPITRE IV

ALI-ABBAS A AMBROISE PARÉ

(DU XIᵉ AU XVIIᵉ SIÈCLE)

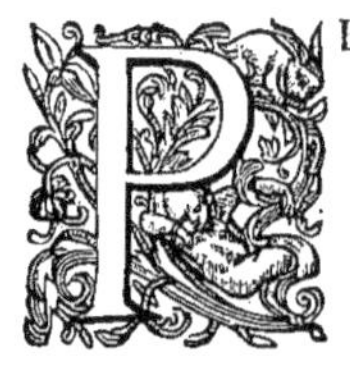

ENDANT la nuit du moyen âge, les arts et les sciences se réfugièrent, comme on le sait, chez les Arabes. Les médecins arabistes ne brillèrent point, toutefois, d'un vif éclat, dans le traitement rationnel de la hernie. Leur aversion pour l'opération sanglante leur fit préconiser les emplâtres et les cautères appliqués sur la descente. Ali-Abbas (xiᵉ siècle) proposa, à la place des ceintures de toile ou de laine, une ceinture de cuir, munie d'une pelote ou d'un tampon de linge roulé.

L'ARABISTE CONSTANTIN (1060) préconise le premier une pelote métallique concave (en plomb), maintenue par un spica. C'est la première mention sérieuse d'une contention dure[1].

LE MILANAIS LANFRANC, au xiiiᵉ siècle, se servait d'une pelote supportée par un écusson métallique : mais la ceinture (cuir ou toile) manquait toujours de rigidité. Lanfranc insiste sur la nécessité du bandage au point de vue préventif et curatif. Ce grand chirurgien avait, malheureusement, ses idées fort mal servies par l'orthopédie de son époque!

BERNARD DE GORDON, professeur à Montpellier vers la fin du xiiiᵉ siècle, recommande, pour la première fois, le brayer à ceinture métallique : « Portet brachale ferreum cum lingulâ, ad modum semi circuli et paratum sicut oportet. » L'invention est donc absolument *française*, le chirurgien Bernard étant né à Gourdon-en-Rouergue, vers 1220 [2].

GORDON n'employait évidemment pas le fer trempé, mais une lame rigide. C'était pourtant un grand progrès (1306). Malheureusement, les contemporains et les émules du professeur de Montpellier ne le comprirent point : pour Guy de Chauliac, par exemple, comme pour nombre de ses contemporains, le bandage herniaire était surtout un appareil destiné à appliquer des topiques sur une tumeur!

---

1. *Constantini Africani medici operum Reliquia* (Bâle, 1539, in-folio). Né à Carthage, mort au Mont-Cassin, en 1087, Constantin restaura, en Italie, les études médicales grecques et y introduisit la médecine des Arabes.
2. BERNARDUS DE GORDONIO, *Lilium medicinæ*, Lugduni, 1550, in-8°. Part. IV, cap. vii.

GUY DE CHAULIAC, dans sa *Grande chirurgie*, éditée par Laurent Joubert, résume ainsi la cure des hernies : emplâtre astringent sur l'aine, puis repos de 50 jours au lit, et enfin port du brayer indiqué par Celse. Il repousse l'opération chez les vieillards et les impotents : il préfère même voir les jeunes gens vivre *avec leur clochement*, c'est-à-dire leur emplâtre de blanc d'œuf, noix de galle, céruse, grenade, etc., recouvert d'un tampon et d'un spica.

J. DE GODESDEN, charlatan anglais, ancien étudiant de Montpellier, préconisait, en Angleterre, le brayer à cercle métallique emprunté à Gordon.

B. MANTAGNANA, professeur à l'Université de Padoue, en 1422, rejette, comme ridicules et néfastes toutes ceintures métalliques et trouve moyen d'inventer, selon le mot de Malgaigne, la pire des méthodes employées jusqu'alors : la grande pelote aplatie, maintenue par un bandage passant par-dessus les épaules !

Arculanus, professeur à la même Université (1427), nous montre l'excellence du bandage métallique comme palliatif et sa supériorité sur le bandage en *futaine* : compression plus égale, moins de relâchement, possibilité de la marche, de l'équitation : « Le bandage en futaine pure, dit Arculanus, serait assez commode si le sujet consentait au repos complet : on peut alors le serrer fortement et panser les excoriations produites avec la céruse. » Mais plus pratique est le brayer métallique rembourré de futaine.

MATHIEU DE GRADI (PAVIE, 1456) préconise une pelote carrée et plane, parce que, sphérique, elle dilate l'orifice. Large de quatre doigts, faite de toile de lin repliée plusieurs fois, avec du coton intercalé entre les plis, cette pelote est appliquée sur la hernie préalablement recouverte de cérat ou de matière emplastique pour favoriser l'adhérence. Le maintien se fait, comme du temps d'Avicenne, par un spica de linge.

MARCUS GATENARIA ou MARCO GATTINARA (1480) déclare que c'est vers 1350 qu'on avait commencé la construction des bandages métalliques : il connaît, dit-il, à Saint-Jean-du-Bourg, un ferronnier qui fait d'excellents brayers de fer malléables, qui rendent de signalés services aux hernieux. Il insiste sur l'importance du repos et sur la cure plus facile des hernies infantiles, tant est grande, dit-il, la vertu restaurative de l'enfance !

BENEVIENI (FLORENCE, 1480) traite une hernie épigastrique par une plaque de fer supportée par un cercle du même métal.

PIERRE FRANCO (*Traité des hernies*, 1561) connaissait assurément tous les services que l'on pouvait attendre des bandages : mais il ne vit point la supériorité du brayer métallique. Voici, du reste, quelques extraits du livre de Franco : ils intéresseront certainement nos lecteurs.

« Il n'est ridicule d'essayer les remèdes de guérison par voye de médecine, et principalement quand les hernies ne sont encore complètes et principalement aux jeunes enfants. Car je en ay pansé plusieurs qui sont bien gueris et d'autres non. Et, cas advenant, que par ce moyen on ne guarist, et pareillement que la rupture fust grande et de longtemps et à gens d'âge, alors faudra venir à l'operation manuelle, ayant tenté tous les autres moyens : parce que l'operation par incision doit être exercée à l'extrême, à cause du danger et accidents qui bien souvent y surviennent.

« S'il advient que les intestins descendent en le scroton, il les faut réduire dans le ventre estant couchez, comme sera dict ci-après. Or les intestins estant réduits, fault empecher qu'ils ne descendent plus avec bandages. Et si les intestins ne se pouvoient réduire en leur lieu à cause de quelque matière fécale les signes sont assez évidents : car le scroton est rempli de matières et dur plus que paravant, la douleur est fort grande; tellement, que bien souvent les fait mourir s'il n'y a remède bientôt. Il y a grande tumeur et inflammation; ils vomissent. Ils ne peuvent avoir de repos, estant touchés de grandes douleurs au scrotu et à l'enguine et parties voisynes. Et bien souvent, tant plus le presse t'on avec les mains pour le réduire, tant plus s'augmente l'inflammation et la douleur aux parties et au ventre. Pareillement en pressant beaucoup le scroton pour réduire lesdits intestins est causée une telle inflammation que le scroton est veu comme bleu ou rouge et perd sa propre couleur qui est un très mauvais présage et signe de mort brieue. Donq, au commencement sans avoir beaucoup pressé on peut tenter les réduire en cette sorte avec un peu d'huile médiocrement chauld; oindre le scroton et luy mettre les pieds fort hault, et avec les mains comprimer et principalement près du pénil de là ou sortent.

« Car, puisque quelque peu rentre dedans, le reste suyt facilement sans le presser guère. Or quand on ne peut donq réduire sans les molester par trop, faut user des bains. Toutefois avant de les réduire sera bon de les purger.

« Ayant bien évacué les intestins fault tacher les réduire, et remettre en lieu tout bellement et estant réduits soient retenus afin qu'ils ne redescendent. La partie dolente est bien bandée estroitement avec brayers et autres bandages compétents. » (Chap. XIII, 25.)

Arrivons au père de la Chirurgie contemporaine, à Ambroise Paré. Chose étonnante, maître Ambroise ne s'est jamais servi que des bandages de linge, bandages absolument incapables de contenir jamais une hernie, même peu volumineuse. Il devait cependant connaître la ceinture de fer de Gordon, de Gatenaria et de Fabrice d'Aquapendente.

AMBROISE PARÉ (1564)

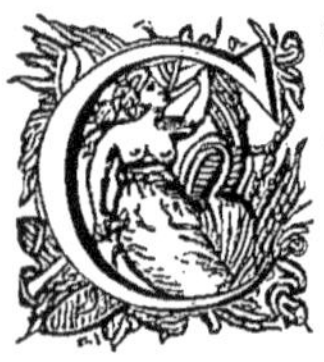

URATION DES HARGNES. — « Parce que les petits enfants sont fort sujet à auoir des Hargnes (non toutefois tant la charneuse ny variqueuse, mais plus souuent l'aqueuse et venteuse, et principalement l'intestinale qui leur vient du grand effort qu'ils font par leur crier et toussir), pour c'este cause, nous parlerons premièrement de la curation d'iceux.

« Donc, le chirurgien estant appelé pour réduire l'intestin tombé en la bourse, situera l'enfant au lit, ou sur une table, la teste en bas, les fesses en haut, et de ses deux mains, peu à peu, fera la réduction.

« Après il fomentera la partie d'une fomentation astringente, puis on appliquera emplastre *contra rupturum*, desquels remèdes le chirurgien versera à sa volonté, ou bien bandant la partie avec compresses et brayers propres à telle affaire.

« Aëce, au premier sermon (chap. XXIV), commande de faire tremper du papier en l'eau par l'espace de trois iours, puis en faire une pelote qu'on appliquera sur l'aîne, ayant premièrement réduit l'intestin, il ne le faut deslier de trois iours, et de ce verrez grande efficace. En lieu d'eau commune, il faut prendre d'une astringente comme celle qu'on use en la relaxion de la matrice, et par ces remèdes proteste que plusieurs ont été guaris, et ay gardi les chastreux de leur amputer les coüillons, desquels ils sont fort friands pour le lucre qu'ils en reçoivent, et abusent ainsi les pères et mères, leur faisant accroire que iamais leurs enfants ne peuuent guarir.

« Les ayant ainsi accoustrés et tenus le temps que nous auons dit l'enfant qui n'a encore accompli ses trois dimensions, guarist, pourueu qu'on garde cependant la descente aux bourses ; et ce d'autant que la voie du péritoine, par laquelle l'intestin était descendu, s'apetisse et restrecist, pendant que d'autre part les intestins grossissent.

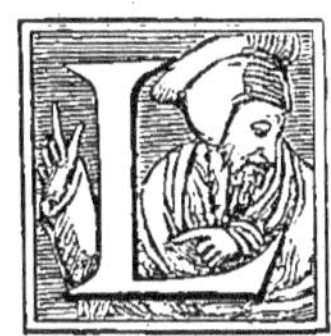

A CURE quelqúes fois se pourra faire aux plus aagés, voire à ceux qui ont accompli leurs trois dimensions estant en l'aage de quarante ans, et pour le prouuer ie réciterai cette histoire :

« Un prestre de Saint-André-des-Arts, nommé Jean Moret, épistolier, c'est-à-dire, chantant l'épistre au dimanche, lequel auoit une hargne intestinale complette, se retira vers moy me montrant son mal, demandant secours, parce qu'il disait sentir une très grande douleur, principalement en chantant son épistre. Voyant sa greueure, ie luy dy que véritablement il deuoit mettre un autre à sa place ; ce qu'il fist, priant le curé (pour lors M. Lecler, doyen de la Faculté de théologie) et les marguilliers d'en commettre un autre, leur déclarant son impuissance. Ce que luy estant accordé, se mist entre mes mains, et ie luy ordonnay plusieurs remèdes propres à son mal, luy faisant prendre un brayer qu'il porta pendant l'espace de cinq à six ans ; et un jour luy demandant comment se portoit son mal, me fist réponse qu'il ne scauoit plus ce que c'estoit, et qu'il étoit guary, ce que iamais ie n'eusse pu croire si ie ne l'eusse veu.

« Parquoy l'amenoy à mon logis, et vey ses partis génitales sans aucun vestige de hargne, esmerveillé grandement comment il auoit peu estre guary, cognoissant son aage : or, six mois après que l'eu ainsi revisité, advint qu'il mourut d'une pleurésie, et ayant sceu sa mort, m'en alloy à la maison du dit curé en laquelle le dict Moret se tenoit, le priant qu'il me permist faire ouverture du corps mort, afin que j'eusse cognoissance quel bastiment nature auoit fait en la voye ou les intestins descendoient, ce que volontiers m'accorda.

« Ie proteste a mon Dieu que trouvoi autour du trou de la production du péritoine, une substance adipeuse, de la grosseur d'un petit estœuf, infiltré et attaché si fort au dit endroit, qu'à bien grande difficulté la pouvois détacher sans dilacérer et rompre les parties adïacentes et voila la cause par quoy la guérison s'en estoit ensuyuie.

« Semblablement ïay conneu quelques uns qui auoient porté le brayer par longues années, sans autre chose, estre entièrement guaris ; estant maigres, et puis demeurant gros, les intestins accueillent gresse, qui les grossist, de sorte qu'ils ne tomboient nullement aux bourses : et ont laissé de porter le brayer sans aucune récidive. Ces choses vous montrent qu'il ne se faut haster d'oster les couillons aux pauvres garçons.

« Chose admirable que nature guarisse des maladies estimées incurables, si elle est tant soit peu aidée. Le principal aide consiste à empescher l'intestin de descendre, pendant qu'elle opère, et faire ce que dessus. Pour cet effet, aux enfants un peu grandelets et aux hommes et femmes, on fera porter des brayers et espaulieres à la façon qui est portée par ces deux figures.

« La figure 1465 représente un homme qui auroit une rupture d'un seul costé, avec un brayer, duquel l'escusson doit auoir trois eminences, deux en haut et l'autre en bas, et au milieu d'icelles une cauité afin qu'il ne presse trop sur l'os pubis, et qu'il n'y fasse douleur. J'ay trouué depuis nagueres ceste inuention laquelle me

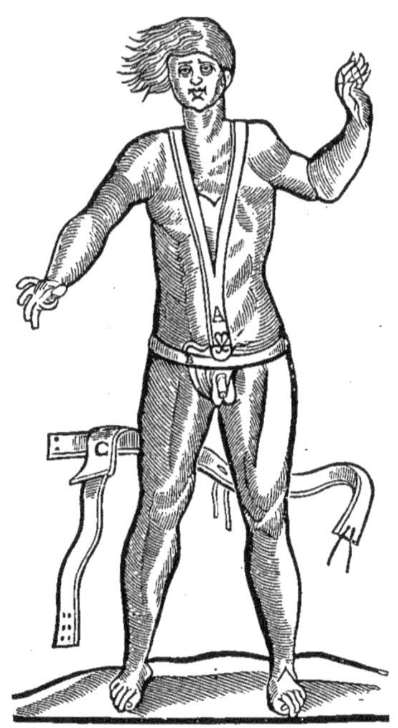

Fig. 1465.
Figure d'un homme qui aurait une rupture d'un seul-côté.

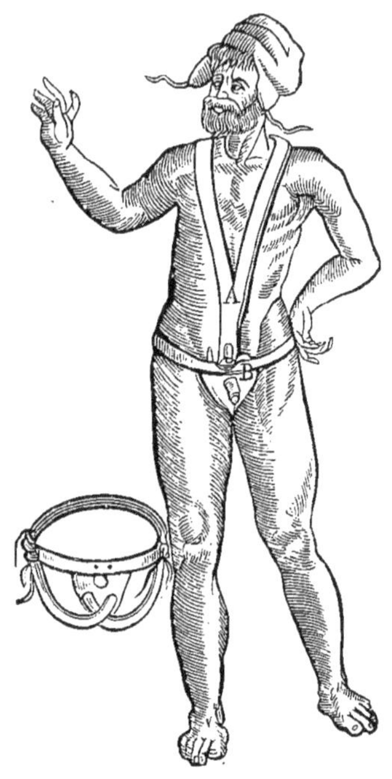

Fig. 1466.
Autre figure d'un homme qui aurait une rupture des deux côtés.

semble meilleure que toutes les autres parci-devant inuentées à cause qu'elle prohibe merueilleusement la descente des intestins.

« *A*. L'espaulière, laquelle s'attache au deuant comme tu vois, et au derrière aussi à l'endroit de *D*; *B*. Le brayer; *C*. La cauité au milieu des trois éminences.

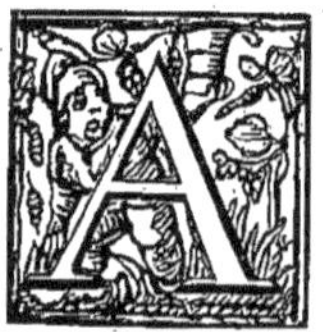

UTRE figure (N° 1466) d'un homme qui auroit rupture des deux costés et comment il doit estre bandé et lié d'un brayer pour garder que les intestins ou l'omentum ne descende aux bourses davantage.

« La figure dudit brayer et sa ligature nommée espaulière.

« *A*. L'Espaulière fendue et ouverte par le milieu pour passer la teste; *B*. Le brayer à deux costés entre lesquels il y a un trou par où la verge doit passer.

« Note que chacun desdits costés doit estre de même façon que la figure précédente. »

Les brayers en toile datent, comme nous l'avons vu, de l'époque de Celse : la correction faite par Ambroise Paré à la pelote nous paraît véritablement avantageuse. Mais il faut ajouter qu'avant lui la confection des bandages avait fait des progrès considérables, qu'il a malheureusement ignorés. Ainsi, Lanfranc avait commencé par placer la pelote sur un écusson métallique; et le ressort métallique lui-même avait été imaginé dès le xve siècle.

CHAPITRE V

LE BANDAGE HERNIAIRE AU XVIIe SIÈCLE

§ 1. — PRÉVOSTEAU (1603)

N ATTRIBUE généralement à de Blégny et à Lequin l'honneur d'avoir donné les premières indications précises touchant la construction rationnelle du bandage. Et pourtant, nous avons trouvé que, 70 ans auparavant, dès 1603, un pauvre médicastre obscur, du nom de Prévosteau, avait confectionné un bandage selon l'art, composé d'une pelote avec ceinture de fer, ressort élastique en fer forgé fixé sur le milieu de la plaque, etc..., bref le vrai bandage décrit de nos jours par les chirurgiens les plus exigeants.

Voici, à titre documentaire, quelques extraits de l'opuscule de Prévosteau, intitulé :

Petit Traicté sur la forme et façon
d'un brayer avec le moyen de le bien accomoder,

à Paris,

chez Estienne Preuosteau, demeurant en

la ruë S. Jean de Latran au collège de Cambray, 1603.

« Ceux qui en sont trauailler (de la hernie), tant grâds que petits, eut de coustume d'vser et porter Brayer de futanie ou de toille, ayant écussons, que l'on appelle bosses, pour mettre et appliquer   contre leur mal.

« Cette façon de Brayer ne peut empescher que tel mal ne descende. Sy ce n'est aux petits enfans pour une espace de temps, ains plustost aporte plusieurs incommoditez. Et premierement blesse, desfleure et escorche le cuir, à ceux qui en vsent à force de le serrer et guinder, engendre ordure et vermine, rend la personne comme liée et bridée ne pouuant aller à cheual ny en coche, que le mal ne descende : et si oustre ce ne peut empescher que haussant, ou baissant la jambe, se courbant le corps, ou s'efforçant le moins du monde qu'il ne descende.

« Il s'en fait encore d'autres facons qui sont fort empeschans, les vns partie de fer et l'autre partie d'vne sangle de cuir, ayans un ecusson de fer for mal basty, embourré grossement par dessus en forme de bosse, et les autres ayans toute la ceinture et écusson de fer, ledit écusson vers le bas, ployé et recorbillé en dedans : toutes lesquelles façons de Brayers ne peuuent empescher la descente du mal ne scachant le moyen de l'appliquer.

« De ces façons de brayers ; il n'est donques plus question d'en parler ains de l'inuention d'vne qui apporte (auec l'ayde de Dieu) soulagement et guarison non seulement aux ieunes enfans mais aussi à ceux qui n'ont encores attaint l'aage de quarante ans.

« Cette façons n'est empeschante sur le corps de la personne, elle se porte comme en l'air sans tirer d'vn costé ny d'autre se met et applique au milieu des deux costez des hanches et non dans les flancs, n'empesce de se courber, dresser cheminer tât à pied qu'à cheual qu'en carosse, éternuer, tousser, et de s'efforcer ; pourueu que le dit Brayer soit bien adiousté sur le cuir : et au commêcement que celuy qui en vsera mette le doigt par dessus ses habillemès en appuyant sur l'écusson, en s'efforcant mesmes pour faire ses affaires ; de peur que le mal ne paroisse en l'aine ; et est telle façon de Brayer fort singulière ce que je certifie non pour l'auoir ouy dire, fait pratiquer à aucun ains pour l'auoir moi-mesme pratiqué et expérimenté, estant affligé de ce mal de mes ieunes ans voire dès le berceau, et à tel mal quâd il descend dedans les bources, les Medecins, Cirurgiens ny autres personnes ny peuuent apporter guérison : et quelques médicaments et receptes que l'on m'eust peu faire ; mesme porter de toutes les facons de Brayers. »

FIGURE, MODÈLE ET FAÇON DU BRAYER

« Faut que la ceinture et écusson iusques la charnière soient forgez tous d'une pièce et le reste d'vn autre : d'une vieille lame d'épée ou de bon fer d'étoffe fort corroyé en forgeant. La dite ceinture de largeur de 12 lignes qui disent un pouce de large ; assez déliée et obéissante pour l'ouvrir. Faut une charnière à costé et un poulce et deux près du milieu en la façon qu'il est représenté et figuré ci-dessous. Le reste de chacun côté un peu renversé en dehors comme il est démonstré par les rayes estant à l'entour de la dite figure.

« Faut que l'écusson pour grandes personnes soit de cinq poulces de large, de quatre poulces et demy de longueur en tirant en bas et pour les jeunes en dyminuant selon leurs aages et grandeur en la façon qu'il est démontré. Sur le dit écusson faut y attacher un foureau qui soit carré, forgé de fer d'étoffe déliée de cinq à six lignes de large sur deux de haut et de quatre poulces de long les quatre coings riuvés par dedans l'écusson de peur qu'il ne varie d'un costé n'y d'autre.

« Faut que les brâches du Brayer soient forgées rondes et pendantes en bas, environ chacune près de deux poulces, l'une tenant l'écusson et l'autre qui entrera dedans, le dit fourreau côme il est représenté figure 1602.

« Faut mettre dessous l'écusson un ressort mince d'un poulce de large sur deux pouces quatre lignes de long : peu en estraississant par bas et y riuer vers le bas du dit écusson le dit ressort en telle façon qu'il puisse jouer.

« Et dedans le ressort, vers le haut y mettre un petit ranguillon tout d'acier qui puisse entrer dedans le fourreau pour arreter la brâche qui entrera dedans, lequel ranguillon sera couvert dudit fourreau.

« Et au bas et au dessus, le dit écusson à environ un poulce de côté du mal, y attacher un petit bouton de fer, pour si besoing estoit y attacher une bride. Faut faire à l'entour des bords de l'écusson des petits trous pour y attacher des petits cloux blancs pour tenir le cuir estant adiousté sur la personne, noircir le dit brayer avec huille au feu, de peur qu'il ne s'enrouille. Contre lequel écusson y attacher aussi une bosse de bois toute plate de même grandeur et largeur que le dit écusson, de huict lignes d'épaisseur, tant en haut qu'en bas que de tous costez, les crestes de tous costez vn peu rabatues, fors que dedâs la porte du costé du mal et entailler le bois enuirõ à

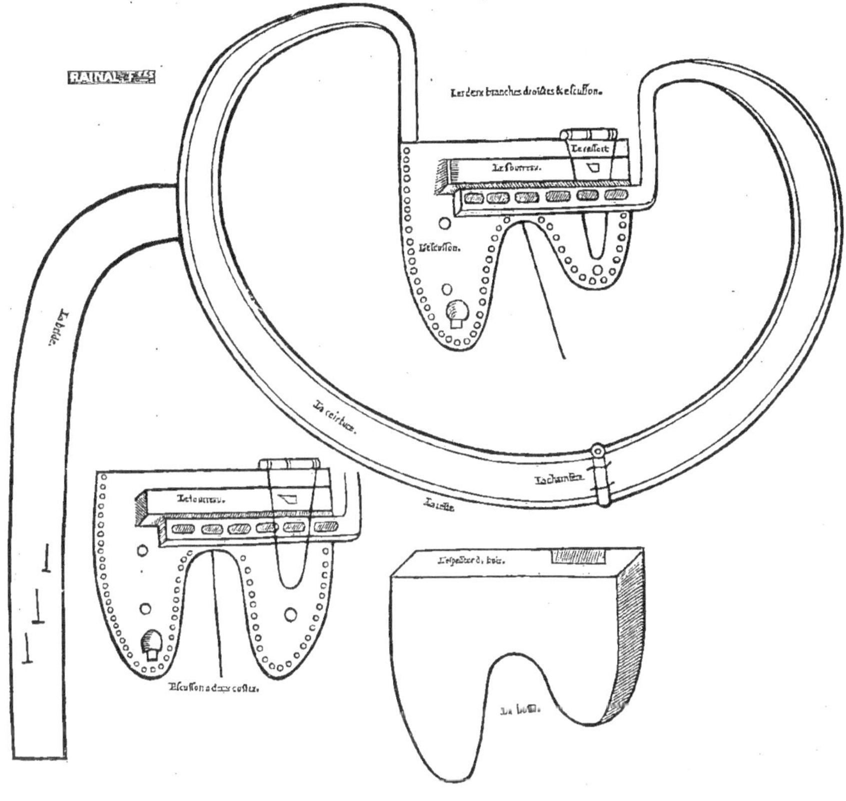

Fig. 1602.

moitié en estressissant par dedans pour y faire entrer le dit ressort afin que plus facilement il puisse jouer.

« Tel brayer estant accommodé en ceste façon, auparavant que deriver la charnière et la garnir : faut l'essayer sur le corps de celuy qui s'en veut servir, pour veoir s'il est bien adiousté et que les deux branches qui tiennent l'écusson dudit Brayer ne leuent le nez en haut estant posé sur la personne et que lesdites brâches et ceinture approche le plus pres que faire ce pourra les deux costez du petit ventre de celuy qui en vouldra vser de peur qu'il n'empesche et que plus facilement il s'accommode pour veoir s'il ne leuve plus le nez estat fait, faut que l'ouurier le ferme, le pose sur une table ou autre chose semblable pour veoir s'il n'est point gauche, s'il porte autant d'un costé que d'autre, s'il n'y a aucun jour par bas, afin de le raccommoder et adiouster et pour ce voir qu'il soit toujours ferme et en l'essayant qu'il soit un peu lasche affin qu'estant, tant la bosse que ceinture garnie, il ne soit trop court.

« Faut vestir tant la bosse que ceinture d'vne bonne bazanne de cuir moileux et espoix et le bien netoyer auparauant.

« Pour commencer à vestir la bosse faut prendre un morceau de cuir de bazanne en carré, l'attacher par dessus vers les deux costez d'en hault, de deux petits cloux de chacun costez et que le cuir soit fort bandé : puis soubs la porte de l'écusson, vers le milieu, le fandre en la façon qu'il est ci dessus demonstré et si la bosse est à deux costés fandre le dit cuir esgalle-ment et le tirer de tous costez le plus que faire ce pourra pour le renuerser sur l'écus-son afin de l'attacher auec de petits cloux.

« Et ainsi tout le reste : et par en hault entre la bosse et le cuir y fourrer et mettre iusques au fond auec un petit baston plat un peu de cotton neuf, qui soit cardé puis le clouer dessus la bosse près l'écusson de fer et le cuir qui passera le rongner tout alen-tour, et proche des cloux, faire en sorte qu'il

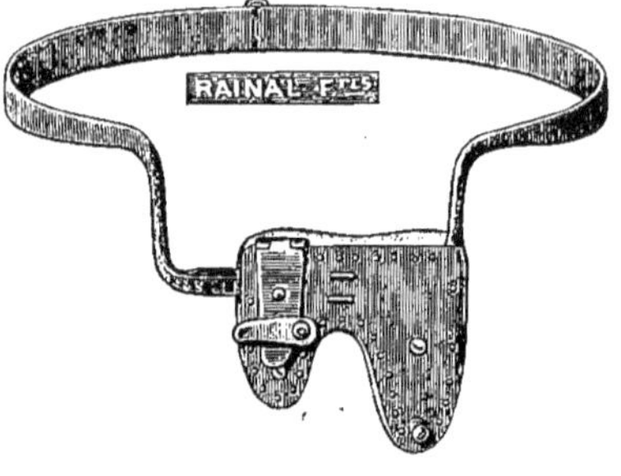

Fig. 1605.

n'y ait rien de vuide à l'entour, ny trous, de peur qu'il ne s'y engendre et accueille vermine. Puis rabattre le cotton avec un petit marteau ou un baston principalement du costé du mal.

« Et, auparauant aussi que de vestir de cuir *ladite ceinture de fer* faut premierement la couurir au iuste d'un petit drapeau cousu fort serré : pour tenir le cuir en estat, et ce fait tailler une bande de cuir de bazanne toute d'vne piece de trois poulces de large pour le moings et cômencer à le couldre par hault tout alentour de ladite cein-ture, et attacher par dehors, au drapeau, puis remployer par dedans et y ayât mis et couché sur ladite ceinture par dedans deux lits de cotton neuf cardé, puis renverser le cuir et le couldre par dehors l'vn sur l'autre.

« A costé dudit Brayer proché la hanche du costé du mal, faut qui vouldra y attacher dessus le cuir, une bride de pareil cuir d'vn poulce de large, et au bas de la dite bride, faire trois fàtes, chacune par bas arrestées, de peur qu'elle ne se rompe pour par dessous la fesse l'attacher au bouton, qui est au bas du dit écusson.

« Tel Brayer en cette façon accommodé le mal de la personne estant remis faut voir s'il porte autant d'un costé que d'autre, s'il n'y a point de jour entre la chair et la ceinture, si la bosse principalement par bas touche et appuye contre le mal et veoir si le mal ne tombe, si la bosse ne touche assez ou quelle ne soit au milieu faut le redresser en courbant en dedans. C'est où l'ouurier doibt bien prendre garde en le forgeant et dressant de mettre la porte de l'écusson iustement au milieu et principa-lement dudit ecusson.

« C'est le principal du Brayer que de bien dresser les costez et marquer cette forme de mesure d'un charbô ou bien avec une plume et de l'encre, afin que plus facilement l'ouurier le face et dresse, et faut que ce soit vn bon ouurier serrurier, qui manie et corroye bien, et de telle façon qu'elle *obeisse un peu et sans rompre*. »

§ 2. — FABRICE DE HILDEN (1630)

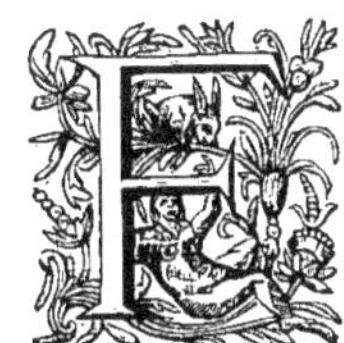

ABRICE (Guillaume) dit *de Hilden* (1560-1635) fut un des chirurgiens les plus célèbres de la fin du xvie et de la première moitié du xviie siècle. Vers la fin de sa vie, il fut chirurgien pensionné de la ville de Berne. Il fabriquait lui-même ses bandages qui étaient en partie sans ressort, et donne la description de la plupart de ces appareils, dans son ouvrage accompagné de gravures[1].

Fabrice se servit du brayer à ressort dont il a décrit et fait graver le premier le modèle. C'est donc par erreur que Malgaigne, habituellement si précis, indique le modèle du bandage à ressort dont se servait Fabrice de Hilden dans l'ouvrage de Malachie Geiger. Ces deux auteurs ont donné chacun des modèles différents, ainsi que nous le verrons, d'ailleurs, dans le paragraphe suivant.

Sans avoir, à proprement parler, créé la chirurgie herniaire, Fabrice de Hilden mérite d'être signalé pour s'être attaché, plus que tous ses prédécesseurs, à la confection des brayers, dont il reconnaissait toute l'importance, et aussi pour avoir laissé de bonnes observations sur la guérison non opératoire de la hernie, au moyen du bandage et de la position sur le dos (repos au lit).

Au noble savant et illustre docteur médecin de Lindau M.-Ulrich Reitmann,
mon ami intime.

« ....Pour empêcher le mal de s'aggraver de plus en plus, je vous engage à faire rentrer l'intestin chez votre noble malade, en lui faisant préparer et appliquer un bandage aussi soigné, aussi perfectionné que possible. L'infirmité étant encore à son début, je considère la chose comme très posssible.

« Si j'avais la mesure de votre malade, je vous confectionnerais très volontiers l'appareil.

« Pour vous montrer néanmoins combien je m'intéresse réellement à ce que vous me demandez, je vais vous donner la description et le croquis du brayer que,

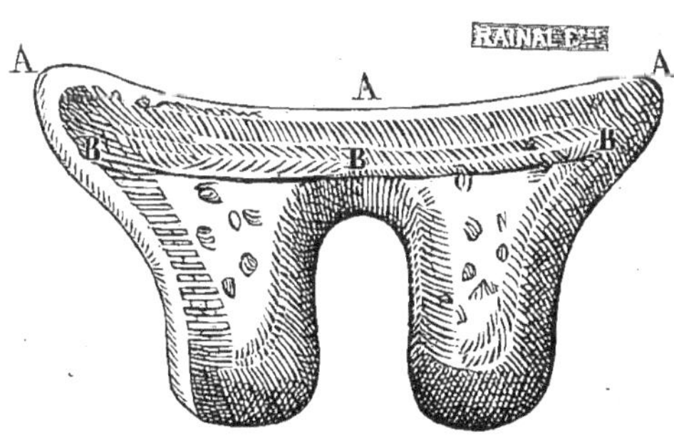

Fig. 1578.

depuis quarante ans, j'emploie avec beaucoup de succès pour mes malades et même pour les plus considérables de la société.

« Cet appareil se compose d'une pelote, d'une ceinture et de deux sous-cuisses, mais tout le talent de l'artiste bandagiste doit se porter sur la pelote : dimensions bien précises, ni trop petite ni trop grande et quand même le mal n'affecterait qu'un seul côté, application parfaite sur toute l'étendue bien enveloppée de la *région inguinale* La surface de la pelote sera plane, celle qui est du côté de la hernie abondamment rembourrée de laine, surtout au-dessus

1. Lettres latines, interprétées en langue française, *Francfort*, 1682.

de la pointe de la tumeur, sur la hernie elle-même. Confectionnez la pelote en cuir dur pareil à celui dont se servent les cordonniers pour la fabrication des semelles, garnissez-la de futaine. Mais surtout sur le point qui pose sur la hernie, remplissez-la tellement de laine qu'elle devienne comme un corps dur, autrement la tumeur n'est pas comprimée.

« La ceinture aura environ quatre doigts de large : les sous-cuisses à l'endroit où ils se réunissent à la pelote, larges seulement d'un pouce, pour éviter la gène au pli de la cuisse, mais s'élargissant d'une façon de plus en plus sensible comme le représente la figure 1579. La partie supérieure de la pelote déterminée par les trois lettres *A* dans le précédent croquis doit avoir la forme d'une demi-lune pour que le bas-ventre puisse se reposer plus commodément sur l'appareil. La pelote sera fixée à la ceinture à deux endroits, d'abord à son milieu sur le parcours des lettres *BBB* ensuite à sa partie supérieure.

« Les sous-cuisses adaptés à la pelote aux points marqués descendant vers les côtés de l'enveloppe cutanée, le scrotum à la naissance des fémurs, près de l'anus, en haut entre les fesses et les cuisses, dans cette dépression désignée par Vesale table 2, des muscles X, ils doivent être dirigés en avant maintenus dans la région

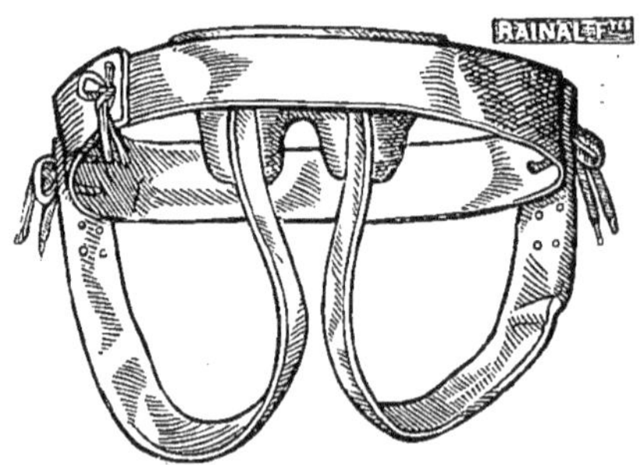

Fig. 1579.

des crêtes iliaques, et fixés de telle façon que la hernie de l'aine soit fortement comprimée. Pour arriver à ce résultat, rembourez la pelote du côté de la surface qui comprime, de deux bons pouces de laine en épaisseur.

« Dans la pratique, on doit s'arranger de manière que la ceinture ne dépasse pas les os iliaques et qu'en avant elle ne descende pas au delà de l'os pubis.

« Le bandage se maintiendra ainsi facilement n'occasionnant pour ainsi dire aucune gène au malade. Depuis quelques années j'ai fait fabriquer pour mes malades une autre espèce de ceinture en fer. C'est un brayer des plus commodes. Les sous-cuisses si gênants au pli des fémurs et du bas-ventre deviennent pour ainsi dire inutiles. En l'absence même du sujet on peut confectionner un appareil soigné et s'adaptant parfaitement au corps.

« Dans l'intérêt de notre très noble malade, je vais vous en donner ici le croquis. A vous d'en tenter l'exécution. »

DESCRIPTION DE L'APPAREIL

Fig. 1580-1581.

« D'après votre lettre la hernie se trouve dans la région de l'aine droite.

« Prenez une mince lame de fer large d'environ un pouce, et de telle longueur qu'une extrémité marquée *A* s'appuie sur l'aine gauche et que l'autre extrémité dans la contention douce, bien exacte de la moitié du corps, s'appuie bien solidement dans le dos, sur le milieu de l'os sacrum. A cet endroit la ceinture sera assez large et assez légèrement arrondie pour ne pas blesser la vertèbre. Sur tout le parcours, les bords de l'appareil seront un peu repliés vers l'extérieur, percés de petits trous espacés de distance en distance pour qu'on puisse au moins y passer l'aiguille.

« Quant à la lame de fer qui est fixée à la ceinture à la lettre *C*, elle doit y être disposée de façon à comprimer le diverticule de la cavité péritonéale, le sac herniaire, à boucher l'orifice par où descendent les intestins.

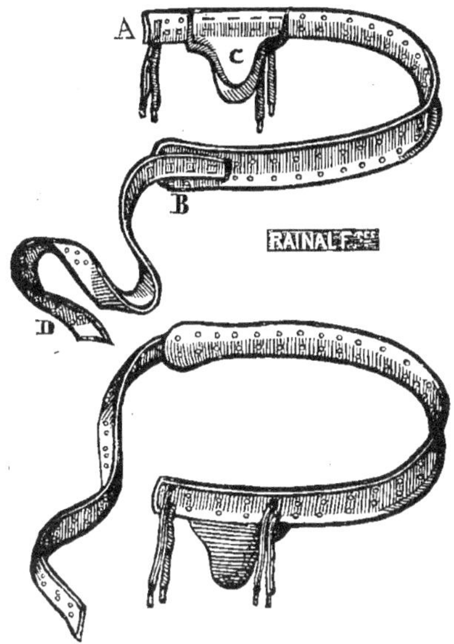

Fig. 1580 et 1581.

Appareils pour le côté droit et le côté gauche.

« En conséquence, et dans une certaine mesure cette lame de fer doit être bombée sur la surface interne.

« Mais comme la plaque ou lame de fer seule et par elle-même ne peut donner le résultat désiré, de même qu'à toute la ceinture, on doit lui faire une garniture de liège, de laine, de futaine ou de coton.

« La bande attachée à la partie postérieure de la ceinture de *B* à *D* n'est pas en fer mais en toile de chanvre frais, non encore trempé laquelle toile est cousue avec une enveloppe de coton qui la recouvre.

« La fabrication de ce brayer est jusqu'à un certain point difficile, mais l'appareil est extraordinairement commode. Si cela vous est agréable, vous pouvez, comme moi, vous faire un modèle de ceinture en plomb, auquel vous adaptez comme bande annexe, une bande de fer très mince garnie d'étain et cela avec du fil et une aiguille.

« Cette ceinture de plomb, vous l'appliquez sur le corps de votre malade jusqu'à ce que vous ayez trouvé les dimensions exactes.

« Muni d'une baguette, vous mesurez avec le plus grand soin la distance de la lame ou plaque *C* jusqu'à *B*. Avec des indications aussi précises l'artiste chargé de la fabrication de cet appareil ne pourra que très difficilement se tromper.

« Ceci dit des bandages ou brayers, que l'on peut retirer la nuit pour permettre au corps de prendre un repos plus réparateur.

« Mais de jour, avant même que le malade sorte du lit on doit en faire l'application bien exacte, les tenir maintenus avec le plus grand soin. »

LETTRE ADRESSÉE A UN SAVANT PERSONNAGE, GRÉGOIRE HARTIUS

Hernie volumineuse de l'ombilic.

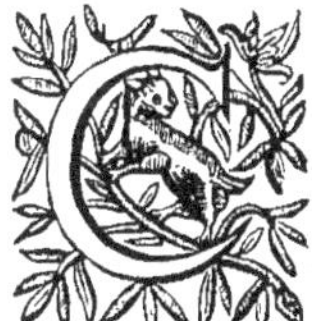

E n'est que très rarement que l'on peut repousser dans le ventre les hernies de l'ombilic ou de l'abdomen, et au cas où on arrive à les faire rentrer, ce n'est qu'avec les plus grandes difficultés qu'on peut les retenir. Dans ce cas même, les organes de leur propre poids étant entraînés en avant, le malade souffre beaucoup : aussi ai-je imaginé une espèce de bandage en forme de sac.

« Grâce à cet appareil, il est si facile de ramener en arrière, de maintenir la hernie, que le patient n'a pour ainsi dire à endurer aucune gêne, aucune douleur.

On doit d'abord arranger et disposer sur la poitrine une large bande de toile doublée ne dépassant pas la première fausse côte.

Deux bandes, larges chacune de deux doigts, fixées dans le dos à la région des omoplates et garnies de trous sur toute leur longueur, descendent de chaque côté par derrière et à l'aide de deux courroies viennent s'adapter au bandage abdominal disposé en forme de sac. La figure 1582 représente « la manière dont le bandage en forme de sac doit être adapté et appliqué sur le sujet. » Les courroies et les trous espacés qui peuvent les recevoir permettent d'élever et de faire descendre l'appareil à volonté, selon le désir du malade.

Deux pièces de toile servent à confectionner ce bandage. La couture qui les réunit se trouve désignée à l'extérieur de la figure 1583, aux lettres *A A*. La lettre *B* détermine la pointe du sac, *CC* les trous où peuvent venir se lier les deux bandes qui partent du haut du dos.

Le chagrin m'accable, je ne puis vous en écrire davantage. Mes salutations je vous prie à notre illustre maître Georges Fabrus. »

LETTRE AU DOCTEUR GASPARD BAUHIN

Sur le « fongus de l'ombilic » chez un jeune homme : Appareil inventé par le maître pour l'extirper.

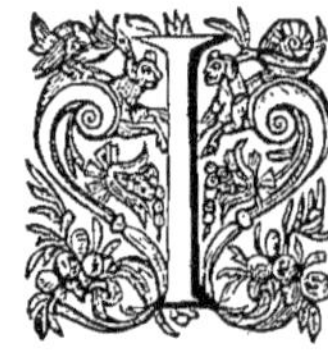

LLUSTRE maître, mon ami à tout jamais, mon très honorable protecteur, dans la lettre que je vous ai écrite au mois de juin dernier sur l'action d'uriner devenue extrêmement laborieuse, après une opération herniaire sans résultat, je vous parlais d'une affection ombilicale et je vous promettais de vous en faire un rapport détaillé.

« Voici le cas : un notable de Berne, Ursus Lerber, une nature vigoureuse, un jeune homme d'environ vingt-cinq ans, taillé comme un Hercule, vint me consulter l'hiver dernier, me montrant une excroissance fongueuse de l'ombilic. D'après lui, elle avait peu à peu pris naissance au milieu de son nombril, depuis environ six mois, et cela sans l'influence d'aucun agent extérieur.

Le jour où je fis cette constatation était le 19 mars : le fongus était plus gros qu'une noix. Sa couleur était livide, brune, on aurait dit un cancer. C'était charnu et légèrement résistant, l'odeur était celle d'un fromage gâté.

Le jeune homme assure que la douleur fut d'abord à peu près nulle. Le développement du fongus exaspérait le mal et parfois c'était des douleurs atroces. A certaines heures, c'était comme un frisson qui courait subitement dans tous les membres et qui semblait tourbillonner dans l'ombilic. Parfois aussi, le fongus jetait du sang. Tout le reste, d'ailleurs, était en bonne santé, les fonctions diverses s'exerçant d'une façon absolument normale. Je commençais à craindre que ce mal si insolite ne fut une plaie maligne et de nature cancéreuse. Poussé un peu aussi par les supplications du malade, je me mis en tête de préparer l'endroit en vue d'une opération. Après avoir exposé au malade combien la cure radicale était difficile, avant d'avoir recours aux remèdes extrêmes, je n'ai usé que de palliatifs : un régime bien approprié, des remèdes pour chasser la bile, une incision à la veine du coude droit.

Pendant près de deux mois on suivit mon régime, on employa ma composition pharmaceutique, tout paraissait réussir à souhait. Je pris courage et résolus d'aller plus loin : trempant un fil dans la vapeur de mercure sublimé, le séchant ensuite, j'entrepris de lier la base de mon fongus. Par suite de l'obésité du malade, la plaie semblait toute enfouie dans les chairs, on n'en apercevait que la surface. Comment arriver à en saisir les racines, c'était là ma constante préoccupation. A force de réfléchir, j'inventais l'appareil que représente la figure 1596 (II) et je le baptisais du nom de *speculum de l'ombilic*. Grâce à lui, je refoule les muscles, le fongus se présente entier et je remarque que ce n'était pas un seul qui existait comme j'avais cru le voir tout d'abord, mais bien trois fongus absolument distincts.

Cet appareil me permit alors de lier le

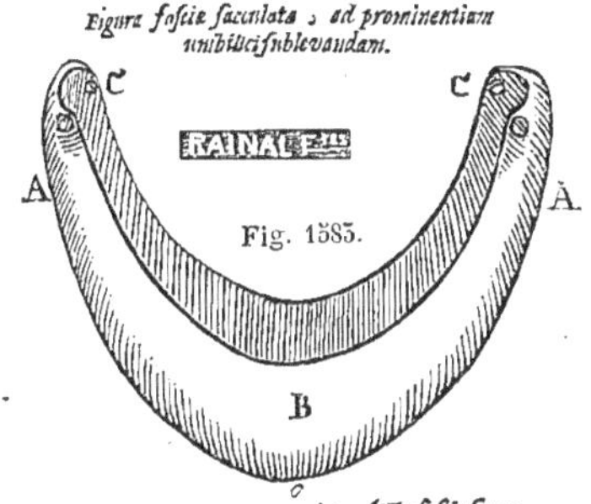

Fig. 1585.

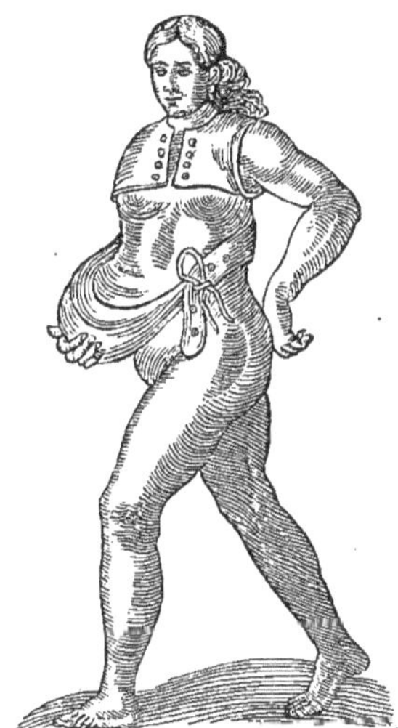

Fig. 1582.

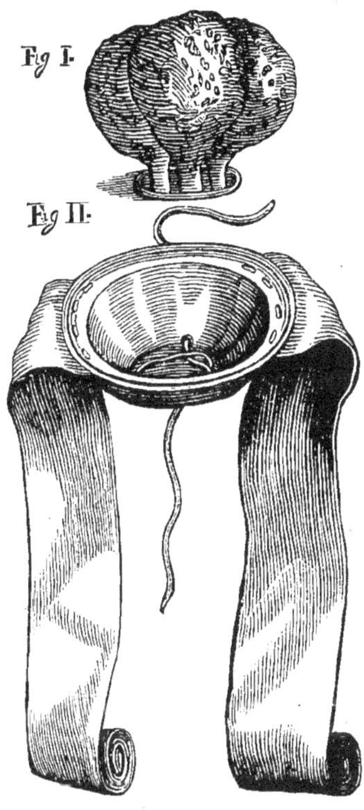

Fig. 1596.

mal jusque près de la peau et de l'extirper jusque dans ses plus profondes racines. Sans cette découverte, l'obésité du malade m'aurait constamment empêché d'arriver à un résultat vraiment positif.

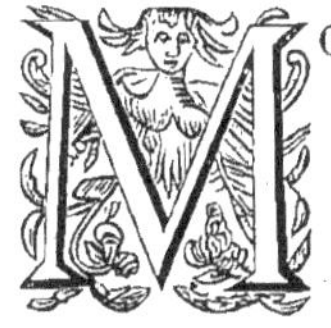

ON APPAREIL se compose d'une cuvette d'étain : j'en ai enlevé le fond et je l'ai munie de chaque côté d'une longue et large bande. J'ai lié les deux bandes dans le dos assez fortement pour que la cuvette puisse bien refouler les muscles.

J'ai néanmoins chargé un domestique d'introduire bien parfaitement mon speculum dans l'ombilic, d'y employer les deux mains pour éviter une trop forte pression sur les hypochondres et pour faciliter la respiration.

Le 9 mai, donc, j'adapte mon fil autour du fongus, je fixe mon appareil, je l'introduis bien jusqu'à l'extrème base du mal et je serre mon fil dans toute la mesure du possible.

Les fortes douleurs, même les évanouissements qui suivaient immédiatement la constriction de ma ligature retardèrent notablement ma réussite complète. Alors c'était ou tous les deux jours ou tous les trois jours que je serrais toujours un peu plus le fil passé à la partie inférieure de ma cuvette d'étain.

Mon linge replié en deux, après l'avoir imbibé d'un peu de vinaigre, je l'ai aussi appliqué sur une décoction d'herbes astringentes : plantain, géranium, prèle des bois, roses, racines de scrofulaires et autres plantes ayant la même vertu.

Ce n'est pas en une seule fois que j'ai pu lier mes trois fongus. Les douleurs, les palpitations qui suivaient chaque ligature me retardaient grandement. Après avoir triomphé de deux de ces racines malignes, j'ai aussi attaqué de la même façon la troisième.

Après la disparition de ces trois fongus, j'ai répandu sur l'ombilic les poudres de ma composition pharmaceutique, en y ajoutant un peu d'alun brûlé, j'y ai appliqué mon linge imbibé dans cette préparation, sans oublier la décoction astringente dont je parle plus haut.

Grâce à ces remèdes, Dieu en soit loué, mon malade fut sauvé, et depuis jamais il n'a ressenti la plus petite gène. Nous savons que trois vaisseaux viennent se réunir sur l'ombilic. C'était les sources des trois fongus séparés que représente notre figure. Le foyer du mal venait donc certainement et du cœur et du foie. L'un au milieu, les deux autres aux côtés dans la direction des hypochondres.

Les évanouissements qui survenaient chaque fois que j'essayais de serrer un peu fortement le fil, démontrent que ces fongus partaient aussi des artères (le dessin du fongus, fig. 1596, I). Cette affection est extrêmement rare. Jamais je n'en ai vu de pareille. Je n'ai même jamais rien lu de ce genre, si ce n'est dans Celse, livre 7, chapitre 14, et encore deux mots seulement. Je prie votre Grandeur de ne pas se froisser, si, dans un moment de loisir, en un mot seulement elle me communique son impression sur ce cas curieux. J'attends aussi avidement une réponse au sujet de la difficulté d'uriner chez un de mes malades dont je vous ai parlé.

Illustre maître, recevez je vous prie mes salutations et, pour le bien de tous, vivez éternellement et aussi heureux que possible.

Berne, le 21 septembre 1625. »

BRAYERS IMAGINÉS ET SOUVENT CONFECTIONNÉS

PAR FABRICE DE HILDEN LUI-MÊME

POUR COMPRIMER LES HERNIES LES PLUS DANGEREUSES

« Si on en croit le témoignage des savants et aussi l'expérience elle-même, les pauvres vieillards atteints de hernie ne peuvent que très difficilement se guérir.

On peut cependant toujours espérer la guérison, comme nous le démontre le fait suivant : Un sexagénaire, notable de Berne, M. Jean-Jacques de Diesbach, chevalier, autrefois célèbre général dans les armées de Henri le Grand, était un homme d'une stature magnifique, d'un port vraiment remarquable.

Podagre, depuis quelques années, il souffrait aussi depuis vingt ans d'une hernie de l'intestin très grave et particulièrement développée.

Pour se guérir, il me consulta ; il fit aussi venir les plus illustres médecins et chirurgiens de France et des autres pays, mais ce fut en vain.

Au moment où il ne pensait même plus à l'éventualité de son retour à la santé, se servant toujours d'un brayer pour empêcher son mal de prendre de plus grandes proportions, il tomba malade en 1618 et resta cloué sur un lit pendant six mois.

La position sur le dos et l'usage du bandage herniaire suffirent pour le guérir de son entérocèle, et depuis il ne se servit plus ni des bandages ni des brayers que moi, son intime ami, je lui confectionnais de mes mains.

Mais la position horizontale lui échauffa les reins, accentua sa disposition à voir se développer la pierre dans la vessie.

J'ai observé ce cas dans ce noble personnage, M. de Diesbach : du jour où il fut guéri de sa hernie, il commença à souffrir de la pierre et il expulsa en urinant certains calculs encore assez gros. »

FRAGMENTS DE LETTRE DU DOCTEUR SÉBASTIEN SCHOBINGER
A FABRICE DE HILDEN

« Un notable et très illustre personnage de notre ville de Saint-Gall, un homme de soixante-trois ans, souffrait depuis plusieurs années d'une hernie.

Le mal paraissait se développer de plus en plus avec l'âge.

Il se décida à venir me consulter.

Mais, comme chirurgien herniaire, je ne connais personne au monde qui ait la main plus habile et plus exercée que vous.

La chirurgie est votre spécialité par excellence. J'ai donc parlé de vous à mon malade. Voici sa position :

Depuis environ trente-cinq ans, cet excellent homme ressent dans l'aine droite une tumeur, qui est arrivée progressivement jusqu'à la grosseur de la moitié d'un œuf.

Peu après l'apparition de ladite tumeur, il alla consulter un chirurgien, qui lui conseilla un bandage, à l'aide duquel il comprima très facilement la hernie dans l'intérieur du péritoine.

Mais depuis quinze ans, le même mal commence à apparaître dans l'aine gauche, et il s'est développé au point que la hernie dans ce côté est beaucoup plus grave que dans le côté droit.

Par suite de cette augmentation progressive des deux tumeurs, la bubonocèle s'est transformée en entérocèle, le scrotum étant gonflé d'une façon énorme, avec cette différence toutefois que la hernie de l'aine droite peut être refoulée *presque* entièrement dans l'intérieur de l'abdomen, ce qui n'arrive pas pour la hernie de l'aine gauche. »

RÉPONSE DE FABRICE DE HILDEN

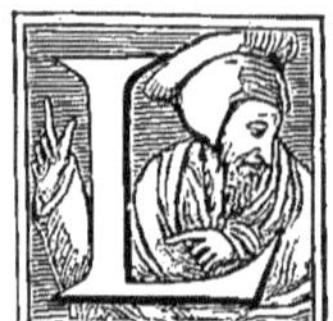

'AFFECTION sur laquelle vous désirez avoir mon opinion est grave et par elle-même et par rapport au sujet.

« Par elle-même d'abord, parce qu'elle est invétérée. Si j'ai bien compris, votre très noble malade est atteint de hernie depuis trente-cinq ans dans le côté droit et depuis quinze ans dans l'aine gauche, et ces hernies se sont développées peu à peu au point que maintenant lorsque le sujet malade est debout, le scrotum chez lui a les proportions de la tête d'un enfant de deux ans. Aucune espèce de bandage n'est plus maintenant assez puissant pour retenir les intestins dans l'intérieur du corps.

En raison d'un sujet malade qui a maintenant soixante-trois ans, l'affection est aussi très grave. Nous savons qu'à cet âge la force du sang, la puissance des nerfs sont notablement diminuées : les maladies deviennent alors très graves et pour ainsi dire incurables.

Ceci dit, je ne vois pas comment on pourrait espérer une parfaite guérison.

Au sujet des palliatifs, comme on dit, c'est-à-dire des précautions à prendre pour empêcher le mal de s'aggraver et d'offrir des symptômes de plus en plus dangereux, j'expliquerai ma manière de voir.

D'après votre lettre, illustre maître, votre très noble malade est atteint de deux hernies tout à fait différentes.

Dans l'aine droite, c'est une entérocèle : ceci est évident, puisque, sous la pression de la main, la hernie peut être refoulée *presque* totalement dans l'intérieur de l'abdomen.

Les médecins comptent six espèces de

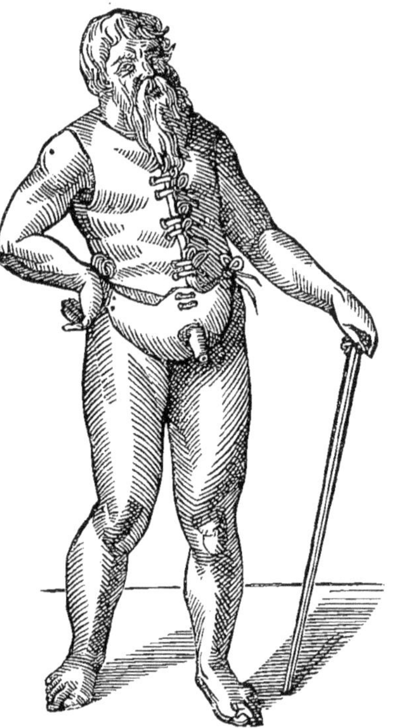

Fig. 1598.

hernies, mais entre elles, l'entérocèle et l'épiplocèle sont les deux seules hernies qui méritent vraiment ce nom, descendant dans le scrotum et lorsque le malade est dans la position horizontale sur le dos, ou lorsqu'il appuie la main sur elles. Ce sont les seules qui rentrent dans la capacité du ventre.

Vous dites que la hernie peut être refoulée *presque* totalement. Cette observation restrictive est tout à fait juste. Je sais que dans les hernies invétérées, comme est celle de votre malade, à l'endroit où l'intestin est tombé tant de fois, même après la réduction, il reste encore une espèce de tumeur. Les membranes, qui auparavant étaient d'une souplesse admirable, deviennent rugueuses et contractent comme une apparence continuelle de tumeur.

Nous voyons cette altération des tissus se produire chez les femmes qui ont souvent été enceintes. Leur abdomen devient dur et rugueux. C'est une savante remarque que vous faites, lorsque vous dites que la hernie est *fixe dans la partie gauche du scrotum,* et qu'elle ne peut jamais être refoulée dans l'abdomen.

Ce n'est ni une entérocèle ni une épiplocèle, et ceci est évident, car si l'intestin du malade était enfermé dans le scrotum, il ne pourrait pas avoir de selles.

Il s'ensuivrait d'autres graves symptômes comme une grande douleur, et aussi l'inflammation résultant de l'emprisonnement des excréments dans l'intestin et dans le scrotum. Il s'ensuit donc que cette hernie du côté gauche est une des quatre autres espèces de hernies, l'hydrocèle, la pneumatocèle, la sarcocèle ou la varicocèle. Puisque vous soignez le malade, vous pourrez facilement discerner au toucher la nature de cette seconde hernie. Cette hernie du côté gauche ne peut pas être refoulée dans l'intérieur du ventre : un bandage qui comprimerait l'intestin pourrait alors être très nuisible. Il serait même à craindre que les autres organes du côté gauche se trouvent aussi très gênés et qu'il s'ensuive la corruption et tous les autres symptômes fâcheux. »

BANDAGE CONTENTIF DU SCROTUM
(Fig. 1597-1598).

« Je vous proposerai un bandage que je sais devoir être très utile à votre noble malade. Dans les affections de ce genre, je me sers de l'appareil suivant qui est extrêmement commode : J'adapte sur la poitrine une pièce de toile repliée en deux. Elle s'étend jusqu'à l'ombilic ou un peu au delà. Je confectionne ensuite une espèce de petit sac de coton, comme le représente la figure 1597. Cette partie de l'appareil se trouve fixée à la toile de la poitrine à trois endroits, et elle relève le scrotum autant qu'il est nécessaire, grâce aux petits trous marqués sur la figure. De cette façon, ce sont les épaules qui supportent le poids du scrotum. Le périnée et les muscles du ventre se trouvent ainsi soulagés et ne sont plus douloureusement tirés en bas par le poids anormal du scrotum. On doit aussi avoir bien soin de tenir le sujet à l'aise dans tous ses vêtements, aussi bien sur la poitrine qu'ailleurs. Si l'on comprime l'abdomen autour de l'ombilic, les intestins sont poussés violemment en bas vers l'endroit malade.

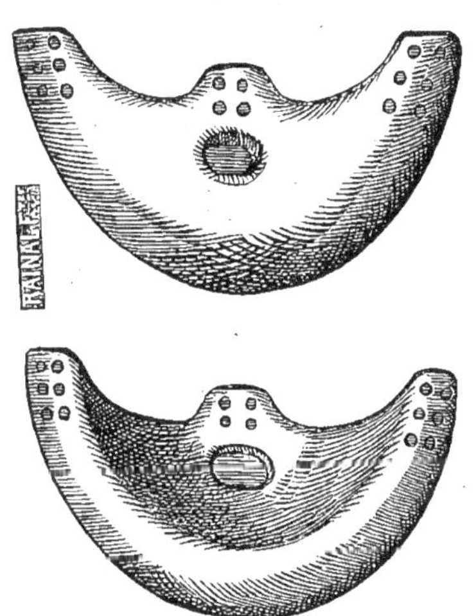

Fig. 1597.

Si l'on prend toutes les dispositions convenables pour adapter cet appareil sur le corps de votre noble malade, il est incontestable qu'il en éprouvera le plus grand bien. Je supplie le Dieu très bon, très grand, qu'il lui accorde cette grâce.

Illustre maître, si je puis contribuer à l'heureuse cure, ou si, en quelque autre chose, vous avez besoin de mon conseil ou de mon appui dans l'intérêt de votre noble malade, adressez-moi un mot, je vous prie. En ce moment, je ne pourrais pas néanmoins encore aller vous trouver, n'étant pas encore complètement remis de la maladie qui est venue fondre sur moi le 16 décembre dernier : et pourtant, de jour en jour, Dieu en soit loué ! je sens les forces revenir.

Au sujet du régime, des purgations et de toutes les autres précautions à prendre, je n'ajoute rien; mais, illustre maître : votre sagesse, vos connaissances médicales, votre incontestable habileté sauront pourvoir à tout.

Adieu donc, très honorable maître. Continuez à me témoigner cette profonde sympathie, qui a en moi un si puissant écho.

Berne, ce 25 janvier 1621. »

LE DOCTEUR ABEL ROSCIUS A FABRICE DE HILDEN

Le clystère expulsé et vomi par la bouche.

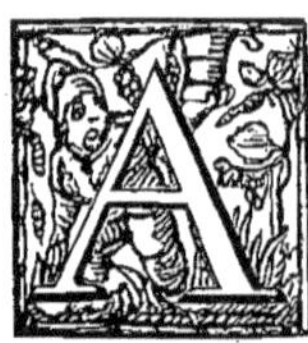U SUJET d'un malade atteint de hernie, je vais vous dire le fait suivant : Vers la fin de mai 1626, un personnage d'une prudence et d'une sagesse consommées, Pierre Bourgès, sénateur, directeur de l'hôpital de Lausanne, était affligé depuis quelques années d'une entérocèle. Il portait donc constamment un bandage. Sa hernie était des plus graves, car la membrane du péritoine se trouvant extrêmement relâchée et même sans doute rompue, loin de ne se tenir que dans la partie la plus supérieure, le mal descendait jusque dans le plus profond du scrotum. Sans y réfléchir, il ne mettait qu'un soin très relatif à maintenir son bandage, lui arrivant même de s'en passer, car il lui semblait qu'il pouvait le faire facilement.

Il arriva néanmoins qu'un jour, pour affaires dans un cas urgent, il dut rester à cheval plus longtemps que de coutume; les secousses de la monture relâchèrent l'appareil qui finit par s'ouvrir un peu et tout d'un coup, dans sa course, il commença à sentir l'intestin qui paraissait glisser sous le bandage. La compression encore relative de l'appareil l'empêchait de descendre tout à fait dans le scrotum; la ceinture et le coussinet le maintenaient encore comprimé légèrement à moitié chemin.

L'intestin ne revenait pas à sa place; c'était un froissement, un frottement douloureux continuels. Le voyage à cheval dura ainsi cinq jours.

Ce furent les souffrances les plus grandes et les plus pénibles pendant toute la pérégrination.

L'inflammation s'avivant alors d'une façon redoutable, les douleurs les plus aiguës fondirent alors non seulement sur la partie blessée et déchirée, mais encore sur tout le ventre, sur les hypocondres, sur les reins et sur l'estomac.

Revenu chez lui, il fut aussitôt obligé de se coucher. Les coliques du *miserere* le saisirent alors d'une façon lamentable. C'étaient des tortures affreuses dans le ventre, l'estomac se retournait, les vomissements étaient continuels, la constipation d'une persistance que rien ne pouvait conjurer. De suite et selon les prescriptions réglementaires, je lui fais administrer un clystère émollient, et j'ordonne qu'on le renouvelle. Mais l'état du malade ne s'améliorait pas. Il prenait les clystères, les gardait, le ventre ne bougeait pas, se durcissait, au contraire, encore davantage; rien ne descendait par le bas, pas même un souffle. Le mal s'aggravait, les symptômes les plus graves allaient surgir. Je voulus encore essayer d'un troisième clystère préparé avec soin.

Peu d'heures après, le revoyant le second jour et remarquant que ça allait de mal en pis, que le délire approchait, je me tourne vers les personnes présentes et je les entends murmurer que le malade avait rendu son lavement. De suite, je demande qu'on me le montre.

J'ai, de suite, parfaitement reconnu le dernier clystère tout entier rejeté dans la cuvette ; toutes les huiles, tous les électuaires y étaient : les odeurs de tous les médicaments, de tous les produits pharmaceutiques étaient parfaitement perceptibles. J'ai alors compris pourquoi notre malade se plaignait avec tant d'amertume du mauvais goût de médicament qui infectait sa bouche.

Tout à coup son visage se décompose, son pouls devient plus fréquent, inégal, déséquilibré, les forces s'en vont, l'énergie vitale s'affaiblit, je compris que la mort approchait.... »

FRAGMENTS D'UNE NOUVELLE LETTRE DE RÉPONSE
DE FABRICE DE HILDEN

« J'ai coutume d'informer les pauvres malades atteints de hernies de ne pas se passer de ceintures, de bandages et de toutes les autres sortes d'appareils qui maintiennent l'intestin.

Les pauvres hernieux qui laissent de côté le bandage s'exposent aux plus grands dangers.

Nicolas Kilchberger, sénateur de cette ville, illustre tribun du peuple, en est un exemple.

Ce personnage, depuis des années, souffrait d'une hernie intestinale. Lorsque l'intestin descendait dans le scrotum, il était exposé aux plus grands dangers.

Il y a quelques années, il vint me consulter, me demanda de chercher à le guérir. Je lui préparai un bandage qui le soulagea beaucoup et parut même l'avoir rendu à la santé. Sa hernie ne l'incommodait plus, il se croyait hors de danger ; il laissa donc son bandage.

Qu'arriva-t-il ? En 1627, il alla passer le plus fort des chaleurs à sa propriété de Bremgarten. Au moment des brûlantes journées de la canicule, il crut pouvoir se permettre pendant quelques jours l'abandon du bandage. Tantôt à pied, tantôt à cheval, il prenait de l'exercice à cœur joie et d'une façon exagérée pour sa position. Peu à peu et sans qu'il en ressentît une grande gêne au commencement, l'intestin tomba dans le scrotum.

Notre malade continuant à se livrer à ces exercices violents, et ne prenant aucun soin de suivre le régime prescrit, il commença à ressentir une grande douleur et dans l'aine et dans le scrotum en même temps.

Mon collègue, le docteur Le Roy, et moi, nous fûmes appelés en consultation. Nous avons prescrit ce que l'art médical conseille en pareil cas, mais aucun résultat pratique ne s'ensuivit.

Tout à coup notre malade se mit à soupirer, à vomir d'une façon atroce, rendant même ses excréments par la bouche, et, le 11 août 1627, il rendit doucement et pieusement son âme à Dieu. »

AU TRÈS SAVANT DOCTEUR JACOB HAGENBACH
MAITRE TRÈS CÉLÈBRE DE LA MÉDECINE ET DE LA CHIRURGIE
GUILLAUME FABRICE DE HILDEN
SALUT

OBSERVATION LV. — SUR L'ACIDITÉ ET L'INCONTINENCE DE L'URINE ET SUR LA NOUVELLE INVENTION D'UN INSTRUMENT DESTINÉ A RECUEILLIR L'URINE PENDANT LA MARCHE. — L'année passée, mon très docte maître Hagenbach, je vous ai écrit pour vous faire part d'un cas peu ordinaire de strangurie ; aujourd'hui encore le même fait se présente, fait inédit que je crois devoir être publié.

Un vieux décrépi, citoyen de Fribourg, depuis nombre d'années souffre d'une arthrite noueuse ; même, depuis un an, ses urines commencent à devenir acides et brûlantes.

Beaucoup de choses lui furent prescrites, tant par les médecins de Fribourg que

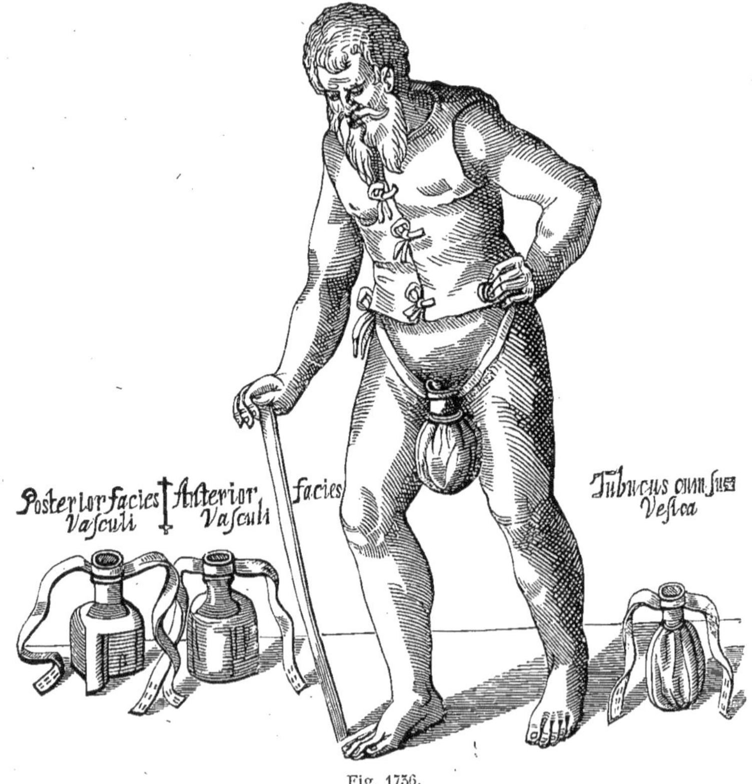

Fig. 1736.

par moi, pour adoucir la cuisson et l'acidité de ses urines qui, cependant, étaient peu abondantes. C'est que l'humeur qui auparavant avait coutume de se répandre dans les articulations et d'y faire naître des douleurs très intenses, tombe maintenant dans les reins et les voies urinaires. D'où s'ensuit une telle acidité de l'urine, qu'il est forcé d'uriner d'instants en instants peu séparés les uns des autres. Toutefois les douleurs arthritiques ne le tourmentaient point si violemment jusqu'à ce jour, que sa santé dût laisser à désirer ; même il serait aller se promener dans la rue comme d'ordinaire, si son incontinence d'urine ne l'en avait empêché. Alors comme c'est un excellent homme et que les liens d'une amitié datant de plusieurs années le rattachent à moi, pour apporter un soulagement à ses ennuis si nombreux, j'ai inventé un instrument très commode, à l'aide duquel il peut recueillir son urine en marchant.

Cet appareil consiste en un tube creusé dans du bois, tube à la partie inférieure duquel est attachée une vessie de bœuf. A la partie supérieure, le tube est fixé au thorax par une bande de toile, repliée en deux, comme vous pourrez vous en rendre compte d'après le modèle ci-dessus (p. 41, fig. 1736).

MATIÈRES FÉCALES ÉVACUÉES PAR LE CANAL URINAIRE. — (OBSERVATION LXXV, PAGE 55. — FRANCFORT, 1682). — Une honorable mère de famille de Genève donna le jour à un fils, qui, ayant un anus perforé, évacuait ses matières fécales par le canal urinaire en même temps que l'urine. Des médecins et des chirurgiens furent appelés en consultation à ce sujet ; mais aucun d'eux ne fut d'avis de tenter quoi que ce fut pour perforer l'anus. A la fin, les excréments s'indurèrent et ne purent plus traverser ce canal fort étroit : le ventre gonfla, la fièvre s'éleva, d'autres symptômes apparurent, si bien que le dix-septième jour après sa naissance, l'enfant mourut. A l'autopsie du cadavre, on trouva la portion intestinale du rectum soudée au fond de la vessie.

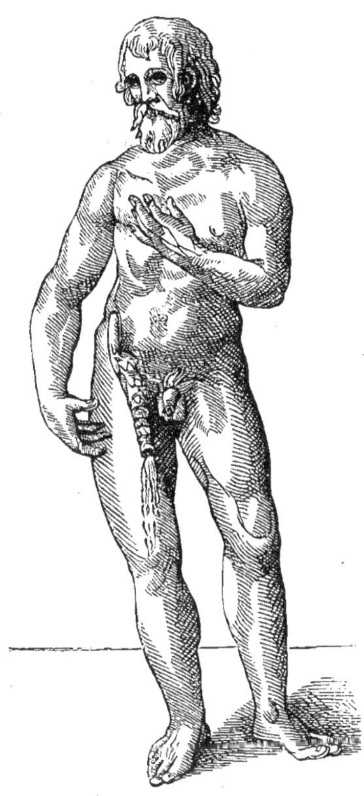

Fig. 1737.

SUR UN DOUBLE CANAL URINAIRE. — (OBSERVATION LXXVI). — Nous avons examiné plusieurs fois un enfant âgé de douze ans de la colonie d'Agrippina (Cologne) à qui, en l'an 1600, la nature avait donné un double canal urinaire. Cet enfant émettait l'urine par ces deux conduits sans aucune difficulté. Or, ils étaient situés à la place habituelle l'un au dessus de l'autre, et séparés l'un de l'autre par un interstice et une membrane extrèmement fine ; mais le canal inférieur s'incurvait quelque peu, de telle sorte que l'urine qui s'échappait par ce canal, ne coulait pas en droite ligne, comme celle qui venait du canal supérieur, mais un peu au dessous.

§ 3. — MALACHIE GEIGER (1651)

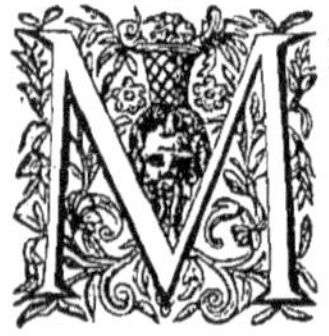

ÉDECIN de Munich, qui vivait dans la seconde moitié du xviie siècle, Geiger a publié, entre autres ouvrages : *Kelegraphia, seu descriptio herniarum* (Monach., 1651).

Pour rendre le bandage de Fabrice de Hilden plus compressif, Geiger imagine une pelote mobile obéissant à une vis de pression (Mais, avant la publication du livre de Geiger, dès 1628, un simple bandagiste avait déjà trouvé le bandage à ressort : c'était Nicolas Lequin, auquel nous consacrons le paragraphe suivant).

Dans la planche I, figure 1575 nous trouvons le bandage herniaire le plus communément employé et le premier à décrire.

Fignre I. — Brayer ouvert : *A.* La pelote. *B.* La ceinture. *C.* Le sous-cuisse. *DD.* Les courroies de la ceinture et du sous-cuisse. *EE.* Les ardillons pour chacune des dites courroies. *F.* La petite bande de cuir fixée sur la pelote et sous laquelle s'engage le sous-cuisse.

Les figures nᵒˢ II et III nous montrent le brayer ouvert et ensuite son mode d'application sur le sujet : *AA.* La pelote. *BB.* La ceinture. *CC.* Le sous-cuisse. *DDDD.* Les deux bandes qui constituent la division en deux du sous-cuisse. *EE.* Le petit cran de cuir de la pelote, sous lequel passe le sous-cuisse. *FFFF.* Les cordons qui servent à réunir ensemble la ceinture et les trois extrémités du sous-cuisse.

Ce brayer (fig. 1, pl. 1575) doit avoir de telles dimensions en longueur et en largeur qu'il puisse avec la pelote couvrir toute la région inguinale. La pelote est remplie de l'aine de l'épaisseur de deux doigts, et, pour éviter les excoriations, on la confectionne avec du linge très doux, du coton, ou du cuir tendre.

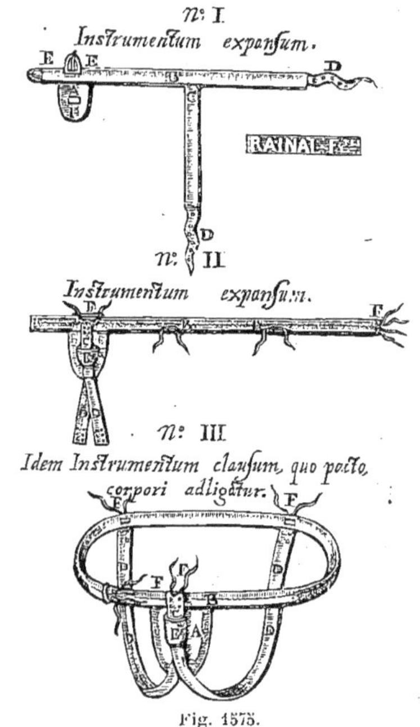

Fig. 1575.

Pour qu'elle ne puisse pas se déplacer, on la fixe à une ceinture qui entoure les reins.

Elle doit ainsi être bien fixée en avant sur l'aine, grâce à une suffisante constriction de la courroie. Cette pelote se trouve également réunie à un sous-cuisse de coton disposé en forme de bande un peu plus large que la ceinture. Le sous-cuisse, cousu par derrière à ladite ceinture, descend dans la direction du pli de la cuisse, puis remonte en avant en passant par le milieu de la surface externe de la pelote. La petite bande de cuir F dans laquelle il s'engage, le maintient fixe. Sa courroie se boucle ensuite bien solidement sur la ceinture. De cette manière, très énergique pouvoir de compression, application parfaite de la pelote.

Le second appareil (fig. 2, pl. 1575) pour la hernie inguinale se compose aussi d'une pelote et d'une ceinture.

Mais ici le sous-cuisse, fixé en avant sur la ceinture, après s'être engagé sous le petit cran de cuir qui existe sur la pelote, se divise en deux bandes qui suivent chacune les plis des cuisses et viennent à deux endroits s'adapter par derrière sur la même dite ceinture. Exerçant une pression beaucoup plus facilement modifiable qu'une seule et unique bande, elles se tiennent plus ferme et maintiennent mieux la pelote à la position précise qu'elle doit exactement occuper.

Planche 1576. — Figure IV. — Brayer ouvert.

Figure V. — Brayer fermé. Son application sur le corps du malade.

Figure. VI. — Brayer à double pelote :

AAA. La ceinture. *B.* Le brayer. *CC.* Le même dit brayer ouvert. *DD.* L'ouverture pratiquée dans le brayer. *EE.* Le sac du brayer. *FFFF* Les deux bandes du brayer. *GGGG.* Les deux bandes de la ceinture. *HHHH.* Les crans de cuir qui existent sur la surface externe du brayer et au-dessus sur la ceinture. *IIII.* Les cordons qui unissent ensemble la ceinture et les extrémités des bandes de sous-cuisses.

Parfois aussi, pour ces trois espèces de brayers qui sont suspendus à une ceinture, en vue de les empêcher de descendre pour assurer leur fixité et leur puissance contentive, on les maintient encore d'une façon exceptionnellement ferme à l'aide de deux autres bandes ou bretelles fixées derrière sur la ceinture passant sur chaque épaule et liées par des cordons en avant de chaque côté à la ceinture comme le démontre la figure VI.

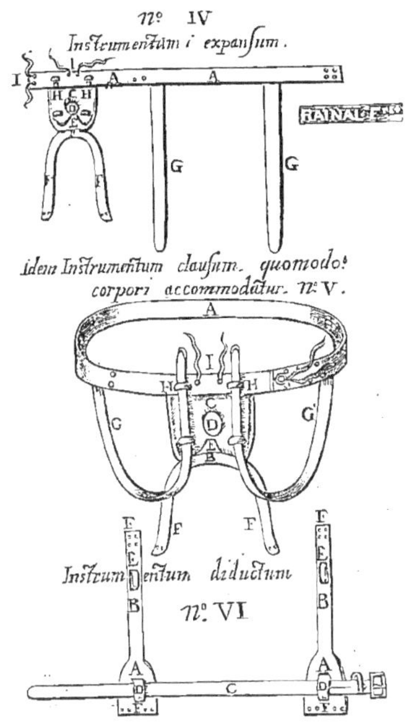

Fig. 1576.

Le troisième appareil pour la hernie de l'aine, représenté planche 1576, est si bien contentif, si bien combiné, qu'il peut servir pour les enfants les plus turbulents et pour les adultes, qui, eux-mêmes, n'ont aucunement à s'en inquiéter.

Il se compose d'un brayer qui est fixé à la ceinture au-dessus de chacune des aines, et qui s'étend très large et très ample sur toute la région inguinale et sur l'enveloppe cutanée du scrotum.

Aux deux endroits où il doit exercer une pression sur les aines, il est rembourré de laine, et comprend comme deux pelotes; au milieu se trouve pratiquée une ouverture pour le passage du pénis.

Au-dessous, ce brayer forme sac, pour retenir les testicules bien couverts et enfermés, et néanmoins bien libres dans tous les sens. Ce sac se continue ensuite par deux bandes qui, de la naissance des cuisses, remontent en arrière et viennent dans la région postérieure se fixer à deux endroits sur la ceinture où elles maintiennent bien ferme le brayer. En dehors de ces deux bandes, le brayer en comprend encore deux autres qui, partant de derrière, s'engagent aussi dans les plis du haut des cuisses, remontent en avant, et, passant par les crans de cuir des deux pelotes et ceux de la ceinture qui les maintiennent, se développent bien tendues sur tout leur parcours et exercent une contention plus parfaite sur le brayer tout entier, et en particulier sur les pelotes qui existent en avant de chaque côté dudit brayer et à sa surface interne.

Planche 1577, fig. VII. — Brayer ouvert.

Figure VIII. — Le même brayer fermé. Comment on l'applique sur le corps du malade.

Figure IX. — Brayer confectionné avec une large pelote qui, comme la pelote de la précédente figure, est fixée sur un cercle de fer.

Figure X. — Brayer ouvert.

Figures VII et VIII : *AA*. Les deux pelotes. *BB*. Les deux bandes. *C*. La ceinture de cuir. *DD*. Les passants fixes ou crans d'arrêt qui existent sur chaque pelote. *EE*. Les crans d'arrêt de chaque bande. *FF*. Les trous qui sont pratiqués dans les bandes et dans les pelotes et qui permettent aux cordons qui partent de la camisole d'avoir un passage pour donner à tous les éléments du bandage se réunissant entre eux le degré de constriction nécessaire. Les deux figures VII et VIII nous montrent ce genre de bandage ouvert et fermé. *AA*. La pièce de bois. *BB*. La ceinture de fer; dans la première figure garnie de cuir, dans la seconde présenté à nu. *C*. L'extrémité découverte de la ceinture de fer fixée sur la pièce de bois avec des clous et des vis. *DD*. Les deux crochets de cette plaque. *E*. L'autre extrémité de la ceinture de fer à nu, garnie de trous dans lesquels peuvent venir s'insérer les crochets. *FF*. Le cercle ou ceinture de fer rompu à un point sur la seconde figure n'ayant au même point dans la première figure comme lieu de cohérence que la seule garniture de cuir. *G*. La plaque qui se compose des deux extrémités de la ceinture réunies à des crochets de ladite plaque, le tout recouvert de cuir.

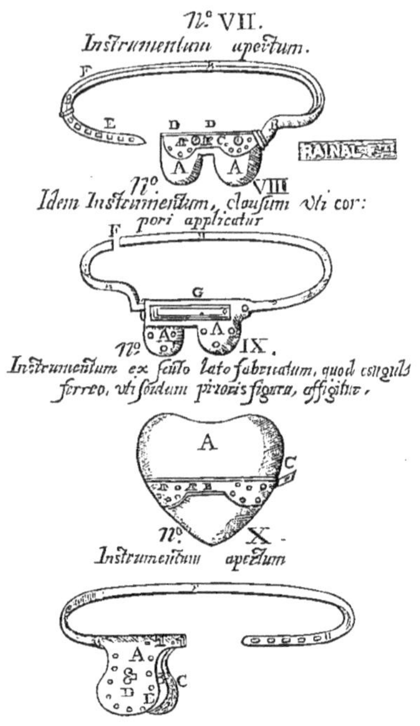

Fig. 1577.

Figure IX. *A*. Large pièce de bois. *B*. L'extrémité de la ceinture de fer adaptée à ladite pièce. *C*. La ceinture rompue à ce point.

Figure X. — *A*. La plaque de fer. *B*. La pelote concave de fer. *C*. La partie convexe de ladite pelote garnie de cuir. *D*. La vis de fer qui dans ses mouvements pousse en avant la pelote concave. *E*. Les petits trous par où passent les fils qui font tenir sur la plaque la garniture de cuir. *F*. La ceinture de fer pareille à la septième figure.

Le quatrième appareil, et de beaucoup le plus commode pour la hernie inguinale, se compose de deux larges bandes de coton munies chacune d'une pelote.

Ces bandes, dans la région du dos, sont liées à une espèce de camisole appliquée sur la poitrine; elles se développent en bas sur le parcours du pli des cuisses et remontent en avant sur chacune des deux aines. A leur point d'insertion avec les deux pelotes, elles compriment les deux côtés, le côté non hernié et celui qui l'est. En avant, sur la poitrine, elles sont à nouveau liées solidement à l'aide de cordons, et pour assurer aux deux pelotes la fixité la plus absolue, on les serre aussi énergiquement que possible à l'aide d'une ceinture de cuir qui s'engage dans les deux crans de chaque pelote et aussi dans ceux des deux bandes. De cette façon, même dans les mouvements violents du corps, pression fixe des dites pelotes. La pelote du côté non hernié, bien qu'elle n'ait pas d'infirmité à comprimer, en cherchant à maintenir la pelote voisine qui tend à réduire la partie malade lui porte secours par là même.

Le cinquième brayer se compose d'une pièce de bois épaisse de deux doigts et dont les formes vont en s'atténuant et en s'arrondissant à la partie inférieure.

Au milieu, là où est placé le pénis, elle laisse un espace suffisant pour que celui-ci ne subisse aucune gêne dans la région où il prend naissance.

Cette pièce de bois comprime les deux aines avec les deux surfaces bombées dont elle est munie intérieurement ; à sa partie supérieure, à l'aide de clous ou de vis, elle est fixée à une ceinture, lame de fer très soignée comme travail. Cette lame mince moins solide est bien flexible et complètement garnie de cuir.

D'un côté, cette pièce de bois est portée par la portion de l'extrémité de la ceinture qui est séparée de l'autre, pour que la ceinture puisse se fermer et s'ouvrir et elle adhère seulement sur la branche de l'autre cercle à l'endroit où ce cercle commence à se garnir de cuir. D'un autre côté la ceinture attire, lie et maintient ainsi la pièce de bois dans une position absolument fixe. Les figures VII et VIII nous montrent ce genre de brayer ouvert et fermé.

Le sixième appareil se compose aussi d'une pièce de bois, mais tellement large qu'elle recouvre les deux aines.

Elle se replie aussi en dedans pour maintenir également l'enveloppe cutanée du scrotum.

La même dite pièce est fixée et retenue à une ceinture de fer, pareille à la précédente ; à la surface interne, à l'endroit où cette pièce de bois a en vis-à-vis le côté hernié, du linge plié ou replié ou une pelote adaptée au bois empêchant la tumeur de faire saillie en exerçant une compression sur elle.

On doit se représenter cette espèce de bandage comme il est dépeint dans la figure IX.

Le septième appareil comprend une plaque de fer qui occupe seulement le côté hernié et qui est enfermée et serrée à son extrémité par une ceinture de fer fixée à ladite plaque comme dans les deux précédents bandages.

Cette plaque se compose d'une lame de fer large et épaisse ; à sa partie postérieure se trouve jointe à l'aide d'une charnière qui la met en exercice, une pelote concave ; à l'endroit où elle s'applique sur l'aine elle est munie et garnie de cuir.

Une vis de fer placée dans le milieu de la lame extérieure et agissant sur la surface de ladite pelote concave la pousse vers l'aine autant qu'il est nécessaire et la maintient bien fixe. C'est ce que nous montre la figure X.

Dans les tumeurs herniaires des autres parties du ventre comme la hernie ombilicale et celle des organes qui se rapprochent de l'ombilic, les appareils qu'on emploie se composent d'une ceinture de coton ou de fer, pareille à celles que nous avons énumérées plus haut. Cette ceinture enveloppe la partie du ventre où la hernie fait saillie.

La pelote, la pièce de bois ou la plaque de fer qui peuvent s'adapter à cette ceinture compriment exactement la hernie comme on peut très bien se le représenter.

Pour empêcher la ceinture de descendre, on peut encore la maintenir à l'aide de bretelles qui passent par les épaules ou à l'aide de pièces de toile convenablement disposées à cet effet sur la poitrine.

§ 4. — NICOLAS LEQUIN (1665)

ICOLAS Lequin est le premier qui ait officiellement substitué au bandage en fer mou le bandage à ressort trempé tel qu'il existe à peu près de nos jours.

Malgaigne, dans ses admirables leçons, en fait le plus grand éloge : « Il existait, dit-il, en France un bandagiste qui pourrait, à bon droit, être appelé le *père des bandagistes modernes*; artiste d'un véritable talent, qui, après trente-sept ans de pratique, publia, en 1665, c'est-à-dire onze ans avant Blégny, un petit livre admirable pour le temps, et qui, dans certains points, est encore un chef-d'œuvre de nos jours. L'auteur est resté presque complètement inconnu ; son nom, qui manque dans nos meilleures biographies médicales modernes, n'est cité ni par Dezeimeris, ni par Belmas : c'est Nicolas Lequin. Il avait parcouru la France, l'Italie, l'Allemagne ; il avait examiné et apprécié les divers bandages employés dans ces différents pays, et c'est lui, le premier, qui proposa et fabriqua les bandages en acier. »

Le bandage de Lequin n'entourait pas tout le bassin, comme ceux employés par Blégny : le ressort se terminait, un peu après la colonne vertébrale, du côté opposé à la hernie. Ce qui annonce, chez cet artiste, un grand sens d'observation, fruit d'une pratique expérimentale fort étendue, c'est qu'il recommandait de faire le ressort plus épais au collet, près de la pelote, et de l'amincir graduellement vers l'extrémité postérieure, qui s'applique sur le sacrum.

Un peu avant d'avoir adopté le bandage en acier, il employait le bandage en fil de fer, que Mayor jugea bon de réinventer deux siècles plus tard.... Dans les dernières années de sa pratique, Lequin réservait ce bandage pour les enfants seulement.

Il soutenait, toutefois, que le bandage en fil de fer était excellent, en ce que le médecin pouvait confectionner lui-même ce bandage : ce qui permettait de porter secours aux personnes éloignées des grandes villes. Il ne connut pas le bandage double *brisé*, c'est-à-dire en deux parties différentes. Cette amélioration capitale devait être découverte, un siècle plus tard, par un bandagiste obscur du nom de Typhaine (1761), qui n'a laissé d'ailleurs aucun écrit sur cette question.

Nicolas Lequin eut pour successeur direct Antoine Lequin, son neveu ; mais lui-même se trouva en lutte avec le chevalier de Blégny, qui voulut s'approprier la découverte des ressorts d'acier. Malgré leur valeur, les appareils de Lequin ne se répandirent pas très vite ; mais on peut dire que le véritable bandage herniaire était trouvé.

Voici maintenant le texte de Nicolas Lequin, emprunté, ainsi que les figures, au « *Traité des hernies et descentes*, Paris, 1665, chez l'auteur, quai de la Mégisserie,

ancienne vallée de Misère, près le Grand Châtelet, à l'enseigne « Au bandage d'or ».
Lequin était chirurgien *hernière* (sic).

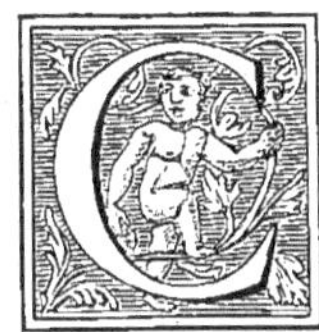

ELUY qui se mesle de faire et administrer les bandages est obligé,
en conscience, de s'y rendre parfait et nécessairement avoir la connaissance de toutes les hernies ou descentes et pour cela, si naturellement il ayme son art et qu'il s'y plaise, il s'y rendra habile.
Mais si son naturel y répugne, jamais il n'y réussira pour la difficulté qu'il y trouvera.

« Il doit être aussi très prudent et secret, comme un confes-
seur, pour ne divulguer les incommodités de ceux qui les luy découvrent, secourir
les pauvres charitablement, y ayant grand contentement quand la conscience est
bien conduite et surtout jamais ne promettre ce qu'il ne peut faire.

« Pour le danger de la hernie, la chose est très notoire et connue ; qu'il est arrivé
trop souvent ce que les médecins appellent trousse-galant ou miserère, l'intestin
faisant comme la souris qui passe par un trou, en un lieu d'où il ne peut sortir, et
cela causé souvent pour n'avoir un bon bandage.

Nicolas Lequin, chirurgien hernière.

E LIVRE est d'un auteur illustre
Et dont à cause du renom
Quelques-uns usurpent le nom.
Prenez garde qu'on ne vous frustre.

C'est le plus expérimenté
Qu'on ait vu dans cette science ;
Sa longue et docte expérience
Se reconnaît dans son traité.

On porte aisément son bandage :
L'admirable main qui le fait
Donne un si salutaire effet
Qu'il serre et ferme le passage.

Il n'a point eu pour sa visée
Le gain d'un avare trafic ;
La commodité du public
Est la fin qu'il s'est proposée.

« La première chose qu'il faut faire est de prendre la mesure de la grosseur soit de
l'homme, soit de la femme ou de l'enfant ; cette mesure se doit prendre avec choses
qui ne s'allongent ny se raccourcissent en commençant, depuis l'endroit d'où la
descente sort, tournant tout autour du corps au lieu où il le faut appliquer, qui n'est
pas toujours le même endroit aux uns comme aux autres, et c'est icy que les com-
mençants auront un peu de difficulté, car les uns doivent porter le bandage plus
haut, les autres plus bas selon la forme du corps : ceux à qui on est obligé de les
appliquer plus haut sont ceux qui ont les fesses grosses, et selon qu'elles le sont, le
bandage doit plus ou moins coulder ou courber et ceux à qui les fesses sont plates
l'on ne les doit guère coulder et pas du tout quelquefois.

« Il doit entrer au bandage selon la grosseur de la personne, pour l'ordinaire les deux tiers d'acier, ou de fil de fer, ou peu plus, et le reste de la dite grosseur doit estre une courroye de cuir fort. Si le bandage est à deux côtez, l'on diminuera à quelques pouces à cause de la seconde platine, et pour y entrer plus aisément.

« L'acier doit être bien alié et courroyé avec bonne étoffe, comme celle dont on fait les cuirasses, en sorte que le dit bandage ne puisse casser pour être battu à

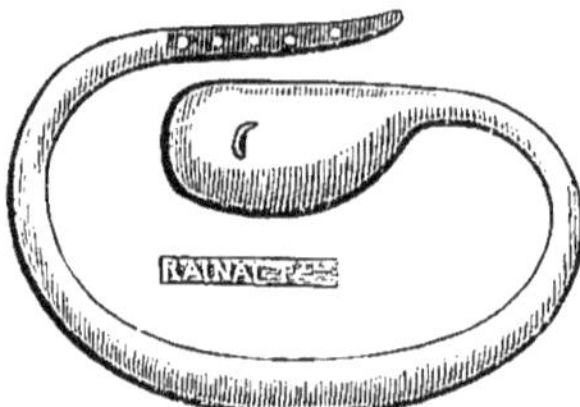

Fig. 1482.
Epiplocelle de l'homme gras.

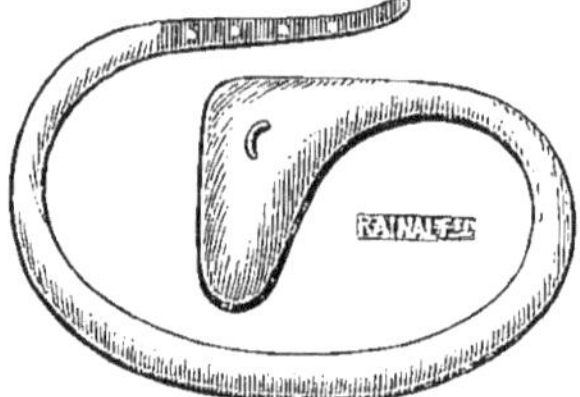

Fig. 1483.
Enterocelle de l'homme maigre.

froid, pour faire bon ressort necessaire et estre manié, pour le faire joindre au corps lorsqu'il est achevé. Ces choses sont du ministère du forgeron.

« La deuxième chose à considérer au bandage est la force nécessaire.

« Deux choses obligent à faire les bandages assez forts :

« La première les grandes descentes et fort coulantes, et la deuxième le gros corps ; il faut joindre à cela la considération de l'exercice de celui qui le doit porter

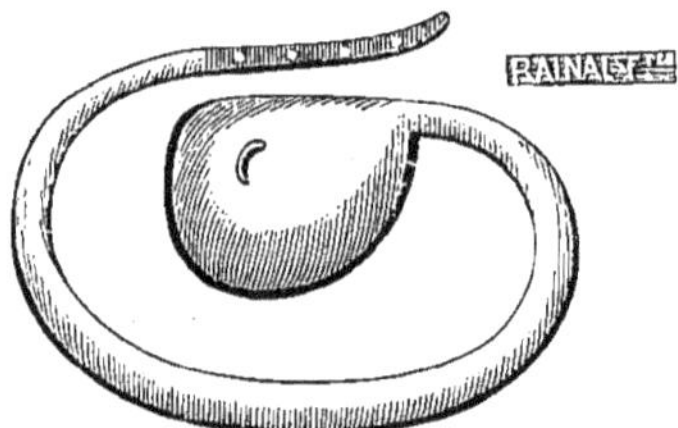

Fig. 1484.
Entéroepiplocelle.

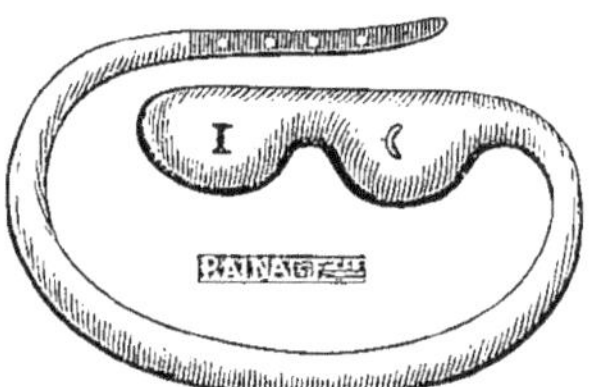

Fig. 1485.
Deux bubonocelles.

que si c'est un homme de peines et de travail, ou d'exercices violents, il doit être bien fait crainte qu'il ne laisse couler ou échapper la descente et qu'il ne se corrompe dans le service. La troisième considération est, que tous les bandages d'acier ou de fil de fer doivent avoir un quart plus de force, depuis la platine jusqu'au milieu, allant toujours en diminuant peu à peu jusques à la fin, afin de faire un bon ressort, et si l'on est obligé de faire le bandage pour deux descentes, il faut que la platine qui tient à la ceinture porte sur la plus facheuse des deux descentes, soit à droite, soit à gauche, et observer que les platines de tous bandages soient plus petites que les coussinets qui doivent toujours déborder au moins d'un demy-doigt. La quatrième et plus considérable partie des bandages sont les coussinets, qui doivent servir de compresses et estre appliquées sur les parties d'où sortent les descentes et qui doivent faire opposition à la sortie de l'intestin ou de l'épiploon ou des deux ensemble. La règle générale veut que l'on mette le plus en usage les petits coussinets, qui ordinairement font plus d'effet et n'embarassent pas tant que les grands, penetrent mieux les anneaux du péritoine, les ferment plus justement. Il faut un coussinet plus ou moins enflé, en sorte que la cavité soit pleine et toujours observer de n'atrophier ou masquer la partie par des coussinets trop durs.

« Pour règle générale des tours que doivent avoir les bandages, tout ce qu'il se peut dire est qu'à tous il faut qu'ils joignent partout sur le corps estant appliquez afin qu'ils ne varient.

« C'est pourquoi après que le bandage est achevé même de garnir, il est nécessaire en faisant l'application de le plier en certains endroits pour le faire joindre et faire bon effet. »

BANDAGES D'ACIER BRISÉS (fig. 1481). — « Ils se font à un ou à deux costés, comme les autres d'acier ou de fil de fer.

« Ceux qui sont à deux costés, pour estre plus commodes, se doivent démonter par les platines au moyen d'une vis qui est à droite ou à gauche.

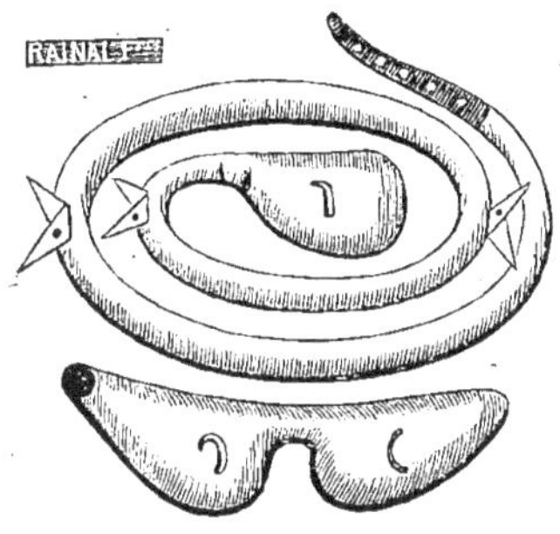

Fig. 1481.
Bandage brisé pour cacher à la poche quoy qu'il soit d'acier.

« Si de deux descentes qu'il faut arrêter, la plus forte se trouve du côté droit, la vis doit tourner à droite et si elle est au coté gauche tournera à gauche en se demontant, elle entre et s'insinue dedans un ecrou brazé, au bout de l'une des deux platines qui doivent etre de fil de fer assez fort ; il y a ordinairement quatre pièces à ces bandages, sans les platines, dont la première pièce est le bout à la visse qui est la plus courte laquelle estant pliée est dedans toutes les autres. La seconde passe en pliant par dessus la première piece et la troisieme par dessus l'une et l'autre, la dernière ensuite qui est la piece simple où l'on cloue une courroie de cuir fort pour fermer le bandage. »

BANDAGE BRISÉ D'UN COTE. — « Les bandages brisés qui ne sont qu'à un costé sont ordinairement de quatre pieces y compris la platine qui est d'acier Il y a trois charnieres, comme aux austres brisées, qui sont à deux costes ces charnières sont pliées en dedans, seulement les pièces et non en dehors les unes sur les autres, en sorte que l'on peut aisément cacher un grand bandage en la poche.

« Tous bandages en acier, pour être portés la nuit, doivent être plus courts de trois ou quatre poulces que les deux tiers de la grosseur du corps, afin que quand l'on est couché sur le bout du bandage, l'on ne puisse faire oster ou varier la platine ou coussin de son lieu.

« *Aux enfants en maillot*, il leur faut faire des bandages où l'urine et l'ordure n'ayant pas de prise et ne les puisse pourrir : tels sont les bandages de petit fil de fer faits de deux branches come les grands mais garny d'une austre maniere, l'on met entre les deux branches de la ceinture une petite bande de carte, puis l'on coud par dessus un bon ruban de fil tout à l'entour et le long de la ceinture, on laisse passer le dit ruban d'autant qu'il faut pour la grosseur de l'enfant, et ce qui passe est plié en trois et sert de courroye pour aller fermer au crochet sur un petit écusson faict de linge replié en plusieurs doubles et reduit en forme d'une olive qui s'attache sur la petite platine : cela fait vous piquerez votre ruban tout à l'entour de la ceinture de chaque coté de la carte, puis après il faut cirer le bandage en le trempant dedans de la cire vierge blanche fondue, la faisant penetrer par tout, tant le petit écusson ou coussin que toute la ceinture afin que l'urine ne le puisse gaster.

« Ce bandage demeurant jour et nuict ne manque pas de guerir les enfants de la descente intestinale et ne les blesse nullement. »

HERNIES OMBILICALES. — « Pour le nombril il se fait aussi un bandage d'acier ou de fil de fer : il faut qu'il n'y entre que la moitié de fer, selon la grosseur de la personne, il doit être tourné selon la forme du corps. La platine doit être grande et en ovale, ou transversale et quelquefois ronde ; l'on fait cette platine assez ample et grande pour soutenir le ventre qui, ordinairement, vient en pointe aux grosses personnes. Si c'est pour l'intestin et qu'il se réduise nettement et entièrement, l'on met au milieu de cette plaque un bouton mollet fait en forme de nombril, pour remplir la cavité.

« Si l'on fait le bandage de fil de fer, il est nécessaire, ayant couvert la platine de canevart double, picquer dessus une platine de liege d'Espagne fort délué et mettre et coudre auparavant le crochet renversé tout au milieu de ladite plaque. La ceinture de ce bandage doit être large. »

DE LA GARNITURE DES BANDAGES. — « Les bandages d'acier et de fil de fer l'un et l'autre doivent être garnis chacun de trois garnitures, tant les platines que les ceintures.

« La première garniture doit être de canevart fort et serré, qui sera cousue tant sur les platines que sur les ceintures, mais sur les platines il doit être toujours double pour mieux et fortement attacher et joindre les écussons, ou coussinet et le crochet de ceux de fil de fer.

« A tous bandages, le crochet où l'on attache et ferme le bandage, par la courroye, doit estre toujours au milieu de la platine et celuy qui est courbé ou crochu en bas, est le plus seur et commode et ne déchire pas la chemise.

« Les courroies où l'on fait les œillets pour fermer le bandage doivent estre de bon cuir de vache blanche et forte afin qu'elles ne s'allongent, et que les œillets se puissent faire près à près pour ne serrer que comme l'on voudra, et que lesdits œillets ne s'ouvrent et fendent.

« La seconde garniture pour la ceinture est le foureau qui se fait d'une bande de toile taillée en biais et faite comme du boudin avec du cotton dont on l'a remply ou de fine laine cardée, puis cousu en dedans la ceinture d'acier jusque aux œillets de la courroye depuis le coussinet. Cette garniture sert afin que le fer ne blesse et empêche qu'il ne rouille, au lieu de ce foureau ou boudin, l'on peut mettre à la ceinture d'acier une lisière ou fin drap.

« Pour les coussinets qui sont encore de la seconde garniture, ils se font de plusieurs formes et matière.

« Si l'on est obligé de faire un coussinet un peu long et qu'il porte sur l'os pubis et que la partie soit maigre, il faut que le coussin soit mollet pour faire que l'os puisse loger en iceluy coussin, autrement il se trouve un vide au-dessus, à l'endroit d'ou sort l'intestin joint qu'il blesseroit s'il estoit dur et pour le rendre mollet ledit coussin sera fourré de bonne laine cardée ou cotton. Quand il s'agit de rendre un coussin plus ferme, l'on se sert de bourre de drap, qui durcit, plus selon que l'on la bat avec le marteau. Quelquefois, je me sers de liege d'Espagne selon la fermeté que je désire donner au coussin mettant toujours par dessus suffisante quantité de laine douce et bien cardée pour n'atrophier ou amaigrir la partie par la dureté.

« Le coussin pour l'épiplocèle à ceux qui ont gros ventre doit estre fort court et camus en sa partie supérieure, très plat doux et renversé, afin qu'il ne blesse le ventre et n'empêche l'effet que l'on prétend d'une bonne compression qui doit se faire du bas du coussin qui sera assez élevé et enflé à cet endroit plus ou moins selon la cavité de la partie. Il doit être toujours plus eslevé ou enflé du côté de la cuisse que de la verge et cette sorte de coussin doit être un peu ferme et non dur ; mais afin que celuy qui le doit porter ne le puisse appliquer trop bas, qui est la faute ordinaire, il faut faire le coussin assez transversal afin qu'il puisse toujours demeurer au dessous de l'os pubis et observer de le faire plus plat et mollet du costé des vaisseaux et de la verge.

« La troisième garniture consiste à couvrir la ceinture de chamois la couture de laquelle tant de coussinets que des ceintures, doit être la plus éloignée des bords que faire se peut, afin qu'elle ne blesse.

« Quelquefois l'on met un chef ou bande pour passer sous la cuisse, lequel estant par un bout attaché à la ceinture va se joindre par l'autre bout au crochet qui est au coussinet et se doit toujours accrocher le premier c'est-à-dire avant la courroye afin qu'il ne se puisse pas décrocher. »

§ 5. FABRICE D'AQUAPENDENTE (1649)

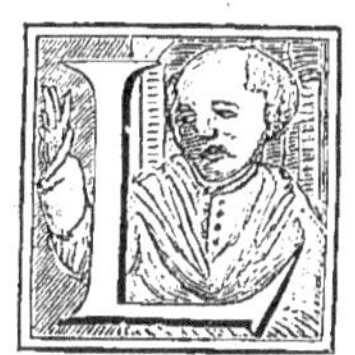

E CÉLÈBRE chirurgien et professeur d'anatomie de la Faculté de Padoue décrit, en ses *Œuvres chirurgicales* (Lyon, 1649), une pelote faite à demi de buis et de métal, soutenue à l'aide d'une ceinture molle. Il ne paraît pas avoir employé les brayers à ressort, qu'il devait pourtant ne pas ignorer, étant donnée sa grande érudition.

D'OU VIENT QUE L'ON PREND LES MALADES A TRAITER DE HERNIES COMME MORTS. — « J'ay toujours esté de cet aduis que les patiens ne se mettent jamais en cet hazard, veu principalement qu'ils peuuent porter le brayer toute leur vie sans l'abréger d'un jour, ce que je conseille plus volontiers que ces jours passés parlant de cela avec le Sieur Horace de Norsia, opérateur très expérimenté en cette affaire, il me dit : que deuuant peu d'années, il en avoit coupé plus de deux cens et qu'à présent il n'en avoit pas coupé même vingt ; et luy demandoit la raison, il me répondit : parce que la plupart guérissent y mettant le brayer avec un médicament astringent.

BANDAGES OU LIGATURES EN L'HERNIE INTESTINALE ET SON EFFET. — « Si la dilatation est grande, il faut restreindre tant par médicaments que par bandages. Avec un rond fait de parchemin appliqué à l'aine (car disoit CELSE au livre VII, chapitre XX) :

« Si l'intestin chez un enfant est tombé dans le scrotum, il faut avant d'en venir au
« bistouri essayer le bandage. On dispose à cet effet une bande au bout de laquelle
« on coud une pelote faite de linge, qu'on applique contre l'intestin même pour
« l'empêcher de sortir ; on serre ensuite fortement le reste de la bande tout autour

« du corps. On vient souvent à bout par ce moyen de maintenir l'intestin en place
« et de produire l'aglutination des tuniques. » (Celse, livre VII, chapitre XX.)

« Mais si la dilatation est très grande, on y remédie et par les médicaments et
par le brayer, lequel se fait ou de linges pliez ou de bois ou de fer.

« Toutes ces opérations sont bien assurées et souvent font rejoindre les tuniques,
pourvu que sous le rond ou sous l'oreiller on mette le cérat astringent; souvent,
néanmoins, ne guérissent pas les hernies mais retiennent seulement l'intestin en
dedans, empêchant qu'il ne descende pas.

« Touchant le prognostic des hernies, il faut scavoir, en général que toute hernie
est de difficile curation, d'autant qu'il est très difficile de joindre et réunir le péritoine,
qui est une membrane mince, dure et nerveuse, oint qu'il ne se rejoint et ne guérit
jamais par médicaments qu'en trois cas à scavoir quand la rompure est petite quand
elle est fraîche et recente et lorsqu'elle arrive aux petits enfants qui sont tendres
et delicats; car alors de là, il faut employer le fer ou le feu. Si après l'usage des
remèdes l'hernie subsiste encore, il faut faire résoudre le malade à garder le lit
pendant quarante jours en se servant d'un bon emplatre astringeant et d'un bandage
par dessus. Puis s'abstenant de femmes, de tous bains et de trop rire.

« Si la dilatation ou rupture est petite, l'adstriction ou la conglutination se fait
par des medicaments en plusieurs façons si elle est plus grande, elle se procure et
effectue tant par médicaments que par bandage avec un pelotton de papier appliqué
à l'aine car: comme disoit Celse au livre VII chapitre xx. Si le boyau descend à
quelque petit enfant devant que de se servir du rasoir, il faut essayer de joindre
l'ouverture. A cette intention l'on fait un bandage au bas du quel on coust une pelote
fait de petits drapeaux, qui en serrant, fait que bien souvent les tuniques se conglutinent. Mais si la dilatation est plus grande, on y remédie par médicament et par le
brayer; lequel se fait de linges pliez ou de bois ou de fer. Toutes ces opérations
sont fort seurs et souvent conglutinent les tuniques, pourveu que sous le pelotton
ou sous le coussinet on mette le cerat astringeant : neanmoins bié souvent elles ne
sont pas capables de guerir les hernies, ains retiennent seulement l'intestin en dedans,
empechant qu'il ne descende pas. »

CEINTURE POUR LA PROMINENCE DU NOMBRIL. — « L'instrument est
une ceinture de toile qui ceint et estraint l'abdomen, et vers le nombril elle a un
cercle comme un gateau ou comme un coussinet un peu dur, au centre duquel il y a
un petit pelotton de linge bien serré qui s'enchasse dans la dilatation du nombril si
justement, qu'il empêche l'intestin ou l'omentum de se jetter plus dehors. »

§ 6. — BANDAGE POUR LES PAUVRES DE LA CAMPAGNE (1671)[1]

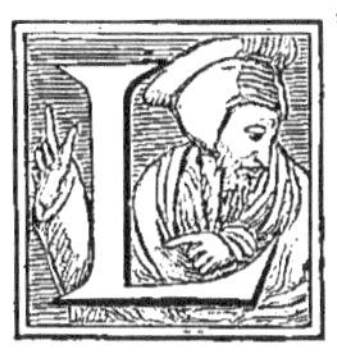

'AUTEUR qui fit paraître ce petit traité est inconnu on verra qu'il employait les bandages sans ressorts, quoiqu'il connût parfaitement les bandages en acier. Bien longtemps encore après le siècle de Louis XIV, on verra les paysans continuer à employer pour leur usage ces bandages en linge, qu'ils confectionnaient eux-mêmes. Ce modèle s'est propagé par tradition dans les familles de nos diverses provinces. Si nous avons reproduit ce traité sans grand intérêt, c'est uniquement pour l'originalité des figures et pour montrer au lecteur qu'il a toujours existé des bandages sans ressorts et qu'il en existera toujours, peut-être, malheureusement !

« Les bandages d'acier bien faicts, façon de Paris sont les meilleurs ; ils valent mieux que ceux dont nous allons parler : mais pour cela il faut être à Paris pour qu'on prenne la mesure juste, car la cheville trop grande ou trop petite ne peut servir. Et puis les bandages d'acier sont chers, le pauvre et qui est en province n'a ny argent ny habitude pour en faire venir.

« Si dans les provinces il y a des ouvriers qui fassent des bandages, on prie ceux qui distribueront les notres aux pauvres de n'en point donner aux riches ; pour soulager le pauvre il ne faut pas faire tort à ces ouvriers.

« Si le boyau ne rentre pas facilement, il faut appliquer sur la descente un cataplasme bien chaud de fiante de veau d'un an, fricassé dans la poele avec du saindoux, ou de l'huile, et relever ce cataplasme de 6 heures en 6 heures et se tenir au lit bien chaudement. Il y en a qui observent qu'il faut prendre de la fiante d'une genisse pour une femme et d'un veau pour les hommes. Je n'ay pas été si superstitieux et ny ay point trouvé de différence. »

« La fig. 1605 n° 1. Montre comme doit être faite la demi-boule qui sert pour appliquer sur le trou par où sort la descente. Cette demi-boule se fait de bois. — N° 2. On couvre cette demi-boule de toile ou de cuir mollet. — N° 3. Sur ce linge on met un onguent. —

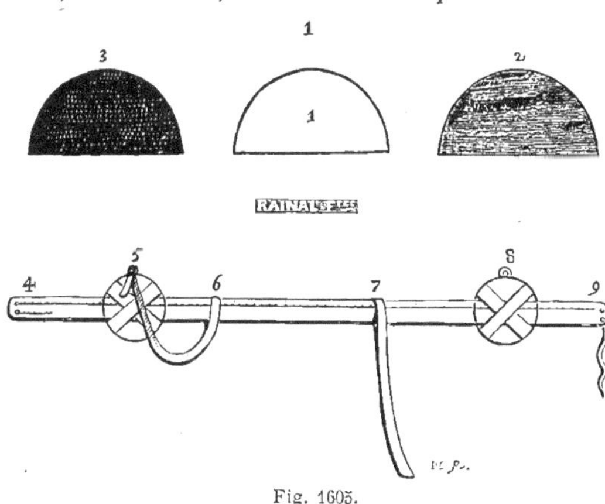

Fig. 1605.

N° 4. C'est la ceinture qu'on fait de cuir blanc ou de futaine large de deux ou trois doigts plus ou moins. — N° 5. Figure de la demi-boule renversée sur le plat, on y coust une croix de Saint-André faite d'un petit ruban de fil et on passe la ceinture entre

---

1. *Bandages pour les pauvres de la campagne,* faciles et à peu de frais pour les descentes de boyau et de matrice. Onguent qui contribue beaucoup à la guérison (1671). — (Auteur anonyme.)

ladite croix et le plat de ladite boule. — N° 6. C'est la bride qui est attachée par derrière sur les hanches à la ceinture, que l'on passe ⟨ai⟩ dessous la cuisse et qu'on fait passer par devant dans la boucle qui est au bout d'en haut de la dite demi-boule. — N° 7. Figure de ladite bride, elle est large d'un pouce et demy. On les fait de vielle toile que l'on plie en trois ou quatre. — N° 8. C'est une seconde figure de la demi-boule avec la croix de Saint-André que l'on fait d'un galon de fil. »

SECONDE FIGURE

« Cette figure montre comment on doit appliquer le bandage, les demi-boules et les brides.

« N° 1. Montre la forme de la ceinture et l'endroit où il faut l'appliquer, la cousture en dehors. Ce doit estre sur le haut des os des hanches. — N° 2. C'est la

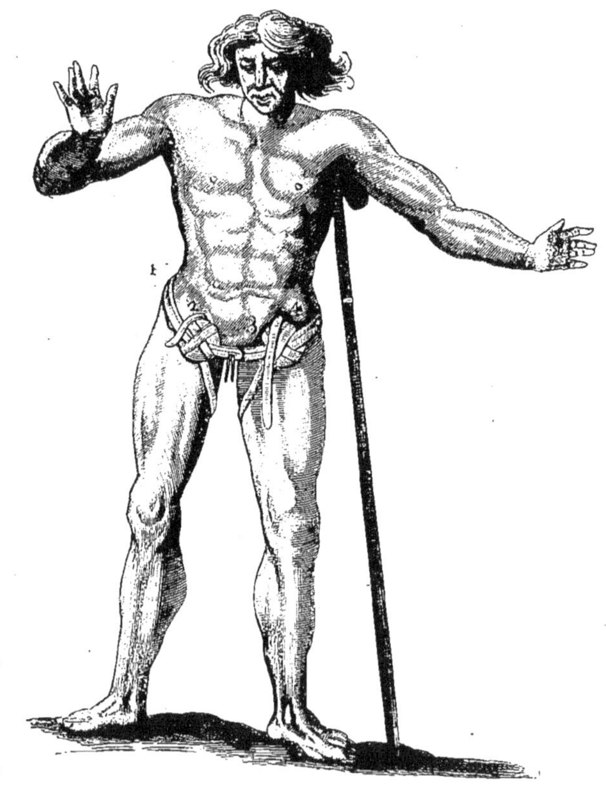

Fig. 1606.

figure de la demi-boule que l'on applique sur le trou par où sort la descente, ce trou est plus haut aux uns et plus bas aux autres. — N° 3. C'est l'endroit où se noue la ceinture. — N° 4. C'est la bride attachée par derrière à la ceinture qui vient par dessous la cuisse, que l'on passe dans la petite boucle qui est au haut de la demi-boule, que l'on attache plus bas à ladite bride avec une grosse épingle, la teste en bas car plus la bride tire, et plus l'épingle tient ferme. »

TROISIEME FIGURE

« Elle montre en quel endroit du corps on applique la ceinture par derrière, et à quel endroit de la ceinture on attache les brides qu'on passe sous les cuisses.

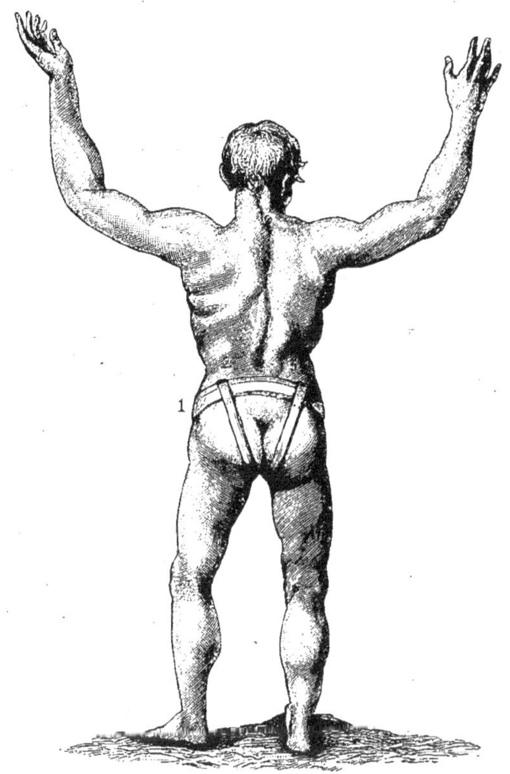

Fig. 1607.

« N° 1. Montre où la ceinture doit se placer. — N° 2. Où se doit placer la bride. — N° 3. Que les coustures doivent estre au dehors de la ceinture et de la bride. »

QUATRIESME FIGURE

« N° 1. Marque le lieu et l'endroit du corps où il faut appliquer la bande qui doit estre de toile ou de futaine large de quatre ou cinq doigts. — N° 2. C'est l'endroit où l'on attache ladite bande quand on a fait la ligature. — N° 3. La bride qu'on passe par dessus ladite branche. Si l'on veut on peut la passer entre ladite bande et la ceinture et c'est le mieux, le bandage est plus ferme. — N° 4. La seconde bride

qui vient sous la cuisse et qu'on passe dans la boucle de la demi-boule. — N° 5. Bride
qui passe par dessous la cuisse, il est à remarquer que par dessus cette bride, la

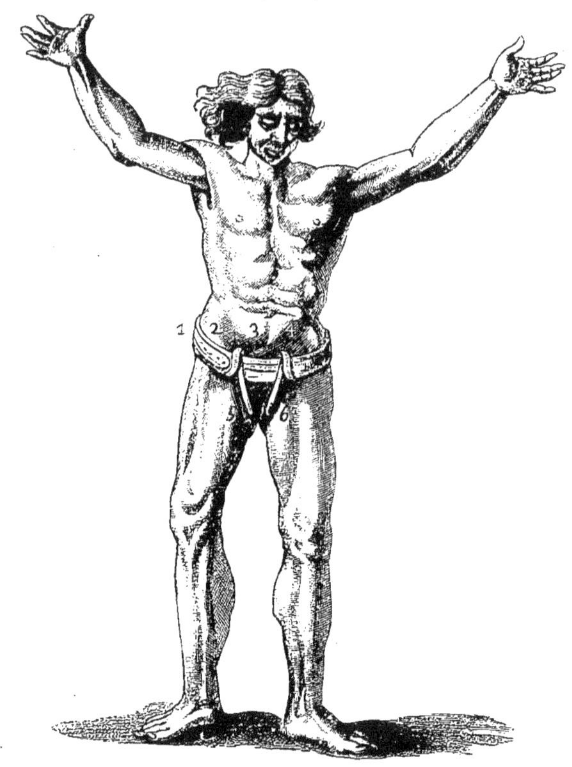

Fig. 1608.

bande large de quatre ou cinq doigts, doit passer deux fois comme on a dit
cy-dessus, le graveur a dit n'avoir pu représenter cela, parce que cette bande large
auroit empèché la bride de paroistre, qui est estroite. »

CINQUIEME FIGURE

« Voici la façon du bandage pour les descentes du nombril, cela peut arriver
aux hommes et aux femmes.

« N° 1. On se sert d'une ceinture comme aux autres bandages. — N° 2. On prend
une plaque de fer blanc ou de plom, de la figure qui est icy représentée, on l'embourre de coton, ou d'étoupe, l'étoupe est assez bonne pour les pauvres, il faut que
l'embourrure soit dure, comme une bale de paume, entre la croix de Saint-André
et la plaque où passe la ceinture et on applique le milieu de cette plaque contre le

nombril après que la réduction est faite. — N° 3. Bande large de quatre ou cinq doigts dont on fait deux tours par dessus la ceinture. — N° 4. Si la plaque de fer

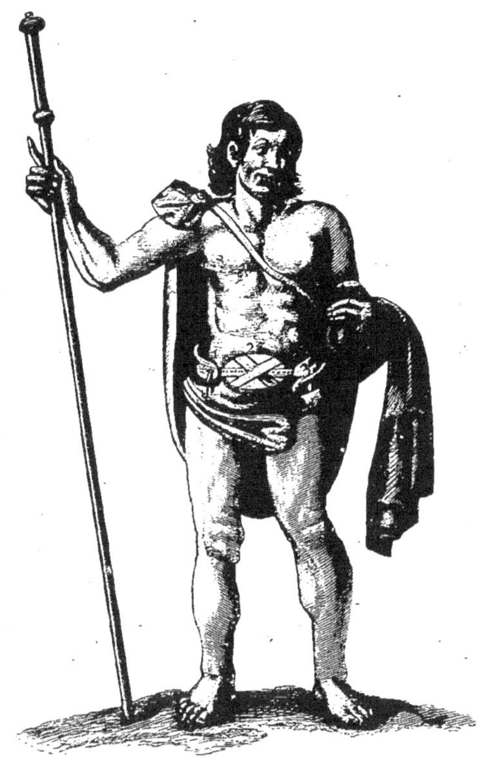

Fig. 1609.

blanc n'est pas assez forte on se servira d'une plaque de fer, d'acier ou de plom. Ces descentes sont dangereuses souvent elles causent la mort. »

HUITIESME FIGURE

« Celle-ci montre comment on doit faire le bandage pour soutenir les carnozitez et les descentes tombées dans la bourse que l'on ne peut réduire.

« N° 1. La ceinture est de cuir ou de futaine comme dans les autres bandages, la cousture au milieu et au dehors.

« On attache à la ceinture par devant une espèce de demy-sac avec un trou par où l'on fait sortir la verge et dans ce sac on enferme les bourses.

« Au bas de ce sac il y a deux brides qui passent par dessous les cuisses, que l'on attache par derrière à la ceinture de cuir.

« On envoyera de ces bandages de toutes sortes dans les villes épiscopales, que

l'on mettra entre les mains de quelque ouvrier pour en faire de semblables, il sera
bon dans toutes les villes du diocèse, qu'il y est un homme qui les scache faire, on

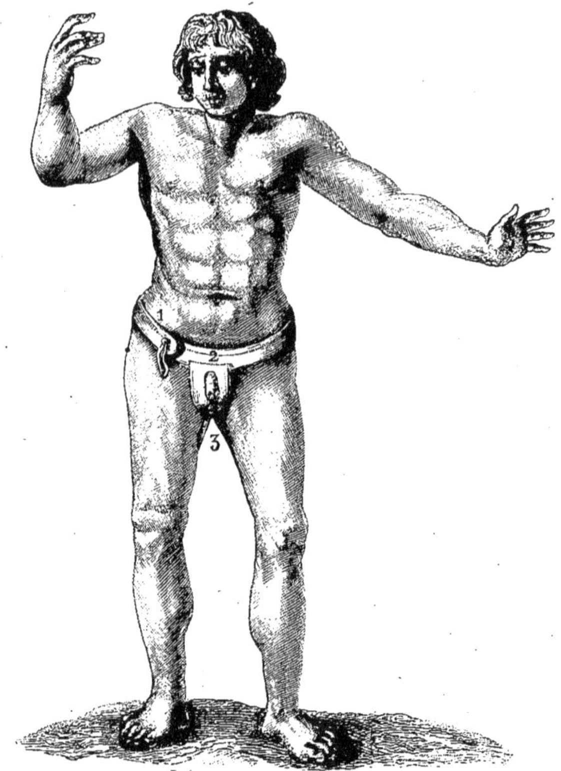

Fig. 1610.

scaura son nom dans la ville épiscopale, chez le distributeur général des remèdes, et
les curez le diront à leurs paroissiens. »

RÉGIME POUR CEUX QUI ONT DES DESCENTES

« 1° Porteront la bande du haute chause, ou du cotillon, bien large sans estre
serrez ;

« 2° Ne feront point d'efforts ni d'excèz ;

« 3° Ne mangeront point par excez de viandes poivrées, épicées, fruits, salades,
et surtout ne mangeront point d'huile par excez ;

« 4° Se purgeront de trois mois en trois mois et plus souvent s'ils en ont besoin,
particulierement ceux qui auront des descentes venteuses aqueuses, carnozitez,
enflures aux vaisseaux spermatiques ou du fondement.

« 5° Les jeunes qui doivent guérir se purgeront de quinze en quinze jours pendant deux mois. Ils commenceront par la médecine purgative et vomitive et ne
prendront ensuite que des pilules purgatives et non vomitives.

« 6° Auront deux bandages pour changer, ils les laveront l'un après l'autre parce
que la vermine s'y pourrait mettre.

SIXIEME FIGURE

« Pour arrester les descentes du fondement. — N° 1. C'est la forme de la ceinture. — N° 2. C'est la forme de la bride que l'on fait de toile et qu'on embourre un peu la longueur d'un demy pied à l'endroit du fondement. A la campagne il y a des paysans

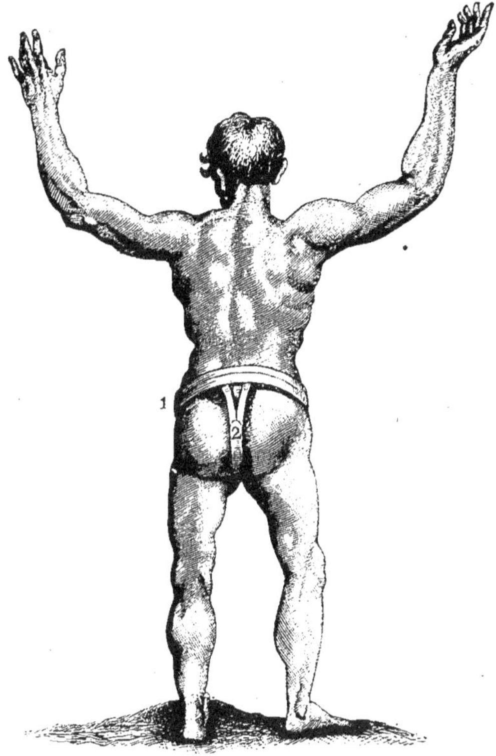

Fig. 1626.

qui se servent d'un remède qui consiste à prendre du feu dans un réchau, par dessus ils mettent du fumier de brebis, d'une façon que le feu ne s'étaigne pas ; quand ce fumier commence à fumer le malade se met au-dessus dans une chaise percée enveloppé tout autour d'un linge ou d'une couverture, en sorte que la fumée ne s'évapore pas, le malade se tient sur cette fumée deux ou trois heures, pendant deux ou trois jours. Cela guérit aussi les descentes de matrice dans leur naissance.

SEPTIESME FIGURE

« Cecy est pour les descentes de matrice, les filles y sont sujettes aussi bien que les femmes.

« N° 1. La forme de la ceinture est semblable aux précédentes. — N° 2. La forme de la bride est semblable à celles pour les descentes du fondement que l'on arreste par derrière, dessous cette bride on met sur la fente une compresse longue et large comme la main d'un linge en quatre ou cinq doubles. — N° 3. La seconde figure d'un bandage pour arrêter la decente de matrice, la ceinture peut être de cuir, et les brides de toile et à l'endroit de la fente, on y attache une grosse cheville de bois longue de 3 à 4 doigts et grosse à proportion de la fente que l'on couvre d'une toile et d'un cuir blanc par dessus, et que l'on fait entrer dans la fente. Mais au lieu de couvrir cette cheville de cuir, qui se pourrit à cause de l'humidité du lieu où elle se met, on peut faire cette cheville de buis ou de tout autre bois dur,

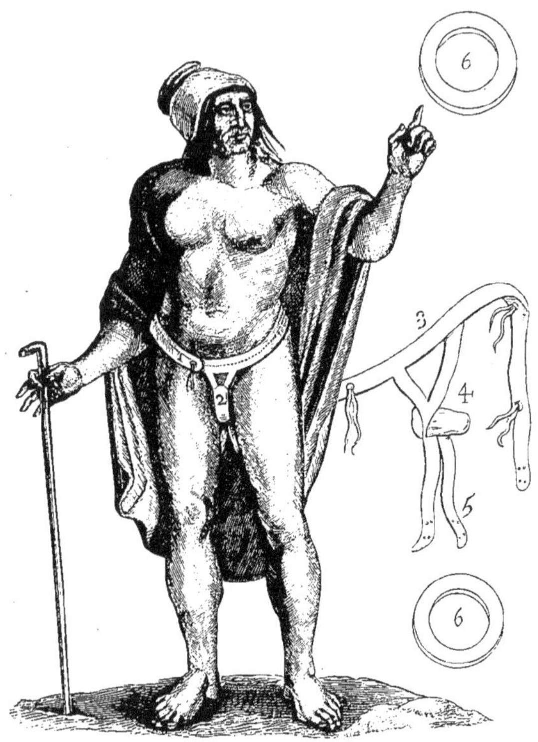

Fig. 1627.

qu'on n'aura pas besoin de couvrir de cuir, on attachera cette cheville de buis au bandage, par de petits trous qu'on pourra faire à la teste de cette cheville, et si cette cheville se trouve trop pesante, on pourrait la creuser par dedans, ceux qui travaillent au tour feront cela adroitement.

« Sans que je parle des gueux et des pauvres, je dirois qu'il vaudroit mieux faire cette cheville d'yvoire qui n'est point poreux, et qui ne se corrompt point et le creuser par dedans, pour le rendre léger.

« N° 4. C'est la forme de la cheville, le graveur l'a mal représenté à proportion du bandage, elle doit pas estre de la grosseur qua elle est figurée.

« N° 5. Sont les brides qui passent par-dessous les cuisses et qu'on attache par derrière le bandage.

« N° 6. C'est la figure d'une troisième espèce de bandage pour arrester la matrice, qui couste le moins et qui est le moins embarrassant, c'est un anneau que l'on fait de liège avec un emporte pièce, instrument semblable à celuy des cordonniers pour percer les souliers, pour y passer les rubans. On unit cet anneau avec le couteau ou la lime, et on le trempe deux ou trois fois dans de la cire fondue que l'on approprie bien uniement. On frotte cet anneau d'huile et on le met de costé dans la fente; il est bon de le retirer tous les mois et le nettoyer par les purgations, cela n'empesche pas le mary de connoistre sa femme.

« Quand on est couché sur le dos, cet anneau se range à costé de la matrice, et quand on est debout, il tombe à l'endroit de la fente et empeche ainsi la matrice de sortir.

« On peut faire cet anneau d'yvoire qui seroit plus net et plus propre, mais je parle pour les pauvres qui n'ont guère d'argent. On guérit ces descentes de matrice dans leur naissance avec cette fumée du fumier de brebis, dont il est parlé comme ceux à qui le fondement tombe. »

NEUVIESME FIGURE

« Pour arrester l'urine à ceux qui ne la peuvent retenir et à qui elle coule ou par la verge ou par des fistules, après les avoir taillés.

« N° 1. C'est la forme de la ceinture. — N° 2. A l'un des deux bouts de cette ceinture, on attache un petit baton courbé couvert de toile, gros comme le doigt et long comme la main, et à l'autre bout de la ceinture on attache ledit bouton avec une petite éguillette de fil ou de cuir. Sur ce baton on met la verge comme le montre la figure. — N° 3. A ce bouton sont attachés 2 brides qu'on fait passer par dessous les cuisses, et qu'on attache par derrière à la ceinture, quand on veut uriner, on detache le petit baton. — N° 4. Figure d'un bandage pour arrester l'urine qui coule par la fistule après la taille, la ceinture est comme les autres, on y attache une bride par devant qu'on fait passer sous la cuisse et qu'on attache par derrière à la ceinture.

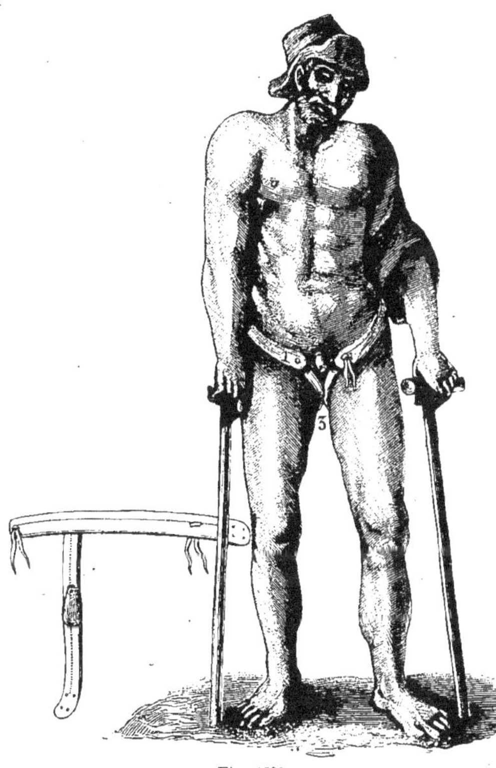

Fig. 1628.

Sur la fistule on applique un morceau de toile cirée, sur cette toile une compresse de toile non cirée en cinq ou six doubles, sur cette compresse une petite machine en forme d'une olive fendue en deux, le bout pointu en haut, cette demy olive est de liège bien uni, couvert d'un morceau de toile que l'on cire après estre cousu au bandage.

« Tenant ce bandage bien ferme les fistules se ferment, et se purgeant comme à esté dit cy devant.

« Aux filles et femmes qui perdent leur eau, il faut un bandage comme celuy de la 7° figure, pour arrester la matrice et dessous la bande qui passe sur la fente, on met une compresse de toile molle longue et large comme la main, et au milieu de la compresse une éponge déliée. »

§ 7. — NICOLAS DE BLEGNY (1688)

ICOLAS de Blégny, chirurgien ordinaire de la Reine, est l'auteur du livre intitulé : « *L'Art de guérir les hernies*, contenant plusieurs observations curieuses et nouvelles et un grand nombre de remèdes singuliers et extraordinaires pour la connoissance et la guérison des tumeurs qui arrivent au nombril, aux aînes, au siège, au scrotum et à la vulve, par les descentes et autres mouvements dépravés de l'épiploon, des intestins et de la matrice, — avec la construction, l'usage et les utilitez des brayers et des pessaires à ressorts inventez par l'autheur — chez l'autheur, à l'entrée de la rue Guénégaud, près le Pont-Neuf, à l'enseigne de la Providence. » (1676. 5ᵉ édit. 1688.)

Dionis, qui maltraite fort Blégny, lui reproche, entre autres indélicatesses, d'avoir plagié un bandage élastique à ressort inventé par un simple bandagiste (nous avons vu plus haut qu'il s'agit de Lequin). Le livre de Blégny est daté de 1676 ; mais, dans cette première édition, il n'existe qu'une figure. Les figures que nous reproduisons sont tirées de la 5ᵉ édition (1688). Or, Lequin avait publié, dès 1665, le résultat de sa découverte.

Avant d'avoir plagié Lequin, Blégny se servait du bandage de fer mou, dénué de toute élasticité. Ce bandage, très grossier, était composé d'un cercle de fer forgé très épais (fig. 1480). Une des extrémités du ressort était aplatie pour former la plaque en écusson : cette partie aplatie était courbée de sept à huit centimètres à angle droit. Un simple sachet garni de bourre formait la pelote : sur son milieu était placé un clou à crochet, servant à attacher la courroie, simple lanière de cuir fixée à l'autre extrémité du ressort. Ce bandage était garni de coton et recouvert d'une peau de chamois. C'était un bandage lourd et très volumineux. Il s'appliquait indistinctement aux femmes qui avaient des hernies crurales et aux hommes porteurs de hernies inguinales. Ce bandage sans souplesse n'avait nul égard aux formes ni aux contours des parties.

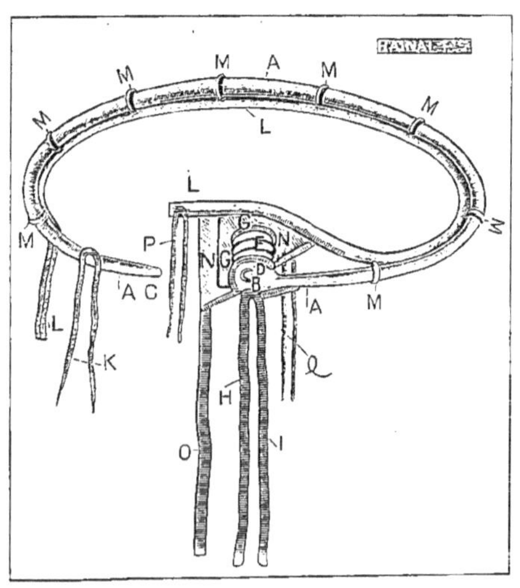

Fig. 1480.

« Fig. 1480. *A. A. A.* La ceinture du corps du brayer recouvert de cuir de mouton ; *B.* Le crochet qui sert à fermer la ceinture ; *C.* Le trou où se met le crochet ; *D.* Le premier anneau du ressort recouvert du même cuir ; *E.* Le dernier anneau du ressort ;

F. La couverture des autres anneaux qui est de toile de coton et au travers de laquelle ils peuvent être entre veus; *G, G*. L'écusson de brayer; *H*. La première bande du brayer; *I*. La seconde bande du brayer; *K*. L'éguillette du brayer; *L, L, L*. La ceinture du bandage contentif; *M, M, M, M,. M, M, M, M, M*. Les brides qui joignent les deux ceintures. *N, N*. L'écusson du contentif cousu avec celui du brayer; *O*. La bande du contentif; *P*. La première éguillette du contentif; *Q*. La seconde éguillette du contentif. »

Les ressorts de Blégny entouraient tout le bassin au lieu de s'arrêter à quelques travers de doigt après l'épine dorsale. Camper, un peu plus tard, a mis en pratique l'idée de Blégny, en donnant à son ressort les $\frac{10}{12}$ de la circonférence du bassin.

Cependant, Blégny finit par adopter le bandage à ressort élastique imaginé par Lequin; il commençait à se rendre compte de la supériorité de ce dernier sur le bandage en fer mou. Il parle d'un nommé Delisle, qui avait de la réputation pour la fabrication des fers à bandages. Il paraît que c'est ce nommé Delisle, ferronnier habile, qui, sur les conseils de Lequin, battit le premier le fer à froid, pour l'adoucir, l'amollir et en former des bandages : c'est apparemment de lui que Blégny tenait son fer à bandage. « Les bandages qui sont corroyés, dit-il, ont une ceinture d'acier qui environne tout le corps, et sont d'un acier si bien trempé et si exactement battu à froid, qu'il ne laisse pas de s'ouvrir suffisamment pour être placés. »

Frappé des avantages du bandage de Lequin, Blégny a évidemment cherché le moyen de donner à son cercle une telle souplesse, qu'il puisse se détendre pour être appliqué. Il avait aussi imaginé le premier le bandage à pelote compressive : « Les bandages de notre manufacture royale, dit-il, qui ont un écroué à la platine (la pelote), pousseront plus ou moins sur les aînes, et en retroussant, selon les tours de vis qu'on jugera à propos de donner pour faire un assujettissement suffisant[1]. »

L'ouvrage de Blégny, malgré son intérêt, n'est d'ailleurs que la reproduction de celui de Lequin. Le style en est un peu plus brillant, voilà tout : le fond ou l'esprit reste le même.

Dionis, poussé par la vieille *invidia medicorum*, a gravement invectivé son collègue de Blégny. Mais il est forcé d'avouer, en terminant, pourtant qu'« il était bien fait, toujours proprement vêtu; il parlait et écrivait très aisément, il était studieux, inventif et laborieux. »

Voici quelques extraits du livre de de Blégny :

DE LA CONSTRUCTION DES BRAYERS COMMUNS

« Les brayers sont employés avec succès dans les deux sexes et presque dans tous les âges pour empêcher la rechute des parties qui par leurs descentes font les hernies. Or on voit qu'il y a deux sortes de brayers différents en matière, mais on voit aussi qu'ils ne diffèrent point en usage, et on peut dire même que ceux qui ont esté fait jusqu'ici de l'une et de l'autre sorte ont eu des formes presque toutes semblables : en effet de l'acier dans les uns et du fil de fer dans les autres. On forme également une bande large d'environ un travers de doigt et longue et courbée autant qu'il le faut pour ceindre les deux tiers du tour du corps; c'est-à-dire pour l'environner depuis

---

1. Il est facile de reconnaître à cette description que ce bandage est l'original de celui que Morin, l'arquebusier de Grenoble (dont nous parlerons plus loin), a présenté à son tour comme de son invention.

l'endroit par où se fait la descente jusqu'au milieu de la partie latérale externe de la
cuisse du côté opposé; et au bout qui s'applique à l'endroit qui vient d'être marqué,
on fait un crochet qui sert à fermer le bandage, en retenant une courroye qui
s'attache à l'autre bout; c'est au-dessous de ce crochet qu'on fait ce qu'on nomme la
platine, ou la forme à peu près de la figure d'un écusson et d'ailleurs d'une grandeur
propre à soutenir un coussinet dont l'étendue est ordinairement proportionnée à
l'espace des téguments qui doit être comprimé, enfin après cela on garny la ceinture
et on forme le coussinet avec le cannevart, la toile et le cuir de mouton, remplis
de laine cardée, de cotton, de crin de cheval ou de bourre, selon qu'on veut rendre
le bandage plus ou moins dur.

Du commerce qui se fait à la manufacture royalle des bandages pour en faciliter
l'introduction aux personnes réservées.

« Bien que les hernies ne soient pas du genre de ces maladies secrettes qui établis-
sent le soupçon d'une conduite mal réglée, on ne laisse pas de les comprendre dans
la catégorie des maladies réservées.

« C'est pourquoy depuis quelques années je me suis appliqué à établir dans le lieu
même de notre manufacture Royale un commerce de tant de diverses marchandises,
qu'il n'y a personne qui ne puisse trouver le prétexte d'y entrer sans conséquence,
et de mettre par là sa pudeur à couvert. Voici le denombrement des différentes
choses qui peuvent servir de prétexte à leur introduction. C'est à scavoir : Toutes
sortes de préparations chimiques, soit celles qu'on trouve chez les apotiquaires ou
dans les laboratoires curieux; toutes especes d'essences de Nice, de Gênes, Pro-
vence, etc. pour parfumer les tabacs; eau de fleurs d'oranger; ambre, musc, essence
orviétan original d'Italie; pâte d'amande, eau de Vénus. Thé de Chine et du Japon.
Orvietan catholique ou l'antidote universel qui ne couste presque rien et qui survient
à presque toutes les maladies des pauvres gens et de leurs bestiaux. Beaume vert,
chocolat dégraissé qui n'a rien des méchantes qualitez du chocolat ordinaire. Le
trésor d'Esculape qui contient dans un très petit volume tous les remèdes qui peuvent
servir aux occasions présentes et subites. Les caffetières et chocolatières portatives
qui n'occupent à peine qu'une seule poche et qui ne laissent pas de contenir tout ce
qu'il faut de thé, caffé, de chocolat et de sucre pour faire trois prises de chaque
boisson différente. La lampe, l'esprit de vin, le fourneau, le fusil et les vaisseaux
pour la préparer et pour la boire.

« Les cassolettes royales à feu d'esprit de vin au moyen desquelles on parfume
très agréablement les chambres sans qu'il en couste presque rien et divers autres
remèdes spécifiques, machines phylosophiques et marchandises curieuses, que de la
Chine, du Japon, d'Angleterre et d'Hollande. »

Blégny avait aussi installé dans sa manufacture royale de bandages une infir-
merie pour les voyageurs provinciaux qui désiraient se faire soigner. « Cette infir-
merie est composée, dit-il, d'un nombre considérable de chambres fort agréablement
situées et meublées, qui sont autant séparées et autant communiquables qu'on le
veut. Les malades y trouvent, à tant par jour, selon leur état et par rapport à la qualité
du mal, toutes espèces de secours sans rien tirer d'ailleurs : chirurgiens, apoticaires,
sages-femmes, gens de services, remèdes ordinaires et secrets, bandages et
remèdes herniaires, nourriture convenable, linge, feux, lumière. On y prend de
grandes précautions sur l'administration des sacrements. Il y a des bains et des
étuves médécinales.

« Elle est établie au-dessus du magasin où l'on débite les marchandises. »

NICOLAS DE BLÉGNY

(Édition de 1688)

(Fac-similé d'après l'exemplaire de la Bibliothèque Nationale.)

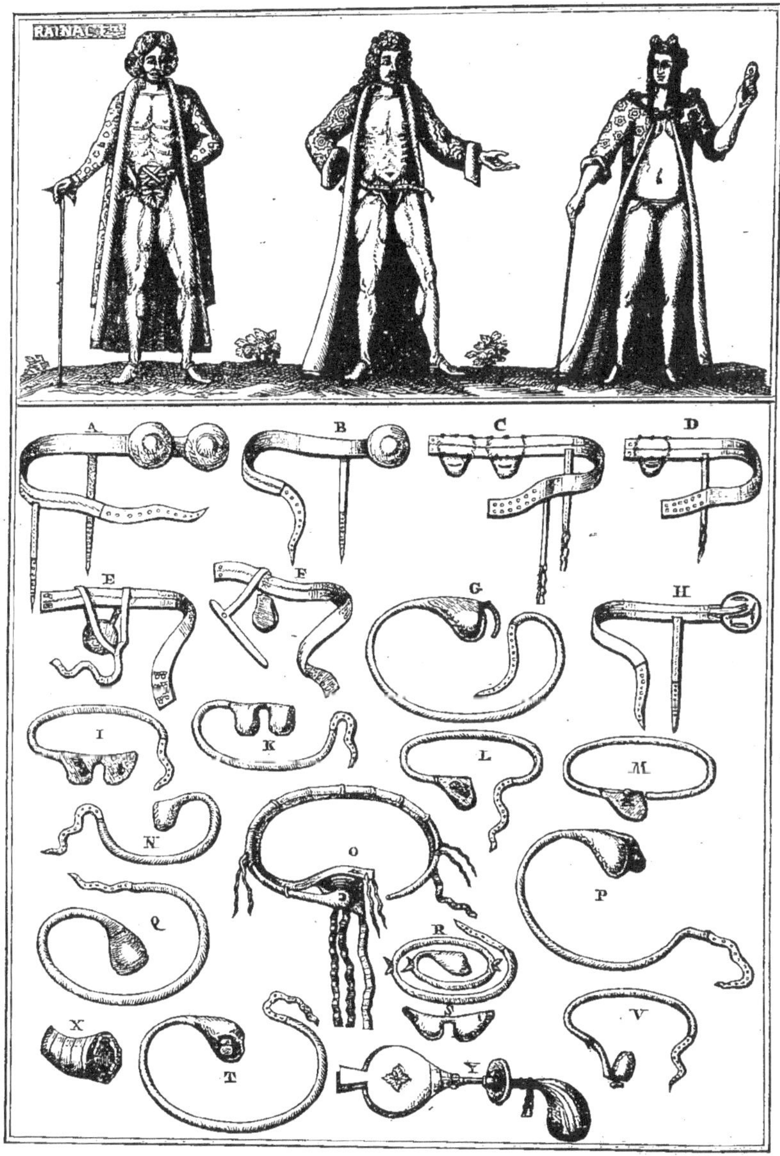

Fig. 1611.

EXPLICATION DE LA PLANCHE

« *A.* Bandage garny pour deux costez à simple platine d'acier servant la nuit aux fortes descentes et le jour aux petites et aux moyennes.

B. Bandage de même espèce pour un seul côté.

C. Bandage de simple futaine pour les usages ci-dessus, mais à de moindre descentes des deux costez.

D. Bandage de même espèce à un costez.

E. Bandage à double ressort qui avec une ceinture sans acier ne laisse pas d'assujettir les moyennes descentes dans tous les différents mouvements du corps.

F. Bandage à simple ressort qu'on assujettit dans la ceinture de la culotte pour faire le même assujettissement sans avoir aucune bride sous la cuisse.

G. Bandage ayant un ressort courbe qu'on transmet sur le derrière de la platine.

H. Bandage à ceinture simple ayant un ressort à boucle qui reçoit la courroye et qui pousse la platine.

I. Bandage à vis et escroues pour pousser les platines vers le ventre et les dégager du pli des aines autant qu'il est nécessaire.

K. Bandage d'acier double sans vis ni ressorts.

L. Bandage à vis pour un seul costé.

M. Bandage à vis sans courroye qui se ferme seul par le ressort de la ceinture.

N. Bandage simple d'acier sans vis ni ressort.

O. Bandage de fil de fer ayant un ressort en spiral.

P. Bandage d'acier dont la pelote en soufflet est poussée par un ressort de fer en spiralle.

Q. Bandage de fil de fer dont la ceinture fait ressort.

R. Bandage d'acier brizé à charnière pour un seul côté. (Figure du bandage à mettre à la poche.)

S. Plottes d'un bandage brizé pour une double décente.

T. Bandage d'acier ayant une surplotte poussée par un ressort de fil de fer en spiralle.

V. Bandage de femme à vis pour une decente de matrice.

X. Pessaire à ressort de fil de fer en spiralle.

Y. Machine pour la décente du siège. — Pessaire avec soufflet.

Par le nom de bandage herniaire et par celui de brayer qui lui est sinonime, on doit entendre une espèce de ceinture qui sert dans les hernies à l'asujettissement des parties réduites et qu'on doit généralement distinguer de toutes les espèces de bandages communs qu'on trouve chez tous les Boursiers et faiseurs de Brayers et en bandages Royaux qui ne se peuvent recouvrer que dans nostre manufacture Royale.

La ceinture d'acier doit environner les deux tiers du tour du corps ou un peu plus particulièrement pour ceux qui sont à deux platines afin de servir aux descentes doubles. La ceinture doit être plus forte vers la platine que vers son extrémité. »

De la nouvelle machine inventée par l'autheur pour retenir le siège réduit

(Blégny).

« La principale pièce de cette machine est une canule d'argent ou de cuivre, de la longueur du petit doigt et un peu plus grosse qu'une plume à écrire. On l'a fait faire de manière qu'elle a une ligne creuse à l'entour de sa circonférence de l'une de ses extrémitez : pour avoir lieu d'y attacher un fil fort et en double, la vessie d'un cochon de lait ou l'estomach d'un coq d'Inde, et qu'à son autre extrémité elle a deux petites pointes crochues qui servent à retenir un petit morceau de liège arrondy, environ de la grandeur d'un écu, et un ressort semblable à celui des boîtes à poudre de cuivre ; pour l'ouvrir et le fermer, selon le besoin, on prépare le morceau de liège de manière qu'il a dans son milieu un trou asséz grand pour y faire passer l'extrémité nue de la canule, avant d'y attacher la vessie que j'ay dite, afin qu'il puisse être poussé jusqu'aux pointes crochues qui sont faites pour le retenir et qu'il est creusé à l'endroit de l'aisle du ressort pour faciliter le mouvement qu'on luy doit donner. Enfin, on fait faire un soufflet dont le canon soit assez petit pour entrer dans l'extrémité de la canule où est le ressort, et dont le corps soit assez gros pour fournir, en peu de temps, assez de vent pour remplir cette mesure. Vessie au moyen de quoy on a toutes les parties de cette machine.

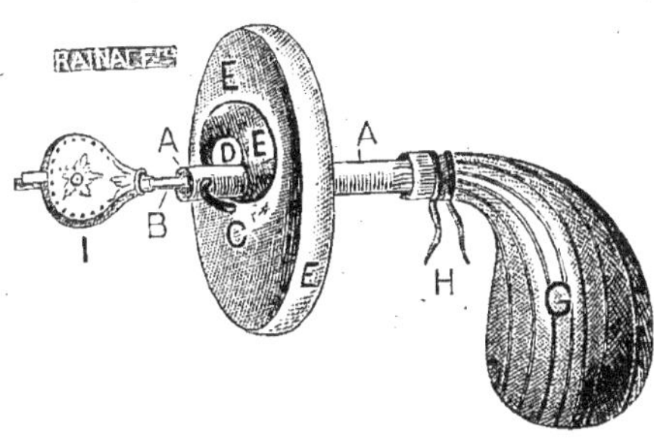

Fig. 1186.

EXPLICATION DE LA MACHINE INVENTÉE PAR L'AUTHEUR POUR RETENIR LE SIÈGE DANS SON ÉTAT NATUREL. — « *A A*. La canule. *B*. Le canon du soufflet introduit dans le trou de la canule. *C*. Un des deux crochets dont la pointe est dans le morceau de liège. *D*. L'aisle du ressort. *E*. Le morceau de liège. *F*. L'espace du morceau de liège qui est creusé pour mouvoir l'aisle du ressort. *G*. La vessie du cochon de lait. *H*. Le fil qui lui sert d'attache. *I*. Le soufflet.

« L'usage qu'on doit faire de cette machine consiste à recouvrir légèrement, de chanvre ou de charpie, la partie plate du liège qui est du côté de la vessie de cochon et la longueur de la canule qui est entre luy et cette vessie, pour garnir ensuite ce chanvre avec la composition astringente. Après cela, on prend un petit baston, dont le bout soit émoussé, et on l'introduit par le tuyau de la canule jusqu'au fond de cette mesme vessie au moyen de quoy on la fait entrer aisément dans le siège aussi avant qu'il le faut pour avoir lieu de pousser le morceau de liège jusqu'auprès de l'anus ; alors on ouvre le ressort, on met dans la canule le canon du soufflet pour remplir la vessie de vent, et on l'y retient en fermant le ressort dans le moment qu'on retire le soufflet.

DES BANDAGES PROPRES POUR LES ENFANTS. — « Après que les parties qui faisoient les hernies du nombril, des aines et du scrotum auront été réduites, on se contentera de les retenir dans leur lieu avec trois compresses de toile, dont la première doit estre la plus petite et la troisième la plus grande en faisant par dessus le bandage pour l'exomphale qui consiste en dix ou douze circonvolutions en forme de ceinture avec une bande large d'environ trois travers de doigts, et pour les hernies inguinales on prend une bande roulée. Le premier chef de cette bande se pose premièrement sur le nombril et on la conduit ensuite par-dessous la fesse, du côté opposé à l'aine malade, d'où elle est menée, en relevant de bas en haut, par dessus les compresses qui doivent avoir été placées au paravant où s'appliquent les coussinets des brayers, de façon qu'en la portant toujours du côté malade on luy fait faire le tour du corps, et on la reconduit après comme auparavant, autant de fois qu'il est nécessaire pour bien assujettir les compresses sur lesquelles on attache au mesme effet avec des épingles toutes les circonvolutions de la bande qui passent par dessus. »

§ 8. — JEAN SCULTET

(ÉDITION 1657)

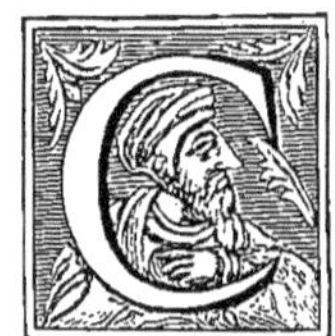

ÉLÈBRE chirurgien wurtembergeois, né à Ulm le 12 octobre 1595 et mort à Stuttgard le 1er décembre 1645, Scultet était contemporain de Fabrice de Hilden, qui vécut jusqu'à 73 ans (en 1633). Son œuvre principale est l'*Arsenal de Chirurgie*; elle brille surtout par la hardiesse et la grande habileté de la pratique y enseignée.

L'*Armamentarium chirurgicum* a eu de nombreuses éditions. Celle que nous avons compulsée est la 3e, parue en 1657, huit ans après la mort de l'auteur (à La Haye, chez Adrien Vlacq).

Les figures 1629 et 1630 représentent une ceinture pour la hernie ombilicale. *A.* La ceinture qui se compose d'une double pièce de coton. Au point *E*, fig. 1630, à

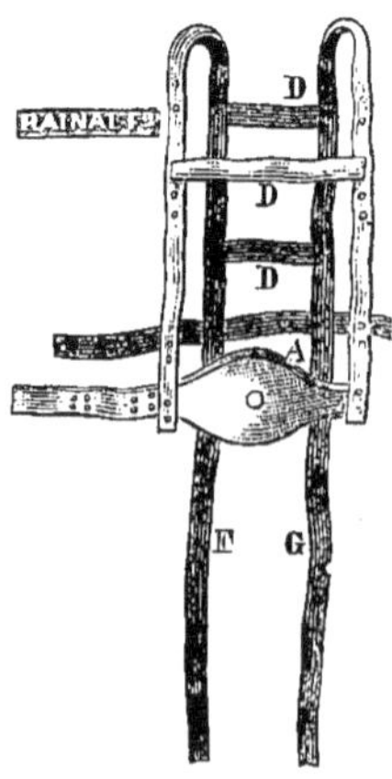

Fig. 1629.

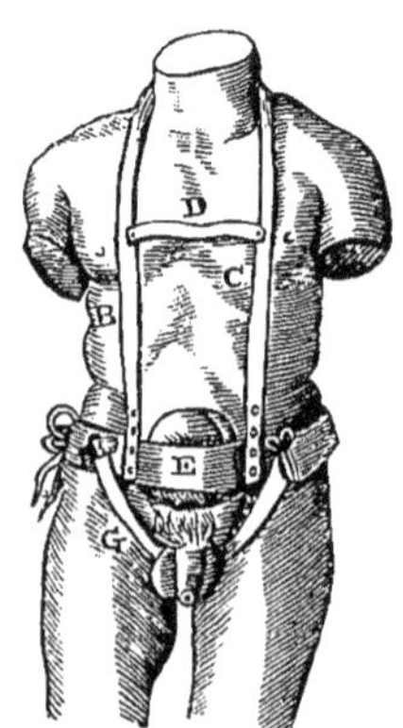

Fig. 1630.

l'endroit où elle s'applique sur le nombril, elle est munie d'une espèce de pelote qui ressemblerait plutôt à une galette, au centre de cette large bande se trouve comme un bouchon de linge, qui s'introduit peu à peu dans l'ombilic pour empêcher la sortie de l'intestin, de l'épiploon ou de l'un et l'autre en même temps.

Après avoir enduit soigneusement la peau d'un cérat astringent, on fait l'application exacte de la ceinture qui doit maintenir d'une façon absolument normale l'abdomen du malade. A cette ceinture ombilicale, certains chirurgiens ont ajouté les bandes *B C*, fig. 1630, qui passent sur les épaules et sont traversées par les trois bandes *D*, fig. 1629. Par suite de ces réunions de bandes, les épaules deviendraient des auxiliaires pour empêcher la ceinture de descendre, pour la forcer de rester sur la région ombilicale. A mon point de vue, ces bandes passant par les épaules, ne sont pas nécessaires. L'appui donné par les crêtes iliaques empêche en effet la ceinture de descendre et les sous-cuisses *F G*, fig. 1629, l'empêchent de remonter en dehors de sa place. La figure 1630 montre la même ceinture ombilicale, mais cette

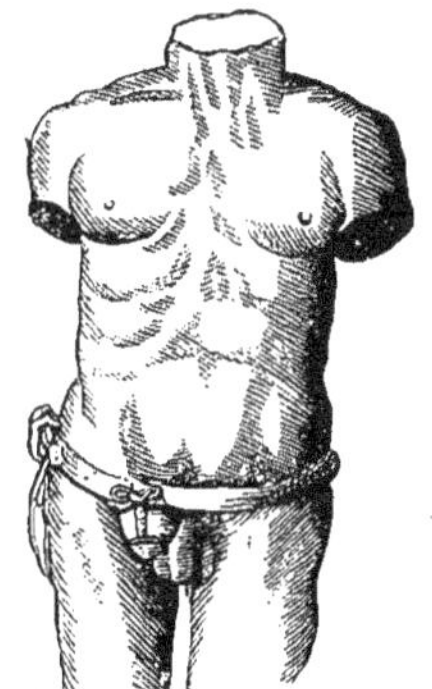

Fig. 1631.

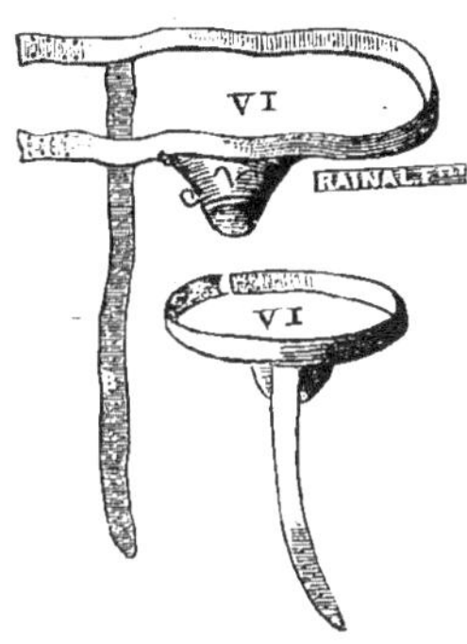

Fig. 1632.

fois appliquée sur un sujet. A l'aide de ce bandage, j'ai soigné de nombreuses hernies de l'ombilic chez des hommes, chez des femmes et aussi sur des enfants et je les ai empêchées de prendre un plus grand développement dans cette région.

FIGURE 1632. C'est un brayer ou bandage herniaire pour la hernie inguinale du côté gauche chez l'adulte.

A. La ceinture du brayer.

B. Le sous-cuisse muni de nombreux petits trous qui permettent d'ouvrir et de fermer l'appareil très facilement. Il est confectionné de cuir bien doux ou en bandes de coton mises en double.

La pelote y est rembourrée de poils de chevreau pour être assez ferme en vue d'empêcher la chute de l'intestin ou de l'épiploon. Un point d'attache ou espèce de passant fixe, qui existe sur la pelote, empêche le sous-cuisse d'aller à droite ou à gauche. La figure 1632 *bis* est le brayer pour les enfants. Il est confectionné de la même façon que le précédent, avec cette différence seulement que dans la figure 1632 la ceinture se ferme sur le côté, le sous-cuisse sur le devant, tandis qu'ici ces deux bandages ont leur système de fermeture par derrière pour qu'il soit beaucoup plus difficile aux enfants de les ouvrir.

La figure 1631 montre le brayer appliqué à l'aine droite. Après avoir disposé le corps pour la circonstance, on fait sur la partie malade l'onction habituelle de cérat. On y applique la pelote ou coussinet garni, l'épaisseur de deux ou trois doigts de poils chevreau ou de laine.

Pour que ladite pelote se maintienne très solidement, qu'il lui soit très difficile de se déplacer, on la comprime en avant par une ceinture bien exactement appliquée sur toute la région des lombes et sur le pli de l'aine au côté où est l'attache. Le maintien bien fixe de tout l'appareil est aussi assuré par un sous-cuisse un peu plus large *B*. Le fixant par derrière à la ceinture, on le fait se développer jusque sous le pli des cuisses, on le remonte en avant et on le lie bien fortement à cette partie antérieure de la ceinture, après l'avoir fait passer par le milieu de cette dite pelote sous le passant fixe qui empêche sa déviation à droite ou à gauche.

§ 9. — DE LAUNAY (1690)

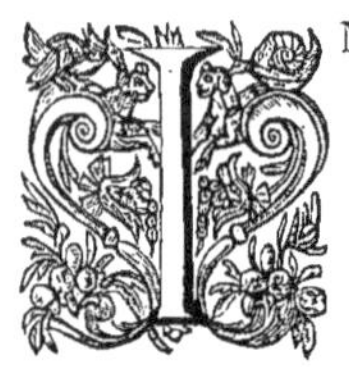

NSTRUCTIONS nécessaires pour ceux qui sont incommodés de descentes, par De Launay, (Paris, 1690), chirurgien-herniaire reçu à Saint-Côme pour la guérison des descentes. Fera voir aux occasions les plus difficiles et les plus désespérées de son art à ceux qui en auront besoing l'expérience qu'il si est acquise. On trouvera chez lui un traité contenant des instructions pour ceux qui sont incommodés de descentes toutes sortes de ban-

dages à visses et à ressors très légers et très commodes de plusieurs inventions, avec des suspensoirs de toute espèce et généralement tout ce qui est nécessaire pour la parfaite guérison de ces

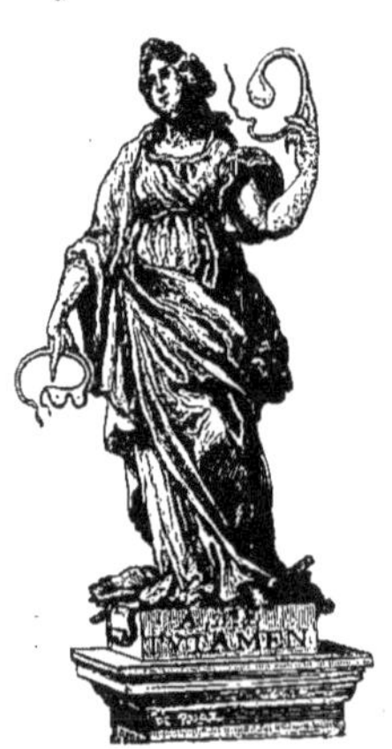

Fig. 1600.

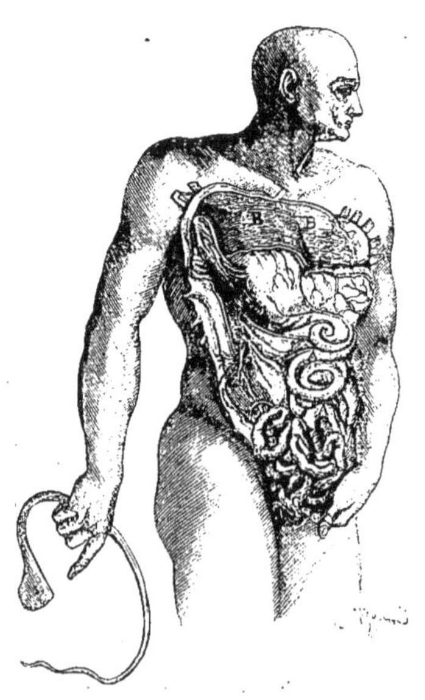

Fig. 1655.

incommodités. Il traite gratuitement les pauvres. La boutique est à Paris, au bout du Pont-Neuf entre la rue Dauphine et celle de Guenégault, à l'enseigne du *Bandage d'or*. M. DC. XC.

De Launay, qu'il ne faut pas confondre avec celui qui fournissait Arnaud et qui porte le même nom, n'a rien donné de nouveau comme bandage : il se contente de reproduire dans son petit opuscule les bandages employés de son temps et qui ne sont autres que ceux qu'employait Blégny. Ils étaient en fer mou, sans aucune élasticité. Nous avons reproduit exactement sa préface pour donner une idée des bandagistes de cette époque.

« La figure 1 marque un bandage d'acier du côté droit. *A.* la plotte, *BBB.* la ceinture; *C.* la courroye avec plusieurs points pour retenir la ceinture.

Figure 2. Vous marque un bandage d'acier des deux côtés. *AA* les deux plottes, *B. B. B.* la ceinture; *C* la courroye; *DD.* les deux crochets.

La troisième figure un bandage d'acier ployant propre à mettre à la poche et utile

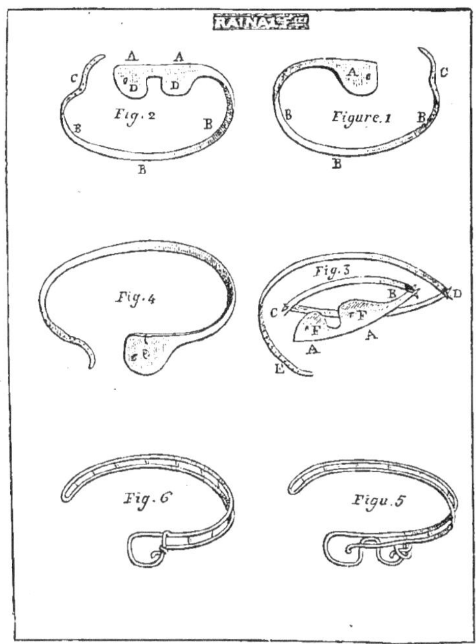

Fig. 1601.

à ceux qui vont en campagne; *AA* les deux pelottes; *B* la première charnière; *C.* la seconde; *D* la dernière charnière ou la queue du bandage; *E* la courroye; *FF* les crochets.

Quatrième figure. Un bandage d'acier à vis de notre invention et qui peut être ployant comme le précédent.

La cinquième et sixième figure sont deux bandages de fil de fer communs. »

CHAPITRE VI

LE BANDAGE AU XVIIIe SIÈCLE

§ 1. — H. F. LE DRAN (1742)

HENRI-FRANÇOIS LE DRAN, chirurgien juré de Saint-Côme, s'exprime en ces termes, dans son *Traité des opérations de chirurgie* (Paris, 1742) :

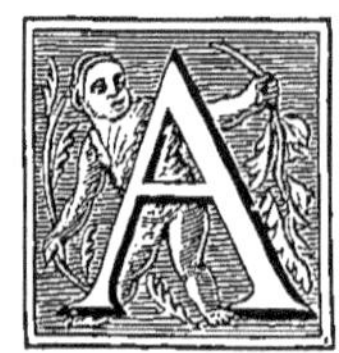

L'ÉGARD des hernies qui se réduisent facilement, tous les secours de la diète et de la pharmacie sont inutiles; l'art n'a point de remèdes capables de changer les tempéraments; il n'a rien qui puisse resserrer, quand le tissu trop lâche a cédé au volume des parties qui y ont plus d'une fois passé. Il est vrai qu'on a vu des personnes entreprendre la guérison des hernies par l'usage des remèdes astringents pris intérieurement; on en a vu d'autres appliquer sur l'anneau des cataplasmes dans l'intention de resserrer l'anneau trop dilaté et de lui rendre son ressort.

Mais le défaut de réussite de ces remèdes qui, s'ils étoient infaillibles, seroient aujourd'hui en honneur, prouve leur inutilité.

D'autres ont proposé de faire sur l'entrée du sac herniaire, au défaut de l'anneau, une escarre avec un caustique, afin que la cicatrice ferme l'entrée du sac; mais si ce caustique ne va que jusqu'au sac exclusivement, sans le cautériser, la dureté de cette cicatrice est une faible ressource pour comprimer l'entrée du sac et suppléer à la pelote du brayer. L'unique ressource qui nous reste est celle que la chirurgie nous offre.

La première est de réduire les parties qui sont sorties du ventre. La deuxième est d'appliquer un brayer bien fait dont la pelote appuyant sans cesse sur l'anneau ferme le passage et soutienne le paquet des intestins ou de l'épiploon qui sont toujours prêts à retomber dans le sac herniaire.

La réduction étant faite, il s'agit de contenir les parties réduites ; et le moyen le plus sûr est l'application du brayer.

Le brayer doit appliquer sur l'anneau pour fermer le passage, et le génie du chirurgien doit travailler à ce qu'il soit bien fait et qu'il n'incommode pas trop le malade.

Je ne regarde cette application que comme une cure simplement palliative aux gens d'un certain âge ; car *aux enfants et aux jeunes gens* attaqués de hernies, on a souvent vu l'application assidue d'un bandage bien fait, donner à l'anneau le temps de se resserrer assez pour les guérir parfaitement. Je dis que l'application du brayer doit être continuelle, parce que si on laisse retomber les parties dans le sac herniairé, ne fût-ce qu'une seule fois, cela suffit pour retarder de beaucoup la guérison.

De ce que nous venons de dire on pourrait insérer que l'application du brayer ne peut convenir qu'après que l'on a fait la réduction de la hernie : mais il n'y a pas de règle sans exception et les épiplocèles en donnent la preuve. On a souvent employé le brayer avec succès dans quelques épiplocèles incomplètes dont on ne pouvait faire la réduction. Dans ce cas un brayer bien fait dont la pelote est creuse figurée en forme de cuillère et moulée sur la figure de la tumeur comprime molle ment l'épiploon et non seulement empêche qu'il ne sorte davantage, mais encore occasionne peu à peu la flétrissure en obligeant les cellules graisseuses à s'affaisser les unes sur les autres.

Cette méthode ne peut avoir lieu que pour une hernie où l'épiploon serait tombé jusque dans le scrotum.

§ 2. — TIPHAINE (1752)

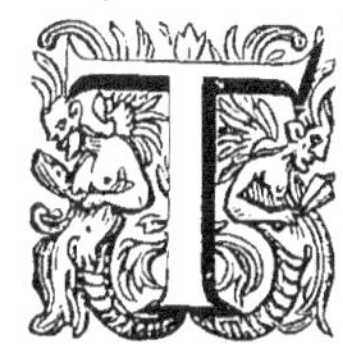

IPHAINE, fabricant de bandages assez renommé, avait la confiance de la plupart des chirurgiens de la première moitié du xviiiᵉ siècle. Arnaud, Jean-Louis Petit, etc., le recommandaient chaudement. C'est à Tiphaine que notre art est redevable d'un perfectionnement important (méconnu, d'ailleurs, de ses contemporains) : la fixation de chaque pelote sur un ressort séparé, dans les cas de bandages doubles pour double hernie.

Juville, qui pratiquait bien des années après Tiphaine, a dédaigné ce système, bien certainement préférable au bandage double sur une branche (voir Richter, fig. 1637).

Les figures 1644 et 1645 représentent le bandage tel que l'avait conçu son inventeur. Les deux demi-cercles sont réunis à la partie dorso-lombaire par une

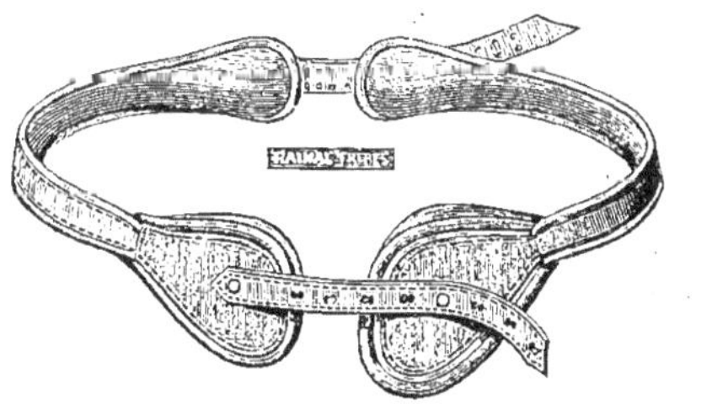

Fig. 1644.

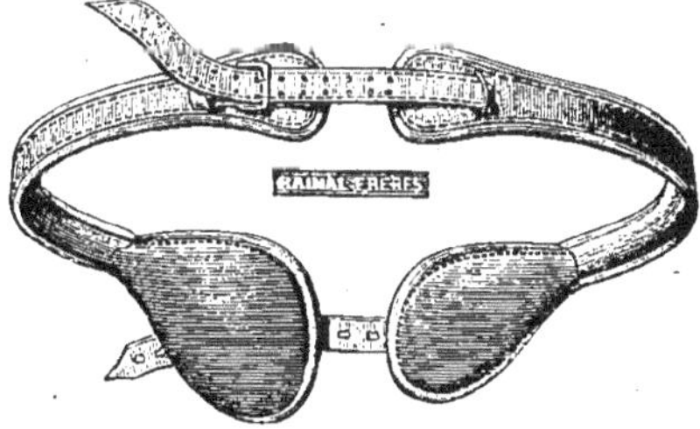

Fig. 1645.

courroie munie de plusieurs trous permettant d'allonger ou de raccourcir le bandage. Tiphaine a imaginé aussi un bandage ombilical à ressort assez pratique. On peut dire que le bandage classique simple ou double a été établi de toutes pièces par les trois auteurs suivants : Lequin, Blégny et Tiphaine ; les modifications qui ont été apportées depuis cette époque, n'ont rien changé au principe fondamental de ces appareils.

Voici, maintenant, la description du bandage composé pour l'exomphale, avec ressort à boudin

« La première pièce de ce bandage est une plaque de fer, un peu ovale, plus ou moins grande, aux extrémités de laquelle sont soudées deux petites bandes de fer ou d'acier, de la longueur de quatre travers de doigts ou environ, en sorte que la plaque et les petites bandes forment ensemble une convexité en dehors et une concavité en dedans. Au milieu de la plaque, il y a un trou pour laisser passer une vis, et du côté externe un ou deux petits crochets pour servir à fixer la ceinture qui est la seconde pièce de ce bandage. Son commencement est à l'extrémité de la bande d'acier qui est à droite. Elle est composée d'une double bande de toile forte, d'une lisière de fin drap et d'une courroie de cuir. A son extrémité gauche les deux courroies qui la terminent sont réunies de plusieurs petits trous propres à recevoir les crochets. Le tout (excepté les courroies) doit être recouvert de peau bien douce. La troisième pièce de ce bandage est un ressort à boudin, fait avec un fil d'acier trempé, de la grosseur à peu près de celle d'une petite plume à écrire et quelquefois plus gros, tourné en spirale dont les tours sont plus ou moins multipliés, en raison de la saillie qu'on veut donner à la pelote.

« Ce ressort a son point d'appui sur une vis assez forte, qui est dans son centre et qu'on passe dans le trou de la plaque, du dedans au dehors, pour y être fixé au moyen d'un écrou.

« Ce ressort est recouvert de peau et représente alors une pelote plus ou moins saillante et mobile en sorte que par la grosseur du fil d'acier et le degré de trempe qu'on lui donne, elle peut résister à différents degrés de force comme depuis une, jusqu'à quinze à vingt livres. »

§ 3. — BLACKEY (1759)

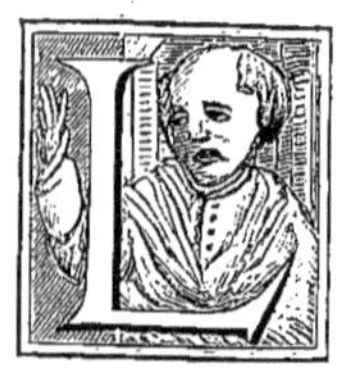

'ENTREPRENEUR Blackey pour la fourniture des bandages dans les hôpitaux militaires, était un artisan très renommé dans l'horlogerie et notamment pour les ressorts de pendule. Il obtint en 1759, du Collège des chirurgiens, le droit de faire et d'appliquer des bandages herniaires de son invention. Il transforma en bandages ses ressorts de pendules et leur donna le nom de bandages *élastiques*. Après avoir, selon Juville, établi ses ressorts de diverses épaisseurs, il les coupa, y riva un écusson de tôle verticalement à l'une des extrémités, y adapta une lanière percée de trous, à l'autre ou à la postérieure, pour être fixé à un clou à crochet, qui, à cet effet, se trouvait planté vers la partie moyenne de l'écusson recouvert de bourre, ce qui formait la pelote ; le reste du ressort était recouvert de même, c'est-à-dire d'une bande de toile et par-dessus d'une bande de peau. Tel était ce bandage appelé « Bandage à ressort de pendule élastique ».

Ce bandage était très fragile et cassait comme du verre. De plus, la forme circulaire du ressort s'appliquant sur le bassin qui est lui, de forme elliptique, laissait de nombreux vides ; enfin, la pression de ces ressorts était trop faible pour contenir même une hernie moyenne.

« Les bandages que je propose, dit Blackey, sont élastiques. Ils sont flexibles, et par là produisent un effet qu'on ne peut rencontrer dans tous les autres bandages. Cet appareil à ressort remplit les fonctions de la main qui presse continuellement contre la descente, pour obliger ce qui fait effort pour sortir de se tenir dans son état naturel sans abandonner un instant la partie qui doit rester comprimée, qui suive les mouvements du corps sans le gêner, enfin qui ne blesse ni les hanches, ni les reins, tel est le bandage que j'ai imaginé.

« Pour faire la pelote il faut prendre un morceau de linge et le couper comme dans la figure *A* et *B*.

« *A* Bandage simple. *B* Bandage double. *C* Crochet pour attacher la ceinture et le sous-cuisse. On le râpe afin qu'il soit plus uni, on a soin que la pelote soit convexe d'un côté et plate de l'autre, on applique le côté convexe sur la partie malade, ayant eu soin auparavant de le recouvrir de laine afin qu'il soit moins dur sur la peau et d'envelopper le tout avec de la toile ou de la futaine. Ce bandage fatigue, parce que, pour lui faire faire quelque effet, on est obligé de le serrer.

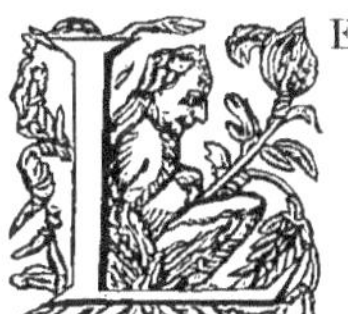

« On trouve chez le sieur Blackey, auteur des bandages élastiques :

« Des bandages à ceintures étroites. Des bandages à ceinture large. Des bandages de nombril. Des bandages de nombril et qui soutiennent le ventre pour femmes. Des bandages pour les descentes de la matrice. Des bandages pour la chute de l'anus. Des bandages cachés de manière qu'on peut changer de linge devant le monde sans qu'ils paroissent. Des bandages à grande pulsion. Des bandages de précaution. Des bandages pour redresser les jambes. Des bandages pour redresser les vertèbres ou l'épine du dos.

Fig. 1604.

« Les pauvres peuvent venir chez l'auteur tous les matins jusqu'à midi, ils auront du secours.

« Sa demeure est à Paris, Cul de sac de Rouen, rue de l'Éperon, quartier Saint-André des Arcs, où la présente instruction se distribue avec les bandages. »

§ 4. — HOUSSET (1758)

On lit dans le *Journal de médecine, chirurgie, pharmacie*, Paris 1758, tome VIII, page 347, l'intéressante notice suivante, que nous reproduisons *in extenso* :

BANDAGE SYMMÉTRIQUE OU CORSET HERNIER

IMAGINÉ PAR M. HOUSSET

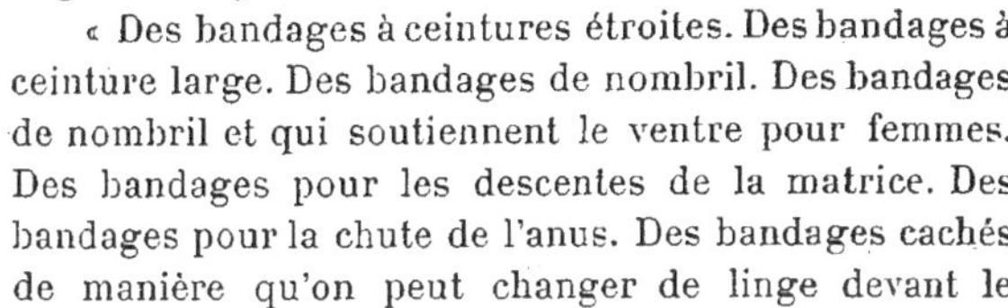

E BANDAGE a la figure d'un corset qui seroit échancré dans son milieu : je le nomme symmétrique, parce que étant partagé en deux parties ce qu'on remarque d'un côté, se trouve aussi de l'autre.

La figure première (fig. 1768) le fait voir extérieurement comme appliqué sur un sujet ; je le divise en corps et en branche.

Le corps désigné par la lettre (*a*) est convexe pour s'ajuster à la forme du bas-ventre et en couvrir une bonne partie ; il n'a rien de particulier sinon qu'il est percé de plusieurs trous, 1. 2. 3. 4. et propres à introduire le lacet (*d*) qui serre et réunit les deux côtés du corset éloigné par l'espace (*b*) pour ne pas gêner les parties de la génération à sa portion inférieure, on attache une boucle grand C qui reçoit une lanière marquée par (*e*) trouée de distance en distance comme on peut s'en assurer dans la deuxième figure.

Un peu plus haut que la boucle grand (C) est un anneau petit (c) dans lequel
s'introduit et se fixe le fond de la lanière. Les extrémités de notre bandage ne sont
autre chose que les lanières (e e) et la petite ceinture G G G qui concourrent de
concert à appliquer le corps (a a a) sur les endroits du bas-ventre qui doivent être
comprimés. Les lanières (e e) roulent à volonté sur la ceinture qui est leur point fixe,
parce qu'elles forment un anneau dans leurs extrémités supérieures; elles descendent
le long des vertèbres lombaires, passent sous les
cuisses, entrent dans les boucles-grands C C et lorsque
tout est arrangé et ajusté, le bout de ces branches est
arrêté dans les anneaux petits (c c), la ceinture travaillée par échancrure au dépens du corps, ne fait
avec lui, si l'on veut, qu'une seule pièce, ou bien il
en est séparé seulement d'un côté du corset, pour
ensuite y être joint par le moyen d'une boucle qui
répondrait en devant pour la commodité du malade;
mais il est mieux à ce que je crois, de n'être pas
obligé d'ajouter cette nouvelle boucle; attendu que
par le moyen du lacet (d) on peut serrer et desserrer
le bandage de la manière qu'on désire.

La figure seconde fait voir l'intérieur de la machine qui est concave; on n'y observe rien de nouveau, excepté les pelotes b b situées inférieurement et
les lanières flottantes d d attachées à la ceinture, dont
les extrémités inférieures sont trouées par degrés,
pour un usage particulier dont nous allons parler.

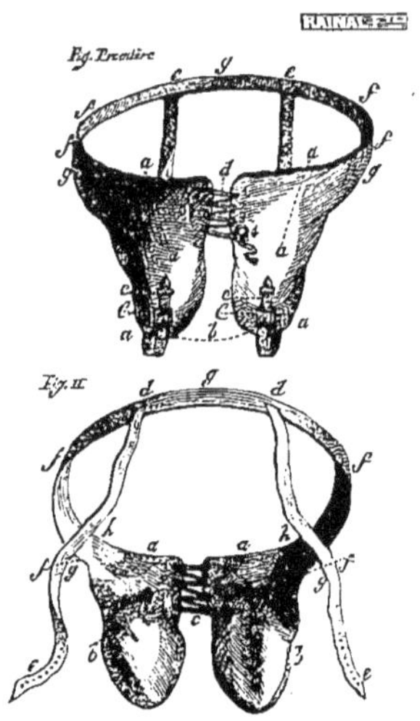

Fig. 1768.

Par ce que je viens d'exposer il n'est pas difficile
de concevoir l'application de cette machine sur le vivant. Le corps a a a couvre une
bonne partie du bas-ventre, les pelotes B B sont placées sur les anneaux des muscles
de cette région, les compriment, et empêchent la rechute de l'intestin ou de l'épiploon dans les hernies après en avoir fait la réduction, c'est-à-dire lorsque les
parties mentionnées sont rentrées dans la capacité de l'abdomen. La ceinture g g g
monte selon une direction oblique sur la crête des os des îles. Ils en sont les points
d'appui dans l'étendue indiquée par ff, les lanières dd fixées supérieurement à la
ceinture, vont se rendre antérieurement aux boucles grand CC' et par leur moyen
on peut serrer de plus en plus les pelotes b b et le lacet d réunit au milieu et rapproche les deux côtés du corps du bandage a a.

Ce bandage est un diminutif de celui que j'ai eu l'honneur de présenter à la
Société Royale des Sciences de Montpellier, applicable dans toutes les espèces de
hernies, les hydropisies du bas-ventre, etc.

Il ne peut servir que dans les hernies inguinales ou ventrales.

Il a cet avantage par-dessus les autres, de soutenir les intestins, d'entretenir leur
équilibre, d'assujettir fortement les pelotes, de ne point gêner les malades qui
peuvent vaquer à leurs affaires.

Il a deux points fixes, on le serre et on le desserre selon le besoin sans peine.

Cette machine peut être exécutée en fer blanc, en cuir, en acier couverte de linge
et de peau, etc. L'endroit où l'on met les pelotes doit être muni d'une cuirasse proportionnée à leur volume, ces pelotes trouvent leur place, selon les différentes
hernies du bas-ventre, dans tous les points du corset susceptible d'augmentation et
de diminution.

§ 5. — SURET (1743)

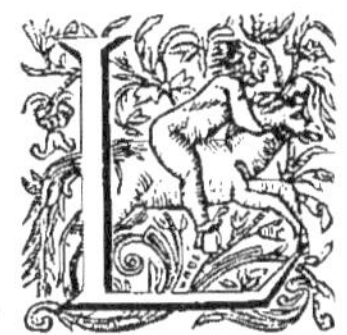

L E BANDAGE ombilical de Suret est décrit dans les Mémoires de l'Académie (tome II, page 252). Il est beaucoup trop compliqué, et beaucoup plus théorique que pratique, il n'a pas eu grand succès. Juville, frappé des inconvénients de ce bandage, chercha (comme nous le verrons plus loin) à le perfectionner.

Il lui ôta, à la vérité, plusieurs de ses défauts, mais sans toutefois remplir les *desiderata* indispensables.

L'appareil de Suret offre les torts de tous les appareils compliqués. Dans cet assemblage de poulies, de cordes à boyau, de ressorts, d'arc-boutants, de vis de rappel, etc., l'inventeur lui-même ne s'y reconnaît plus.

Le but de Suret était de trouver un moyen propre à maintenir en place la pelote qui doit s'opposer à la sortie des parties, par le moyen d'une ceinture qui peut s'allonger ou se raccourcir d'elle même, en se prêtant aux différents degrés de tension ou d'affaissement du bas-ventre, l'auteur ayant observé que dans cette circonstance, lorsque le malade est assis, le ventre est beaucoup plus gros et plus tendu que lorsqu'il est debout ou couché.

Ce bandage qu'on appela depuis bandage à exomphale, à barillet, est composé d'une pièce résistante et solide qui fait l'office de la pelote, et d'une ceinture flexible qui la retient en place. La pièce solide a sept pouces de long sur trois de large,

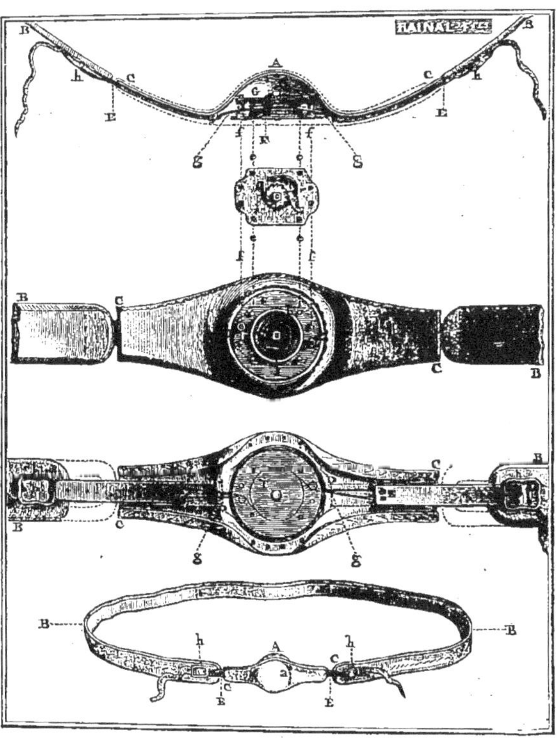

Fig. 1646.

dans son milieu beaucoup plus étroit que ses bords. Cette plaque est creuse et dans sa cavité est logé un moteur qui rend la ceinture plus ou moins longue, sans qu'elle perde rien de sa puissance dans aucune des situations du malade. Ce moteur est composé d'un tambour ou barillet, sur lequel un ressort spiral est accroché par

une de ses extrémités, et par l'autre au dedans du barillet. Ce barillet est placé entre
deux plaques, traversé par un arbre et soutenu par quatre piliers. Il y a de plus
quatre rouleaux qui font l'office de poulies, sur lesquelles passent des cordes à
boyaux attachées par un bout au barillet et, par l'autre, à de petites courroies logées
dans des gouttières pratiquées à la plaque. Il y a, en outre, un cliquetage engagé
dans l'extrémité de l'arbre, la plus saillante, qui est composé d'une roue en rochet,
d'un cliquet et de son ressort. C'est au moyen d'une clef qu'on bande le ressort
spiral, en tournant plus ou moins l'arbre, le tout est recouvert d'une peau de
chamois. La deuxième pièce est composée d'une ceinture de même peau, aux deux
extrémités de laquelle est placée, à demeure, une boucle de chaque côté qui reçoit
le morceau de cuir logé de chaque côté aussi, dans la gouttière de la branche de la
pelote.

§ 6. — DOBRÈMES (1767)

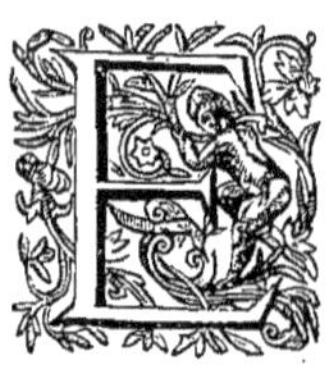

XPERT au collège de chirurgie, *au coin de la rue Saint-André-
des-Arcs et de celle de la Comédie-Françoise*, DOBRÈMES nous a
laissé une intéressante *Instruction pour les personnes attaquées de
descentes*[1]. Après un court historique, Dobrèmes décrit assez
justement les inconvénients des anciens bandages, dont la
pelote « était sujette à faire la bascule par sa partie inférieure
ou la hernie s'échappait. Pour y remédier, on se serroit davantage et comme le corps humain n'est pas rond, au lieu d'obtenir une plus grande
pression sur l'anneau de la hernie, on ne serroit que les hanches et souvent on
s'écorchoit : alors l'invention du sous-cuisse fit croire qu'on avoit trouvé la vraie
manière de contenir les descentes. »

« Quant aux fers, dit-il, ils ont le défaut de ne pas bien se modeler sur le corps,
parce qu'ils sont trop épais ou qu'ils ploient trop facilement et se dérangent toujours parce qu'ils sont trop minces ; ajoutez-y les mêmes inconvénients du bandage
de cuir, puisque pour faire appuyer la pelote sur l'anneau, il faut se serrer les hanches
considérablement et que quelque serré que l'on soit, la pelote ne suivra jamais les
cavités que certaines postures occasionnent dans les aines comme par exemple
quand on est à la garde-robe. C'est précisément dans ce temps qu'il faudrait qu'un
bandage appuyat et soutint les efforts ; cette qualité si recommandable n'est réservée qu'au bandage élastique.

Pour les hernies doubles ces pelotes sont contenues sur le même bandage et
séparées entre elles par un vuide d'environ deux doigts. Le premier défaut de ce
bandage double, en fer fixe est qu'il est impossible avec ce bandage de varier la
résistance des pelotes selon la différente pulsion des deux hernies, le second c'est
qu'on ne peut éloigner ni rapprocher les pelotes, pour les accomoder à la distance
des hernies.

DU BANDAGE A CYLINDRE. — Longtemps après l'invention du bandage de
fer fixe, on imagina d'ajouter en travers de la pelote un cylindre de fer dont les

1. Paris. De l'imprimerie Michel Lambert, rue des Cordeliers, 1767.

dents fendues en rochet reçoivent un arc-boutant figure de mâchoire, et formoit une espèce d'engrainage qui fixoit le cylindre de façon qu'on pouvoit serrer la pelote sur soi-même d'une dent ou de plusieurs, selon qu'on le trouvoit nécessaire.

On ne peut nier que cette invention soit très ingénieuse : aussi séduisit-elle dans sa nouveauté, mais l'expérience qui détruit le plus souvent les plus belles idées fit appercevoir l'inefficacité de ce bandage ; en effet la hernie était toujours prête à sortir par le haut de la pelote et à dilater et enfoncer les anneaux.

DU BANDAGE A VIS. — On quitta ce bandage pour un autre qui valoit encore moins, c'est celui à la pelote duquel on ajouta une plaque extérieure avec une vis dont le bout devoit presser la pelote sur l'anneau : mais on s'apperçut bientôt que cette vis faisoit plus reculer la plaque qu'elle ne faisoit avancer la pelote ; ainsi ces deux bandages n'eurent point de succès.

DU BANDAGE BRISÉ A CHARNIÈRES. — La ceinture de ce bandage est composée de trois ou quatre morceaux joints ensemble par des charnières, mais aussi peu propre à se mouler sur le corps que les précédents.

DU BANDAGE ÉLASTIQUE. — Il y a cinquante ou soixante ans que ces bandages parurent à Londres : c'est l'assurance que m'en a donné un habile herniaire anglais ami particulier de l'auteur de ces bandages. Ce fut feu M. Nielson qui les apporta en France. »

§ 7. — ARNAUD (1749)

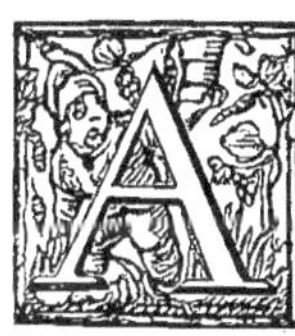

ARNAUD (Georges), docteur en médecine, membre de l'Académie royale de Chirurgie et de la Société des chirurgiens de Londres, l'un des professeurs de la célèbre école de Saint-Cosme, daignait s'occuper personnellement de la fabrication de ses bandages[1]. Il fut chargé en 1742 de la fourniture des hôpitaux. Ses fers à bandages, toutefois, n'étaient pas trempés, c'est-à-dire qu'ils ne faisaient pas ressort : celui de la meilleure qualité, qu'il appelait *méthodique*, était fabriqué avec l'acier et le fer forgés et battus ensemble ; c'était donc grâce au plus ou moins d'épaisseur de ce fer qu'il obtenait un certain degré de pression. En réalité, Arnaud n'employait que les bandages en fer mou : il tenait en médiocre estime les innovations de Lequin, à cause de la grande fragilité qu'il déplorait dans les bandages à ressorts fabriqués à son époque.

C'est Arnaud qui, le premier, a posé ce principe, si important, dans la confection des bandages, que « le point d'appui se prend toujours de la partie postérieure du fer et doit répondre à l'endroit sur lequel pose la pelote ». Malheureusement, il ne pouvait guère mettre en pratique cette excellente théorie, avec le bandage en fer mou dont il se servait exclusivement.

Arnaud n'était pas partisan des bandages dont la pelote présente des compli-

---

1. *Traité des hernies ou descentes* (1749).

cations : « Les plus simples, dit-il, sont préférables à tous autres ; c'est en diminuer les avantages que de vouloir les compliquer ; quand le bandage est bien tourné, et quand la pelote est figurée comme il convient, la hernie se trouve parfaitement maintenue sans avoir besoin de tant de ressorts. »

Il résulte, pour nous, de l'examen attentif des œuvres d'Arnaud que ce chirurgien montrait, pour la construction de ces appareils théoriquement si défectueux, une réelle habileté pratique, parce qu'il connaissait à fond toutes les conditions nécessaires pour la contention des hernies.

On peut reprocher au bandage d'Arnaud principalement son fer mou, qui n'exerçait une pression sensible que grâce à l'épaisseur de l'acier ; il lui donnait, d'ailleurs, une longueur indéterminée, qui était celle de la moitié, des deux tiers et quelquefois même des trois quarts de la circonférence du bassin.

Contrairement à l'avis de Juville, de Verdier, etc., nous maintenons que la forme triangulaire de la pelote, dont la pointe dépassait de quelque centimètres la branche horizontale du pubis, contribuait, pour une très large part, à la contention de certaines hernies difficiles à maintenir.

Arnaud nous parle aussi, pour le blâmer, d'un bandage à charnière. Ce bandage était composé de plusieurs charnières, placées à quatre pouces de distance l'une de l'autre.

Il fait enfin mention d'une autre invention, qui consistait à ajouter à une pelote de quatre pouces de longueur, un ressort à noix, avec arc-boutant capable de fixer cette noix, le tout dans le but d'exercer une plus forte pression sur l'ouverture herniaire : c'était, en somme, le bandage a écrou de Blégny, que nous avons décrit plus haut.

Arnaud était dans le faux en prétendant que le ressort devait être susceptible d'être tordu dans différents sens à la volonté de ses mains. Car une telle souplesse l'empêcherait d'avoir la qualité requise pour contenir les hernies, en cessant d'être un levier du troisième genre, dont les deux extrémités doivent toujours tendre à se rapprocher l'une de l'autre. Le ressort du bandage n'est plus alors qu'un lien circulaire dur et incommode.

Toutes ces erreurs ne diminuent guère la part glorieuse que ce chirurgien a prise dans les progrès de notre art. Avec un réel bon sens, Arnaud a insisté sur l'emploi des bandages à ressort, même chez les enfants, condamnant comme dangereux, les bandages de futaine, de linge, etc.

Arnaud utilisait comme fabricant le fameux de Launay, artisan renommé, qui, en dehors des commandes et indications d'Arnaud, fabriquait, pour son compte personnel, des bandages à ressort élastiques, d'après les principes de ce Lequin dont Arnaud ne pouvait même entendre parler !

Les bandages présentés par de Launay à l'Académie royale de chirurgie (trois modèles) ne sont que la reproduction de ceux de Lequin. Il prétendait leur avoir donné une souplesse extraordinaire et une garniture d'un nouveau modèle : ce qu'il paraît avoir inventé (et qui n'a pas d'ailleurs une grande importance), c'est un bandage simple que l'on peut rendre double, au moyen d'une vis, en y ajoutant une seconde pelote.

Voici, maintenant, quelques passages cueillis dans Arnaud :

« La prétendue élasticité des ressorts construits au siècle dernier était obtenue par un alliage d'acier et de fer : cet alliage ne ressemblait en rien à la matière des bandages employés de nos jours qui sont non seulement forgés, mais trempés et en acier.

« Chez les enfants à la mamelle, l'usage seul du bandage d'acier, fait avec justesse, et proportion, est suffisant pour les guérir.

« Les bandages d'acier sont les seuls dans lesquels se trouvent les qualités nécessaires pour retenir les hernies les plus petites et les plus simples, comme les plus grosses et les plus composées.

« La portion du bandage est composée de trois parties principales, le corps et les deux extrémités.

« Son corps est une bande plus ou moins large et plus ou moins épaisse, suivant la force que l'on veut donner au bandage. Les extrémités sont deux, une antérieure l'autre postérieure. Son extrémité antérieure s'élargit sous une forme et une grandeur proportionnée à la partie où doit s'exercer la compression. L'on nomme cette extrémité la platine. A la surface extérieure de cette platine il y a un crochet pour arrêter la ceinture de cuir; sa surface intérieure soutient une pelote qui doit appuyer sur l'ouverture du ventre que l'on veut boucher. La partie qui suit immédiatement la platine se nomme le collet. Le reste de la bande se nomme le corps et forme la portion de cercle qui fait la partie principale de la totalité du bandage. Son extrémité postérieure se nomme la queue à laquelle est fixé par un clou le cuir qui doit achever le cercle entier du bandage.

« Le ressort compose la moitié, les deux tiers, et quelquefois les trois quarts de la moitié du bandage suivant la force du malade et le degré de compression et de résistance qu'il convient d'opposer à l'effort des parties que l'on a intention de contenir. Le reste du bandage est une courroie de cuir attachée au ressort et qui termine la longueur de la ceinture. Le tout est garni de matières mollettes douées et capables de maintenir les hanches de l'impression rude du fer. »

CONDITIONS DU BANDAGE. — Le ressort doit être construit de façon à ce qu'il s'applique avec justesse aux éminences et enfoncements qui se trouvent aux os des hanches : sans quoi il porteroit à faux et blesseroit le malade et la compression qui doit se passer sur le trou que l'on a dessein de boucher seroit toujours irrégulière.

Cette condition du bandage qui est très simple quand on sait lui donner la figure qu'il doit avoir, est la principale et la plus nécessaire et celle qui manque en général à tous les bandages que les simples ouvriers s'imaginent de faire. Ils croyent qu'il est suffisant de savoir bien forger le fer et de satisfaire à la solidité pour qu'il ne casse point. Ils se persuadent avoir tout fait tandis qu'ils n'ont fait qu'ébaucher l'ouvrage.

Tout l'avantage qu'un malade peut tirer d'un bandage consiste dans la stabilité permanente et dans la compression toujours régulière.

Sa stabilité doit venir de sa juste application aux os des hanches. Comme ces os sont immobiles, la portion du cercle y reste fixe et ne change jamais de place lorsqu'elle est tournée exactement suivant la véritable figure de ces os.

Sa compression régulière se trouve dans la construction méthodique de la pelote et dans la force du point d'appui qui doit se passer dans la portion du ressort qui est opposé au point de compression.

La construction de la pelote plus ou moins convexe ou levée, plus ou moins aplatie, plus ou moins longue, grande, moyenne ou petite, dépend en général de la maigreur ou de l'embonpoint du malade, de l'élévation ou de l'enfoncement de l'os pubis sur lequel elle doit plus ou moins appuyer suivant les circonstances : elle dépend enfin d'une infinité d'autres circonstances qui varient suivant les différentes espèces de hernies suivant les parties dont elles sont faites, suivant leur ancienneté, leur grosseur, leur figure, leurs causes, leurs accidents eu égard aux parties que l'on doit ménager dans le voisinage de leur point de compression.

Le point d'appui qui se prend toujours de la partie postérieure du fer doit répondre vis-à-vis la pelote sous laquelle se passe le point de compression; c'est pourquoi il est nécessaire que ce point d'appui soit ferme et solide. Ainsi dans les hernies doubles, il faut deux points d'appui égaux, ou au moins proportionnés à la résistance que l'on veut opposer à chaque hernie.

LE BANDAGE D'ACIER EST LE SEUL QUI AIT LES AVANTAGES NÉCESSAIRES. — Le bandage d'acier est le seul dans lequel l'on puisse trouver ces qualités. Les plus simples sont préférables à tous les autres; c'est en diminuer les avantages que de vouloir les compliquer. Quelques-uns ont cru augmenter le point de compression, en ajoutant à la pelote un ressort à noix avec un arc-boutant qui fixe cette noix et qui fait appuyer davantage la pelote par le bas, sans considérer que si l'on augmente la compression dans la partie inférieure on la diminue dans la partie supérieure et la hernie s'échappe par le haut. •Quand le bandage est bien tourné, et quand la pelote est figurée comme il convient, la hernie se trouve parfaitement contenue sans avoir besoin de tant de ressorts.

BANDAGES ÉLASTIQUES. — L'on a cru trouver beaucoup d'avantages dans certains bandages auxquels on a donné le nom de *Bandages élastiques de nouvelle invention*.

Cette vertu élastique qui en fait tout le défaut est ce qui séduit quelques personnes qui croient y trouver bien du merveilleux. Pour qu'il ait cette élasticité, il faut qu'il soit composé d'une lame d'acier fort mince et trempé fort sec, ce qui fait qu'il ne peut plus se prêter sous le marteau, ni céder à l'effort de la main pour le tourner juste au corps du malade sans le casser.

Ce qui fait qu'il porte partout à faux, qu'il n'a pas de point d'appui fixe, et que par conséquent la compression est toujours inégale et incertaine.

BANDAGES SANS RESSORTS. — Quelques autres ont cru remédier à tous ces inconvénients en voulant renouveler l'ancien usage des bandages sans fer.

Ces bandages ont surtout deux défauts essentiels. Le premier est la chaleur et les écorchures qu'ils causent, tout autour des hanches par la force avec laquelle l'on est obligé de les serrer, ce qui les rend insupportables. Le second, qui est le plus dangereux, c'est que la pelote de cette espèce de bandage ne comprime le trou de la hernie que lorsque l'on est debout ou couché. Aussitôt que le malade s'assied, la ceinture et une bande qui passe par dessous la cuisse deviennent laches à cause du relachement des muscles du ventre et de la cuisse, ce qui fait relever la pelote du bandage par le bas, et permet toujours aux parties d'aller et de venir ; par cette raison il est absolument inutile.

Mais son danger vient de ce que les parties en sont comprimées chaque fois que le malade se lève, parce que la pelote de lâche qu'elle étoit, lorsque le malade étoit assis, les serre extraordinairement lorsqu'il se lève, ces compressions réitérées les meurtrissent, y font des excoriations d'où se suivent les adhérences fâcheuses.

Son usage est si dangereux, que les trois quarts des enfants auxquels on l'applique dans le plus bas âge, deviennent incurables par l'épaississement que cause au sac herniaire les frottements continuels et la compression irrégulière. C'est pourquoi il faut, dès l'enfance la plus tendre, leur faire porter des bandages d'acier, ils ont l'avantage de les guérir en très peu de temps et de ne leur causer aucune incommodité.

CAS OU L'ON PEUT SE SERVIR DU BANDAGE SANS CEINTURE D'ACIER. — Les seules hernies pour lesquelles les bandages sans ceinture d'acier sont permis sont celles du nombril ou hernies ventrales, parce qu'ils portent sur des parties molles du ventre : encore y a-t-il des cas ou il n'est pas possible de retenir ces fortes hernies sans profiter du point d'appui qu'offre l'épine dorsale pour le pratiquer par le moyen d'une double ceinture de fer de l'invention de la demoiselle Guiton.

DES INCONVÉNIENTS QUI PEUVENT ARRIVER AUX BANDAGES PAR RAPPORT A LA MALADIE. — Les hernies qui sont faites par rupture du péritoine sont beaucoup plus difficiles à retenir que les autres ; elles exigent que les malades s'assujettissent à porter le bandage jour et nuit, et qu'ils évitent jusqu'aux moindres efforts. Les hernies faites d'épiploon sont aussi beaucoup plus difficiles à retenir que celles qui sont faites de boyau, et pour peu qu'on néglige de les contenir, elles vont toujours en augmentant. Il faut donc que les malades portent leurs bandages plus serrés que lorsque la hernie est faite par le boyau.

Il arrive quelquefois que le boyau rentre aisément et que l'épiploon ne peut pas rentrer. Cependant le malade est obligé de porter un bandage pour empêcher que le boyau ne sorte : dans ce cas la compression de la pelote du bandage doit être ménagée de la sorte que l'épiploon n'en souffre pas, mais de sorte qu'elle soit suffisante pour empêcher le boyau de sortir. Une compression trop forte de la pelote du bandage sur l'épiploon pourrait y exciter une inflammation et une suppuration fàcheuse. Lorsqu'il y a une hernie fausse avec la hernie vraie, la compression de la pelote du bandage peut y causer beaucoup de dommage, surtout si la tumeur étoit au testicule ou au cordon de ses vaisseaux. Les vaisseaux seroient gênés et étranglés par la pelote du bandage.

Si la nécessité requiert absolument l'usage du bandage, il faut qu'il soit fait d'une façon si méthodique, et que son point de compression soit si ménagé qu'il puisse garantir la hernie de tous événements facheux, sans jetter le malade dans un plus grand inconvénient de la part de la maladie du testicule.

S'il se trouve une hernie faite d'eau avec une hernie de partie, il faut user des mêmes précautions, surtout chez les enfants dans lesquels il est aisé do guérir les collections.

Les parties épiploïques réduites et contenues par le secours d'un bandage, la guérison doit nécessairement s'en suivre. La nature prend ensuite le soin de la guérison.

La fable suivante en explique le mécanisme ;

... Un renardeau fort maigre se glissa par aventure dans un tonneau plein de bled à la faveur trou fort étroit : Après avoir mangé tout son soul, il voulut sortir : ses efforts furent inutiles. Une belette qui le voyoit de loin s'écria, si tu veux te tirer de là, jeûnes présentement et redeviens aussi maigre que tu etois quand tu es entré dans ce tonneau. . . . .

On trouve dans cette fable le principe de la guérison de ces espèces de hernies. Les parties descendent dans le scrotum petit à petit, elles s'y accumulent, elles s'y nourissent, elles y accroissent d'autant plus, que les veines sont fort gênées, et que le mouvement de progression du sang y est ralenti.

Les parties rentrées et contenues dans le ventre reprennent leur première situation, elles s'y arrangent suivant l'ordre que la nature leur prescrit, et elles reviennent à leur premier état de grosseur à mesure que le malade reprend son embonpoint. Ce méchanisme seul suffiroit peut-être pour les empecher de sortir par la même raison qu'elles ne pourroient rentrer avant d'avoir été amaigries, et ainsi se trouve la fable du Renard; mais la nature met à profit un autre moyen beaucoup plus sûr que l'art lui fournit, encore c'est le méchanisme des adhérences que les bandages procurent. Les parties comprimées avec forces s'unissent ensemble d'une manière singulière et difficile à concevoir sans l'examen des parties après la mort.

MOYEN DE DONNER UNE FIXITÉ ABSOLUE AU BANDAGE OMBILICAL. — Il n'y a point de bandage approprié aux hernies de l'ombilic, si bien proportionné qu'il soit, qui ne puisse souffrir quelque variation. Ils sont tous disposés à remonter ou à baisser un peu. C'est pourquoi ils doivent être construits assez larges, surtout dans la hauteur pour que dans leurs variations, l'ouverture qui a donné passage aux parties, soit toujours couverte : sans cette attention, elle se trouve à nu dans les mouvements que les malades font en changeant de posture, principalement lorsqu'ils s'asseyent.

Pour remédier à tout inconvénient qui peut résulter de la variation du bandage, j'applique sur la peau du ventre, tout autour de la tumeur, un emplastre agglutinatif en forme de sparadrap qui, d'un côté s'attache fortement à la peau et de l'autre à la face interne de la platine.

Par ce moyen, le bandage reste invariablement en place, et la tumeur sans cesse renfermée et modérément pressée se réduit en fort peu de jours surtout, si l'on donne au malade la liberté d'agir et de marcher à son ordinaire.

L'exercice modéré est nécessaire à la guerison : j'en use aussi pour fixer les bandages des enfants au maillot, pour leur éviter les tourmens inutiles que leur cause le sous-cuisse dans les cas où les faiseurs de bandages le croyent indispensable.

APPLICATION DES BANDAGES. — Il faut que la pelote soit à un demi travers de doigt au-dessus et à côté de la verge et au filles à la même distance de la partie supérieure de la fente naturelle. Aux uns et aux autres, il doit être par derrière à un travers de doigt au-dessus de la raye du derrière quand ils sont fort gros. Quand ils sont maigres, il doit se trouver au-dessus de la raye.

La demoiselle Guitton qui avait été reçue à Saint-Côme pour traiter les femmes atteintes de hernies, avait imaginé une ceinture ventrale pour les hernies volumineuses. Ceste ceinture était composée d'une plaque fortement coussinée et munie de deux ressorts qui se rejoignaient à la partie postérieure[1].

VOICI MAINTENANT, LES FIGURES DES BANDAGES D'ARNAUD, EMPRUNTÉES A L'OUVRAGE DE DE LAUNAY :

BANDAGE ÉLASTIQUE POUR LES HERNIES[2]. — Figure I — *A A A A A*. Ceinture d'acier à ressort formant une espèce d'ovale dont l'extrémité vient joindre et croiser sur la pelote *B*, cette ceinture s'ajuste autour du corps et prend exactement la forme sans le gêner en aucun endroit.

B B B. La pelote vue du côté convexe par lequel elle porte sur l'anneau. Son

---

1. Arnaud recommande cette ceinture qui fait, dit-il, toute la sécurité des femmes qui ont eu beaucoup d'enfants et dont le ventre est fort mollasse !
2. Arnaud lui préférait le bandage en fer mou.

épaisseur qui est seulement de deux lignes suffit pour retenir sûrement la descente dans toutes sortes d'exercices du corps.

C C C. La courroie percée de plusieurs trous pour serrer plus ou moins la ceinture.

Les petites bandes qui traversent servent à retenir la garniture à la ceinture d'acier et facilement le changement de la garniture lorsqu'il en est besoin.

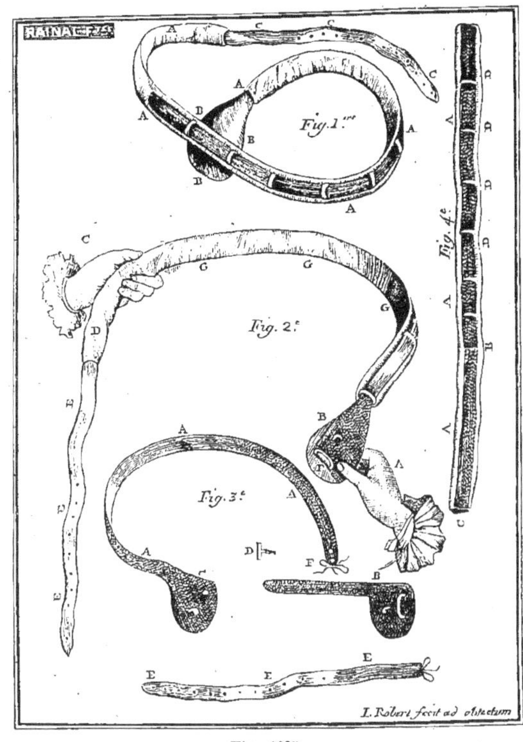

Fig. 1625.

Figure II. — Représentant le bandage ouvert par deux mains.

A et *C.* Pour faire voir combien son ressort peut se prêter à l'extension.

B D. La distance qu'il y a entre les deux extrémités du bandage ouvert, qui réunissant ensemble beaucoup de souplesse et d'élasticité s'ajuste exactement et commodément au contour du corps.

E E E. La courroye destinée à passer dans la bride *F* et arrêtée au crochet placé extérieurement au centre de la pelote

G G G. La garniture montée sur la ceinture du bandage et vue du côté qu'elle s'applique sur le corps.

Figure III. — *A A A.* Le bandage nu et sans garniture.

B. Séconde platine dont la queue entre et passe dans la première platine *C* à telle proportion et distance qu'il faut pour porter sur l'un et sur l'autre anneau dans les cas de deux descentes par les deux anneaux. Cette platine est arrêtée par la vis *D* qui entre et reste dans l'écrou pratiqué à la première platine, ce qui forme un bandage à deux côtés.

E E E. La courroye au bord supérieur de laquelle il y a, au lieu d'un clou comme à l'ordinaire, un double fil de léton qui passe dans les deux petits trous qui sont à l'extrémité du bandage.

Ce fil retient plus surement la courroye que ne le fait le clou rivé qui est sujet à manquer. Ce même fil de léton est d'ailleur fort commode pour changer la courroye quand elle est usée.

Figure IV. — *A A A.* La garniture qui se rapporte et s'applique au bandage.

B. Fente par où l'on passe la courroye qui sort par une autre fente qui est au bout *C.*

D D D D. Attaches qui maintiennent la garniture en état autour du bandage et qui donnent la facilité de changer la garniture autant de fois que la propreté l'exige, en conservant le même bandage qui a toujours la même utilité, la même commodité et toutes les qualités qui le feront préférer par les personnes qui sont dans l'usage d'en porter par nécessité ou par précautions.

៛ 8. — BALIN (1768)

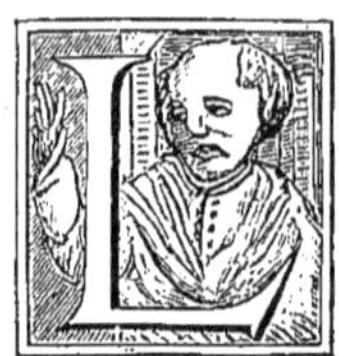'ART de traiter les hernies[1] par Balin, spécialiste herniaire renommé, ancien chirurgien militaire, reçu au collège de Chirurgie, adopte et préconise le bandage double brisé de Tiphaine. Balin proposa aussi un bandage assez pratique pour la hernie du trou ovalaire et fit, çà et là, d'intéressantes observations qui méritent d'être relevées, dans ces pages consacrées à la résurrection du passé.

Le bandage de Balin pour la hernie de l'estomac a le mécanisme du tourniquet inventé par le célèbre chirurgien Petit. Il consiste en deux plaques et une vis. La plaque supérieure est d'acier, à son centre se trouve une ouverture proportionnée au pas et à la grosseur de la vis qu'elle doit recevoir. Cette vis traverse l'autre plaque à la face interne de laquelle elle est rivée de manière à conserver toujours un mouvement circulaire. Cette dernière plaque est percée d'une infinité de trous qui donnent la facilité de la garnir mollement.

Aux deux parties latérales de cette plaque sont fixées deux bandes de fer et d'acier battues à froid et recouvertes de

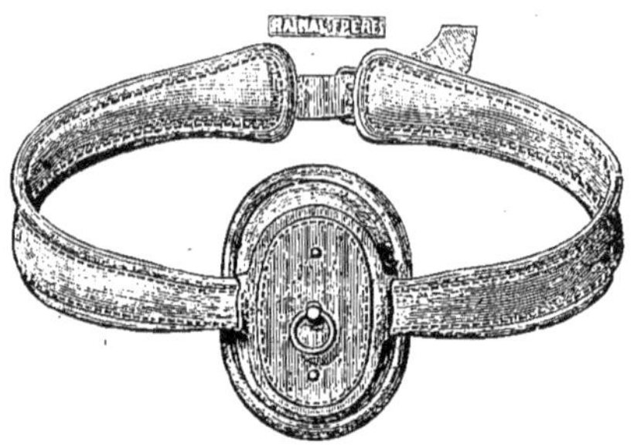

Fig. 1647.

toile fine et de chamois. On garnit la face interne d'une double ceinture de chamois matelassé de laine et qui doit excéder les bandes d'acier. Ces bandes seront plus minces et plus larges vers leurs extrémités qui laisseront postérieurement entre elles un espace de six travers de doigts et on les fixera par une boucle et une courroie. On voit que ce bandage a l'avantage d'être contentif ou compressif selon le besoin. Un autre avantage, c'est qu'au moyen des bandes d'acier il n'est pas susceptible de varier comme avec les ceintures ordinaires : ce qui m'a dispensé, ajoute Balin, de me servir du scapulaire.

VOICI QUELQUES AUTRES EXTRAITS DU LIVRE DE BALIN :

EXOMPHALE OU HERNIE OMBILICALE. — « Le bandage qu'on appelle simple consiste dans une plaque garnie de laine ou de coton et proportionnée au volume de la hernie. On y ajoute une ceinture composée d'une bande de cuir doublée d'une lisière de fort drap ou d'une bande de toile neuve et garnie de même que la pelote.

Cette ceinture est terminée par une courroie percée de plusieurs trous destinés à recevoir un crochet fixé sur la plaque. Pour empêcher la ceinture de se rouler, on y met transversalement d'espace en espace, entre la bande de cuir et celle de drap ou de toile, de petites bandes d'acier semblables à celles du ressort des montres. A

---

1. Paris, 1768, place de Grève, au coin de la rue de la Tannerie.

l'égard de la pelote, la forme qu'on lui donne tend le plus souvent à dilater l'ouverture que l'on veut fermer. Il n'y a d'autres moyens d'éviter cet accident qu'en pratiquant un bouton mollet et circonscript toujours plus large que l'ouverture de l'hernie et qui dans les différentes attitudes ne fasse pas de violences aux fibres musculaires ou aponévrotiques qui sont le seul point d'appui de cette partie.

C'est aussi pour cette raison que le bandage à ressort en spiral ou à boudin peut être infidèle et même nuisible en certains cas. Son défaut ne gît pas tant dans son

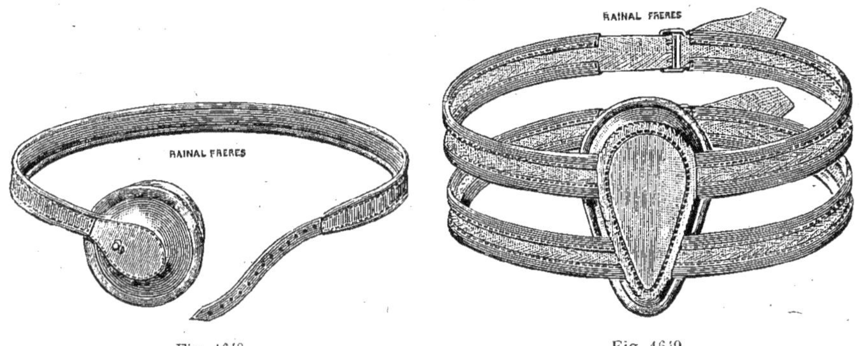

Fig. 1648.   Fig. 1649.

ressort que dans son application immédiate sur l'ouverture qu'il dilate en s'y introduisant. Si ce ressort se trouvoit entre deux plaques il pourroit avoir des avantages et serait presque toujours préférable au bandage simple ordinaire, en ce que la compression serait plus exacte, aussi facile et moins sujette à la dilatation qu'on lui reproche.

Pour cet effet il faut l'exécuter de la manière suivante :

La première pièce du bandage est une plaque d'acier, la seconde est un ressort en spiral dont le premier circulaire est fixé sur cette plaque. Ce ressort doit être en acier trempé plus ou moins élastique en raison de la force impulsive des parties échappées. La troisième partie est une autre plaque de liège d'une étendue et d'une forme convenable, c'est sur cette plaque que s'attache le dernier circulaire du ressort. Il faut se garder de donner aux plaques une figure quadrangulaire toujours inutile et souvent dangereuse.

Dans les personnes maigres j'ai réussi à empêcher la pelote de varier en lui donnant la configuration d'une gourde, fig. 1649, de manière que la partie supérieure se fixe par une ceinture et l'inférieure par une autre. Les personnes grasses et qui ont le ventre éminent se plaignent souvent de cette variation de plaque.

C'est un inconvénient qu'on évite par une ou plusieurs ceintures disposées en fourchette.

La grossesse, l'hydropisie, l'asthme, s'opposent souvent au succès et même à l'application des bandages ordinaires.

HERNIES DE L'AINE OU BUBONOCELLES. — Si la réduction n'est pas possible, il faut bien se garder d'employer d'autre bandage que le suspensoir. On sait dans ce cas et dans tous les autres quels accidents doivent résulter de l'application imprudente du bandage sur une tumeur herniaire. Lors même que la réduction est méthodiquement faite, si le bandage est trop serré, mal fait ou inégal, quels maux ne produira-t-il pas? Ce sont souvent ces sortes de bandages qu'il faut accuser seuls de ces maladies si ordinaires aux bourses et aux testicules.

Quand les hernies sont petites et immobiles, on laisse à la pelote une dépression capable de loger la tumeur, et d'en empêcher l'accroissement. La même maladie n'est pas toujours précisément accompagnée des mêmes symptomes ni des mêmes accidents. Et comme l'a fort bien remarqué Lequin :

Les hernies diffèrent entre elles comme les visages.

Le bandage de l'hernie inguinale est divisé en trois parties, savoir, son corps et ses deux extrémités.

Le corps est la pelote du bandage. L'extrémité qui est fixée à la pelotte s'appelle le col ; et l'autre extrémité la queue où s'attache la courroie.

Le bandage est composé d'une plaque à laquelle est contenu un cercle d'acier artistement fait et d'une bonne trempe. Il y en a qui préferent l'acier battu à froid. Ces bandages nouvellement fait ont une forme très élégante, mais à la suite, le cercle perd son élasticité au point de ne plus contenir l'hernie. Je ne sais si on doit faire plus de cas du fer et de l'acier melangés et battus à froid recommandés par Arnaud ; si la distribution du fer n'est pas égale dans tous les points du cercle, comme cela arrive souvent, ils finissent aussi par perdre leur ressort.

C'est pourquoi je m'en tiens le plus souvent au cercle d'acier bien trempé d'une souplesse et d'une élasticité convenables avec une inversion plus ou moins considérable, proche la plaque, selon le degré de compression que l'on veut donner au bandage.

La plaque doit être d'une forme ovale légèrement convexe extérieurement ;

C'est au centre de cette convexité que s'attache un crochet solidement rivé.

Il y a des cas où on est obligé d'en mettre deux, un pour attacher la courroie, l'autre pour le sous-cuisse. Ce dernier se place à la partie inférieure de la plaque afin d'empêcher dans certaïns mouvements, le bandage de remonter surtout dans les maigres. On garnit ensuite d'une toile fine et forte la totalité de la plaque.

Le bandage double diffère du simple en ce qu'il a deux pelotes sur l'extrémité antérieure du cercle elles sont et doivent être plus étroites au bord inférieur pour laisser la liberté du mouvement aux cuisses et aux parties qui se trouvent entre elles assez d'aisance pour qu'elles n'en soient point incommodées. Ces pelotes seront posées à une distance proportionnée à celle des anneaux ou à l'intervale de l'anneau et de l'arcade crurale du même coté ou du côté opposé quand ces maladies se rencontreront ensemble.

La forme et le volume de la pelote sont relatifs à l'ouverture qui donne passage aux differentes, portions et à d'autres circonstances particulières.

Le Bandage double à demi-corps a souvent de grands avantages dans les doubles hernies des aines. Ce bandage est en deux parties et c'est à proprement parler deux bandages fixés par derrière par une boucle et par devant par une courroie commune d'où résulte une facilité singulière de graduer la pression à volonté. Il est d'une grande utilité aux personnes qui ont les aines enfoncées, le pubis déprimé et les reins creux et profonds alors il est infiniment superieur au bandage double ordinaire.

On est souvent obligé de mettre un sous-cuisse pour empêcher le bandage de remonter.

Une chose assez rare qui devient cependant nécessaire à quelques personnes qui ont les hanches plates, c'est l'usage du scapulaire pour soutenir le bandage.

L'hernie d'épiploon n'est pas aisée à contenir quand elle est fort considérable.

Cependant quand elle est susceptible de réduction, elle l'est aussi d'être contenue.

Le bandage roide quand il est bien fait opère des merveilles, spécialement sur les grosses hernies de l'intestin.

Il ne cède pas facilement comme le bandage d'acier à la forte impulsion des parties et ne demande pas une compression si violente.

BANDAGE POUR LES ENFANTS. — Le bandage de futaine est presque toujours dangereux. Le bandage à ressort élastique est aussi doux, plus sûr et moins exposé à se salir quand on a soin de l'enduire de cire et de le placer sur un linge qu'on change de temps à autre.

HERNIE CRURALE. — A l'égard des bandages, toute leur différence se réduit à ce que leur courbure doit être plus proche du col du bandage que dans ceux de l'aine.

DE L'HERNIE DU TROU OVALE. — Le bandage applicable pour cette hernie a son point d'appui placé comme celui de l'aine autour du corps. On aura donc un cercle d'acier d'une force et d'une élasticité suffisantes pour porter une autre bande d'acier qui partira antérieurement du cercle où elle sera rivée, et tombera perpendiculairement jusque vis-à-vis le trou ovale, à cette extrémité se trouvera une pelote moulée à la forme de la partie. Cette bande élastique, tendant à se rapprocher sur elle-même, opérera le degré de compression nécessaire pour maintenir l'hernie. Le bandage se recouvre et se garnit comme les autres le plus mollement qu'il est possible ; et sur la face externe de la pelote se trouve un crochet pour recevoir l'extrémité d'un sous-cuisse qui part du cercle du bandage postérieurement. On peut composer la pelote de deux plaques traversées d'une vis, servant à graduer la pression à volonté.

Ce mécanisme est à peu près celui du bandage à ressort de M. Pipelet le jeune.

HERNIE DU PÉRINÉE. — Je crus qu'une simple pelote adaptée par des sous-cuisses remplirait mon objet, c'est erreur.

Il est certain que presque toutes les attitudes du tronc sur les cuisses font varier le périnée. Il était donc nécessaire de trouver un ressort qui fit suivre à la pelote toutes ces situations, de manière qu'elle conservât constamment le degré de compression suffisant pour contenir les parties avec exactitude.

Je trouvai ce moyen dans le mécanisme des jarretières à ressort. Voici comment je l'exécutai.

Je fis construire une plaque ovale échancrée latéralement pour permettre le rapprochement des cuisses ; elle était garnie de laine et recouverte de chamois. Des deux angles obtus antérieurs de cette plaque partaient deux sous-cuisses qui venaient aboutir de chaque côté à deux ressorts fixés sur la ceinture et, postérieure aux deux autres angles étaient fixés deux sous cuisses dont les deux chefs libres venaient s'attacher à des boucles posées sous cette ceinture. »

§ 9. — J.-L. PETIT (1750)

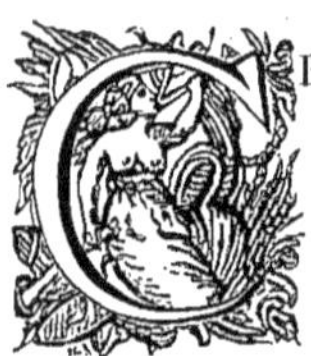

E GRAND chirurgien n'a apporté aucune modification aux bandages en usage à son époque (1750) ; il se servait indistinctement du bandage en fer mou et de celui à ressort élastique. Nous reproduisons ici quelques modèles que nous avons trouvés dans son *Traité des maladies chirurgicales*[1].

« Le bandage qui convient pour les hernies est connu de tout le monde, dit-il. C'est celui qu'on appelle Brayer : il est composé d'une ceinture, d'un sous cuisse et d'une pelote. Comme il y en a de plusieurs sortes, j'en donne la description ci-après (fig. 1584). La figure N° 1 de cette planche représente un bandage pour la hernie inguinale. *AA* est la pelotte couverte de chamois, vue du côté interne, qui appuie sur l'anneau. *BCDE* est le circulaire fait d'une bande de fer recouverte de chamois et auquel on remarque deux charnières : il se termine par une courroie percée de plusieurs trous pour être fixée par un crochet de fer *G*, marqué sur la face extérieure de la pelote, et sur laquelle on voit deux petites anses en point noué *I* sous lesquelles on passe les bouts de la courroie. *L*, morceau de chamois attaché à la partie supérieure de la pelote et flottant sur la surface externe. »

(Ce bandage était en fer mou assez semblable à celui de Blégny, il entourait les trois quarts de la circonférence du bassin.)

« La figure N° 2 représente le bandage en raquette dont l'écusson *AA* est recouvert d'une simple toile. *BCDE* est le circulaire couvert de chamois ; *FF*, la courroie de cuir percée de plusieurs trous pour être fixée par un crochet situé sur la face extérieure de la pelote et dans l'angle où elle est unie au circulaire ; *III*, les deux anses en point noué.

La figure 5 représente le bandage à cuillère dont la pelote *AA* est creuse dans son centre ; *BCDB* est le circulaire ; *FF*, la courroie ; *G*, le crochet placé au milieu de la pelotte, à l'extérieur ; *IIIL*, les anses à point noué.

La planche (fig. 1585) représente le bandage élastique de M. De Launay. Fig. N° 1. *AAA*, ceinture d'acier à ressort avec sa garniture de chamois, retenue sur la ceinture par plusieurs bandelettes qui l'entourent ; *BB*, la pelotte vue du côté interne ; *C*, la même pelotte vue du côté externe et sur laquelle est une anse ou bride par dessous laquelle passe le bout de la courroie.

La figure N° 2 représente le bandage nud et sans garniture. *AAAA* est le circulaire élastique au bout duquel il y a deux trous pour y attacher la courroie ; *B*, la platine nud avec deux crochets, vue du côté externe ; *B*, la même figure N° 5 vue du côté interne ; *C*, seconde platine (fig. 2) dont la queue entre et passe dans la première

---

1. *Traité des maladies chirurgicales et des opérations qui leur conviennent.* Ouvrage posthume de M. JEAN LOUIS PETIT, de l'Académie royale des Sciences et de la Société royale de Londres, ancien directeur de l'Académie de chirurgie, censeur et professeur royal des Ecoles etc., à Paris, chez P. Fr. Didot le jeune, libraire de la Faculté de médecine, quai des Grands-Augustins, 1774.

platine à telle proportion et distance qu'il faut pour porter sur l'un et l'autre anneau dans les cas de deux descentes; il y a sur sa surface externe une anse d'acier et un crochet pour laisser passer et fixer la courroie. D est une vis qui retient la seconde platine sur la première par un trou qui y est pratiqué en forme d'écrou.

Figure 3. *AAAA* est la garniture du bandage, qui n'est recouvert à l'extérieur que

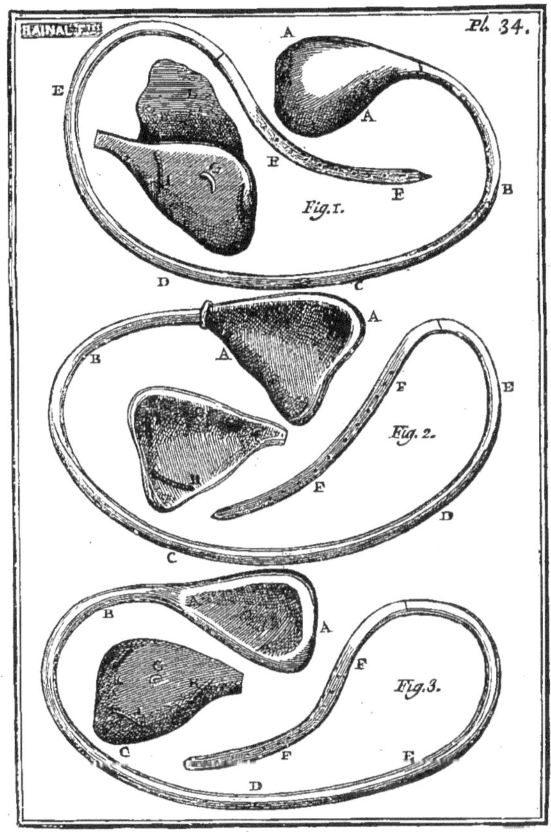

Fig 1584.
Brayers ou bandages pour maintenir les hernies réduites.
(J.-L. Petit. 1774.)

par cinq ou six bandelettes ou attaches qui l'y retiennent, de sorte que, n'étant qu'une sorte de foureau, on peut le changer quand on veut.

BANDAGE POUR L'EXOMPHALE. — Dans la planche figure 1586, la première figure représente le bandage pour l'exomphale. *AAA* est une large plaque quarrée et garnie, du milieu de laquelle s'élève une pelotte *B* qui appuie sur l'ouverture ombilicale. *CCC*, morceau de chamois attaché à la partie supérieure de la plaque et flottant sur sa surface externe. *DD*, deux courroies formant deux branches, l'une supérieure et l'autre inférieure, qui passent dans deux brides, sont retenues par un crochet et dont l'extrémité passe ensuite sous une grande anse *BB* de la figure N° 2.

Ces deux branches se réunissent pour former un circulaire *EE*, et forment ensuite deux autres branches *FF*, ou courroies, dont les extrémités *GG* s'attachent ainsi que les précédentes sur l'autre côté de la plaque.

La Figure N° 2. Le même bandage vu du côté externe.

La Figure N° 3. Bandage simple. *AA*, la pelote: *BCIII*, le circulaire. *FFF*, les

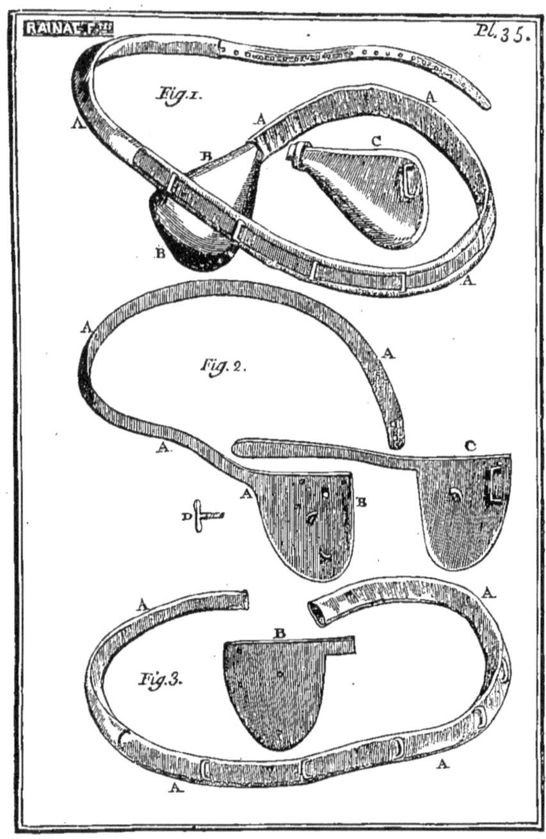

Fig. 1585.
Bandage élastique de M. De Launay.

trois brides sous lesquelles passent la courroie *K*. *G*, le crochet où elle s'attache. *DDD*, le sous-cuisse fait d'une bande de toile ou de futaine.

Au commencement de notre siècle, on a trouvé différents moyens, non seulement pour s'opposer à l'augmentation des hernies qui ne rentrent point, mais pour agir et comprimer imperceptiblement, par des forces graduées, lesquelles, sans blesser les parties renfermées dans la tumeur, les font insensiblement rentrer dans le ventre. On conçoit bien que l'écusson de ces nouveaux brayers n'est point garni d'une pelote saillante; au contraire cette pelote est creuse et nous les appelons bandages à cuillère (fig. 1584, fig. N° 3). Dans un autre modèle, le bord de l'écusson n'est qu'un cercle, un triangle ou un ovale d'acier fort mince, dans l'intérieur duquel on a cousu une toile plus ou moins tendue et couverte de chamois, et ceux-là s'appellent brayers en raquette (fig. 1584, fig. N° 2). On serre la ceinture et le sous-cuisse du premier bandage, avec beaucoup de précaution, de jour en jour, à mesure que la tumeur diminue, mais autant que le malade peut la supporter sans en être incommodé. A l'égard du bandage en raquette on se comporte à peu près de même; on voit

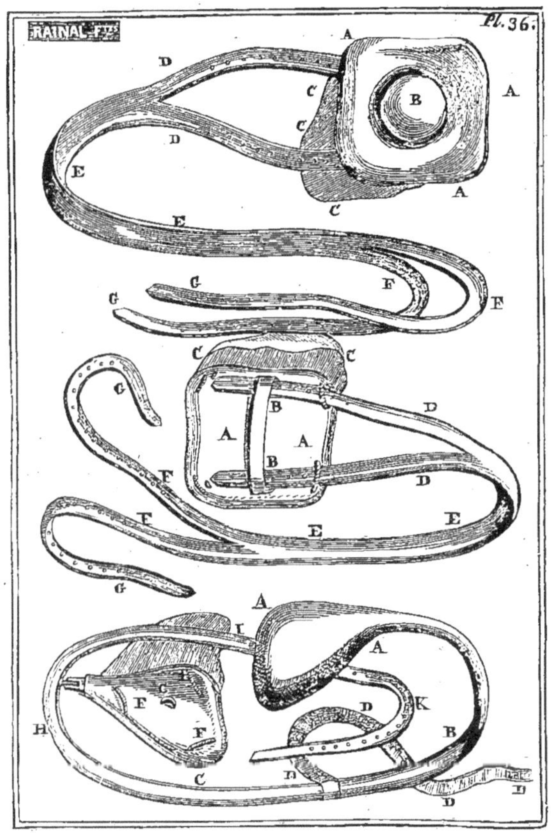

Fig. 1586.
Bandage pour l'exomphale (J.-L. Petit. 1774).

chaque jour que la toile qui était plane, obéit et devient creuse. Pour expliquer la manière dont ces bandages agissent pour réduire les hernies, il est bon de rappeler ici les causes qui empêchent les hernies de rentrer; on sent bien qu'il n'est pas ici question de l'étranglement; car il n'y a point de doute qu'il est suffisant pour empêcher les hernies de rentrer : les autres causes qui peuvent s'opposer à cette réduction sont les adhérences, le volume et l'accroissement des parties dans le sac. Quand on est parvenu à réduire la tumeur on se sert du brayer simple (fig. 1586, fig. N° 3); pour bien réussir, il est essentiel de ne serrer le bandage que fort à propos ».

§ 10. — FOUJOLS (1771)

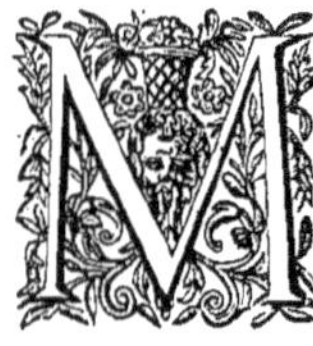

FOUJOLS, docteur de Montpellier, ci-devant médecin et chirurgien-major de la 1ʳᵉ compagnie des mousquetaires à Paris, ne mérite pas l'oubli où le tiennent les biographes. Contrairement à l'avis des plus grands chirurgiens de son temps, il était partisan du bandage double sur deux branches différentes.

On rencontre encore le bandage à une branche dans les campagnes : il est même généralement vendu par les pharmaciens.

Foujols nous apprend aussi que, de son temps, les bandages coûtaient fort cher.

« On a payé, dit-il, jusqu'à présent, les bandages bons ou mauvais, depuis douze jusqu'à quarante-huit livres et davantage. Ce taux m'a paru beaucoup au-dessus de la fortune d'un grand nombre de particuliers de la capitale et surtout des provinces ; j'ai cru qu'il importait non seulement d'en faire fournir gratuitement aux pauvres, mais encore de réduire le prix des bandages simples à huit livres, celui des bandages doubles et du nombril à douze livres. »

Au sujet de l'exercice de la profession, Foujols s'exprime ainsi : « On reçoit des experts pour les hernies, auxquels il est expressément défendu de prendre le nom de chirurgien herniaire : il me semble qu'il aurait été plus avantageux au public et plus beau même pour la chirurgie d'honorer de ce titre quelques-uns des plus instruits de ces messieurs, pour n'en plus recevoir par la suite qui ne le méritassent. »

Son ouvrage[1] ne contient aucune figure. Il s'y déclare partisan du bandage à ressort de pendule de l'horloger Blackey.

§ 11. — L'ARQUEBUSIER MORIN (1771)

MORIN, arquebusier de Grenoble, essaya, en 1771, de reproduire l'ancien bandage dur et de le faire passer pour un instrument de nouvelle invention. De dur et cassant qu'était le fer à bandage, il le rendit mou, mais il resta toujours fragile et c'était le moindre de ses défauts. Il imagina de faire la pelote en bois et à cric tournant sur son axe. Tronchin, le plus célèbre médecin de cette époque, s'était, paraît-il, muni de ce bandage, en prévision de hernies à venir !

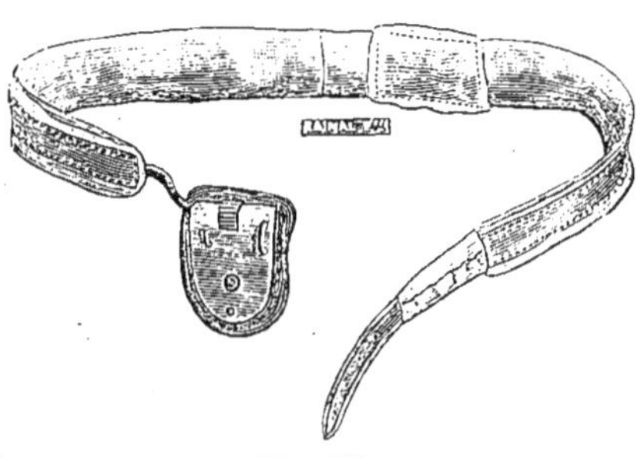

Fig. 1769.

L'idée de la pelote à cric était, du reste, assez ingénieuse : elle avait pour effet

<hr>

1. *Avis au peuple sur les hernies et descentes.* — En vente chez l'auteur, rue Saint-Thomas du Louvre, hôtel de la Prévôsté, vis-à-vis l'Église, chez Valade, imprimeur, rue des Noyers, vis-à-vis Saint-Yves, chez Méquignon aîné, libraire, rue des Cordeliers, vis-à-vis Saint-Côme (1771).

de faire appuyer le bas de la pelote contre la branche du pubis. Malheureusement, ce déplacement de la pelote permettait à la hernie de s'échapper. Le système Morin fut repris plus tard presque au commencement de notre siècle, par un nommé Gontard : il est maintenant tout à fait abandonné.

§ 12. — DIONIS (1777)

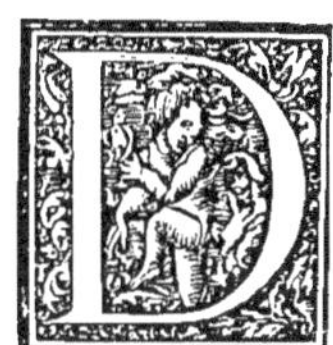
DIONIS, le premier chirurgien de Mmes les Dauphines, employait aussi le bandage en fer mou. Il considérait de Blégny comme un vulgaire charlatan et prit comme fournisseurs habituels Lequin et son neveu. Dans son *Cours de chirurgie démontré au Jardin Royal*[1], Dionis conseillait l'adjonction aux bandages des substances astringentes et recommandait l'emplâtre de Mlle Devaux, approuvé par le roi.

Dionis employait, pour les enfants du premier âge, le spica de l'aine, après application préalable d'un emplâtre. « Aux enfants plus âgés, qui commencent à courir, il faut, dit-il, un bandage plus ferme. On se sert pour lors de celui avec champignon (fig. H...) (ainsi appelé parce que la principale pièce du bandage a la figure d'un champignon) et qui est fait de bois de poirier ou de buis. On applique le dos de ce champignon justement au droit de la descente, où il est arrêté par un circulaire fait de toile ou de futaine, auquel tiennent deux branches d'une étoffe aussi ferme, qui passent entre les cuisses et les bourses pour l'empêcher de remonter. Si la descente était double, on mettrait un second champignon, qui serait arrêté de la même manière que celui-ci.

Ceux qui sont plus forts et qui agissent beaucoup ont besoin d'une bande qui contienne encore mieux et qui a fait inventer les bandages d'acier qu'on appelle brayers (fig. I...).

Ils sont faits d'un cercle d'acier forgé, battu et aplati, qui environne les trois quarts du corps, et dont l'extrémité, qui doit peser sur la descente, est allongée en bas en forme d'écusson ; et c'est de là que son nom est tiré. Ce cercle est garni de coton enfermé dans du chamois, de crainte qu'il ne blesse. Au défaut de ce cercle, qui n'achève pas le tour du corps, il y a une courroie percée de plusieurs trous pour s'attacher à l'écusson. Au derrière du bandage on coud une branche faite de toile double qui, passant entre les cuisses et les bourses, vient s'attacher à l'écusson de même que la courroie.

Plusieurs gens à Paris s'occupent uniquement à la cure des hernies et à la fabrique de ces bandages ; ce qui les fait appeler chirurgiens herniaires. On les reçoit à Saint-Côme, où ils sont obligés de faire une espèce de chef-d'œuvre avant que de pouvoir travailler pour le public ; il y en a de très habiles, à qui même beaucoup de chirurgiens s'adressent pour ces sortes de bandages.

---

1. A Paris, chez la veuve d'Houri, imprimeur de Mgr le duc d'Orléans, rue Saint-Séverin, près la rue Saint-Jacques, 1777.

De ces bandages il s'en trouve dont l'écusson est plus large, et d'autres dont il est plus long; les premiers sont pour ceux qui sont gras et les seconds pour les personnes maigres, quelques-uns ont un double écusson (fig. K...) pour les malades affligés d'une descente de chaque côté. Enfin il y a de ces bandages qui sont brisés par le moyen de deux ou trois petites charnières qui leur permettent de se plier, comme ces demi-aunes que les marchands portent dans leur poche (fig. L).

On a inventé de nos jours une espèce de brayer, qu'on appelle bandage à ressort, parce qu'on a attaché à l'écusson un ressort qui pousse le coussin contre la partie sur laquelle il est posé. C'était le nommé Blégny qui s'en disait l'inventeur. »

EXPLICATION DE LA PLANCHE (Fig. 1587) POUR LES HERNIES. — *A*, Rasoir pour raser le malade s'il avoit du poil *B*, Morceau de cuir qu'on coupe en triangle pour l'accommoder au pli de l'aine; *C*, Compresse de même figure mais un peu plus grande parce qu'il faut qu'elle déborde toujours l'emplâtre; *D*, Bande d'environ quatre aunes de long et large de deux doigts faite de toile; *E*, Pelote à épingles; *F*, Bande roulée à deux chefs de six aunes de long et large comme la première pour faire le bandage double inguinal; *G*, Bandage du champignon, bandage ainsi appelé parce que la principale pièce du bandage a la figure d'un champignon *H*, qui est fait de bois de poirier ou de buis; *I*, Bandage d'acier qu'on appelle brayer pour un seul côté; *K*, Bandage à deux écussons, pour les malades affligés d'une descente de chaque côté; *L*, Bandage brizé pour mettre à la poche; *M*, Bistouri droit; *N*. Feuille de myrte dont le bout est en déchaussoir; *O*, Aiguille droite; *P*, Aiguille courbe enfilée d'un fil d'or *Q*; *R*, Pince pour tourner le fil d'or; *S*, Tenaille incisive pour couper les extrémités du fil; *T*, Aiguille courbe enfilée d'un gros fil de chanvre bien ciré; *V*, Petite compresse sur laquelle se lient les deux bouts du fil.

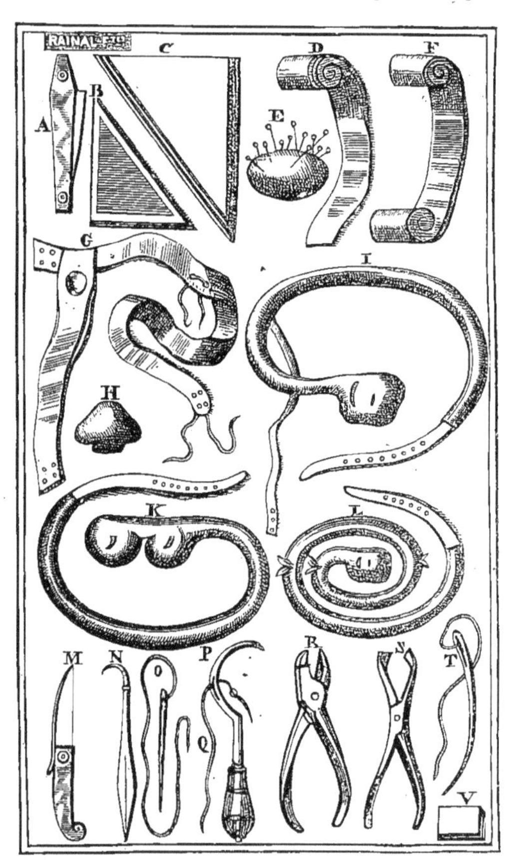

Fig. 1587.

« C'est une erreur de croire, ajoute Dionis, que les hernies ou descentes sont des maladies nouvelles; car si l'on entend dire communément qu'elles étaient autrefois inconnues, et que ce n'est que depuis quelques années qu'on voit tant de gens en être affligés, ce n'est pas qu'elles ne fussent connues du chirurgien, mais c'est qu'on prenait bien soin de les cacher, et que la plupart de ceux qui avaient des descentes n'en informaient personne. Mais depuis qu'on a inventé des bandages fort commodes pour repousser les parties dans leur lieu naturel, et surtout depuis que M. le prieur de Cabrières est venu à la cour proposer son remède qu'il disait infaillible, ceux qui, avant ce temps-là, cachaient ces maux, n'ont plus fait scrupule de les montrer dans l'espérance d'être guéris.

HERNIES CHEZ LA FEMME. — « Les hernies des femmes demeurent ordinairement dans l'aine ; quelquefois elles descendent jusque dans l'une des lèvres de l'orifice externe, étant toujours causées par des efforts, comme celles des hommes. On les guérit aussi par les mêmes remèdes et par le bandage, excepté que celui d'acier ne leur convient pas, et qu'on se sert du bandage à champignon.

« Après la guérison de la plaie, à la suite de la cure radicale, Dionis recommande judicieusement de faire porter un bandage pendant deux ou trois mois, pour prévenir le retour de la hernie : « Avec cette précaution, il n'y a, dit-il, plus de descente à craindre de ce côté-là, parce que la cicatrice retient les boyaux et l'épiploon dans leur place. Il est peut-être prudent de porter ce bandage plus longtemps, suivant les circonstances[1]. »

1. *Mémoires de l'Académie Royale de chirurgie.* Tome IV, page 322.

§ 13. — CAMPER (1774)

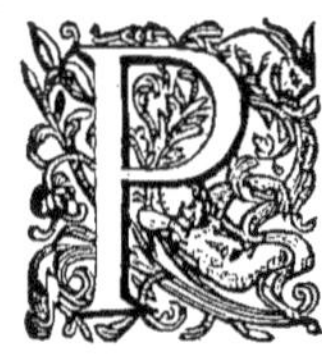ETER CAMPER dont l'invention est décrite au tome V des *Mémoires de l'Académie de chirurgie* (1774). Elle rencontra, malgré les critiques amères de Juville, de nombreux partisans. Il en existe encore de nos jours. D'ailleurs, en 1809, l'illustre Scarpa se chargea, de main de maître, de venger le maître chirurgien hollandais des attaques passi nnées auxquelles son ressort avait été en butte. Malgaigne s'est assurément trompé en lui préférant le bandage anglais.

Pour nous, une pratique étendue nous a démontré, aujourd'hui, que le bandage Camper, rendu élastique par une bonne trempe, est le seul capable de maintenir toute hernie un peu volumineuse. Le bandage de Camper n'est, d'ailleurs, que le perfectionnement de celui de de Blégny, et il est probable que, sans ce dernier, il n'eut jamais vu le jour.

Laissons parler l'auteur :

« A peine fus-je établi professeur de médecine, d'anatomie et de chirurgie, à l'université de Franeker, vers la fin de l'année 1749, que plusieurs personnes attaquées de hernies demandèrent mon secours. Je fis venir des bandages d'Amsterdam ; mais outre l'inconvénient d'être d'un prix trop considérable pour le commun des citoyens, ils étaient très souvent mal construits, et on ne pouvait en faire usage.

Je recommençai alors à manier le marteau et la lime que j'avais abandonnés depuis longtemps : je battis des lames et formai des pelotes ; imitant aveuglément la forme et la figure des bandages fournis par les principaux constructeurs.

En 1760, je me mis de nouveau à étudier la théorie des bandages avec plus de suite et d'application. Le cercle de Blégny fait d'un fer double me parut d'autant plus utile qu'il fait le contour du corps entier.

Le grand défaut de la plupart des ressorts vient de ce que le cercle d'acier est trop court et que dans plusieurs il y avait un pli ou coude auprès de l'écusson comme il est représenté figure 4, *A, D, E*, et dans l'oplomchlion de Fabrice d'Aquapendente. Ce coude fait remonter la pelote. Pour remédier au défaut d'étendue du cercle d'acier il fallait trop serrer la courroie, ce qui écorchait la hanche du côté sain d'une façon presque insupportable aux malades. Pour corriger l'autre inconvénient, il fallait un sous-cuisse qui incommodait plus souvent plus que la descente et qui, allongé par l'usage, laissait presque toujours passer la hernie.

J'ai tracé *A, B, D, E*, figure 5, qui représente le cercle d'acier du bandage pour pouvoir juger de son action quand il est appliqué. Je remarquai d'abord que le cercle devait entourer plus que le grand diamètre *B, D*, c'est-à-dire plus des trois quarts.

Supposons que dans la figure 4, *A, B, F*, soit un bandage droit, appliqué suivant la disposition naturelle ; il serait passé obliquement et retenu par l'extrémité postérieure de l'os des îles en *B*, passant le point *c*, qui fait le milieu entre le grand trochanter *a*, et le bord des os des îles *b*, figure 5. Cette obliquité ferait avec la ligne horizontale *h, i*, figure 6, un angle de 20 degrés plus ou moins, quand la plaque est jointe au cercle perpendiculairement comme *F*, *A*, *B*, surtout quand on donne quelque obliquité à la pelote.

La ligne *F*, *A*, répondrait aussi au bas-ventre et l'action de la pelote porterait sur l'anneau *H*. Si le bas-ventre est fort gros, on peut repousser la platine un peu en dedans, en *A*, *f*, puis elle répondra à l'obliquité *f*, *g*. Je pense qu'il ne faut jamais donner une bosse ou éminence pointue à la pelote suivant la théorie d'Ulhoorn, comme *A*, *B*, *C*, figure 8, car plus la surface de la pelote est égale et unie, et mieux elle retient l'intestin ; elle peut aller en deçà et en delà de l'anneau, comme il arrive nécessairement quand on marche sans qu'elle cesse d'appuyer sur l'anneau. Mais

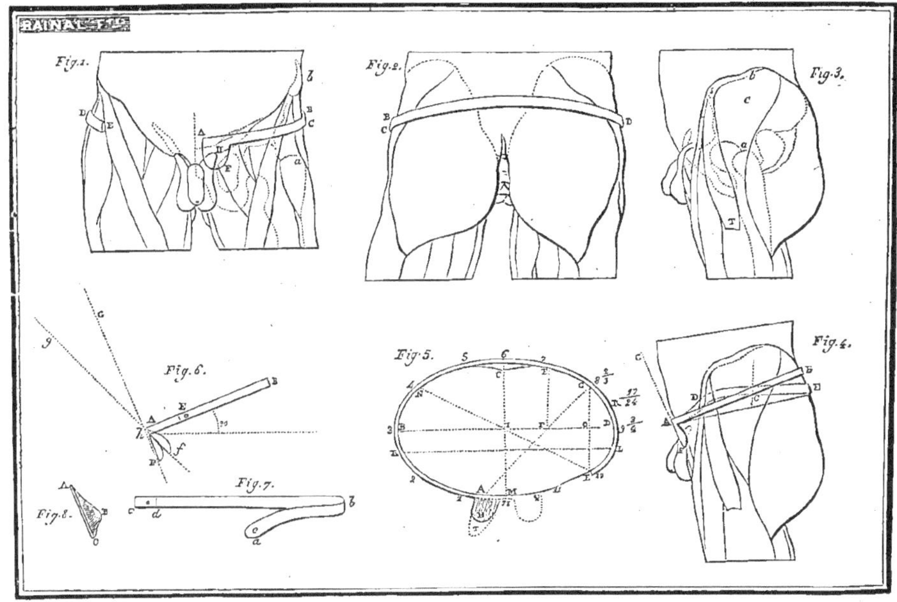

Fig 1620

quand elle forme une pointe *B*, la moindre action du corps la dérange et la descente reparaît sur-le-champ. Les personnes maigres doivent porter une pelote longue, plate et triangulaire comme *A*, *T*, fig. 5.

La première et la seconde figure de la planche 1620 font voir un bandage appliqué sur le corps d'un homme et son obliquité tant par devant que par derrière.

Les femmes ont le trochanter plus éminent.

Pour les bandages cruraux, la différence ne doit pas être que dans la pelote. Elle sera oblongue, à peu près comme je l'ai représentée figure 7, *A*, et n'aura guère plus d'un pouce de largeur.

La pelote pourtant tient mieux quand la platine est portée un peu en bas comme *a*, *c*, car alors la partie antérieure du bandage *a*, *b*, répond mieux à l'obliquité du ligament de Poupart ».

Camper veut que la ceinture du bandage ait au moins les 5/6 de la circonférence du bassin ; qu'elle ne soit point coudée ; que la pelote soit sur le même plan qu'elle, et que l'instrument, suffisamment matelassé, ne soit point enveloppé de cuir ni par une étoffe de coton ; car ces deux substances sont bientôt imprégnées des liquides que le corps exhale, mais bien par de la peau de lièvre brun, qui, d'après Heister, se conserve beaucoup mieux que celle de tout autre animal : elle lui paraît d'ailleurs préférable à celle du lièvre blanc. Pour appliquer ce bandage, on ne doit point écarter brusquement ses deux extrémités, car, autrement, on lui ferait perdre son élasticité. C'est pour obvier à cet inconvénient qu'on le passe par les pieds du malade, ou bien qu'on embrasse les cuisses au-dessus des genoux. Après quoi, on le fera glisser horizontalement de bas en haut, pour appliquer la pelote du brayer sur l'anneau inguinal.

(Il est bon de remarquer que le ressort de ce bandage n'était pas trempé, c'était une pièce de fer sans élasticité : la pression n'était obtenue que grâce à l'épaisseur de l'acier.)

ÉDITION DE SOEMMERRING[1]. — Cette planche (fig. 1590) représente les bandages les plus usités, les appareils non encore décrits par les chirurgiens her-

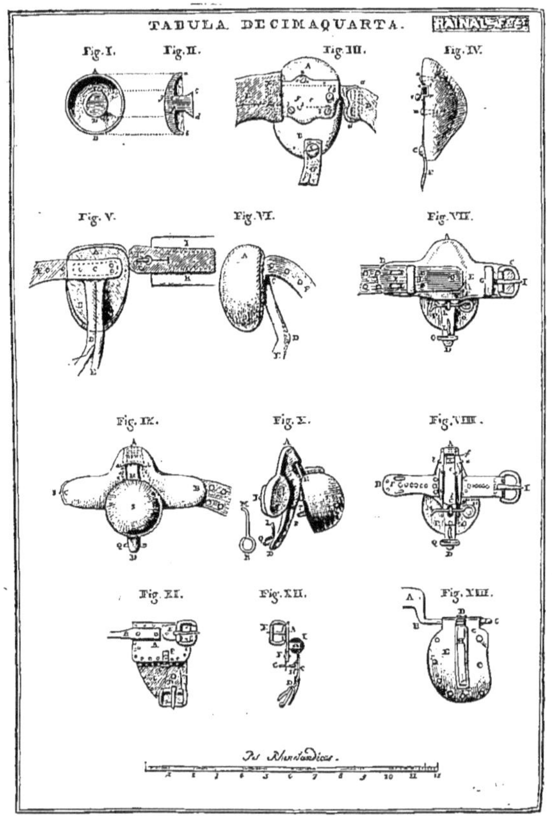

Fig. 1590.

niaires. Je n'ai pas voulu donner le croquis de tous, parce que de Blégny, Petit, Heister et d'autres les ont, et de la façon la plus précise, décrits et dessinés. Je les ai représentés en figures moitié de la grandeur naturelle.

1. Pétri-Campéri Icones Herniarum Editae a Sam. Thom. Soemmerring. Francofurti ad Moenum apud Varrentrapp et Wenner. 1801,

Figures I et II. — L'ivoire, le buis ou tout autre bois constitue la matière première de la pelote arrondie et délicatement travaillée en surface quelque peu plane *A B a g b*. Elle est concave à la surface extérieure *a e f b*. Elle est munie d'un bouton engagé à son pied sur le parcours qui se trouve entre les deux points *C* et *D*, *c* et *d*. Le bandage est construit d'un double élément en cuir, laine, ou autre matière molle semblable. A chaque extrémité est pratiquée une fente ou ouverture grâce à laquelle le bouton *e f c d* peut à sa base exercer une pression fixe.

Se trouve encore jointe une autre bande, qui monte par la région de l'aine, est également percée d'un trou, qui permet au bouton d'augmenter encore la puissance et la fixité de sa pression. Avec cet appareil, un sujet obèse, dont j'ai décrit la hernie, paraissait avoir réduit son infirmité de la façon la plus heureuse.

Je l'ai vu appliqué et je l'ai appliqué moi-même avec succès sur un cavalier.

Figures III et IV. — Le bandage est construit avec une pelote de bois ou de liège.

A B. La pelote de bois dont la forme et l'épaisseur sont représentées de côté, dans la figure IV; *C*. La vis maintenant la bande *F*, qui se développe sur la région inguinale; *E D*. La ceinture, dont la branche *E* est cousue à une lame de cuivre *p q*, qui se réunit à la pelote et est fixée par trois vis d'acier *l m n*.

L'autre branche est solidement cousue à une autre pièce d'acier *a b c d*, armée de dents entre *b* et *e*.

Il y a également une tige de fer *e g* munie d'un crochet de fer et d'un petit bouton de cuivre.

Cette tige, mobile sur l'axe *g*, est pressée en haut par le ressort *h i k*.

Le ressort a une base solide non seulement à l'axe *h*, mais encore au point *i*, où il s'appuie sur une plaque d'acier. Pour que cette tige de fer à dent puisse être plus puissamment mise en exercice, une coulisse quadrangulaire de cuivre, figure IV *o t v e*, répondant à la longueur et à l'épaisseur de la tige, à quatre points *o o* (je n'ai pas indiqué les lettres du dessous), cette coulisse, dis-je, est maintenue à ces quatre dits points par une petite plaque.

De cette façon le brayer se ferme et s'ouvre facilement, à volonté, lorsqu'on presse sur le petit bouton *e*, mobile dans l'ouverture pratiquée sur la lame de cuivre.

Figures V et VI. — Bandage plus simple, ayant une pelote plus arrondie et munie d'un ressort. Il se compose d'abord d'une plaque d'acier, de grandeur *A B*, percée de trous sur les bords. A cette plaque est adapté un ressort droit, de longueur *C D*, dans un angle *D C B*, figure VI, plus grand ou plus petit, selon le volume varié de la tumeur. Un crochet de fer ou d'acier *G K*, figure V, s'incorse au point supérieur et latéral, directement tourné vers la ligne blanche. La ceinture *F G K* est confectionnée en cuir de Turquie. Elle est munie d'une fente et d'un trou, au point *G* où vient s'adapter le crochet.

§ 14. — RAVATON (1776)

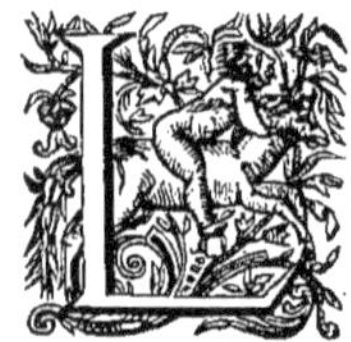 E CHIRURGIEN-MAJOR Ravaton indique quatre espèces de hernies :

1° Celles où l'intestin rentre facilement;

2° Celles où les adhérences empèchent la réduction;

3° Celles où l'intestin rentre dans le canal de celui qui lui est contigu;

4° Celles qui sont accompagnées d'étranglement.

On remédie, dit-il, à la première espèce de hernie dans quelque endroit du ventre qu'elle soit placée en faisant rentrer l'intestin et en appliquant par-dessus un

EXPLICATION DE LA PLANCHE 1565

Fig. 1565.

bandage convenable. Les hernies des enfants et celles des jeunes gens guérissent par l'application exacte et continue nuit et jour des bandages herniaires[1].

Figure I. — Vue des deux plaques assemblées.

1. *Pratique moderne de la chirurgie*, par M. RAVATON, chirurgien-major de l'hôpital de Landau, inspecteur des hôpitaux de Bretagne, chevalier de Saint-Roch et pensionnaire u Roi. — Paris, chez Vincent, imprimeur-libraire, rue des Mathurins, hôtel de Clugny (1776).

Figures II et III. — Vue des deux plaques en profil par rapport à l'élévation du ressort.

Figure IV. — Vue des deux plaques en perspective.

Figure V. — Vue du bandage fini et du bombage de la pelote.

Figure VI. — Vue du dessus du bandage et de ses boutons olivaires.

B B. Ceinture du tour du corps; *A A.* Sous-cuisse.

Ce bandage est composé de deux lames de fer battues à froid. Ces deux plaques sont unies à leur partie supérieure par une charnière et écartées l'une de l'autre par un ressort qui est cloué au milieu de la partie postérieure supérieure de la plaque antérieure.

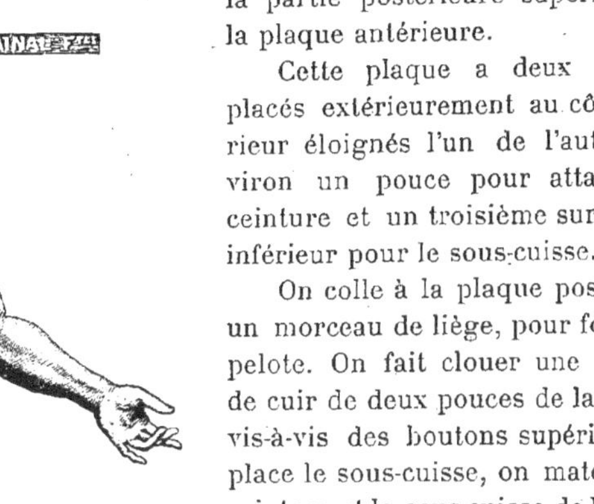

Cette plaque a deux boutons placés extérieurement au côté supérieur éloignés l'un de l'autre d'environ un pouce pour attacher la ceinture et un troisième sur le bord inférieur pour le sous-cuisse.

On colle à la plaque postérieure un morceau de liège, pour former la pelote. On fait clouer une ceinture de cuir de deux pouces de la largeur vis-à-vis des boutons supérieurs, on place le sous-cuisse, on matelasse la ceinture et le sous-cuisse de lisière et on couvre le tout de peau de chamois. On doit sentir que ce bandage étant bien appliqué et suffisamment serré doit contenir la hernie dans quelque posture qu'on soit, aussi parfaitement et aussi également que si on y appliquait la main parce que le ressort agit toujours avec une force égale (Ce genre do bandage entre dans la catégorie des bandages à ceinture molle, il servit de type au bandage appelé Franc-Comtois employé encore dans les prisons au commencement de notre siècle).

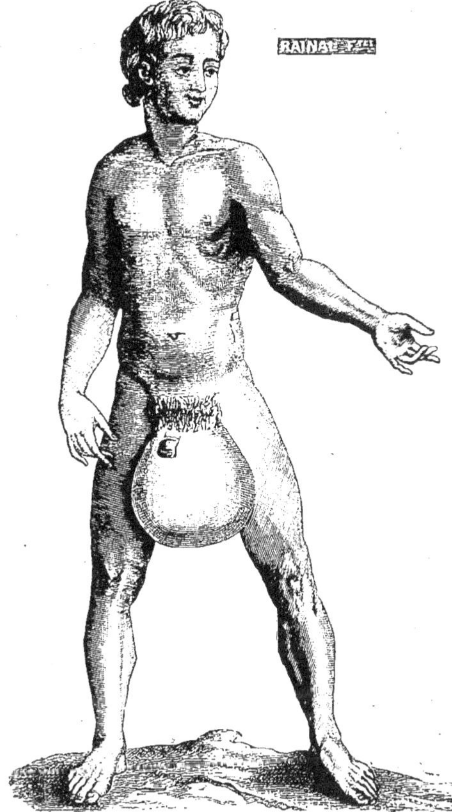

Fig. 1612

SARCOCÈLE. — Le sarcocèle des bourses présente une surface tout à fait irrégulière; le testicule en est toujours séparé, au moins dans son commencement Lorsque ces maladies ont acquis un grand degré, que le cordon spermatique est fort gonflé et que les vaisseaux de la circonférence de la tumeur sont nombreux et variqueux, il y aurait de l'imprudence d'entreprendre aucune opération. Dans ce cas il faut se contenter d'employer des suspensoirs de cuir doux, bien faits, qui, en supportant la tumeur, empêchent que son poids n'incommode le malade, auquel on conseille de vivre de bons aliments, d'éviter les fatigues et toutes sortes d'excès.

§ 15. — GARENGEOT (1740)

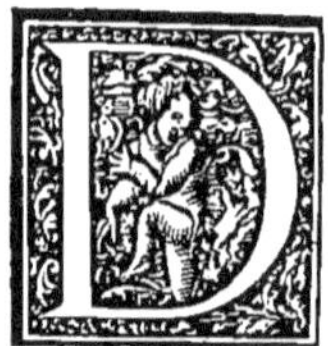

DANS son *Traité des opérations*, Garengeot, qui s'est occupé spécialement des hernies et qui était fort habile opérateur, n'a donné aucune indication spéciale sur la construction des bandages[1].

Comme il appelait souvent Arnaud en consultation, il est à supposer qu'il employait, pour ses malades, les appareils dont se servait ce dernier dans son chapitre : « Des signes prognostics des hernies ».

Garengeot dit que les signes prognostics se doivent tirer de l'âge du malade et de la nature de la descente. Si on tente la réduction à une jeune personne, et qu'elle réussisse, on peut promettre la guérison, en se servant de bons bandages, mais si le malade passe 25 à 30 ans, le bandage sert plutôt à supporter la maladie qu'à la guérir radicalement.

« Quand on a eu le bonheur d'obtenir la réduction, on s'en apperçoit, dit-il, par le bruit que fait l'intestin en rentrant. Les douleurs que le malade ressentait à la tumeur cessent et les autres symptômes diminuent peu à peu. Après cette heureuse réussite, le chirurgien doit faire en sorte de refermer le trou par où les parties sont sorties : c'est pourquoi il doit appliquer à l'endroit où était la tumeur plusieurs compresses graduées. Si les personnes sont plus avancées en âge et qu'elles ayent besoin d'agir, on leur met après qu'on s'est servi quelque temps du bandage dont nous venons de parler, d'un bandage en acier.

Le choix des bandages d'acier ou plutôt de l'artiste qui les fabrique n'est point une chose indifférente : les bandages mal faits ou bien faits étant toujours la cause ou du bon ou du mauvais succès de l'opération. C'est ce qui me fait conseiller aux chirurgiens qui ont réduit quelques hernies, d'adresser leurs malades à des gens qui entendent bien et la fabrique des bandages et ces sortes de maladies, parmi lesquels MM. Arnaud et Rousilhe, nos confrères, sont connus pour des plus adroits et des plus expérimentés. »

A propos des hernies mal contenues et qui avaient provoqué des accidents d'étranglement, Garengeot s'exprime ainsi : « Il n'est pas encore difficile de conclure que tous ces accidents n'ont été causés que par un mauvais bandage et, comme parmi les artistes qui s'adonnent à leur fabrique, il y en a beaucoup qui n'ont pas toutes les connaissances nécessaires pour les rendre parfaits et savoir bien réduire les parties déplacées avant de faire l'application de leur bandage, il s'ensuit qu'il peut, actuellement, y avoir des femmes, et peut-être des hommes, qui, portant des bandages, sont dans le cas d'avoir de semblables accidents. »

Cette phrase est, hélas ! encore bien vraie de nos jours.

---

1. *Traité des opérations de chirurgie.* Fondé sur la mécanique des organes de l'homme et sur la Théorie et la Pratique la plus autorisée, par RENÉ JACQUES CROISSANT DE GARENGEOT, Maître ès Arts en chirurgie, Demonstrateur Roïal en matière chirurgicale et membre de la société Roïale des Sciences de Londres. — A Paris, rue Saint-Jacques, chez Huart, Librairie Imprimeur de Monseigneur le Dauphin. — A la justice.

§ 16. — GEOFFROI (1778)

OURNISSEUR de bandages pour les hôpitaux, reçu au collège de Chirurgie, Geoffroi fut plutôt un mécanicien habile qu'un bandagiste proprement dit : il se singularisa par quelques inventions dont il n'est rien resté. Sa théorie des déplacements du bandage dans les divers mouvements du corps est une futilité. Il a imaginé le bandage divisé en deux à la partie appuyant sur le sacrum : la graisse, chez les obèses, et la saillie des vertèbres, chez les gens maigres, devaient se loger entre ces deux branches et cela dans l'intention d'empêcher le bandage de glisser. Enfin son dernier bandage d'essai ou *éprouvette*, comme il l'appelle, fut présenté à l'Académie des sciences en 1776.

Cette invention bizarre consiste en un bandage dont la pelote est munie de trois pointes aiguës en forme de langue de serpent, au moyen desquelles le malade peut juger facilement quelle est celle qui le pique le plus dans les diverses attitudes où il se trouve !

Il obtint de l'Académie où il exposa son système avec planches à l'appui, une approbation de six pages in-4°. Les membres de la Commission nommée par ladite Académie concluaient en disant : « Que ces mémoires avaient paru dignes, non seulement de l'approbation de l'Académie des sciences, mais de l'impression dans le Recueil des savants étrangers. Le rapport était signé *Leroy, Sabatier, Tenon.* »

En publiant ces bandages sous leur véritable nom d'auteur, nous avons voulu détruire une légende qui attribuait à Tenon ce malheureux essai à langue de serpent. Geoffroi (qui s'entendait fort à la réclame) n'avait-il pas donné le nom de « bandage de Tenon » à cette invention ridicule, qui rappelait par certains côtés la fameuse ceinture de Pascal ? La grande mémoire de ce chirurgien doit être innocentée à cet égard : Tenon s'occupa surtout d'hygiène et principalement de la réforme des hôpitaux, sur laquelle il publia un rapport remarquable en 1788. Il laissa, en outre, un grand nombre de mémoires d'anatomie et de chirurgie. Rien, dans ces nombreux travaux, n'a rapport aux bandages herniaires. C'est donc gratuitement que Geoffroi a pris le nom de cet illustre chirurgien pour faire, comme nous disons aujourd'hui, une réclame à son fameux bandage *d'essai*.

Voici, d'ailleurs, un long extrait du livre de Geoffroi : *Mémoire sur les bandages propres à retenir les hernies*, dans lequel on examine en détail les défauts qui les empêchent de remplir leur objet, par M. Geoffroi reçu au collège de chirurgie, etc., Paris, 1778, chez Panckouke, hôtel Thou, rue des Poitevins, et chez l'auteur, place du Collège des Quatre-Nations.

« Dans la flexion du corps, les pelotes s'éloignent plus ou moins, suivant les circonstances ; dans la situation horizontale, l'écartement est encore plus considérable, parce qu'alors l'affaissement des parties occasionne un plus grande vide....

Je passe aux corrections propres à remédier aux trois déplacements de la pelote et à l'empêcher de remonter ou de descendre. Comme la pelote remonte plus souvent qu'elle ne descend, et que ces deux déplacements se corrigent l'un comme l'autre, c'est au premier que j'applique mes moyens.

EXPLICATION DE LA PLANCHE 1621. — Cette planche contient deux bandages. Les figures 1, 2 et 3 représentent le bandage d'épreuve. Les figures 4 et 5 représentent le bandage qui sert à remédier aux déplacements du corps.

Figure 1. — Plaque du bandage d'épreuve vu du côté antérieur; *A B C*. Les têtes des trois vis qui traversent les trois cylindres et la pelote du bandage représenté

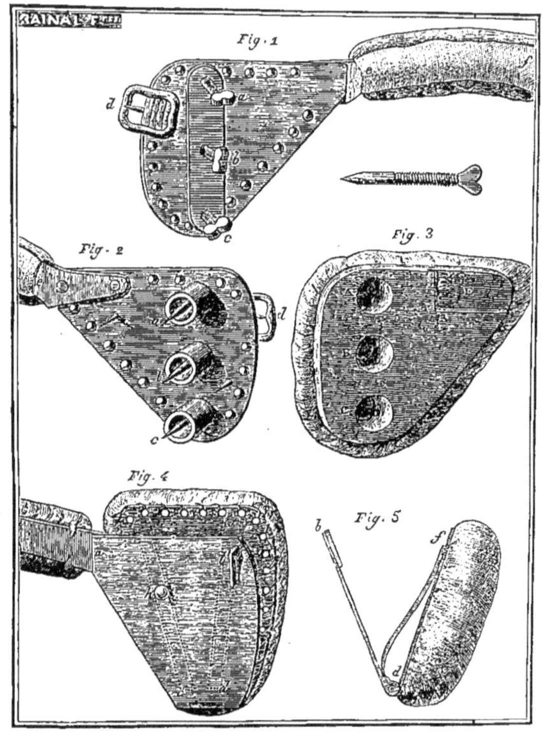

Fig. 1621.

figure 5; *D*. Boucle où va se fixer la courroie du bandage; *E F*. Portion du cercle revêtu de sa garniture.

Figure 2. — La même plaque vue du côté opposé.

A. B, C. Les pointes des trois vis qui traversent les cylindres rivés à la platine; *D*. Portion de la boucle; *E*. Collet du cercle auquel la plaque est fixée par deux rivets.

Figure 3. — La pelote du bandage vue du côté qui touche à la plaque.

A, B, C. Les trois trous qui reçoivent les trois cylindres représentés dans la figure précédente; *E*. Entaille pour recevoir le collet du cercle.

Figure 4. — *A, B, C, D*. Platine antérieure et fixe.

C, D. Charnière qui joint les deux plaques; *E, F*. Partie supérieure de la platine postérieure et mobile; *B*. Passant sous lequel s'engage la courroie du bandage; *H*. Bouton pour accrocher la courroie.

Figure 5. — Profil du même bandage.

B, D. Plaque fixe; *F', D*. Plaque mobile revêtue de sa pelote; *F, D*. Est aussi un des deux ressorts qui font ouvrir la plaque.

PLANCHE 1622. — Pour remédier à ce vice, je me sers d'un barillet avec son ressort tel que ceux que les horlogers emploient à l'exception du rocher, que l'on peut cependant ajouter si l'on a besoin d'augmenter ou de diminuer la force du

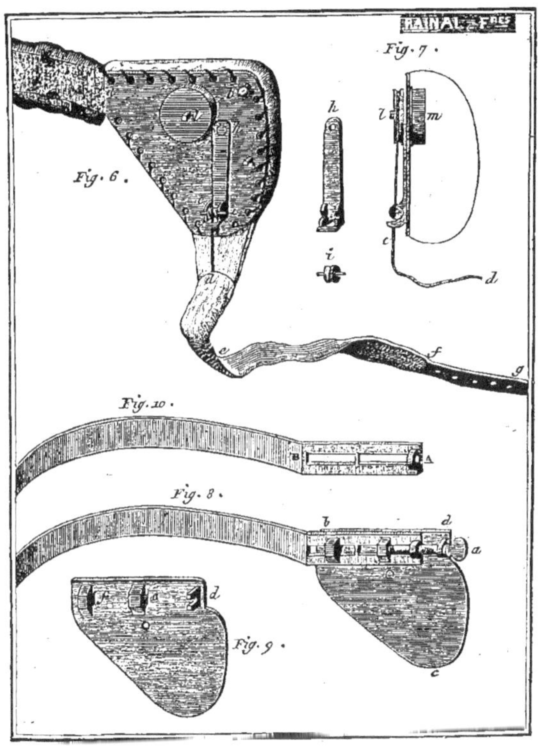

Fig. 1622.

ressort, ce barillet qui est caché en partie dans l'épaisseur de la plaque, près de son bord supérieur est couronné par une longue poulie fixée sur son arbre.

A côté est une bascule presque de la longueur de la plaque; cette bascule, fixée à la partie supérieure par une vis à tête perdue ou fraisée, est revêtue à sa partie inférieure d'une chappe qui longe une petite poulie posée sur champ et maintenue par une goupille qui traverse la chappe.

Cette bascule n'étant fixée à sa partie supérieure que par une vis qui ne gêne point ses mouvements, elle a la liberté de parcourir presque un demi-cercle sur la plaque vers sa partie inférieure.

Une corde à boyau qui part de la grande poulie sur laquelle elle fait un tour vient gagner la bascule, et après avoir parcouru sa longueur vient passer sur la deuxième poulie pour sortir par un petit trou fait à la chappe, et ensuite être fixée par plusieurs points d'aiguille à l'un des bouts du sous-cuisse. Pour empêcher le frottement des vêtements de nuire à l'action du ressort, toute cette mécanique est recouverte par une lame d'acier très mince qui s'ouvre à charnière.

EXPLICATION DE LA PLANCHE 1622. — Figure 6. — *A, B, C*. La platine ou plaque du bandage vue du côté antérieur; *H, I*. Bascule qui se termine à sa partie inférieure par une chappe dans laquelle est placée la petite poulie; *L*, La grande poulie d'où part la corde à boyau; *L, C, D*. Qui s'attache au sous-cuisse, *D, E, F, G*.

Figure 7. — Profil de la plaque et de la garniture de la pelote.

L. La grande poulie; *M, L*. Barillet qui renferme un ressort; *C*. Partie inférieure de la bascule ou chappe qui contient la petite poulie; *L, C, D*. La corde de boyau.

Entre ces deux figures on a représenté séparément la bascule *H, I*, et au-dessous la petite poulie.

Figure 8. — *B, C, D*. La plaque du bandage monté sur son cercle.

A. Tête de la vis de rappel qui fait avancer ou reculer la plaque.

Figure 9. — La même plaque séparée de son cercle.

D. Entaille qui reçoit le collet de la vis; *E, F*. Les deux tenons ou conduits à chapeaux qui traversent la portion du cercle qui est fendu.

Figure 10. — Portion de cercle séparé de la plaque.

A. Trou taraudé qui reçoit la vis de rappel; *A, B*. Les fentes ou coulisses qui reçoivent les conduits à chapeaux de la figure précédente; *B, C*. Portion de cercle du bandage.

A l'égard du troisième déplacement de pelote, dans lequel cette partie se porte en avant, pour y remédier, je fais usage d'une vis de rappel, qui par la plus petite gradation ramène la pelote vers l'os des îles au point désiré.

Cette même vis, agissant dans un sens contraire, porte aussi la pelote en avant, c'est-à-dire vers le pubis, ce qui peut devenir très utile dans plusieurs circonstances.

Par exemple, si un malade dans un état de maigreur porte un bandage dont les rapports soient parfaits et dont la juste application produise l'effet qu'on en attend, si, dis-je, ce malade vient à prendre de l'embonpoint, alors le bandage éprouvera nécessairement un déplacement parce que le volume de la graisse, qui recouvre les hanches, éloigne en proportion la pelote du pubis; dans ce cas la vis de rappel servira à rapprocher la pelote et à épargner les frais d'un nouveau bandage, qui sans ce moyen deviendrait indispensable.

Comme ce vice est essentiel, qu'il cause de la douleur, donne prise aux ceintures de culottes, et dispose le bandage à se déplacer, je crois pouvoir y remédier en faisant le cercle en deux parties suivant la longueur jusqu'à la portion qui embrasse la hanche, à laquelle ainsi qu'au collet je laisse toute la force.

Ces deux lames plus étroites et plus flexibles acquièrent la facilité de mieux s'appliquer à la région lombaire, leur écartement leur permet de s'insinuer, surtout chez les personnes maigres, entre les éminences saillantes des vertèbres, où elles trouvent un point de résistance qui les empêche de glisser. Sur les malades replets, elles s'impriment plus facilement dans les graisses et y restent fixées avantageusement.

Enfin le bandage conserve la même réaction et ce qui n'est pas indifférent, c'est que chacune de ces lames armée d'une courroie peut agir séparément ou ensemble suivant qu'il est nécessaire. Ces deux courroies arrêtées à deux crochets qui sont rivés sur la plaque assujettissent beaucoup mieux le bandage; celle d'en bas surtout paraît augmenter la pression de la partie moyenne de la pelote (effet qu'une seule ceinture ne produit pas).

Quant au déplacement qui se fait sur la partie du cercle qui embrasse la hanche et y cause une douleur très vive on y remédie quelquefois en y substituant au bandage coudé, un collet droit dont la lèvre inférieure se rejette en dehors, et qui, en partant de la plaque, ait une légère disposition à remonter sur la hanche.

PLANCHE 1623. — Cette planche contient deux bandages propres à remédier aux déplacements du cercle.

Figure 11. — *A*, *B*, *D*, la platine rivée au cercle *E*, *F*, *G*, *H* : *G*, *H*. La queue du cercle qui est séparée en deux. *C*. Deux boutons rivés sur la plaque et destinés à fixer les courroies.

Figure 12. — *A*, *B*, *C*, la plaque assemblée en *C* avec le cercle *C*, *D*, *E*, par une rivure qui lui permet de tourner en haut ou en bas, selon que l'on tourne le pignon placé sur l'extrémité du cercle.

Figure 12. N° 2. — La plaque du bandage précédent, séparée de son cercle *A*, *B*, *C*, la plaque, *C*, trou de la rivure qui sert de centre de mouvement et est aussi

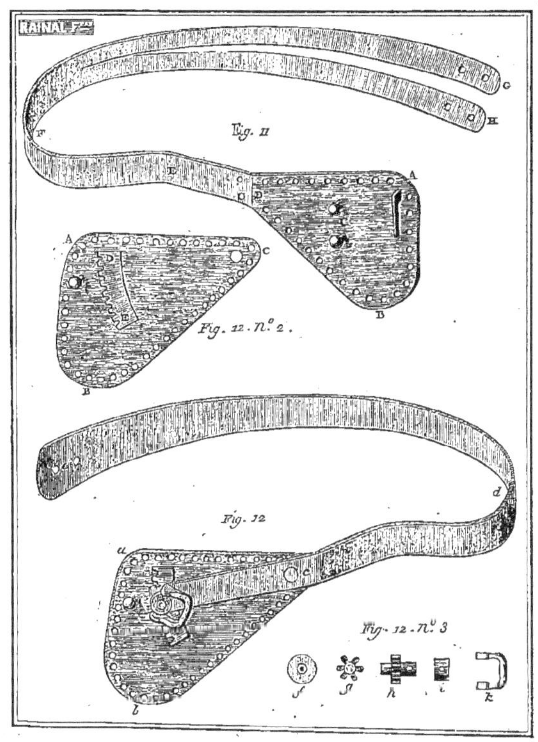

Fig. 1623.

le centre de la fente *D*, *E*, dentée intérieurement pour engrener un pignon de six ailes qui est au-dessous de l'extrémité du cercle.

Figure 12. N° 3. — Développement du pignon et des pièces qui en dépendent.

F. Rondelle de cuivre qui se place sur la tige du pignon et derrière la plaque, après que celui-ci est placé dans la fente dentée, cette rondelle est fixée par une goupille ; *G*. Le pignon, vu en plan ; *H*. Le pignon, vu en profil, on y distingue les deux tiges et les trous dont elles sont percées pour recevoir les goupilles ; *J*. Virole de fer qui se place sur la longue tige du pignon après qu'elle a traversé de dedans en dehors le trou du cercle destiné à la recevoir ; *K*. Boucle ou belière qui embrasse la virole et est traversée ainsi que la tige du pignon par une goupille.

PLANCHE 1636. — Cette planche contient un bandage auquel on a réuni les quatre principales corrections et les développements nécessaires.

Figure 13. — Le bandage vu par sa partie antérieure A, B, C. La plaque du cercle recouverte en partie par une pièce qui renferme la mécanique relative au sous-cuisse; B. Corde de boyau qui s'attache au sous-cuisse; D, E. Partie de la platine mobile à laquelle s'attache la pelote comme dans les fig. 4 et 5 de la planche 1621; E, F, G, H. Le cercle à deux queues dont les courroies viennent s'attacher aux deux boutons que l'on voit sur la pièce qui couvre la mécanique figure suivante.

Figure 14. — La platine du cercle ou platine fixe, vue à découvert, ainsi que la platine du sous-cuisse A, B, C. La plaque A, B. La bascule dans la poulie de laquelle

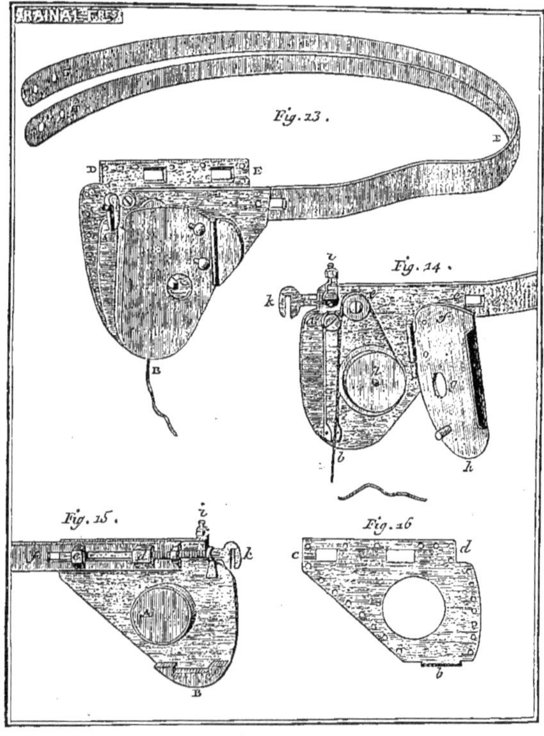

Fig. 1636.

passe la corde de boyau comme dans le premier bandage de la planche 1622; D. La grande poulie placée plus bas que dans la planche 1622 (fig. 6), à cause que la mécanique plus compliquée exige une poulie de plus; E. La moyenne poulie ou poulie de renvoie; F, G, H. Couverture de la mécanique; I. Crochet qui arrête la tête K de la vis de rappel, après qu'elle est ployée comme dans la figure précédente.

Figure 15. — La plaque fixe, vue du côté opposé, et séparée de la plaque mobile ou plaque de la pelote.

B. Un des côtés de la charnière qui assemble les deux platines; A. Le barillet dont le ressort communique le mouvement à la grande poulie placée de l'autre côté de la plaque; K. La tête de la vis de rappel flexible par son collet pour être arrêtée par le crochet J; D, E. Conduits à chapeaux sous lesquels coule la portion de cercle F que ces conduits traversent.

Figure 16. — La plaque mobile ou plaque de la pelote, vue du côté auquel cette garniture doit être attachée.

D, E, le haut de la platine ; *B.* charnon qui est reçu entre ceux de la figure précédente.

PLANCHE 1624. — M. Geoffroi savait que M. Lequin employait le fil de fer tel qu'il sort de la filière, il a suivi d'abord le même procédé, et après plusieurs essais dont il

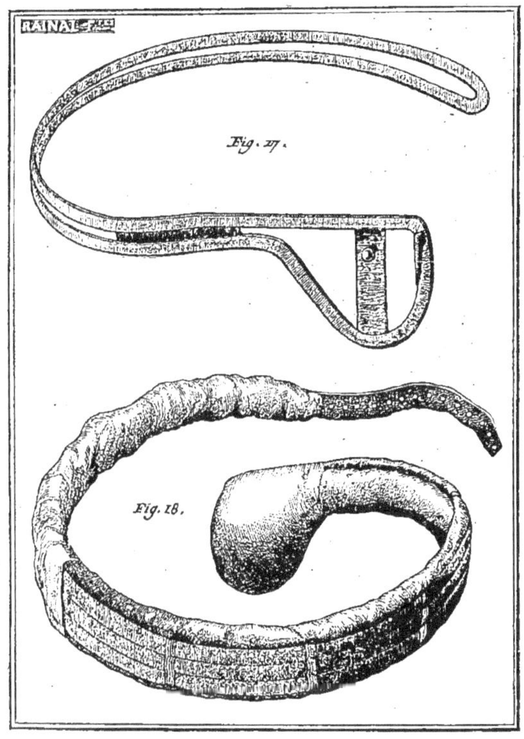

Fig. 1624.

n'eut pas lieu d'être satisfait, il comprit qu'il n'obtiendrait aucune réaction tant que le fil de fer conserverait sa rondeur et qu'il ne soit pas écroui à cet effet, en forgeant un peu le fil de fer, puis le battant à froid pour l'aplatir en l'écrouissant, il est parvenu à le rendre propre à remplir son objet ; sa réaction est parfaite, il croit même qu'il est susceptible d'acquérir plus de ressort que le fer en lames.

Cette planche contient deux bandages de fil de fer écrouis pour leur donner du ressort.

Figure 17. — Bandage simple à deux branches non garni.

Figure 18. — Bandage simple à trois branches revêtu de sa garniture. Toutes les figures gravées aux deux tiers de nature.

§ 17 — JUVILLE (1786)

E *traité des bandages herniaires* du chirurgien herniaire Juville[1] est, à coup sûr, le meilleur du xviiie siècle. Observateur et artiste, il sut perfectionner la trempe, courber les ressorts au collet des pelotes, etc., etc. Il eut le tort de dédaigner le bandage double de Tiphaine pour adopter celui à branche unique, qui ne vaut rien.

Juville n'admettait pas la pelote allongée en forme de bec de corbin, prétendant que le point d'appui sur la branche horizontale du pubis était désastreux. « Si quelque chose, dit-il, est capable de prouver que l'art herniaire reste encore en arrière, c'est la longueur démesurée qu'on donne communément aux pelotes à bandages, qui portent sur l'os pubis. Ce défaut, si capital, est si généralement mis en usage, qu'il y a lieu d'être surpris qu'il existe encore. »

Juville se trompait, Arnaud, Richter, et plus tard Astley Cooper, démontrèrent victorieusement que, pour oblitérer à fond l'orifice du sac herniaire, il faut appliquer le bandage, non seulement sur l'ouverture inguinale, mais encore sur celle à travers laquelle s'engage le cordon spermatique, de manière que la pression porte à la fois sur l'anneau abdominal et sur le canal inguinal.

La théorie des pelotes elliptiques, reprise plus tard par Malgaigne, obligeait à employer des ressorts à pressions énormes, pour contenir certaines hernies de volume moyen.

Juville critique aussi à tort une amélioration apportée à la construction du fer à bandage, et qui consistait à rendre le ressort plus épais près du collet, pour, allant en diminuant vers la queue, donner à cette partie postérieure du ressort une grande flexibilité; en cela, il se trompait encore complètement, cette disposition étant reconnue aujourd'hui d'une importance capitale dans la fabrication de ces appareils.

Suivant en cela l'exemple donné par Richter, il se refuse absolument à employer le bandage de Camper. Juville semble être le premier qui ait construit un bandage de forme spéciale applicable pour la hernie crurale ; avant lui, le bandage inguinal pour la hernie crurale était seul employé.

La courbure qu'il a donnée à son ressort n'était pas, d'ailleurs, celle adoptée de nos jours ; au lieu de couder le ressort près du collet, comme cela se fait actuellement[2], l'obliquité était obtenue dans toute la longueur du ressort. C'est aussi ce moyen qu'employait[3] Camper : il ne se distinguait du ressort inguinal que par le collet, qui était plus court et par une inflexion sur toute la longueur du ressort.

Juville, dans sa VIIIe observation, sur une hernie entérocèle étranglée avec inflammation et déchirement du pilier interne de l'anneau ; après avoir réduit, dit-il, avec beaucoup de difficulté, cette hernie de la grosseur d'un œuf de poule, s'exprime ainsi : « On voit par là que la hernie par rupture a quelquefois lieu, et plus souvent qu'on ne le pense. J'en ai vu un assez grand nombre pour en être convaincu, et je l'ai

1. Paris Imprimerie Belin 1786.
2. Voir Livre II : *Aujourd'hui.*
3. Camper. Cité par Jalade-Lafond, figure 1556.

expérimenté moi-même, non pas que j'aie reçu des coups violents, ni des plaies pénétrantes, ni par excès de colère, ni par étranglement, mais par d'autres efforts violents et réitérés (la constipation, sans doute). Nos anciens maîtres n'étaient donc pas si mal fondés de donner aux descentes le nom de *ruptures*. »

« Je portais un bandage, ajoute-il, et au bout d'un an, j'ai été guéri radicalement. » (?)

Juville était un véritable artiste, aimant profondément son métier. L'édition de son livre est remarquable par les gravures, qui représentent d'une façon fort exacte les bandages décrits dans le texte. Il n'a pas eu (comme quelques-uns de ses contemporains) la manie de vouloir guérir les hernies chez les adultes par l'emploi de ses bandages. Il s'est guéri lui-même, dira-t-on. Mais on peut considérer son cas comme une grâce d'état tout à fait exceptionnelle.

LONGUEUR DU FER A BANDAGES. — Quoique, dit Juville, la longueur du fer à bandage au demi-cercle, déjà indiquée pour les hernies, soit toujours relative à la circonférence du bassin, on peut établir pour principe, que cette longueur, qui se mesure depuis le clou à crochet de l'écusson jusqu'au bout de l'extrémité postérieure du fer, doit être environ d'un trentième en sus de la moitié de la circonférence, ou d'un quinzième en sus, en mesurant le fer d'une extrémité à l'autre, de façon que si le bassin a une circonférence de trente-quatre pouces, le fer à bandage mesuré de la première manière doit avoir dix-huit pouces de longueur environ.

FER A BANDAGE INGUINAL. — Ce fer à bandage (fig. 1552) représente une partie de la circonférence du bassin avec ses courbures, ses sinuosités, ses dimensions, etc., en observant qu'il faut que le bord inférieur de ce fer soit un peu

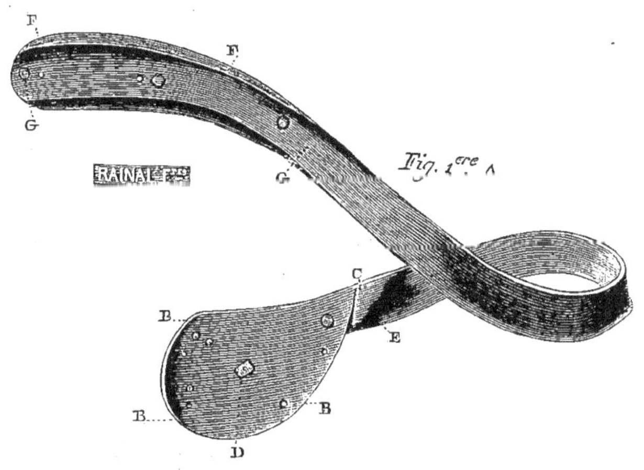

Fig. 1552.

plus évasé que le supérieur dans presque toute la circonférence, à cause de l'épaisseur des muscles que cette partie du bandage recouvre. Le diamètre près de sa partie antérieure à la postérieure doit être relatif à la corpulence du sujet; celui de trois pouces et demi ou quatre pouces dans son repos suffit pour un homme maigre ; ce diamètre peut être augmenté jusqu'à six pour les sujets musculeux et gras, ainsi que pour les femmes, dont le bassin est généralement plus arrondi, plus grand.

Le fer à bandage inguinal simple, tourné de cette manière est percé de trous à chacune de ses extrémités, on lui donne la trempe, ensuite on assujettit à l'extrémité antérieure, et en dedans de ce fer une plaque ou écusson de tôle, fixé à goupilles rivées (fig. 1552, lettre A), de deux pouces et demi de long, suivant la longueur du fer, et d'un pouce neuf à dix lignes de largeur. Pour le former, on doit supposer un carré long, dont on arrondit trois de ses angles *B, B, B*. On laisse subsister le quatrième *C*, et on plante au milieu un clou à crochet, la pointe en bas, dont on voit la rivure *D*. Cet écusson, auquel on a conservé un de ses angles, qui est aigu, a alors une forme irrégulièrement conique, dont la pointe du cône est vers le fer, et forme corps avec la partie *E*, courbé en dedans. Cette courbure en entorse doit donner à la partie inférieure de l'écusson une inclinaison rentrante en dedans, en s'éloignant de neuf à dix lignes de la perpendiculaire. L'écusson qui forme la charpente de la pelote doit être légèrement concave à la face interne comme on l'a déjà dit et percé de quatre petits trous. Par cette direction, l'écusson, couvert de la pelote, a une action compressive et ascendante qui s'oppose à l'action descendante et à l'impulsion des parties qui forment la hernie pour rendre l'extrémité postérieure de ce fer plus douce, il y a une légère et mince bande de tôle *FF*, de quatre pouces de long sur seize lignes de large, fixée au moyen de trois goupilles rivées, les bords de cette bande doivent être rabattus et aplatis en dehors et le bout circulaire; les trois derniers pouces vers l'extrémité de cette partie du fer sont destinés à former le point d'appui sur toute la surface de l'os sacrum. L'espace de quatre pouces de cette extrémité, *GG*, forme une ceinture douce, afin que la lisière que l'on y coud corresponde directement au clou à crochet de l'écusson pour y être fixée au moyen de la courroie qui la termine.

Pour monter ce fer (fig. 1546) et faire un bandage, il faut façonner un morceau de liège relatif à la forme des parties que la pelote doit recouvrir. La face interne de

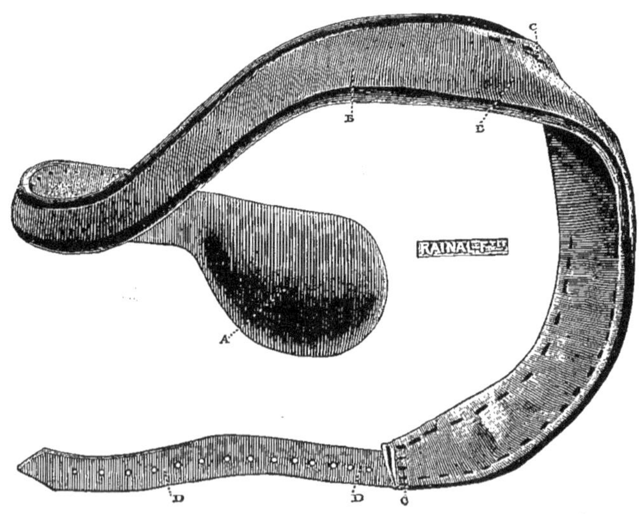

Fig. 1546.

ce liège sera le plus souvent plus ou moins concave, mais la largeur ne doit jamais excéder deux pouces. Ce liège aura dans son milieu et à son bord inférieur, deux ou trois lignes d'épaisseur et diminuera sensiblement en talus vers sa partie supérieure où cette épaisseur sera réduite à une ligne. C'est ce liège qui détermine la forme de la pelote. On la forme ainsi, afin que cette partie ne porte jamais sur l'os pubis, on le couvre de toile pour être solidement cousu sur l'écusson au moyen des trous placés sur la plaque. Ensuite on le couvre de même à sa face externe, ainsi que le fer jusqu'à son extrémité postérieure, où l'on coud aussi avec solidité aux deux trous qui s'y trouvent, une bande de cuir ou une lisière de drap de la largeur d'un pouce ou de deux travers de doigt, pour achever le contour du bassin. Si c'est une lisière, on y coud au bout une bande de cuir longue de sept à huit pouces, percée de dix trous pour fixer le bandage au clou à crochet qui se trouve planté sur l'écusson. Le fer préparé de cette manière, on forme la pelote qui doit être plus plate que bombée, avec un mélange de laine et de crin ; après quoi, on le couvre d'une peau de chamois, et l'on ajoute un bourrelet de même peau garni aussi de laine sur toute la longueur du bandage et en dedans du fer.

Ce bandage ainsi fait peut être appliqué. Il sera doux, liant, et s'adaptera juste aux parties du corps qu'il a à recouvrir. Le bord inférieur de la pelote doit toucher immédiatement au bord supérieur et latéral de l'os pubis, et le clou à crochet répondre au milieu de l'anneau.

BANDAGE DOUBLE SUR UNE SEULE BRANCHE A DROITE. — Lorsqu'on a deux hernies à contenir une de chaque côté, on peut employer un fer à bandage

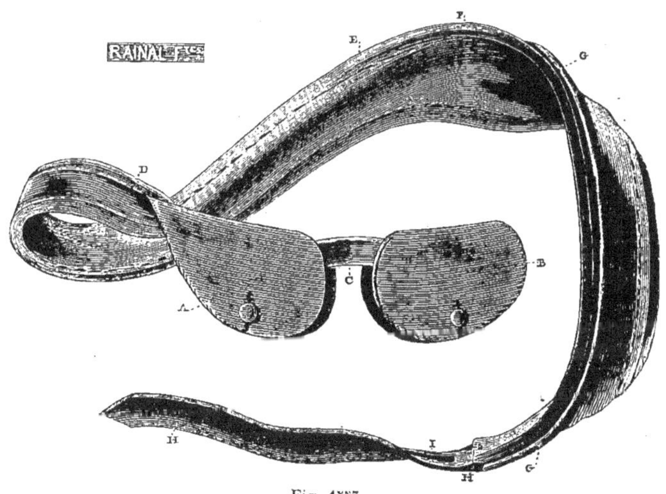

Fig. 1553.

double, c'est-à-dire à deux écussons sur une seule branche (fig. 1553). Ce bandage représente 1° la face externe de la partie antérieure, dont la courbure ou entorse se trouve en D;

2° La première et deuxième pelote AB;

3° La face interne de sa partie postérieure E, F dont l'entre-deux est destiné à faire le point d'appui;

4° La portion GG, du bandage qui termine la circulaire, à l'extrémité de laquelle est cousue solidement une courroie de cuir HH, en partie ouverte dans son milieu par une fente I, de trois ou quatre pouces de long;

5° Le surplus de cette courroie, percée de sept à huit trous, dont un sert à la fixer au clou à crochet de la pelote *A*, qui tient de plus près au corps du bandage et par cette raison est la plus solide.

Dans le cas où une des hernies est plus forte d'un côté que de l'autre il est nécessaire que le fer soit porté du côté de la hernie la plus considérable ou à droite ou à gauche en ayant soin de fixer la courroie au clou de la pelote *A*, et de la laisser libre sur l'autre B, alors les indications seront remplies.

FER A BANDAGE INGUINAL DOUBLE A CRÉMAILLÈRE DEVANT ET DERRIÈRE. — Ce fer est une ellipse composée de deux parties égales, c'est-à-dire

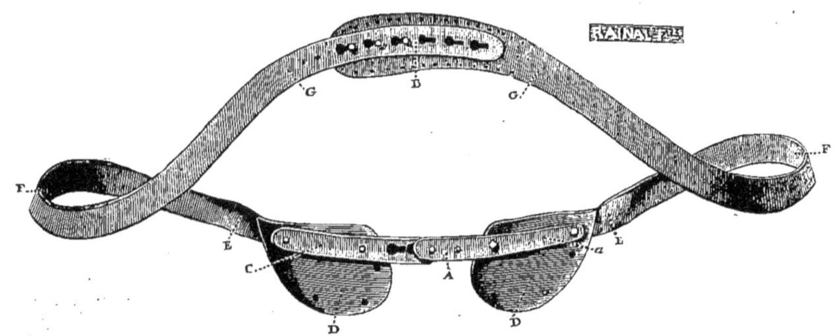

Fig. 1550.

de deux fers à bandages dont un à droite et l'autre à gauche réunis par le moyen de deux crémaillères *A* et *B*. L'une antérieure *A*, l'autre postérieure *B*. Les parties de ce fer qui se présentent à la vue sont (fig. 1550) :

1° La face postérieure de la partie antérieure ;

2° Les deux écussons *DD* où sont rivées les lames d'acier avec les extrémités antérieures des fers sur chacune desquelles est pratiquée chaque partie de la crémaillère *C*, *A* ;

3° Les deux courbures ou entorses *EE* ;

4° Les deux parties du bandage qui couvrent les os des iles *FF* ;

5° Le reste de ce fer présente toute la face externe de la partie postérieure ;

La crémaillère *GG* décrit un centre doux d'environ quatre pouces qui forme le point d'appui sur l'os sacrum.

Ce fer est fait sur les mêmes principes que les précédents, mais avec cette différence, comme on le voit, que celui-ci a deux crémaillères, l'une devant et l'autre derrière, qui servent à réunir les deux parties gauche et droite, pour ne former qu'un seul corps qui est aussi solide que s'il était d'une seule lame et sans division.

MÊME FER A BANDAGE A CRÉMAILLÈRE. — Cette figure 1551 représente le même fer, mais dans un sens opposé. Il offre : 1° La face externe *A*, de sa partie

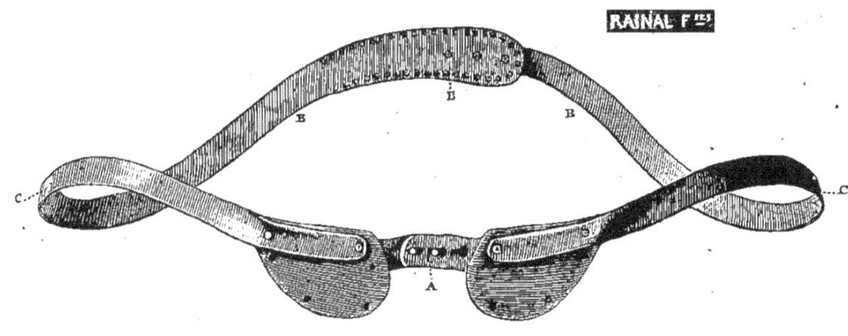

Fig. 1551.

supérieure avec la crémaillère; 2° Toute la face interne de sa partie postérieure *BBB*, et les latérales *CC*, etc.

BANDAGE CRURAL. — Comme la hernie crurale est en général d'un volume beaucoup plus petit que celui de la hernie par l'anneau, et qu'elle est ordinaire-

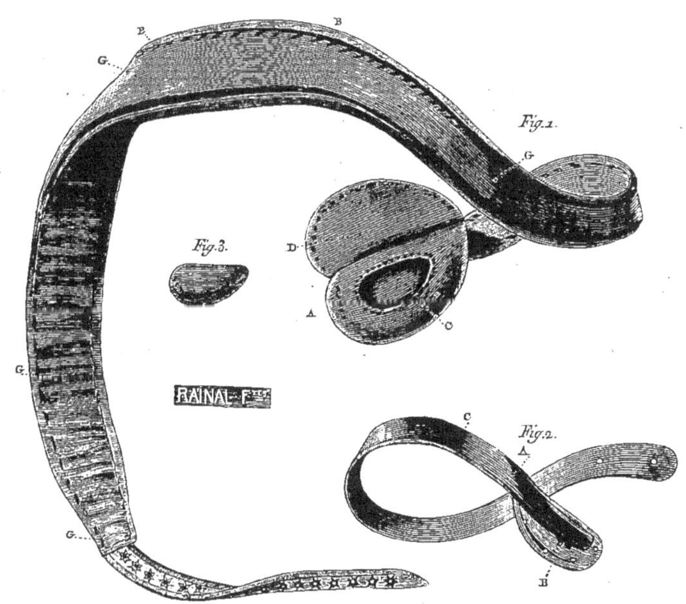

Fig. 1568.

ment plus aisée à contenir, il n'est pas nécessaire que le fer à bandage ait autant de force que ceux pour la hernie inguinale.

La courbure ou entorse *A* (fig. 1568 n° 2) doit être beaucoup plus douce et plus courte.

L'écusson *B* peut être de deux pouces de long, mais il ne doit pas avoir plus d'un pouce de largeur selon la perpendiculaire, ni ne doit être aussi rentrant que celui du bandage inguinal et toute la partie antérieure du fer *C*, *A*, *B* doit être oblique relativement à la direction du pli de la cuisse.

La même partie du fer doit être aussi moins longue que dans le bandage inguinal, toutes choses égales d'ailleurs, surtout pour une femme, et le point d'appui *A*, *H*, est le même.

La surface postérieure de la pelote sera douce, presque plate et dirigée dans le même sens du pli de la cuisse et comme si on y appliquait le pouce. Le clou à crochet doit être planté au milieu, la pointe en bas comme aux autres fers.

Lorsque les parties ont contracté quelques adhérences, ce qui arrive fort souvent, on construit une pelote concave relative au volume de la tumeur que nous supposons telle qu'elle puisse rentrer dans la cavité *C* (fig.1, planche 1568). Si l'on parvient par ce moyen à détruire une partie des points d'adhérences et si la tumeur diminue, on place le petit coussin (fig. 3) dans la cavité *C* (fig. 1) de la pelote *A*, et on réapplique le bandage.

SOUS-CUISSE COMPOSÉ. — Ce sous-cuisse (fig. 1613) est composé d'une petite plaque à ressort *C* et de son agrafe *B*, en forme d'un cône percé de deux trous ronds qui ont une rainure à jour de deux à trois lignes chacun. Par ces trous on réunit cette agrafe à la plaque à ressort par deux clous à têtes rondes qui paraissent à la partie supérieure de cette dernière pièce, lesquels s'enclavent dans les trous de l'agrafe et y sont fixés solidement à la faveur d'un petit loquet qui se voit par le chiffre 4 à la partie supérieure de l'agrafe.

Ce sous-cuisse ainsi réuni et attaché par son anse *E* à la partie postérieure et latérale du bandage passe sous la cuisse pour être fixé antérieurement au clou à crochet de la pelote par un des trous de la courroie *A*. Fixée de cette manière, la plaque à ressort est continuellement en action dans les différents mouvements ou attitudes que prend le corps, hors de la contraction des muscles, le sous-cuisse s'étend, la lame de forme pyramidale et les ressorts sont en jeu, se distendent et les parties *A*, *D*, s'éloignent l'une de l'autre pour se prêter aux divers mouvements. Dans le relâchement ou dans la flexion du corps sur le tronc la machine revient sur elle-même.

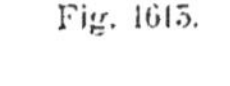

Fig. 1613.

BANDAGE EXOMPHALE. — Les quatre figures inclus (fig. 1549) représentent la charpente du bandage exomphale et ses dépendances.

La figure *A*, représente la face interne ou postérieure d'une lame d'acier de l'épaisseur d'une carte à jouer légèrement concave, presque entièrement évidée, si l'on en excepte le milieu en travers, où l'on a ménagé la place de deux rainures à jour sur les parties latérales. On y voit deux têtes de vis plates *BB*. Le milieu *C* est la charpente d'un champignon ou pelote vissée dans le milieu de la plaque.

La seconde figure représente la face externe ou antérieure de cette même plaque d'acier par sa face convexe. Il y a deux petites lames d'acier *AA*, arrondies à une de leurs extrémités et que je nomme ailes, elles sont minces et flexibles Ces ailes doivent être rapprochées et réunies à la pièce principale pour ne former avec elle qu'un seul et même corps. Sur cette pièce, même figure, sont deux ressorts en forme de croissant *BB*. Ces deux ressorts sont solidement fixés par le milieu sur la pièce

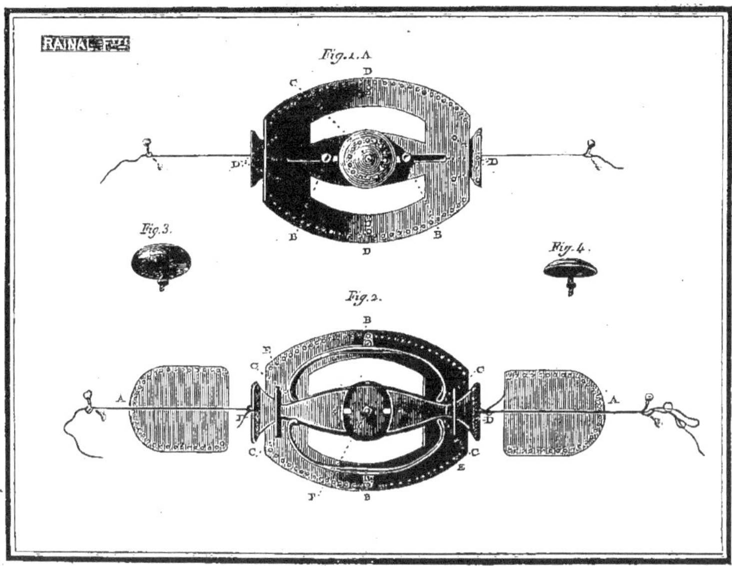

Fig. 1549.

principale, au moyen de deux vis et de deux rivures qui pénètrent en éperon tronqué faisant corps avec chacun de ses ressorts. Les quatre extrémités de ces ressorts se

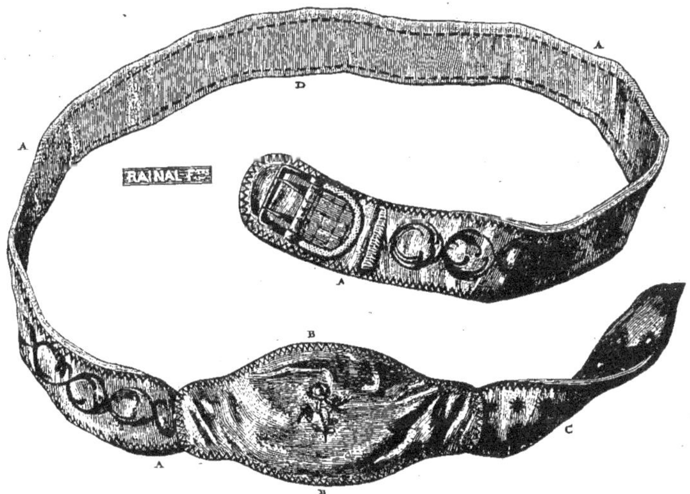

Fig. 1548.

regardent et saisissent par leurs crénelures deux lames d'acier de forme pyramidale *CCCC*. Aux extrémités opposées *DD*, est rivée une traverse de même métal percée de plusieurs trous. Ces petites lames sont d'ailleurs maintenues : 1° par une vis à tête plate qui glisse dans la rainure à jour et dont la pointe est rivée; 2° par un anneau applati *EE*. Au centre de cette plaque est un écrou carré *F*, servant à fixer une pelote en champignon placée directement à la partie opposée ou concave de cette pièce.

L'action de cette machine dépend principalement de la puissance qui tend à élargir l'une de l'autre les deux lames pyramidales combinées avec celles des ressorts qui la contre-balancent sans cesse.

La figure 1548 représente le bandage exomphale, c'est-à-dire les mêmes pièces représentées dans les figures précédentes montées et recouvertes de la garniture. Ce bandage est composé de deux pièces principales et quelquefois de trois.

Le premier est la plaque à ressort avec son champignon ; la seconde est une ceinture *AAAA*, de deux pouces de large, dont le fond est d'une double toile grise couverte d'une peau de chamois blanche, que l'on recouvre de satin blanc, quelques fois brodé. Il y a une boucle à l'une de ses extrémités, et de l'autre on coud à la partie droite de la plaque *BB*, qui est recouverte de même étoffe, ainsi que le tirant *C*, qui doit être percé de plusieurs trous et fixé du côté gauche du corps, lorsque cette pièce est en place pour y boucler la ceinture.

§ 18. — RICHTER (1788)

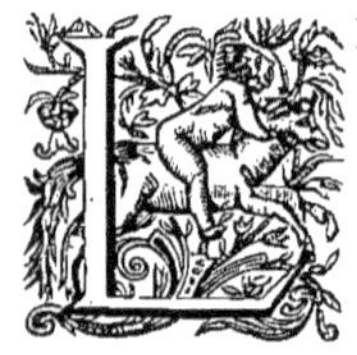

E xvIII° siècle se clôt dignement par l'œuvre de Aug. Gottlieb Richter, médecin et conseiller de la cour de Sa Majesté Britannique, président du Collège des chirurgiens, professeur à l'université, membre de l'Académie royale, etc.[1].... Les idées de Richter sur les hernies sont absolument contemporaines : ce grand médecin a su donner, sur les bandages, les indications les plus précises, et cela, malgré la notoire infériorité de l'industrie herniaire en Allemagne, infériorité qui persiste encore aujourd'hui. Richter méconnaissait, à tort, le bandage double de Tiphaine. Mais son bandage ombilical était fort pratique et sa ceinture contre l'écartement de la ligne blanche est encore aujourd'hui classique. A l'exemple d'Arnaud, Richter préférait à l'acier trempé le mélange de fer et d'acier, ce qui explique le manque d'élasticité reproché à ses bandages.

Voici, au surplus, les citations les plus topiques de l'œuvre de Richter :

« On peut diviser les bandages en deux classes, en *élastiques* et *non élastiques*. Les non élastiques sont ordinairement de cuir ou de futaine, et on ne peut compter sur eux: je les rejette absolument.

Un des principaux objets, dans la construction des bandages, est de donner au fer le degré convenable d'élasticité.

On ne peut y employer l'acier pur, parce qu'il est trop cassant, et on ne peut pas le recourber suivant la figure du corps. Le fer pur ne convient pas non plus

---

1. *Traité des hernies* (Bonn, 1788).

parce qu'il n'est point élastique, qu'il est trop mou et change de figure. Cette partie de l'instrument doit être élastique et, en même temps, un peu souple. Et on donne cette propriété au ressort si on le fait de parties égales de fer et d'acier battues à froid.

Plus le ressort préparé de cette manière sera large et épais, plus la pression qu'il exercera sur l'anneau sera forte ; dans les cas où l'on veut exercer une pression médiocre, on lui donne ordinairement huit lignes de largeur.

Il est très important que le ressort, dans tous les points de son étendue, appuie exactement sur le corps, qu'il ne laisse aucun endroit vide, et qu'il s'accommode à tous les enfoncements. Si la pelote n'appuie point partout elle ne comprime point l'anneau et la hernie peut ressortir.

J'ai dit que le fer doit former un demi-cercle, dont l'extrémité antérieure appuie sur l'anneau et la postérieure sur la colonne vertébrale. Pour que le bandage soit appliqué solidement et ne se dérange point, il doit porter sur des parties immobiles et c'est ce que vous offrent l'os des iles et le sacrum.

Il faut éviter de le placer trop près des trochanters.

On remplit la pelote du bandage de crin ou de laine, de manière qu'elle ne soit ni trop molle ni trop dure et que la face interne soit légèrement convexe si elle est trop molle : alors la pression est trop faible, si elle est trop dure elle contond les vaisseaux spermatiques et ne peut s'accommoder à l'enfoncement de l'anneau.

On voit par là combien sont nuisibles les bandages dont la pelote est de bois. La pelote doit-elle simplement recouvrir l'anneau, ou appuyer en même temps contre l'os pubis? L'un et l'autre doivent avoir lieu, la pression contre l'os pubis est la plus efficace, car elle ferme le col du sac herniaire. L'anneau est trop près du pubis pour que la pelote puisse le recouvrir seul sans porter sur cet os.

La pelote plate suffit dans les cas ordinaires ; le chirurgien doit seulement faire attention que la pelote exerce une pression égale dans tous ses points, si elle presse plus à la partie supérieure qu'à l'inférieure elle occasionne des douleurs en haut tandis que les parties s'échappent par en bas.

La pelote au contraire applique-t-elle à plat sur l'anneau de manière que tous ses points portent également : alors la pression est partagée, elle ne nuit point aux vaisseaux spermatiques et s'oppose de toutes parts à la sortie des parties

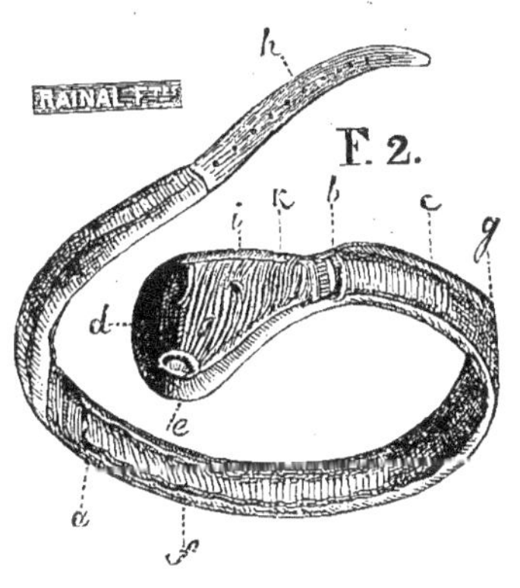

Fig. 1591.

Juville, dans son traité des bandages herniaires, est d'un avis contraire et dit que la plupart des bandages ont le défaut d'avoir des pelotes trop larges qui portent sur l'os pubis et il admet comme un principe général que la pelote du bandage doit uniquement recouvrir l'anneau sans toucher le pubis. Si la pelote appuie sur l'os pubis, sa pression sur l'anneau en sera affaiblie, et la hernie peut non seulement ressortir ; mais, cette pression agissant sur le cordon des vaisseaux spermatiques occasionne encore des douleurs.

Quant à moi, dit Richter, je pense tout le contraire, et j'applique le bandage toujours de manière que la partie supérieure de la pelote recouvre l'anneau, et l'inférieure pose sur le pubis.

L'angle interne de l'anneau, surtout chez les sujets atteints de hernie, est placé si près du pubis, qu'il n'est jamais recouvert, lorsque le bord inférieur de la pelote ne touche point exactement le bord supérieur de l'os pubis, et qu'il est à découvert lorsque la pelote remonte.

On conçoit aisément que la pelote maintient bien plus sûrement la hernie réduite, quand elle pose en partie sur le pubis, qui lui fournit un point d'appui fixe et qu'il lui faut un bien plus léger degré de pression pour produire son effet que lorsqu'elle n'applique que sur les parois du bas-ventre au-dessus du pubis.

Juville affirme que lorsque la pelote presse contre le pubis, elle occasionne des douleurs, un gonflement du cordon spermatique; mais je n'ai jamais observé ces accidents.

J'ai vu un des malades où la région de l'anneau était si profonde et les os pubis si saillants que la pelote comprimait trop peu l'anneau et exerçait au contraire une pression si forte contre l'os pubis que le cordon des vaisseaux spermatiques devenait douloureux. Dans ces circonstances je fais faire dans la moitié inférieure de la sur-

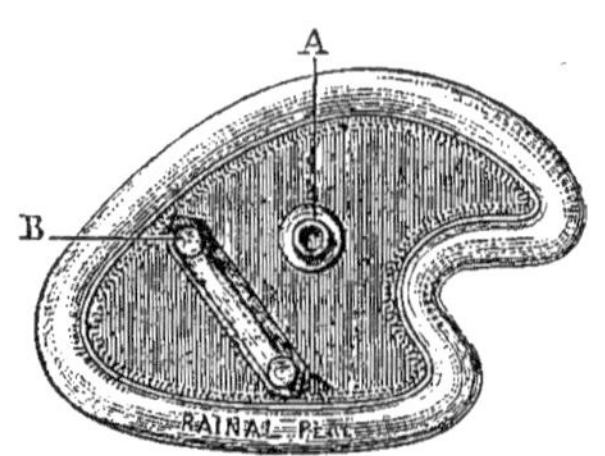

Fig. 121.

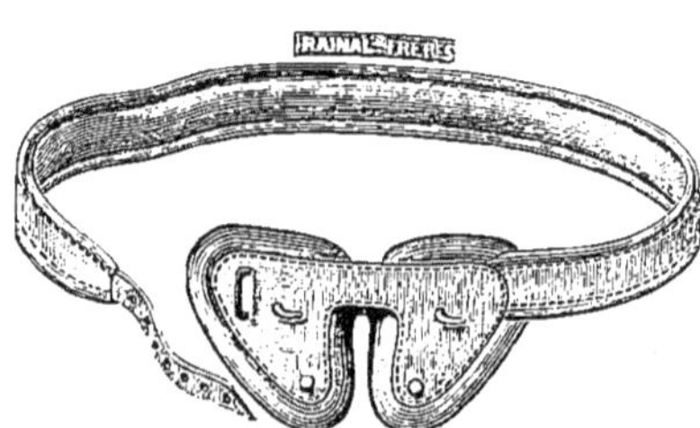

Fig. 1637.

face interne de la pelote une gouttière transversale fig. 121 qui reçoit le pubis quand le bandage est appliqué. Le ressort se fixe par une vis au point *A* après avoir passé dans le coulisseau *B*.

Si le malade porte une hernie de chaque côté, on lui applique deux bandages qu'on unit par derrière et par devant au moyen d'une courroie et d'une boucle. Ce double bandage est si incommode que je préfère le simple avec deux pelotes fig. (1637).

APPLICATION DES BANDAGES. — Le bandage est appliqué d'autant plus solidement, qu'il porte sur des parties immobiles, qui sont l'os des iles et l'os sacrum.

Il n'en serait pas de même, s'il portait sur les parties molles du bas-ventre, qui, toujours en mouvement, soit par les diverses attitudes du corps, soit par l'acte même de la respiration, n'ont jamais le même volume.

C'est pourquoi le bandage inguinal élastique doit toujours être appliqué de manière qu'il entoure le bassin, mais il faut prendre garde de l'appliquer trop bas. En effet, s'il se trouvait trop près du grand trochanter, il participerait inévitablement au mouvement de la cuisse, et ne se trouverait pas fixé d'une manière immobile.

Il y a des hernies qui se forment quelquefois si lentement, que le malade ressent longtemps avant son apparition à l'extérieur, une douleur, une pression, une tension dans la région de l'anneau.

Il est impossible que dans ce cas aucune cause extérieure y contribue.

Ce que je dis n'est point un objet de pure théorie : car l'espérance d'obtenir une cure radicale est d'autant mieux fondée que la cause prédisposante a eu moins de part à la maladie. La hernie produite subitement par une cause extérieure violente est plus sujette à l'étranglement; mais on obtient aussi plus aisément la cure radicale; la hernie au contraire qui naît spontanément sans cause occasionnelle extérieure, ne s'étrangle pas aisément, mais la cure radicale s'opère rarement, parce qu'une ancienne faiblesse enracinée en est la principale cause.

BANDAGE POUR LA HERNIE CRURALE. — Les bandages propres aux hernies crurales sont parfaitement semblables à ceux pour la hernie inguinale, excepté que leur col doit être naturellement plus court, parce que cette hernie est plus près de la hanche que l'inguinale. La pelote doit être aussi un peu plus longue transversalement. Si elle a trop d'étendue de haut en bas, elle porte sur la cuisse, dont elle gêne les mouvements, ou elle est poussée en haut dans la flexion de la cuisse et chassée en dessus le lieu de la hernie, et de plus la direction de l'ouverture au-dessus du ligament de Poupart est transversalement oblique.

La pelote doit, en outre, être conformée de manière que la face convexe soit plus tournée en haut que dans la hernie inguinale, parce que le ventre fait plus de saillie que dans la hernie inguinale.

Cependant, on doit bien faire attention que le bord inférieur de la pelote ne presse pas trop les vaisseaux de la cuisse et n'y occasionne de l'engourdissement et de la tuméfaction.

HERNIE OMBILICALE (BANDAGE DE RICHTER). — Les bandages ordinaires qui consistent en une courroie qu'on applique autour du corps et une pelote très convexe qui porte sur l'ombilic sont mauvais, et on ne doit pas s'y fier. Ainsi les bandages à ressorts doivent être seuls à employer. Le bandage dont j'ai fait graver la figure N° 3, fig. 1595, a la propriété avantageuse que non seulement il s'allonge et se raccourcit suivant que le ventre se tuméfie ou s'affaisse, mais encore dans l'instant de l'augmentation de volume du bas-ventre, il presse plus fortement contre l'endroit par où la hernie peut sortir le plus aisément.

Le ressort du bandage (fig. 1658) doit uniquement presser la pelote contre l'ombilic de manière qu'elle comprime fortement l'endroit de la hernie.

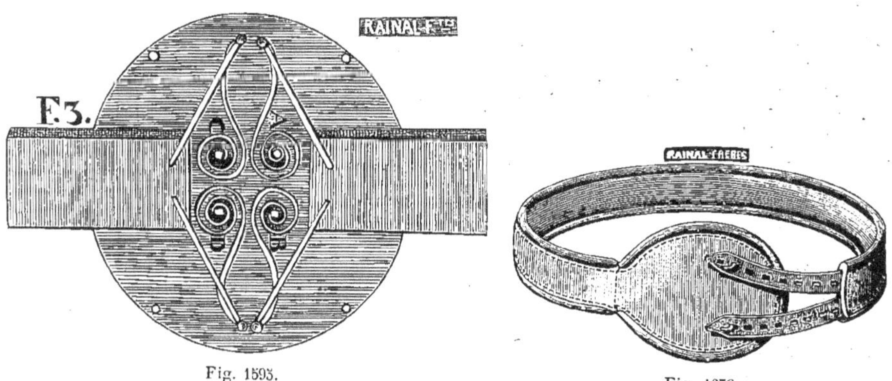

Fig. 1595.   Fig. 1658.

C'est ainsi qu'agit le ressort pour la hernie inguinale que j'ai décrit et recommandé ci-devant.

Il faut donner à la pelote une forme ovalaire et même ronde. Comme le ressort demi-circulaire n'enveloppe que la moitié de la circonférence du corps, je conseille de faire la pelote un peu large.

HERNIES DE L'ESTOMAC (BANDAGE DE RICHTER). — Il est nécessaire
d'appliquer au malade un bandage qui
ferme cette fente et empêche l'intestin de
sortir. Avec ce bandage (fig. 1639) le malade
peut vaquer à ses affaires et manger dans
toutes les positions possibles sans être
incommodé. Ce bandage doit avoir la forme
d'un bandage pour la hernie ombilicale et
être à ressort élastique.

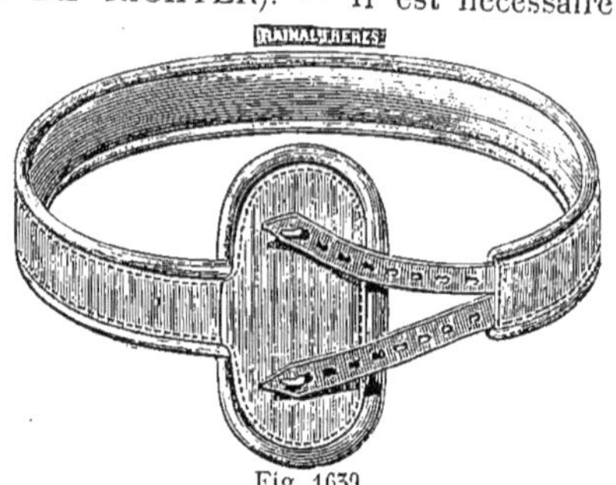
Fig. 1639.

La pelote doit avoir seulement la grosseur et la figure de l'ouverture de manière
qu'elle la remplisse et la ferme exacte-
ment. Ainsi elle sera ovalaire et d'autant plus convexe que la fente est située
plus profondément.

ÉCARTEMENT DE LA LIGNE BLANCHE (BANDAGE DE TRÉCOURT). —
Ce bandage (fig. 1641) est formé d'une courroie aux deux extrémités de laquelle
il y a deux petites pelotes longitudinales bien bourrées. On pose la courroie autour
du tronc et on applique une des pelotes sur un des côtés de l'ouverture et l'autre de
l'autre côté et on tire les deux pelotes l'une près de l'autre au moyen d'une petite
courroie attachée à une pelote et d'une boucle fixée à l'autre. On voit aisément que
ces deux pelotes pressent les parties latérales de la fente et doivent la fermer.

OBLITÉRATION DE LA LIGNE BLANCHE. — Lorsque l'on se sert pour
l'écartement de la ligne blanche d'un bandage à pelote qui exerce directement une

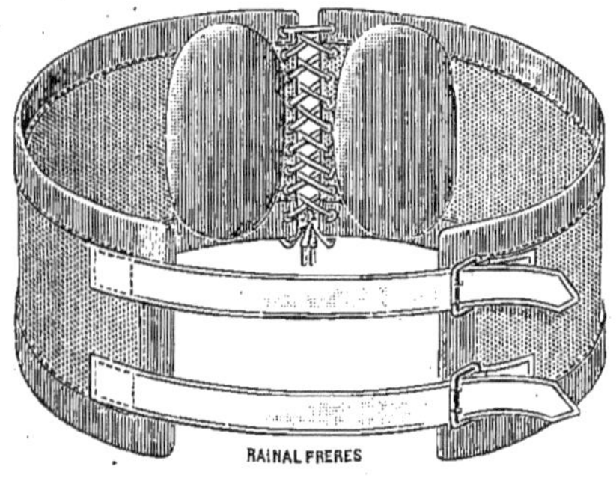
Fig. 1640.

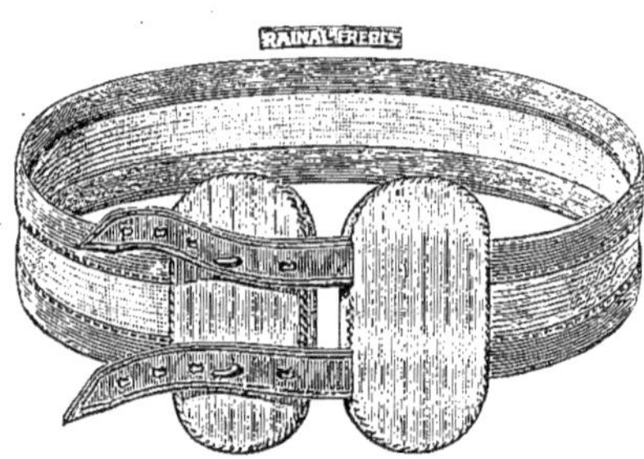
Fig. 1641.

compression sur la hernie, on la maintient très bien et le malade est soulagé, mais
par contre, cette pression continue ne contribue pas à rapprocher les muscles droits,
bien au contraire, et lorsque le malade quitte son bandage la hernie reparaît immédiatement et aussi grosse qu'avant le traitement.

Le moyen qu'avait imaginé Garengeot est encore le plus pratique en tant qu'appareil, et donne encore de nos jours d'excellents résultats. Il consiste en une partie
de corset élastique bien baleiné avec un bourrelet de chaque côté de la ligne blanche,
un laçage spécial permet le rapprochement des muscles droits. Lorsqu'on porte
pendant quelques mois un semblable corset (fig. 1640) qui tient l'ouverture constamment fermée, on peut espérer la parfaite oblitération.

CHAPITRE VII

LES CORPORATIONS DE BANDAGISTES

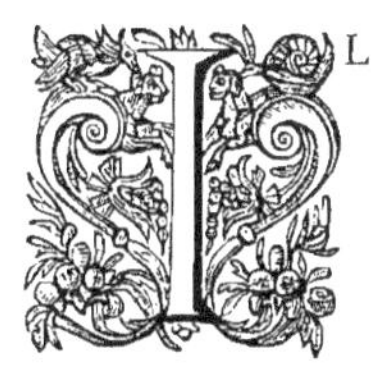L EST intéressant, à coup sûr, dans ces recherches rétrospectives, de dire quelques mots sur les corporations de bandagistes, communautés de « maîtres et marchands *boursiers*, faiseurs de brayers », etc., de la bonne ville de Paris. Un recueil rarissime, publié chez Valade, libraire, rue Saint-Jacques (vis-à-vis de celle des Mathurins)[1], contient la plupart des ordonnances, lettres patentes, déclarations du roi, arrêts du Parlement et sentences de police servant de règlement pour les bandagistes.

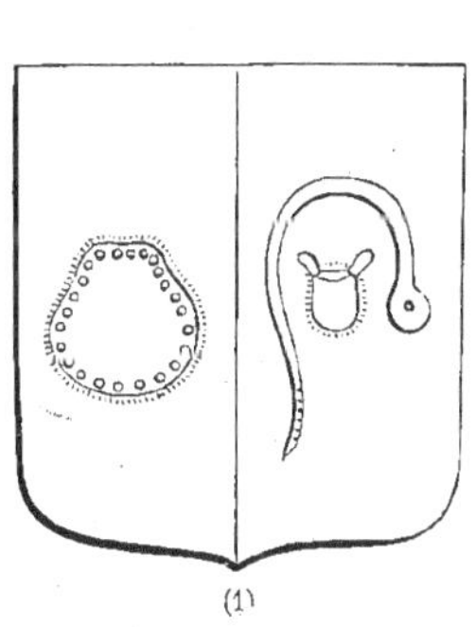

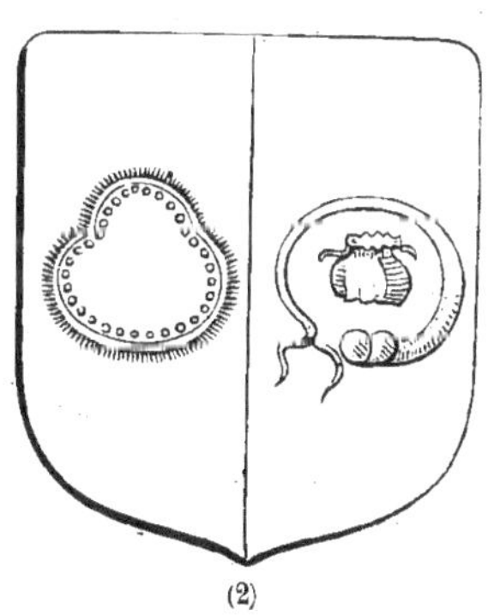

(1)   (2)

Parti au premier d'or à la Gibecière d'azur
au deuxième d'azur à la Ceinture herniaire d'argent
accompagnée d'une bourse d'or.

Voici, d'abord, l'exacte reproduction des armoiries de la Communauté des gibeciers faiseurs de brayers.

1. 1774. Musée Carnavalet n° 4079.
2. Bibliothèque nationale. (Armoiries.)

§ 1. — COMMUNAUTÉ DES BOURSIERS

Lettre par lequel le Roy (Charles VI) permet à la Communauté des faiseurs de bourses de la ville de Paris d'y établir une confrérie en l'honneur de saint Brieu.

CHARLES, etc.,

OUS avons reçu l'humble supplication de plusieurs bonnes gens faiseurs de bourses nés de la nation du peis de Bretagne et d'ailleurs demeurant en notre ville de Paris contenant que comme ils aient puis n'a gaire eu, et encore ont volonté et dévocion à Saint-Brieu-des-Vaux ils on l'onneur et remembrance de Dieu et la Benoite Vierge Marie et d'icellui. Saint se assembleroient volontiers une fois l'an en l'une des Églises de notre dite ville par manière de Confrérie pour faire célébrer Messe comme plusieurs autres ont accoutumé de faire et y faire les ordonnances qui sanscuive c'est assavoir que quante aulcun vouldras y mette en laditte d'illecques confrérie il payera douze deniers parisis pour son entrée et an avand par chacun an douze deniers au jour de la fête dudit Saint.

Item. Quante aucuns des frères ou seurs de ladite confrérie yront de vie à trépas sement, ils seront tenus de laisser à ycelle confrérie une livre de cire ou la value (c'est-à-dire la valeur).

Item. Se aucun ou aucune se voulait partire ou mettre hors d'icelle, il sera tenu de payer pour sont issue une livre de cire ou la value.

Item. Les dits frères et seurs seront tenus de faire célébrer une messe dudit Saint chacune semaine, à jour qu'ilz vouldrons eslire, et en telle Église de notre dicte ville que bon leur semblera.

Item. Ilz seront tenus de faire célébrer une messe le jour de la fête d'iceluy Saint aux dépens de ladite confrérie; et quant aucun ou aucune des frères ou seurs sera allé de vie à trépassement lesdits confrères seront tenus de faire chanter le jour des obsèques dudit défunt une messe à requieme aux dépens d'icelle. Si nous leur voullions donner congie et licence d'eulx assembler toutes et quantes les fois que bon leur semblera pour les causes des susdites.

Pourquoy nous, ces choses considérée approuvons et louons le bon propos, ditte supplian à ilceux avons donné et donnons grace especïal par ces présente congé et licence deux assembler toutes et quante fois et en icelle Église de notre dicte ville que bon leur semblera, pour le fait de ladite Confrérie, si donnons en mendement au prévot de Paris et à tout nos autre justicier et officier que ces dits suppliants de notre présente grâce et octroy facent, souffrent et laissent joïr et user paisiblement sans pour ce les molester ou empescher aucunement au contraire.

Et pour ce que ce soit ferme chose et estable à toujour nous avons fait mette notre scel à ces présente sauf en autre chosse notre drois et lautruy en toute.

Donné à Paris le XXV jour de février l'an de Grace mil CCCIII et dix huit et le XIX de notre règne.

Par le Roy à la relacion du conseil Prohète.

Écrit en marge : CHARLES VI, à Paris.

Le 25 février 1398.

STATUTS

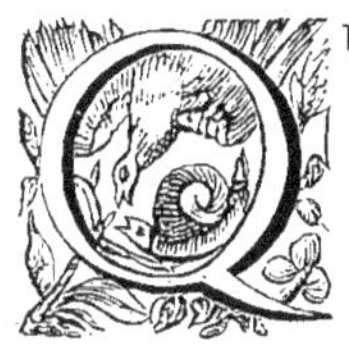 UICONQUE veut entrer ou mestier de faire Bourses et Brayers (*a*) et autres heuvres (*b*) qui appartiennent à ce mestier, il ne peut estre se il n'achate le mestier du Roy, et convient quant l'en achate qu'il ne puisse faire le mestier devant que il ne paye aux mestres des sueurs (*d*) xvj deniers et ne peut ne ne doit ouvrer de ce mestier en la ville de Paris se il ne paie chascun au trois sols de haut ban (*e*) au Roy et le guet.

Il est assavoir que l'euvre de cerf dessus et dessous est vraye, et l'euvre de cheval vraye ; et l'euvre de truye vraye, pour que le cuir de la truie couste viij deniers, et est assavoir que qui fera brayoro de mouton carré (*x*), dessus et dessous l'œuvre est mauvaise ; ne bourse d'alne n'est preuz (*y*), et bourse dont le seuil ne vet de chief en chief (*z*) n'est mie bonne. Et brayer de vache est bucne. Et est assavoir que se une personne berchangne (*h*) serrées au marchant de ce mestier à son estal, que son voisin ne peut yssir (*c*) de son ouvrouer pour monstrer ses derrées (*d*) à celui qui veut achater à son voisin, devant que l'acheteur soit portiz de l'ouvrouer où il barchangne ; et si ne doit nuls mestres de ce metier-ne cachecur avoir un apprentiz et le peut prendre à tant et ans comme il voudra, et pour tant d'argent comme entre le mestre et li aprentiz voudront ou s'accorderont et peut ouvrer jour et nuit pourcoi (*f*) il fasse bonne euvre et léal. Et est assavoir que quiconques ira contre ces choses dessus dites

(*a*) Brayers, c'est-à-dire Bandages Herniaires.
(*b*) Heuvre, c'est-à-dire Hœuvres Ouvrages.
(*d*) Sueurs. Le sens le plus général de ce mot est *couseurs*. Mais le sens particulier est Cordonniers.
(*e*) Il y avait dans presque tous les métiers des haubanniers ceux qui l'étoient payoient moins de droits, à raison de leur métier que les autres maîtres.
(*x*) Carré veut dire corroyé.
(*y*) N'est preux signifie n'est pas fort ou plutôt est trop faible.
(*z*) Le seuil ne vet de chief, c'est-à-dire dont les feuilles ne s'étendent pas depuis le fond jusqu'à l'ouverture
(*h*) Berchange (Marchande.)
(*c*) Yssir (d) Derrées. (Marchandises.)
(*f*) Pourcoi. (Pourvu.)

que il paiera au roy iij sols d'amende et ij sols à leur confraire. Pourquoy il vous requiert que vous mettés tiex (*g*), gardes bonnes et sages, quant à ce métier qui bien et leaument le sachent et veulent garder. »

Je soussigné, docteur bibliothecaire de la Sorbonne, certifie a qu'il appartiendra que les statuts des maîtres boursiers et brayers de Paris ont été extraits des manuscrits de la bibliothèque de Sorbonne. Codex Richelieu 412, num. CC LIX et ont été fidèlement, correctement et mot à mot par moi collationnés sur l'original.

Fait en Sorbonne ce 14 novembre mil sept cent soixante quatorze.

Signé : MERCIER.

Bibliothecaire de Sorbonne.

OFFICIERS DE LA COMMUNAUTÉ

PARENT, avocat au conseil du Roi; BONNELLE, avocat au Parlement; COLLET DE LA NOUE, procureur au Parlement; HENNEQUIN DE BISLY, avocat; ROLLAND, commissaire au Chatelet; BERNARD, notaire; MAGNY, procureur au Chatelet; DE LA HAYE, huissier au Chatelet; MICHEL DUCY, clerc de la Communauté.

Le Bureau est place de Grève.

§ 2. — STATUTS ET RÈGLEMENTS

JUSQU'A LOUIS XV

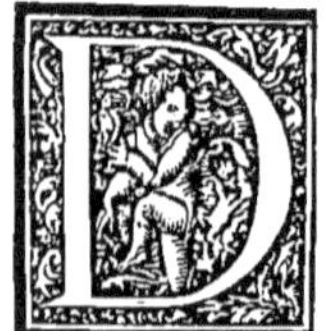

'AUTRES ordonnances ont été rendues en faveur de la communauté des boursiers par : Philippe de Valois (1342); Charles VI (1398 et 1414); Louis XII (1514); Charles IX (1574); enregistrés au 8ᵉ feuillet de la Table du *Livre noir*; Louis XIV (1659) enreg.; 8 avril 1664; Louis XV (av. 1750) enreg. 26 août 1756.

Ces ordonnances forment 67 articles.

Art. Iᵉʳ. — Il est ordonné que les anciennes ordonnances seront exécutées selon leur forme et leur teneur, et en conséquence que les maîtres boursiers, colletiers, calotiers, culottiers, caleçonniers, seuls faiseurs de brayers, bourses, sacs de telle façon, étoffe et nature que ce puisse être, bonnets quarrés garnis de leurs houpes ou sans houpes, bonnets de femme piqués ou non piqués et toutes sortes de bonnets, calottes de cuir, buffles, guetres, bas de chamois, gibecieres, mascarines, cartouches et gibernes, escarcelles de drap d'or, d'argent, en soie, maroquin, cuir et autres étoffes généralement quelconques de la ville, fauxbourgs, baulieu, prévoté et vicomté de Paris, qui en les suivant, ont élevé leur art au plus haut degré de perfection, et pour d'autant plus les porter à les maintenir ou même augmenter, seront maintenus et gardés dans tous les droits et privilèges, franchises et facultés à eux accordés par lesdites ordonnances, lettres patentes et arrêts d'enregistrement, pour jouir ainsi qu'ils ont fait par le passé, pourquoi ne pourront être distraits de leur juridiction naturelle qui est la chambre de police de ladite ville prevoté et vicomté de Paris.

(*g*) Tiex veut dire tels.

Art. XXIV. — Nul maître de la communauté ne pourra montrer, vendre ni débiter les marchandises dudit metier, les fetes solennelles de l'année, les saints jours de dimanche, fête de Notre-Dame, fete de saint Brieux et de Notre-Dame de la Fontaine, patrons de la communauté et autres fetes de l'Église, et payeront lesdits maîtres 20 francs chacun par année pour la confrairie à peine de 10 livres d'amende.

Art. XXVIII. — Comme aussi l'heure du travail des anciennes ordonnances sera continuée et pourront lesdits maîtres forger et battre sur l'enclume les ressorts des bourses, gibecieres, brayers, bandages, même les bottines et croix de fer pour les enfants à l'effet de quoi tous les outils nécessaires comme peignes à broder attachés sur billot, pessons pour adoucir les peaux sans les travailler, bans à tirer, enclumes et aux forges, limes, pinces, tenailles et autres outils, leur seront conservés pour l'utilité de leur métier.

Art. XXXIV. — Suivant les anciennes ordonnances enfermées par arrèt du parlement du dernier septembre 1636, les maîtres du dit metier seront conservés dans la faculté de faire forger et garnir seuls toutes sortes de brayers pour la guérison des descentes, soit en fil de fer ou acier avec boucles et crochets aussi de fer ou acier et autres façons.

Art. XXXV. — Et afin que lesdits brayers aussi bien que les bottines, croix ou colliers de fer soient au soulagement de ceux qui en ont besoin, les brayers de fer, d'acier et de fil de fer seront bien et duement garnis de bon cuir de mégie, de chamois, toile ou futaine; les écussons seront pleins de bonne laine ou bourre, le tout proprement, adroitement et parfaitement cousu. Les bottines bien et dument forgées, bien rivées et proprement garnies. Les croix de fer ou colliers forgés bien droits, ajustés et garnis de bon velours bien cousu, le tout à peine de confiscation et d'amende contre les contrevenans.

Ces lettres patentes ont été obtenues en 1750, par les soins et diligences des sieurs François Pontenier, Nicolas de la Croix, Jean Mathieu, et Michel Bouffenoux, gardes et jurés en charge, et Étienne Faislot, Delorme, Doyen.

Registré ce consentant le procureur général du roi, pour jouir par les impettans de leur effet et contenu et être exécutés selon leur forme et teneur suivant et conformément aux arrèts des 28 août 1752 et 2 août 1756. Suivant l'arrèt de ce jour, à Paris.

En Parlement, le vingt-six août 1756.

DUFRANC.

En résumé, Philippe de Valois est le premier qui a donné des statuts aux boursiers. Ils sont de 1342, confirmés successivement par Charles VI en 1414, par Louis XII en 1514 et par Charles IX en 1574. Ces premiers statuts ayant eu besoin de reformation d'interprétation et d'augmentation, il en fut dressé de nouveaux en 1659 contenant 49 articles, qui furent confirmés par lettres patentes du roi Louis XIV du mois de décembre de la même année. Tous ces règlements abandonnaient entre des mains grossières et ignorantes le monopole de la confection des bandages, sans que la masse savante des chirurgiens éprouvât le besoin de protester contre des décisions si préjudiciables aux intérèts des malades et aux progrès de l'art médical.

Saint Brieu ou Brieuc, apôtre de la Bretagne, est encore aujourd'hui le patron de la communauté des boursiers de Paris[1].

---

1. Ordonnances des Rois de France. *Bibl. nat.* Tome VIII, page 316.

§ 3. — LES CONFRÉRIES

DE SAINT-COME ET SAINT-DAMIEN

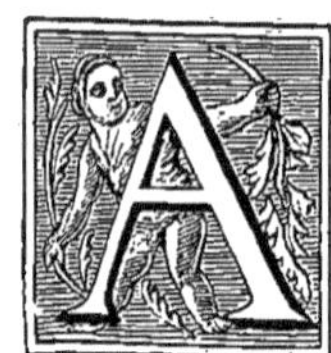VANT saint Louis, les maîtres en chirurgie formaient une compagnie, une confrérie, dont nous connaissons, par tradition, tous les titulaires depuis 1033. La religion les rassemblait tous les ans, depuis 1210, à des cérémonies qui se passaient dans une chapelle dédiée à saint Côme et à saint Damien, médecins et martyrs. Deux services solennels avaient lieu dans cette chapelle, l'un le 27 septembre (fête des Saints-Martyrs), l'autre le jeudi de la mi-carême. La chapelle Saint-Côme était, en 1210, située hors Paris, dans un territoire dépendant de l'abbaye Saint-Germain-des-Prés. Mais, dès l'année suivante (1211) Philippe Auguste décréta la fondation d'une plus vaste église, enclose dans les nouveaux murs de la capitale.

L'église Saint-Côme était enclavée au centre du quartier Saint-André-des-Arts. Voisine des Cordeliers, dont la séparait l'École de chirurgie, elle occupait, à l'angle de la rue de la Harpe, alors prolongée, les terrains expropriés depuis pour le percement du boulevard Saint-Michel, au point de jonction de la rue Racine. Resserrée de tous côtés, cette église, d'abord soumise à la juridiction de Saint-Germain-des-Prés, dont elle s'affranchit plus tard, possédait un cimetière et un charnier, près duquel on construisit, plus tard (en 1561) un petit bâtiment où plusieurs chirurgiens visitaient les pauvres malades et cela, depuis le règne de saint Louis.

Le quartier d'alors n'était occupé que par quelques maisons de campagne, entourées de vignes et de jardins.

Un des autels du Rond-Point de Saint-Germain avait été aussi bénit sous les noms de Saint-Côme et Saint-Damien : on y enterra les reliques de ces martyrs, qui furent placées plus tard dans la nouvelle église. Cette cure passa en 1345 à la nomination de l'Université, qui fit usage pour la première fois de son nouveau droit en 1361.

En 1436, à la requête du recteur qui était en même temps curé de Saint-Côme, l'Université ordonna que le jour de Saint-Côme et de Saint-Damien serait un jour de fête et de vacance pour elle.

En 1588, l'assemblée de l'Université eut à délibérer sur les atteintes portées aux droits honorifiques dont la nation jouissait dans l'église paroissiale de Saint-Côme. Le curé de Saint-Côme dit que la « paroisse s'étendoit autref is dans les rues de Vaugirard et d'Enfer, que Marie de Médicis, logée au Luxembourg, rendoit le pain bénit à Saint-Côme, que le duc d'Orléans, frère de Louis XIII, y venoit comme à sa paroisse. On conservoit dans la sacristie un grand reliquaire de bois qui contient une mâchoire que l'on dit être de saint Côme. »

Au XIIIe siècle, il était permis à tout le monde d'exercer la médecine et la chirurgie, qui ne consistaient guère que dans la connaissance de quelques recettes. Jean Pittard, chirurgien de saint Louis, fut le premier qui songea à former un corps de chirurgiens choisis.

La compagnie ou confrérie des chirurgiens n'était composée que de gens instruits.Non seulement elle s'occupa d'étendre les progrès de l'art de guérir, mais un de ses statuts porte :

« Qu'ils s'assembleront le premier lundi de chaque mois à Saint-Côme pour examiner les pauvres malades qui se présénteront et leur fournir charitablement les médicaments qui leur seront nécessaires. »

La rue où était située l'église Saint-Côme s'appelait la rue des Cordeliers ; mais avant que ces religieux lui eussent donné leurs noms, on l'appelait la rue Saint-Côme et Saint-Damien : c'est ainsi qu'on la trouve nommée dans un acte de 1304. Elle finissait autrefois à l'endroit où est la fontaine au-dessus de la rue du Paon, où était la porte de l'enceinte de Philippe Auguste. On appelait cette porte, la porte des Cordelès, la porte des Frères mineurs. On la nomma Porte Saint-Germain, puis on la fit fermer en 1586 pour ouvrir la porte de Buci et elle fut abattue définitivement en 1672.

STATUTS DES MAITRES EN CHIRURGIE

TITRE DU PRÉVOST.

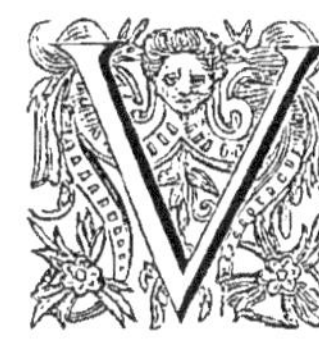

ERS la fête de Saint-Côme et Saint-Damien, il fera faire deux cierges en cire blanche dorée, du poids de deux livres et quatre autres du même poids, lesquels il fera porter à l'église la veille de la fête.

Nota. — Il fera faire, en outre cela, un cierge fondé par M. Langlois, du poids de cinq livres, sur lequel sera le nom du fondateur.

Le jour de la Purification de la Vierge, il fera distribuer à chaque maître un cierge de demi-livre et aux licenciés, bacheliers, clercs, herniaires, oculistes, dentistes, lithotomistes, un cierge d'une once et demie.

§ 4. — EXPERTS POUR LES BANDAGES DES HERNIES

RÉCEPTION DES EXPERTS

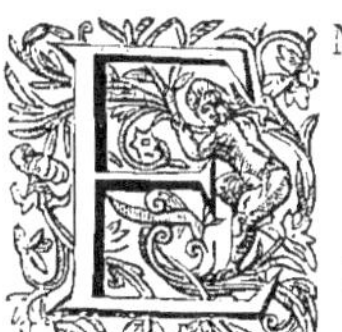

N 1768, au mois de mai, le roi Louis XV donna, en forme d'édit, les fameuses « Lettres patentes portant règlement pour le collège de Chirurgie de Paris », lettres enregistrées le 10 du même mois par le Parlement. Nous croyons devoir en extraire ce qui concerne les experts-bandagistes pour les hernies.

CXXVI. — Ceux qui voudront s'occuper de la fabrique et construction des bandages pour les hernies, ou ne s'appliquer qu'à la cure des dents, seront tenus avant d'en faire l'exercice de se faire recevoir audit collège de chirurgie en qualité d'experts.

CXXVII. — Ne pourront aucuns aspirants être admis à la qualité d'experts, s'ils n'ont servi deux années entières et consécutives chez l'un des maîtres en chirurgie, ou chez l'un des experts établis dans la ville et faubourgs de Paris ou enfin sous plusieurs maîtres et experts des autres villes pendant trois années, ce qu'ils seront tenus de justifier par des certificats en bonne forme, et par des actes d'entrée chez lesdits maîtres ou experts enregistrés au greffe de notre premier chirurgien, dans la quinzaine de leur entrée à peine de nullité.

Seront reçus lesdits experts en subissant deux examens en deux jours différents dans la même semaine, après avoir présenté requête dans la forme ordinaire, à laquelle seront joints leurs extrait baptistère, certificat de religion et ceux de service. Ils seront interrogés le premier jour sur la théorie et le second sur la pratique desdits exercices par le lieutenant de notre premier chirurgien. Les quatre prevots et le receveur en charge en présence du doyen de la faculté de medecine, du doyen du collège de chirurgie, des deux prevots et du receveur qui en sortent, de tous les membres du conseil et de deux maîtres de chacune des quatre classes qui seront successivement choisis à leur tour.

S'ils sont jugés capables dans ces examens, ils seront admis à la qualité d'experts; en payant les droits portés ci-après pour les Experts, et en prêtant serment entre les mains de notre premier chirurgien ou de son lieutenant.

CXXIV. — Défenses sont faites auxdits Experts, à peine de trois cents livres d'amende, d'exercer aucune partie de la chirurgie que celle pour laquelle ils auront été reçus, et de prendre sur leurs enseignes ou placards, affiches ou billets, la qualité de chirurgien sous peine de cent livres d'amende. Ils auront seulement la faculté de prendre celle d'Experts herniaires ou dentistes.

CXLI. — DROITS POUR LA RÉCEPTION DES EXPERTS. — A notre premier chirurgien et à son lieutenant pour repandre la requète, 4 livres. Au greffier, 2 livres. Au dit premier chirurgien et à son lieutenant pour les billets de convocation, 6 livres. Au doyen de la faculté de medecine, 5 livres et deux paires de gants. Au premier chirurgien et à son lieutenant pour les examens, 40 livres, douze jetons d'argent et deux paires de gants. A chacun des maîtres du Conseil et autres maîtres présents, 20 sous et trois jetons d'argent. Payeront en outre les Experts 500 livres au profit de la bourse commune pour les affaires du collège.

CHAPITRE VIII

PROGRÈS RÉALISÉS AU XIXᵉ SIÈCLE

Avant d'aborder le Livre deuxième (aujourd'hui), exposé de notre pratique contemporaine, nous voudrions dresser, comme nous avons tenté de le faire pour les
siècles précédents, le bilan des progrès réalisés au xixᵉ siècle dans l'art du bandage
herniaire.

§ 1. — PIPELET (AN IX, 1805)

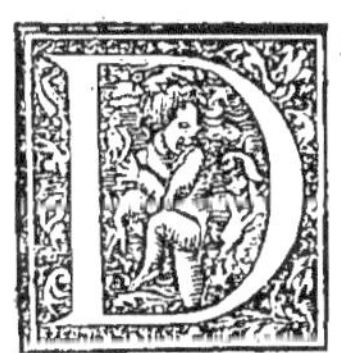

ANS les *Mémoires de la Société médicale d'émulation* (Paris,
an IX = 1805), nous lisons le compte rendu suivant d'une prétendue amélioration réalisée par J.-B. Pipelet, de l'Académie de
chirurgie, spécialiste dans la partie (ainsi que son père et son
oncle, qui écrivirent de nombreuses pages sur les hernies) :

Le citoyen Pipelet vient de faire exécuter ce qu'il appelle
des pelotes à soufflet. Ce mécanisme, d'un genre simple, consiste
à rendre la platine mobile sur le collet du bandage, en la fixant vers le bas par une
petite charnière rivée. Cette platine s'écarte et se rapproche de l'extrémité antérieure
du bandage (coudée et non trempée), moyennant un ressort intermédiaire qui n'est
qu'une petite lame d'acier contournée en S et rivée par le haut sur le grand ressort.
Celui-ci est formé, pour plus de solidité, d'une double lame circulaire moins sujette à
se casser qu'une lame simple. Les deux parties du grand ressort, ajustées ainsi, en
deux lames l'une sur l'autre, sont maintenues par des tours de bandes en doloirs
et rivés sur le devant à la naissance du collet.

§ 2. — SCARPA (1812)

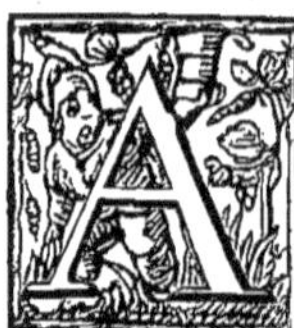NTOINE SCARPA[1] le célèbre chirurgien et anatomiste italien (1747-1832), fut un philosophe aux idées hardies et élevées; il a traité la question complexe qui nous occupe, avec originalité et profondeur. On sait que Scarpa a découvert plusieurs variétés de hernies inconnues jusqu'alors et a proposé, en chirurgie, nombre de procédés nouveaux.

Scarpa n'employait pour les hernies crurales et inguinales que le bandage circulaire de Camper; mais il n'était pas construit comme il l'est aujourd'hui d'après les modifications apportées par Jalade-Lafond.

Le bandage de Scarpa (fig. 1650) était en fer mou, c'est-à-dire qu'il n'était pas trempé et par conséquent n'avait aucune élasticité. Ensuite, le ressort s'arrêtant du côté opposé à la hernie au niveau de la crète iliaque, la contention de la hernie n'était obtenue que grâce à l'épaisseur du ressort. C'était un bandage lourd et grossier, mais supérieur néanmoins à ceux employés à son époque.

Scarpa a donné, en d'excellents termes[2], la théorie du bandage : on convient généralement, déclare-t-il, qu'il faut préférer les bandages à ressorts à tous les autres, mais on ne s'accorde

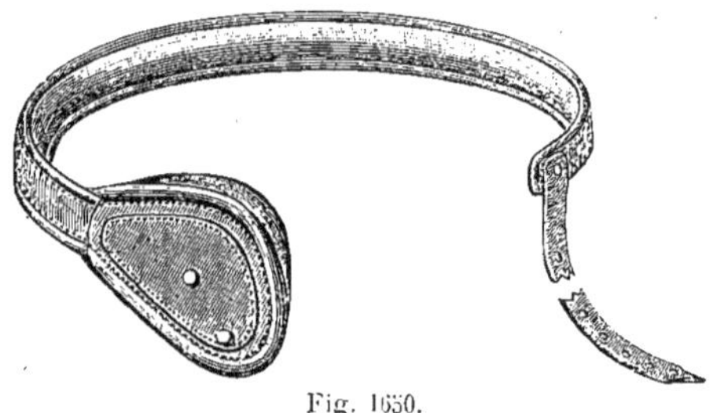

Fig. 1650.

plus lorsqu'il s'agit de déterminer la longueur à donner au ressort, les uns pensent que le ressort en demi-cercle est assez long; les autres prétendent qu'il doit s'étendre depuis l'anneau d'un côté, jusqu'à l'attache du muscle *fascia lata* du côté opposé, c'est-à-dire embrasser les dix douzièmes de la circonférence du bassin.

En général, quelle que soit la longueur du ressort, lorsqu'il est appliqué autour du bassin, il représente un levier du troisième genre, dont la puissance est au milieu, la résistance à l'extrémité qui appuie sur l'anneau inguinal et le point d'appui à l'extrémité qui porte sur les dernières vertèbres lombaires et sur la base du sacrum. L'action de ce bandage peut être comparée à celle d'une pince largement ouverte, qui a beaucoup de tendance à abandonner la partie qu'elle embrasse, lorsque celle-ci exécute le plus léger mouvement. Mais si on peut donner un point d'appui solide et invariable à l'extrémité postérieure du ressort, la force de pression que la résistance ou l'extrémité antérieure exercera sur l'anneau inguinal sera constante et égale. La grande difficulté pour avoir un bon bandage consiste donc à trouver le moyen de donner la plus grande stabilité possible au point d'appui du levier que l'on veut faire agir sur l'anneau inguinal.

Pour parvenir à ce but, on se contente, dans le bandage français, c'est-à-dire demi-circulaire, d'ajouter à l'extrémité postérieure du ressort une courroie qui vient se réunir à la pelote. Si la hernie est intestinale et d'un petit volume, et qu'il ne faille qu'une pression modérée pour la contenir, le bandage dont nous venons de parler (fig. 1650) remplira assez bien cet objet, sans même qu'il soit nécessaire de serrer la

1. *Traité pratique des hernies.* Paris, 1812, in-8° (traduction de Cayol).
2. SCARPA. *Traité pratique des hernies.* Paris 1812.

courroie, au point d'incommoder le malade. Mais si la hernie est formée par l'épiploon, ou par l'intestin et l'épiploon réunis; si, de plus, elle est très développée, le
bandage en demi-cercle ne la contiendra pas aussi bien que le bandage construit
d'après les principes développés par Camper. Si l'on essaie comparativement deux
bandages égaux en force et en élasticité, mais dont l'un soit demi-circulaire, et l'autre
dans les dimensions proposées par Camper, on peut affirmer que le dernier contiendra
la hernie plus exactement que le premier et en causant moins de gêne au malade,
attendu qu'il dispensera de serrer autant la courroie; il conserverait un avantage

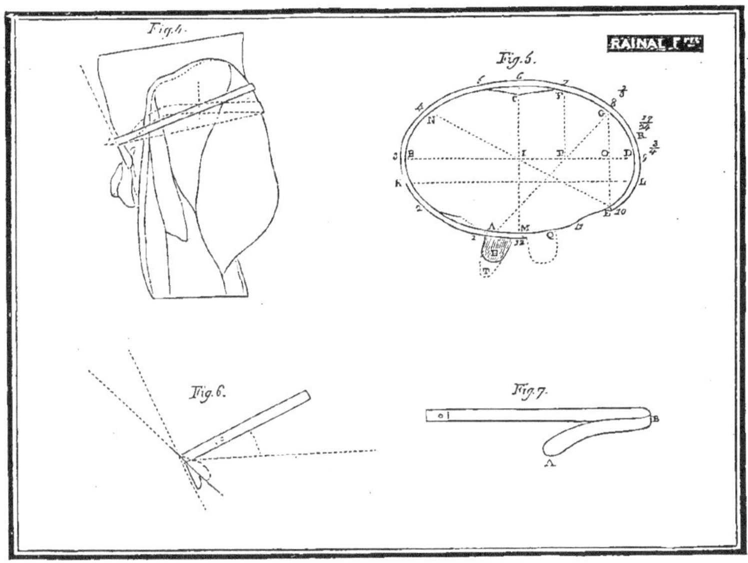

Fig. 1547.

bien marqué sur l'autre, lors même qu'il aurait un peu moins de force et d'élasticité.

Les raisons qu'on a alléguées contre ce fait de pratique ne sont d'aucune valeur,
parce qu'elles sont purement théoriques : ceux qui les ont avancées, prévenus contre
la doctrine de Camper, n'ont jamais mis son bandage à l'épreuve et n'ont pas examiné avec assez d'attention ses avantages et ses inconvénients. La démonstration
de Camper est presque inintelligible, quoiqu'elle soit fondée en partie sur la théorie
de la courbure élastique de Bernouilli : cela tient sans doute à ce que ces principes
de mécanique ne peuvent s'appliquer rigoureusement à la courbure du ressort
élastique des bandages.

Mais si, abandonnant la démonstration de Camper, on se rappelle le principe de
la décomposition des forces, et qu'on fasse une application exacte à la manière d'agir
du bandage, en ayant égard à sa forme et à sa direction, on verra que celui de
Camper, bien loin d'être un ressort non déterminé et sans aucune force, présente au
contraire, à cause de sa longueur, plus de stabilité dans le point d'appui et plus
d'élasticité que le ressort en demi-cercle.

Pour démontrer ce que je viens d'annoncer je reproduirai la figure donnée
autrefois par Camper (fig. 1547), en la réduisant à sa plus simple expression.

Figure 5 : soit un ressort égal à 10/12 de la circonférence du bassin A, B, C, D, E,
mais dont nous ne considérons pour le moment que la longueur B, D, égale à 6/12

ou à la moitié de la circonférence du bassin. La force élastique agissant dans la direction de la perpendiculaire au point de la courbe auquel elle se rapporte, il est évident que les forces D et B feront équilibre puisqu'elles se trouvent directement opposées. Le bandage comprimera donc avec le même degré de force les points D et B et par conséquent il restera fixe. Ce que je dis ici du ressort qui environnerait la moitié du bassin de D en B, est applicable au bandage en demi-cercle qui, embrassant le flanc, s'étend de A en C, deux points qui font également équilibre entre eux. S'il survient le plus léger changement dans la courbure du ressort, comme cela doit avoir lieu dans les mouvements du malade, l'équilibre se rompt, et le bandage n'est plus stable : les forces B et D se décomposant, le ressort vacille et tend à glisser en arrière dans la direction I, C. ou dans la direction I, B, si c'est le bandage en demi-cercle ordinaire. Pour éviter cet inconvénient, il faut augmenter de 6/12 la longueur du ressort afin d'avoir des forces qui agissent en sens contraire de celles qui la poussent en arrière, et qui aient une énergie suffisante pour balancer l'action de ces dernières, sans nuire en aucune manière à la commodité de l'instrument. On remplira cet objet en allongeant le ressort de B en K, et en 2, et de D en E, c'est-à-dire en lui donnant une longueur de 8/12 : avec ce degré d'allongement, le bandage ne sera plus sujet à se déplacer et par conséquent le point d'appui du levier sera invariable. Maintenant, si on ajoute la portion $2\,A$ à la longueur $E\,2$, en portant ainsi la longueur totale a 10/12 le point fixe sera 2; et $2\,A$ deviendra un bras de levier fixe et bien déterminé auquel on pourra donner une énergie proportionnée au degré de pression qu'on voudra exercer sur l'anneau.

Si la force du bras de levier A devenait trop considérable, on pourrait facilement la diminuer en amincissant le ressort : au contraire, si elle n'était pas suffisante on l'augmenterait en donnant plus d'épaisseur au ressort ou en l'allongeant un peu en E, ce qui raccourcirait le bras du levier 2, A. Or, on sait que la force d'un ressort est en raison inverse de la longueur du bras de levier.

Il résulte de ce que je viens de dire que le bandage en demi-cercle peut suffire, tout au plus, pour contenir exactement une hernie intestinale d'un petit volume, en ayant soin, toutefois, de serrer assez fortement la courroie qui le termine et qu'au contraire le bandage qui embrasse les 10/12 de la circonférence du bassin peut contenir toutes les espèces de hernies inguinales, quel que soit leur volume sans qu'on ait besoin de serrer autant la courroie ni même de donner autant d'épaisseur au ressort.

On n'a rien aujourd'hui à ajouter aux indications si claires et si précises de Scarpa sur l'application des bandages et le mieux est de s'y conformer exactement.

Soit qu'on emploie, dit-il, l'un ou l'autre de ces bandages, il faut observer dans son application les règles suivantes : 1° le ressort doit avoir une force et une épaisseur proportionnées à la résistance qu'il a à vaincre; 2° il doit s'appliquer exactement et à plat sur tous les points de la circonférence du bassin; 3° la pelote aura une largeur proportionnée au volume de la hernie, et de plus elle sera inclinée sous un angle tout à fait semblable à celui que la base inférieure du ventre forme avec le pubis, et qui n'est pas le même chez tous les individus; 4° le point de compression de l'anneau doit se trouver, chez un adulte, environ 5 centimètres plus bas que la ligne demi-circulaire décrite par le reste du bandage sur les lombes et le sacrum; 5° il faut encore que la compression soit dirigée d'autant plus obliquement du pubis vers le flanc que la hernie est plus récente et moins développée. Cette règle est une conséquence naturelle du trajet que suivent les viscères, lorsqu'ils commencent à descendre de la cavité abdominale dans le scrotum.

Si le ressort ne porte pas exactement et à plat sur toute la circonférence du bassin, les efforts continuels des viscères contre la pelote peuvent lui faire exécuter un léger mouvement de rotation qui facilite la sortie de la hernie.

Si d'un autre côté la pelote n'est pas inclinée sous un angle parfaitement semblable à celui que le bord inférieur du ventre forme avec le pubis, elle ne trouvera pas un point d'appui suffisant sur l'extrémité de cet os et elle ne pourra exercer une compression bien égale sur toute la circonférence de l'anneau.

Lorsque la hernie est récente et d'un petit volume, il est nécessaire que la compression porte non seulement sur l'anneau, mais encore sur cette partie du col du sac herniaire qui se dirige du pubis vers le flanc sous l'aponévrose de l'oblique externe : sans cette précaution on ne pourra jamais espérer d'obtenir par le moyen du bandage une cure radicale. Il faut, de plus, que la pelote présente une surface plane et qu'elle soit située de telle manière qu'elle croise de haut en bas l'orifice externe de l'anneau inguinal.

BANDAGE POUR LA HERNIE CRURALE

Le bandage qui convient le mieux pour la hernie crurale est celui qui embrasse le 10/12 de la circonférence du bassin, c'est-à-dire qu'une de ses extrémités doit porter sur le muscle tenseur de l'aponévrose fascia lata, et l'autre sur l'arcade crurale du côté opposé : l'utilité de cette longueur du ressort est ici encore plus évidente que dans la hernie inguinale. En effet, dans la hernie crurale, la courroie ne saurait être d'aucun avantage à cause de l'obliquité qu'elle doit avoir pour descendre du flanc vers le point de compression : aussi l'expérience prouve qu'elle est plus propre à faire remonter le bandage, qu'à le maintenir dans une situation convenable, et comme le ressort en demi-cercle ne peut trouver un point d'appui sur le pubis, sans être retenu par la courroie, il faut en conclure que cette espèce de bandage est d'une utilité très bornée.

Au contraire le bandage de Camper a, par lui-même, et sans le secours de la courroie, un point d'appui fixe; il offre un bras de levier libre qui presse constamment sur l'arcade crurale. Mais pour être bien adapté à la hernie crurale, ce bandage exige quelques modifications :

1° Son col doit être plus court que si on le destinait à contenir une hernie inguinale, par la raison que l'arcade crurale est plus voisine du flanc que l'anneau inguinal; 2° cette même partie du bandage, celle qu'on nomme le collet, doit avoir une direction oblique du flanc au pubis précisément comme le ligament de Fallope; 3° la pelote aura une longueur proportionnée à celle du col de la hernie, et une largeur telle qu'elle ne dépasse point le pli de l'aine; pour peu qu'elle descendît plus bas, elle gênerait la flexion de la cuisse, et dans ce mouvement le bandage serait sujet à remonter. Enfin la plaque destinée à soutenir la pelote sera inclinée convenablement pour qu'elle puisse comprimer de bas en haut le bord inférieur du ventre, sans descendre au delà du pli de la cuisse.

« Je ne sache pas, ajoute Scarpa, qu'il existe aucun exemple de hernie fémorale, quelque petite et récente qu'elle fût, qui n'ait reparu aussitôt après le bandage enlevé, quoiqu'on l'eût maintenu appliqué avec la scrupuleuse exactitude, pendant un temps plus ou moins long. Cette fréquence de la récidive est due, je pense, autant à la structure aponévrotique et ligamenteuse de l'anneau et du canal crural, qu'à sa direction, qui est justement dans celle suivant laquelle les viscères abdominaux sont naturellement faussés. Le canal inguinal est loin de présenter une disposition analogue, puisque dans l'adulte il est situé transversalement à l'axe vertical de l'abdomen et qu'en outre chez les jeunes sujets il tend à se rétrécir. »

§ 3. — DE BEAUMONT (1827)

LES BANDAGES A PELOTES MÉDICAMENTEUSES

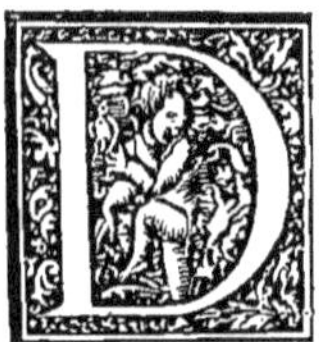ÈS l'antiquité la plus reculée, les médecins pensèrent parvenir à la cure radicale des hernies au moyen d'emplâtres ou de médicaments topiques excitants, stimulants, toniques, astringents; mais il importe de bien remarquer que cette méthode n'a jamais été employée seule. Tous les topiques (quelles que fussent leur nature et leurs propriétés) étaient toujours soutenus par l'application d'un bon bandage bien serré, ou encore leur action curative était aidée par le repos plus ou moins prolongé dans le décubitus dorsal.

Parmi les topiques les plus usités, citons ici : les cataplasmes composés de farine d'orge et de fèves, d'aloès, de mastic et de bol d'Arménie (Ambroise Paré), l'usage, bizarre, de l'aimant à l'intérieur et des applications externes de limaille de fer; le fameux emplâtre *contra rupturam* des anciens; le cérat de brique de Fabrice d'Aquapendente; la terre sigillée, les sachets au vinaigre de Verduc; le remède du prieur de Cabrières surtout, si longtemps célèbre et qui guérissait par sa méthode et non par sa formule. « Le prieur de Cabrières, dit Dionis, était un homme fort charitable, qui distribuait beaucoup de remèdes dans sa province; il n'était point intéressé, ni charlatan, quoi qu'il fût fort mystérieux et qu'il fît secret de tout. La grande réputation qu'il s'était acquise dans la province, fit souhaiter le voir à la cour : il y arriva environ l'année 1680. Il avait donné son secret à Louis XIV, qui préparait luimême, de ses royales mains, le fameux remède. »

Cabrières donnait à l'intérieur un remède consistant en quelques gouttes d'acide muriatique dans un verre d'eau. Il faisait prendre cette boisson acidulée pendant vingt et un jours.

Aussitôt que le remède du prieur de Cabrières fut connu du public, on vit surgir quantité de malades qui jusque-là cachaient soigneusement leur infirmité : c'était

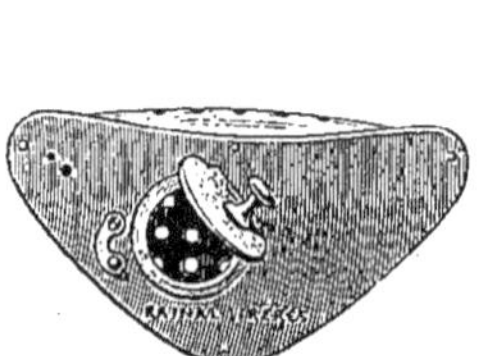

Fig. 1516.

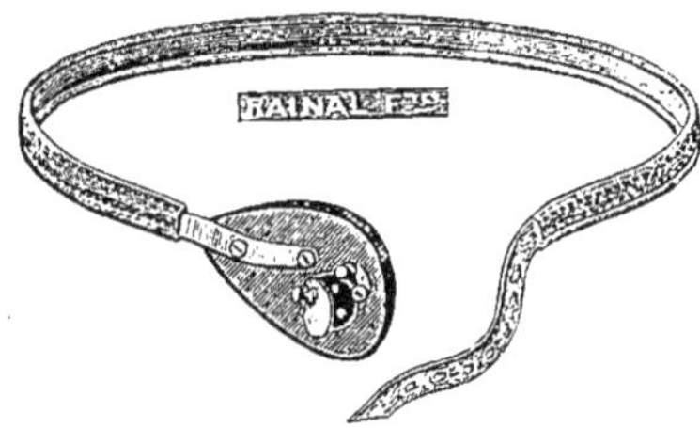

Fig. 1614.

une manière de faire sa cour au grand roi, de recevoir de ses mains le précieux remède. Ce qui a pu contribuer à quelques guérisons ou plutôt à la contention de quelques hernies par ce traitement, c'est surtout l'application, par-dessus l'emplâtre, d'un bandage à pression énorme et le repos prolongé *pendant quelques mois*. Le bandage devait être porté jour et nuit. On ne devait jamais s'asseoir, mais demeurer continuellement couché ou debout. On a attribué à ces remèdes des avantages mystérieux, qu'on devait tous, en réalité, à la compression et au repos.

Malgré ces nombreux topiques, plus ou moins recommandés, et dont il serait trop facile d'augmenter la liste, la méthode emplastique et médicamenteuse avait fini pourtant par tomber en désuétude lorsque, en 1821, Beaumont (de Lyon) s'efforça de la tirer de l'oubli auquel on l'avait condamnée en masse. A son tour, il exalta les bons effets de pelotes composées d'opium brut, de noix de galle et de cyprès; de cendres de marronniers d'Inde et de sous-carbonate d'ammoniaque.

Les bandages de Beaumont sont reproduits ici : fig. 1516 et 1614.

En octobre 1825, deux habitants des Herbiers (Vendée), Jean Dubois, docteur, et Simon, bandagiste herniaire, écrivirent un livre pour montrer qu'il y avait une plante souveraine pour guérir radicalement toutes sortes de hernies, l'osmonde royale, et un arbre, le cyprès !

En 1818, Verdier, chirurgien herniaire, publie une note de laquelle il résulte que les hernies guérissent radicalement par les pilules de muriate de mercure : il préconisait aussi, pour la cure des hernies, les douches obliques d'eau froide. Ravin proposa enfin, en 1822, le repos au lit prolongé pendant plusieurs mois, aidé de topiques alumineux et de la compression.

§ 4. — JALADE-LAFOND (1822)

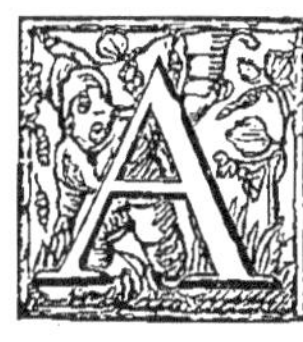

LA FOIS bandagiste et médecin distingué, le Dʳ Jalade-Lafond fut très apprécié de Dupuytren, qui reconnaissait en lui un mécanicien des plus habiles. C'est à Jalade que nous devons la modification heureuse du bandage de Camper, allongé et soumis à une trempe méthodique. Malgré les dénigrements systématiques de Malgaigne, on est bien forcé de reconnaître que, seul, ce bandage est capable de maintenir les hernies volumineuses.

Jalade-Lafond imagina plus tard de compliquer le Camper avec des lames supplémentaires à résistance graduée (bandage rénixigrade), et fut aussi l'un des adeptes de la pelote médicamenteuse... de son invention. Ces taches ne sauraient obscurcir son œuvre mémorable et progressiste, dont le lecteur peut avoir un aperçu par les pages qui vont suivre.

Si le bassin, dit-il, était de forme cylindrique, il n'y aurait nul choix à faire dans les bandages, et tous les corps circulaires s'y adapteraient indifféremment; mais la structure des parties est telle qu'il faut contourner le fer à bandage, de sorte qu'il puisse répondre à toutes les cavités et élévations que présente le bassin à l'extérieur. Le sacrum se trouve plus élevé que l'anneau inguinal, et les hanches offrent un angle obtus assez saillant, tandis que les aines sont rentrantes : il suit de là que le fer à bandage doit avoir une forme ovale, ou ressembler à un cercle coudé, dont la partie postérieure est légèrement concave à sa face interne et convexe à l'externe, tandis que sa partie antérieure, presque en ligne droite, doit avoir une étendue de trois à quatre pouces, qui est la distance comprise entre l'épine antérieure de l'os des îles et l'anneau inguinal : cette partie doit être plus basse que la postérieure, d'environ deux pouces, pour pouvoir recouvrir l'anneau.

Jusqu'ici, on a toujours tenu trop court les ressorts des bandages. Jadis ils n'embrassaient que la moitié de la circonférence du corps, plus tard on leur donna plus de longueur, et ils parcouraient les 3/4 de cette circonférence; enfin, l'illustre Camper dit qu'il faut que le cercle du bandage ait plus des 3/4 de la totalité de la circonférence du bassin, qu'il sera parfait à 10/12, afin que le bout E retienne, G, O, avec une force semblable à E, O. Voyez figure 2. Planche VI, fig. 1558, page. (Voir la feuille suivante.)

BANDAGE INGUINAL SIMPLE. (Fig. 1572.) — La figure représente le bandage développé et vu sur l'épaisseur du ressort qui le compose.

Fig. 2. Le même ressort vu de face, suivant la ligne $A'.B'$.

Fig. 1. A B C D. Ressort formant la partie principale du bandage renforcé et décliné en C D pour recevoir la plaque E F G. Plaque servant de base à la pelote du

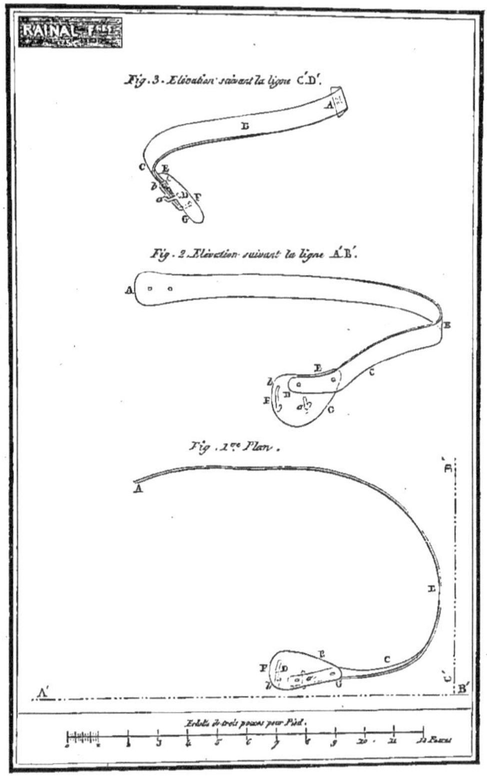

Fig. 1572.

bandage; a. Crochet pouvant être remplacé par un bouton destiné à recevoir la courroie du bandage; b. Passe pour recevoir la courroie.

Nous trouvons que Camper n'a pas donné assez de longueur à son ressort et nous pensons que, pour que le bandage soit convenablement construit, il faut qu'il embrasse tout le corps, de manière que ses extrémités se touchent lorsque ce ressort est nu, et qu'il reste entre elles un léger intervalle dépendant de la garniture. J'estime cette longueur du bandage au 1/12 et demi; ou, en admettant que le corps ait 32 pouces de circonférence, le bandage aura 31 pouces d'étendue, c'est-à-dire de E en A (voy. pl. 1562, fig. 1, 2 et 3). Par cette disposition, le ressort joue avec plus de facilité, et il conserve sa position, sa force et son élasticité.

BANDAGE INGUINAL CIRCULAIRE. (Fig. 1562.) — Figure 1. Ressort vu suivant son développement et sur son épaisseur.

Figure 2. Bandage circulaire. Même ressort vu de face, et incliné comme étant lacé sur le sujet suivant la ligne A' B' fig. 1.

Fig. 3. Élévation latérale ou profil du même bandage suivant la ligne *C'D'*, fig. 1.
A B C D E F. Développement du ressort incliné et renforcé en *E F* pour recevoir la
plaque *G*, ce ressort ayant une inflexion dans sa courbure en *C* pour s'adapter sur la
colonne lombaire déprimée. *a b*. Bouton et passe pour recevoir et déprimer la
courroie *A H* dans toutes les circonstances. Il prend en avant un double point

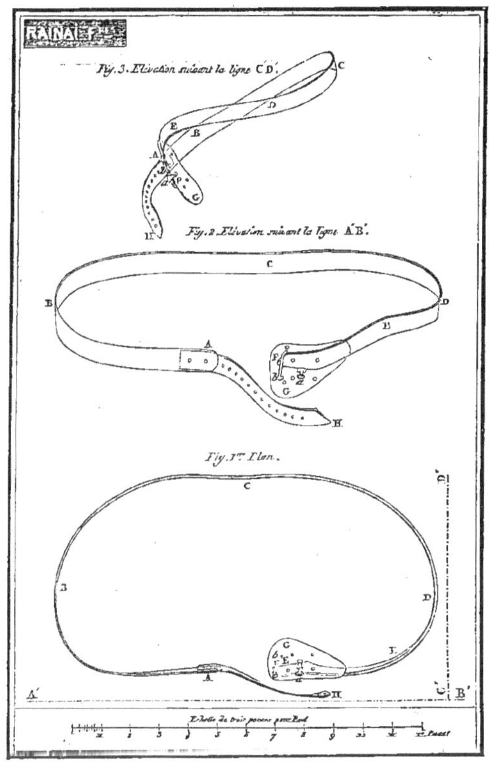

Fig. 1562.

d'appui par ces deux extrémités dont la longueur est presque égale Un troisième
point d'appui se trouve en arrière sur la partie moyenne de la région lombaire, et
dans cette partie du bandage, je modifie la forme du ressort suivant que la surface à
laquelle il doit correspondre est saillante ou déprimée. De la sorte, il peut être
considéré comme formé de deux arcs de cercle, *EC* et *AG*, réunis en *C*, et augmentant
leur solidité l'un par l'autre.

BANDAGE INGUINAL SIMPLE ORDINAIRE. — La longueur du fer à ban-
dage ordinaire doit être relative à la circonférence du bassin, et l'on établit en
principe que cette longueur du fer, d'une extrémité à l'autre, devait être d'environ un
quinzième en sus de la moitié de la circonférence du bassin, de sorte qu'en supposant
la circonférence du bassin de trente-quatre pouces, le fer à bandage devrait avoir
environ dix-huit pouces et demi.

L'extrémité antérieure du fer à laquelle est fixée la pelote qui doit exercer la
compression, ne mérite pas moins d'attention que le fer lui-même.

Cette pelote est formée par un écusson de tôle, de deux pouces et demi de longueur sur deux de largeur. Il est de forme triangulaire, a ses trois angles arrondis et est fixé au fer par le moyen de deux goupilles rivées ; il est garni d'un morceau de liège, et rembourré de crin pour pouvoir remplir l'aine ; c'est alors qu'on l'appelle la pelote du bandage.

BANDAGE DEMI-CORPS OU BRISÉ. — Figure 1. Vu en dessous suivant son développement et son épaisseur.

Figure 2. Vu de face et suivant sa position sur le sujet et parallèlement à la ligne $A''B''$.

Figure. 3. Élévation latérale ou profil suivant la ligne $C''D''$. $A B C D$. $A' B' C' D'$. Ressorts sur leur épaisseur, renforcés et doublement recourbés et inclinés en $C D$ et

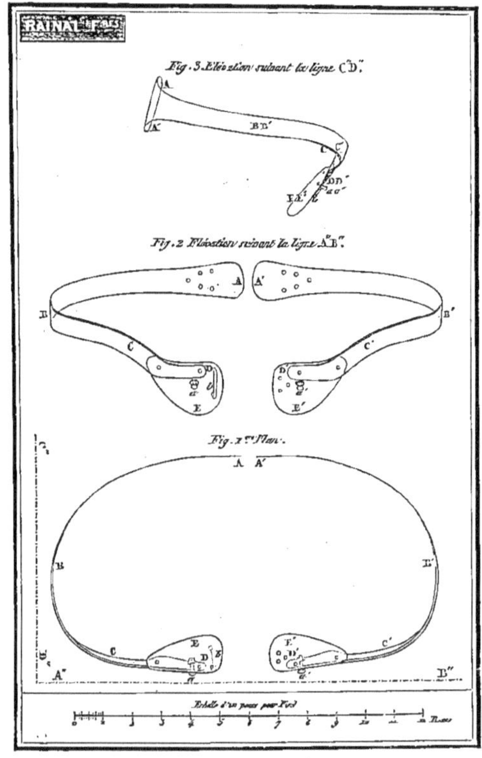

Fig. 1575.

$C' D'$ pour recevoir la plaque E et E'. $aa' b$. Boutons et passes pour les sous-cuisses et la courroie.

BANDAGE DOUBLE DEMI-CORPS OU BRISÉ. — Il résulte de ce que nous venons de dire, que la charpente du bandage inguinal double est absolument la même que celle que nous avons décrite pour le bandage simple.

Il n'y a de différence qu'une augmentation au prolongement de trois à quatre pouces, à la partie antérieure, qui est formé par un second et par la branche coudée qui l'unit au premier.

Il est à remarquer que les deux branches supérieures des os pubis ne sont pas en ligne droite, mais forment un angle à l'endroit de leur articulation, d'où il suit que le col qui fixe les deux doit offrir un coude proportionné à cet angle du pubis.

Ce bandage est donc composé de deux demi-cercles qu'on réunit en avant et en arrière au moyen de deux courroies (voyez fig. 1573.) Le bandage double sur un

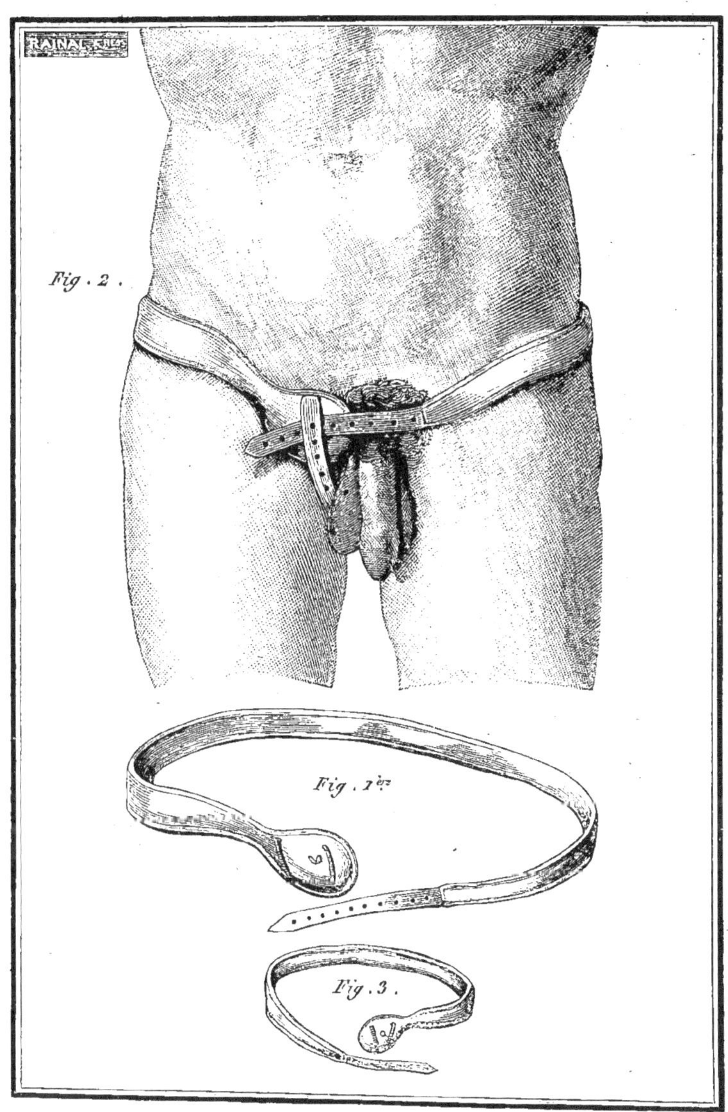

Fig. 1559.

seul ressort fig. 2 (voir fig. 1557, p. 145). est fort peu employé et nous lui préférons le bandage composé de deux ressorts séparés, un pour chaque hernie.

BANDAGE CIRCULAIRE. COTÉ DROIT PLACÉ SUR LE SUJET. — Figure 1. Bandage circulaire droit garni de ses enveloppes. Figure 2. Même bandage placé sur le sujet. Figure 3. Bandage gauche pour un enfant

BANDAGE CIRCULAIRE. PARTIE POSTÉRIEURE. — Fig. 1557, n° 1. Partie postérieure d'un bandage placé sur le sujet n° 2. Figure géométrique du bandage de Camper.

L'expérience a prouvé que par l'obliquité donnée à l'extrémité du ressort qui porte
la pelote, celle-ci reste invariablement sur l'anneau, surtout lorsqu'elle est doublement

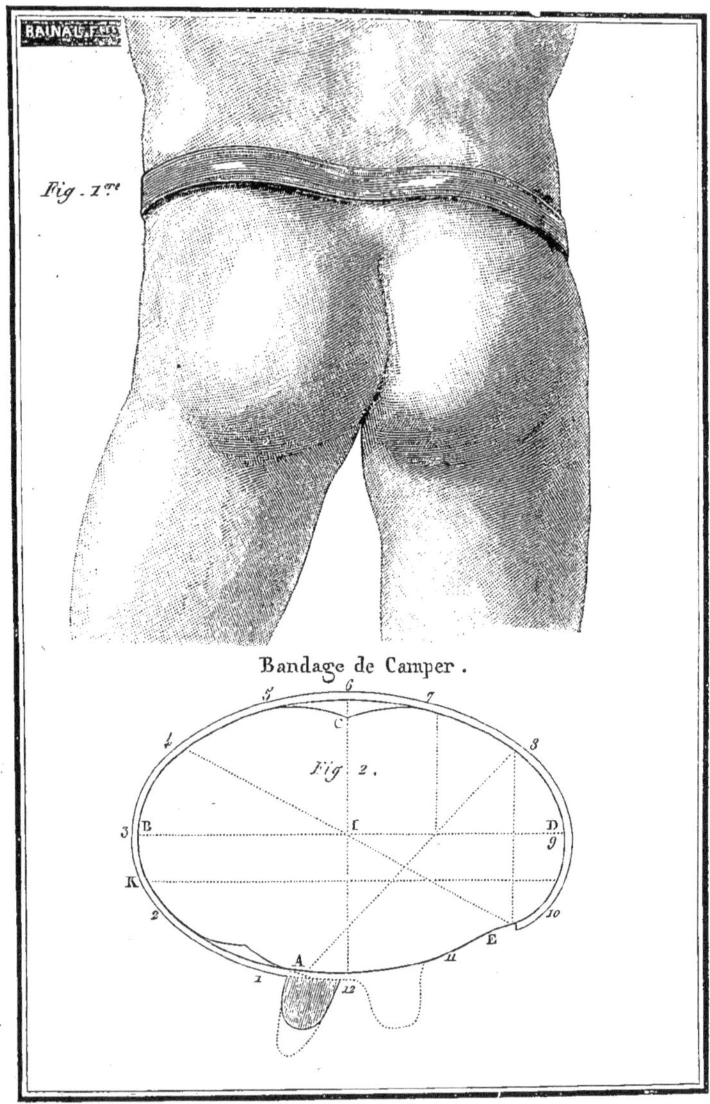

Fig. 1558.

assujettie par les sous-cuisses. La raison en est toute simple : la pelote frappant
presque à plat et de face sur l'anneau, le bord supérieur du pubis lui servant d'appui
principal et l'action s'opérant non de dedans en dehors de la surface extérieure du
bassin, ni de haut en bas de l'anneau inguinal, mais bien de devant en arrière et un
peu obliquement en dehors ; de cette manière tout le canal inguinal éprouve une
compression dont le pubis modère la force.

BANDAGE DEMI-CORPS PLACÉ SUR LE SUJET. — Figure 1. Bandage demi-corps placé sur le sujet. Figure 2. Bandage double sur un seul ressort, côté droit et enveloppé de ses garnitures.

BANDAGE CRURAL. (Figure 1556, page 147). — Le ressort du bandage crural doit être plus horizontal et un peu oblique en bas Si le grand diamètre était perpendicu-

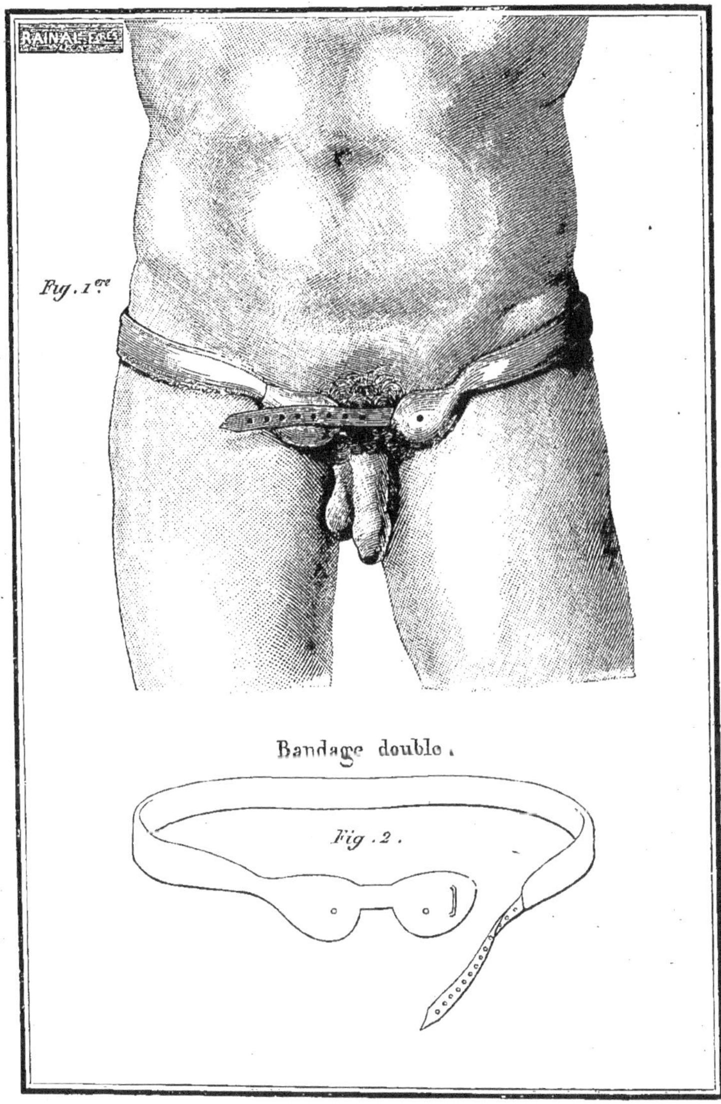

Fig. 1557.

laire, la partie inférieure de la pelote porterait sur la cuisse et en empêcherait le mouvement, ou elle serait repoussée de bas en haut et dérangée dans les mouvements de flexion de la cuisse sur le bassin. Il est surtout bien important que la partie inférieure de la pelote n'exerce pas une compression trop forte sur les vaisseaux cruraux, un sous-cuisse est toujours indispensable pour empêcher la pelote de remonter.

Les bandages cruraux destinés pour les femmes doivent être en général d'un pouce et demi plus larges que ceux des hommes, par la raison que le bassin chez elles est plus évasé et plus arrondi.

Tout ce que nous avons dit sur le bandage inguinal, relativement à sa longueur,

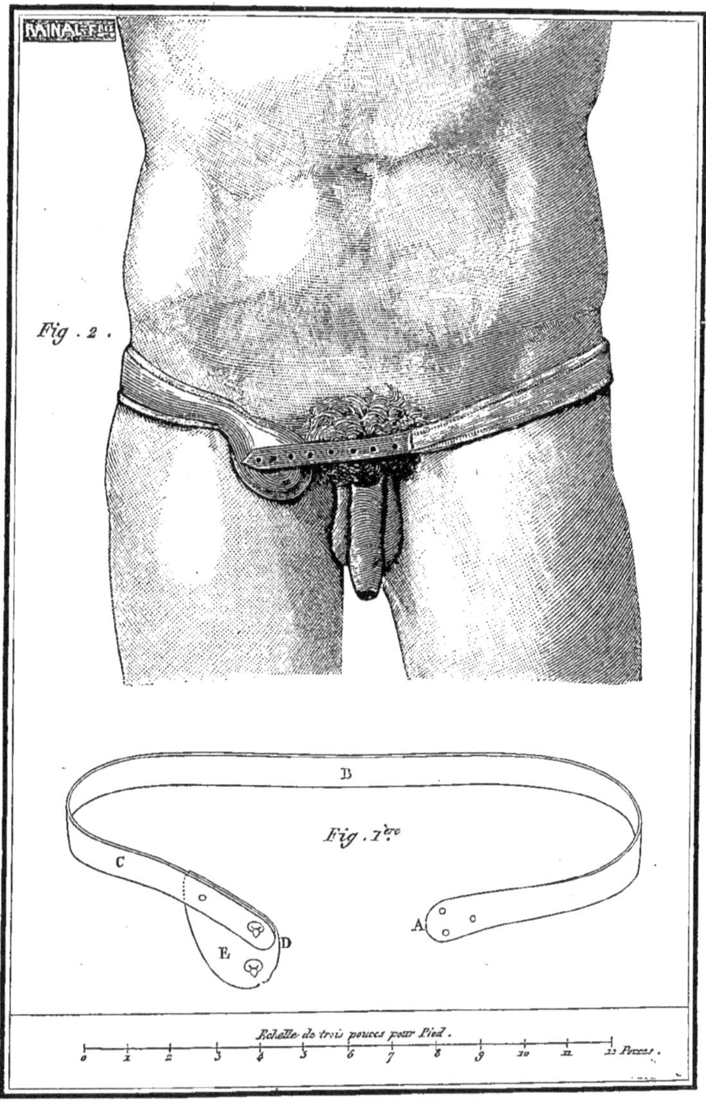

Fig. 1556.

à la dépression de sa partie postérieure, à l'obliquité de l'extrémité qui supporte la pelote, et à cette pelote elle-même, est applicable à la hernie crurale : seulement ici la pelote doit avoir une forme différente, et elle doit former un angle plus marqué avec l'extrémité du ressort, que dans le bandage inguinal.

BANDAGE CRURAL COTÉ DROIT A NU ET PLACÉ SUR LE SUJET.
(Figure 1556, page 147). — Figure 1. Bandage crural côté droit isolé et à nu *A B C D*.
Ressort incliné en bas de *C* en *D*. *E* plaque fixée au ressort en *D*. Figure 2. Même
bandage garni et placé sur le sujet.

J'ai fait l'application des principes énoncés, dans la description de mon bandage
de la hernie inguinale ou sus-pubienne, à la construction du bandage pour la hernie
ombilicale.

Le ressort embrasse les 11/12 et demi de la circonférence du corps *A B C D E F*;
il est déprimé en *C*, fig. 1, 2, 3, figure 1554. L'extrémité qui porte la pelote est
inclinée de *E* en *F*, et la pelote *G* est circulaire, et concave ou convexe, pour s'accommoder à la forme de la tumeur. Le bandage disposé de la sorte reste en place sans
être retenu par d'autres liens; il se prête aux mouvements de l'abdomen dépendants
de la respiration : dans l'inspiration comme dans l'expiration, il exerce toujours la
même compression sur la hernie.

BANDAGE OMBILICAL CIRCULAIRE. — Figure 1. Ressort circulaire vu
suivant son développement et sur son épaisseur. Figure 2. Vu de face tel qu'il doit

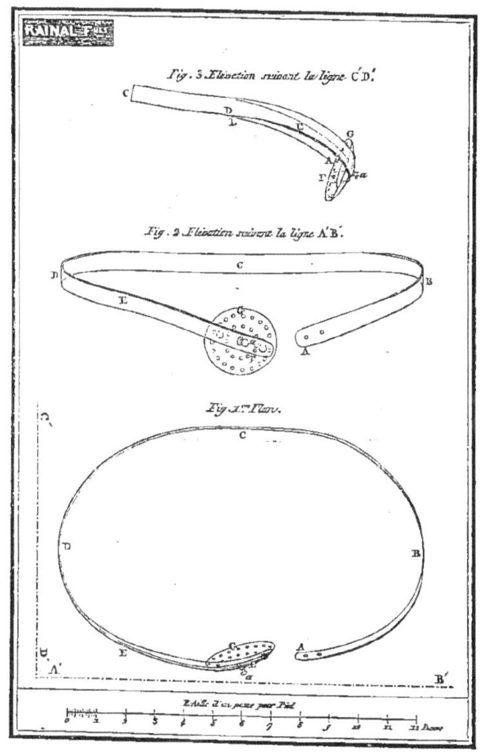

Fig. 1554.

être placé sur le sujet en suivant la ligne *A' B'* (Fig. 1). Figure. 3. Profil et élévation
latérale suivant la ligne *C'D'*, fig. 1. *A B C D E F*. Contour du ressort infléchi en *C*
pour s'adapter aux lombes, d'après la figure de cette partie, et aussi infléchi en *E F*
pour éviter la compression sur l'os des îles. *G* Plaque un peu elliptique et percée

de petits trous, fixée à l'extrémité F du ressort et servant de base à la pelote. a bouton pour recevoir la courroie fixée à l'extrémité A.

La planche fig. 1555 représente le bandage ombilical anglais dont M. W. Hey

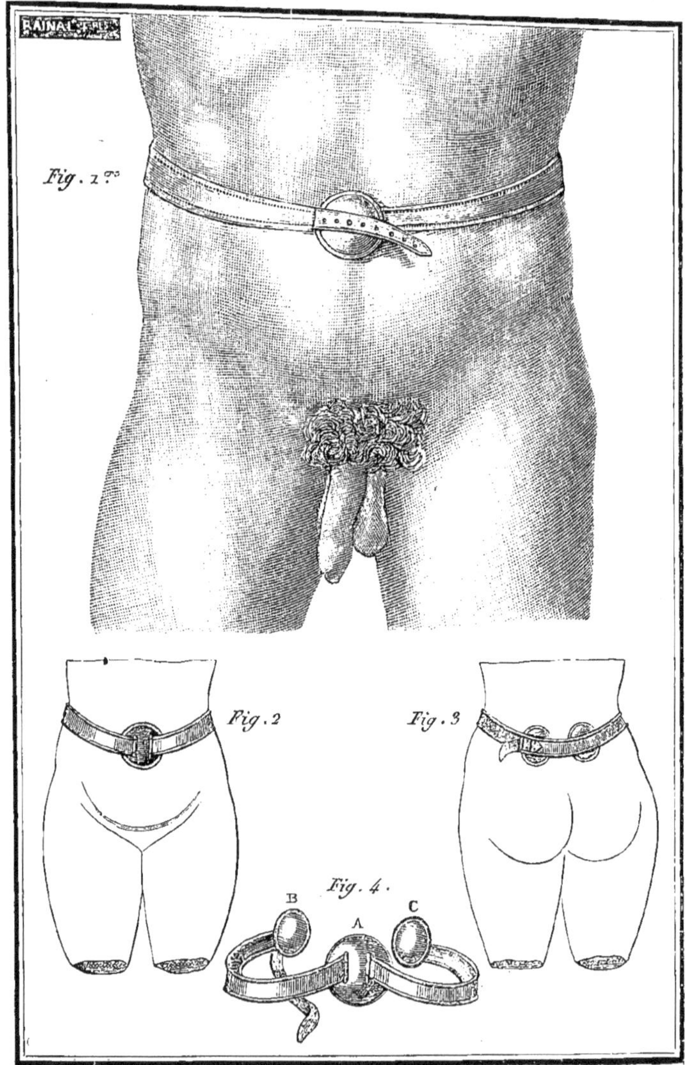

Fig. 1555.

donne la figure et l'explication dans son excellent ouvrage (*Practical observations in surgery illustrated by cases*, p. 577).

Ce bandage consiste en deux demi-cercles d'acier, à l'extrémité antérieure de chacun desquels est attachée séparément par une charnière de cuivre placée verticalement en dehors, une plaque de fer-blanc un peu concave sur sa face interne. La concavité est remplie par un morceau d'étoffe recouvert de cuir.

La pression des arcs amène le bord de la plaque dans chaque partie de sa circonférence, en contact avec la peau.

BANDAGE OMBILICAL CIRCULAIRE de HEY. — Figure 1. Ressort garni placé sur le sujet et pour une hernie ordinaire. Figure 2. Double ressort anglais placé sur le sujet. Figure 3. Jonction des deux ressorts par la partie postérieure et par deux plaques. Figure 4. Même bandage vu en entier portant trois plaques *A B C* dont une centrale en *A* destinée à contenir la hernie et les deux autres latérales en *B C* fixées postérieurement par une courroie.

BANDAGE OMBILICAL DE MARRISON. — Marrison, mécanicien à Leeds, fabriqua un bandage, figure 1574, qui consistait en deux morceaux d'acier très minces embrassant les côtés de l'abdomen et venant se réunir par derrière. A leur partie antérieure ils représentent, par leur assemblage, une ouverture ovalaire, à l'un des côtés de laquelle est attaché un ressort d'acier ayant la forme représentée figure 1574, fig. II. A l'extrémité de ce ressort est placé une pelote ou coussinet qui presse sur la hernie. Par l'élasticité de ce ressort la hernie est repoussée dans toutes les positions du corps, et par conséquent constamment maintenue réduite dans le ventre ; une bande de cálicot est cousue sur chaque côté de l'anneau ovalaire, et elle est garnie d'une ganse ou agrément sur son bord, dans l'épaisseur duquel est mis un ruban de fil qui doit être lié sur le dos.

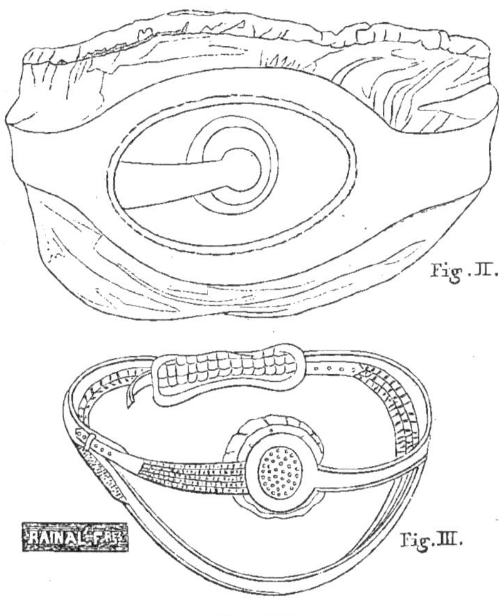

Fig. 1574.

Lorsque l'abdomen forme une saillie considérable, et que l'ombilic regarde en bas, ainsi que cela arrive aux femmes qui ont eu beaucoup d'enfants, l'anneau ovalaire (surtout s'il est très large) est dirigé obliquement ; et si le bandage n'était pas fait ainsi, le coussinet ne porterait véritablement pas sur la hernie. Pour prévenir cet inconvénient, M. Marrison fait la branche la plus basse de l'anneau beaucoup plus saillante que la supérieure. Et ainsi le calicot garnissant le contour de l'anneau, n'est employé qu'en forme de ceinture attachée seulement au ressort inférieur comme l'a représenté M. Astley Cooper dans son ouvrage sur les hernies.

Dans la suite M. Marrison n'a employé communément dans la confection de ses bandages que le ressort inférieur seulement ; et il avait conçu ce dessein dans le but d'approprier son bandage au prolapsus ou relâchement des parois de l'abdomen. A l'extrémité arrondie du ressort qui supporte la pelote, est attachée une courroie, à laquelle sont ajoutés des élastiques, dans l'intention de régler le degré de compression sur la hernie. Si l'abdomen était aplati ou déprimé, le bandage devrait être mis dans un sens contraire, en dirigeant le ressort en arc de cercle au-dessus de l'ombilic.

La figure 1574, fig. III, représente la forme du bandage que M. Marrison avait définitivement adopté. Le type du bandage original a été conservé dans l'un et l'autre de ces changements. Ce ressort en forme d'anneau ovalaire, a moins d'action sur les bords de l'anneau ombilical proprement dit, que sur l'abdomen ; et en le comprimant au-dessus et au-dessous du nombril, il doit faire que les parties se portent vers le point où s'est faite la hernie. Les arcs de cercle supérieur et inférieur doivent gêner les mouvements de l'adomen, et ils ne peuvent que favoriser le déplacement de la pelote. Il me semble qu'une sous-ventrière rendue plus ou moins élastique remplirait le même but, et n'aurait pas les inconvénients dont nous venons de parler.

BANDAGE A PELOTE MÉDICAMENTEUSE. — Ce bandage, figure 1614, est formé d'une lame d'acier ayant à peu près la longueur de la circonférence du bassin dont il doit embrasser les onze douzièmes. A son extrémité du côté de la hernie, se trouve fixé un ressort au moyen de deux vis destinées à maintenir une pelote triangulaire dont le diamètre transversal est un peu plus grand que le diamètre vertical. Cette pelote faite en zinc représente une espèce de boîte à tabatière s'ouvrant en dessus au moyen d'une petite charnière. La cavité de cette pelote est destinée à

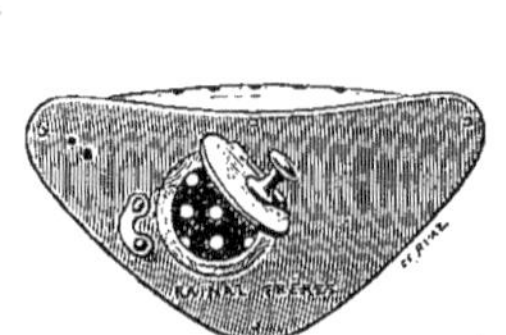

Fig. 1616.

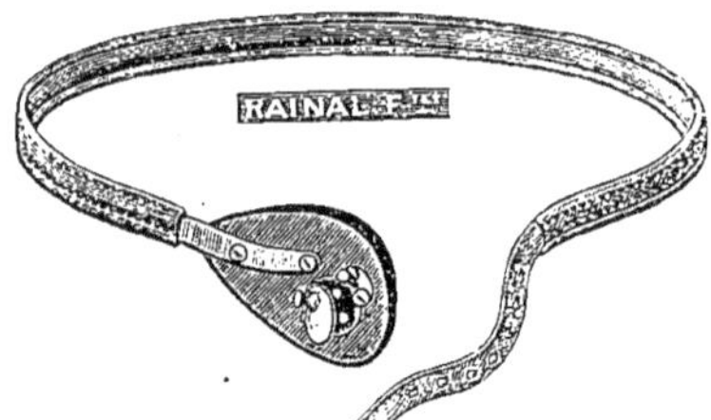

Fig. 1614.

recevoir un sachet composé de trois à quatre bandes de laine placées les unes sur les autres, et puis des poudres astringentes en assez grande quantité pour remplir la boîte. Ces poudres, après avoir passé à travers le sachet, se mettent en contact avec la peau qui recouvre l'ouverture herniaire. Leur sortie de la pelote du bandage s'effectue par divers trous qui lui sont pratiqués et qui correspondent avec d'autres trous faits à l'enveloppe imperméable.du tissu gommé dont est recouverte la pelote du bandage.

Doit-on faire porter un bandage simple ou double aux personnes atteintes d'une seule hernie?

S'il est vrai de dire avec Lawrence, l'illustre chirurgien anglais, que les bandages herniaires constituent un des instruments les plus utiles à la chirurgie moderne, rien ne saurait être plus opportun que de chercher à en préciser l'application.

Jalade-Lafond consulte ici la pratique usuelle, afin de voir jusqu'à quel point elle peut nous éclairer[1].

Pour les chirurgiens, un bandage simple est suffisant. La plupart des bandagistes, et principalement ceux qui font usage des ressorts anglais, adoptant une conduite opposée, appliquent toujours un bandage double. Or, aux yeux de quelques chirurgiens cette pratique est fautive. La seconde pelote, à leur avis, présente cet inconvénient d'affaiblir la partie sur laquelle 'elle appuie et de pousser pour ainsi dire au développement d'une seconde hernie, tandis qu'au contraire elle aurait pour but de prévenir cette conséquence si l'on en croit les bandagistes. Voilà deux opinions bien tranchées essentiellement contraires entre lesquelles la science nous semble être restée incertaine jusqu'à ce jour. La chose est-elle indifférente? Existe-t-il des motifs

1. *Gazette des hôpitaux*, 30 juin 1861.

suffisants en faveur de l'une ou de l'autre méthode? Enfin peut-on établir à ce sujet des règles à peu près fixes?

En 1859 ou 1840, Malgaigne, s'appuyant sur des faits pathologiques, avait émis cette opinion : qu'il existe, dans l'organisation, une cause prédisposante à la hernie. De son côté, Thomson contestait cette manière de voir et se retranchait pour soutenir sa thèse derrière des faits anatomiques. Les dissections les plus minutieuses, faites sur un très grand nombre de cadavres, ne lui avaient laissé voir aucune différence d'organisation dans les régions herniaires et notamment dans les régions inguinales.

Nous croyons, avec Malgaigne, que la hernie se produit plutôt chez certaines personnes que chez d'autres, dans telle race, plutôt que dans telle autre par suite d'une prédisposition spéciale que l'anatomie n'a pas fait saisir à Thomson dans les aponévroses herniaires, et cela peut bien être.

Dans la région inguinale, c'est sur de simples aponévroses sans fixité que viennent se terminer les fibres des muscles abdominaux, leur véritable point d'appui étant supérieur ou externe. Si donc, une faiblesse, une débilité vient frapper ces muscles dans leur condition fibrillaire, elle devra surtout se faire sentir dans la région infé-rieure, c'est-à-dire dans la région inguinale. Il s'agira plus tard de démontrer que cette débilité est principalement constitutionnelle et le plus souvent héréditaire. Nous aurons en même temps l'occasion d'établir qu'en outre de l'hérédité les hernies présentent les variations suivantes :

1° La plus grande fréquence de la hernie est à droite ;

2° La hernie inguinale est plus fréquente chez l'homme que chez la femme.

Une hernie inguinale étant donnée, faut-il appliquer un bandage simple ou un bandage double?

Chez les enfants, dont les fibres musculaires sont convexes d'arrière en avant, la seconde pelote ne peut tendre qu'à augmenter cette convexité (donc elle est nuisible) ; chez l'adulte, dans sa conformation ordinaire, elle ne présente aucun avantage ; plus tard, son utilité ne nous semble pas contestable et si nous rencontrons des contra-dicteurs qui viennent nous dire que peu de temps après l'application d'une seconde pelote ils ont vu, chez des vieillards de Bicêtre, apparaître une seconde hernie, nous leur répondrons par le mot de M. Dupin : Non point parce que, mais quoique.

En effet, on comprend facilement qu'une région déjà faible par elle-même, affaiblie encore par les modifications que l'âge amène, a besoin d'être soutenue. Cette contention ne peut offrir d'inconvénient que lorsque la pression du ressort trop forte viendra affaiblir la région au lieu de la soutenir.

Les ressorts herniaires sont élastiques ou simplement résistants. Ils agissent donc par puissance ou par résistance.

La puissance doit exister principalement dans le ressort, par exception dans la pelote, ainsi que nous en avons trouvé de trop malheureux exemples dans les ban-dages américains, prétendus jadis *guérisseurs* de toutes les hernies. Nous n'insiste-rons pas sur la puissance des pelotes, déplorable lorsqu'elles forment un coin diffici-lement supportable, si contenant dans leur composition une hélice ou bien un ressort à boudin elles viennent ajouter leur action à celle du ressort lui-même ; détes-table dans le cas où cette puissance a la prétention d'agir seule en se substituant à celle du ressort proprement dit.

L'action de la pelote ne saurait, dans aucun cas, remplacer celle du ressort ; on peut établir, d'une manière générale, que son rôle est simplement un rôle de trans-mission : tout doit se passer entre le ressort et la région herniaire. Suivant donc les circonstances d'âge et de conformation, le ressort, pour être utile, sera élastique agissant par puissance ; ou bien simplement résistant : ces mêmes circonstances devront nous diriger dans l'emploi d'un bandage simple ou double lorsqu'il n'existe qu'une seule hernie ; et comme conclusion, nous croyons pouvoir poser cette règle, à savoir, qu'à moins d'une conformation vicieuse, on ne doit pas faire porter un bandage double avant l'âge de 55 ans, mais que passé cet âge son emploi est d'une utilité incontestable.

§ 5. — LES WICKHAM ET LE BANDAGE ANGLAIS

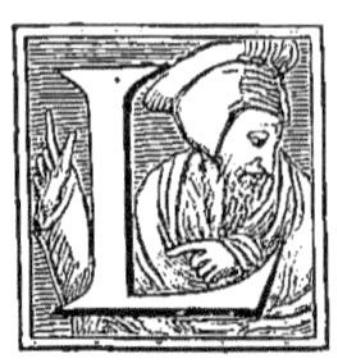

E BANDAGE anglais, inventé par Salmon, mécanicien anglais, affecté lui-même d'une hernie, fut importé en France, au commencement du siècle, par Wickham père. Il se compose de deux pelotes fixées au deux extrémités d'un ressort en acier (fig. 1560), non plus contourné en spirale comme celui du bandage français, mais représentant une portion d'ellipse. La pelote antérieure, de forme ovalaire, s'applique contre l'orifice herniaire ; la postérieure, de forme arrondie, prend un point d'appui sur le sacrum. Celle-ci s'articule directement avec l'extrémité postérieure du ressort, tandis que l'antérieure se relie au ressort, de telle sorte que celui-ci peut se mouvoir sans que la pelote abandonne sa position. Ce qui différencie encore le bandage anglais du bandage français, c'est que le ressort, grâce à sa forme particulière, ne s'applique pas sur le pourtour du bassin dans tous ses points, comme le ressort français ; c'est encore que le bandage embrasse la racine de la cuisse du côté opposé à celui où siège la hernie.

Les avantages de ces diverses dispositions sont les suivantes : la déperdition de force, due aux changements de direction des axes du ressort et à son application immédiate sur tout le pourtour de la cuisse, est évitée par la forme régulièrement elliptique du ressort anglais et par le défaut de contact intime de sa face interne avec les parties par-dessus lesquelles il est appliqué.

« Si l'on ajoute, dit Paul Reclus, que le bandage anglais ne comprime que par ses deux extrémités, le reste étant libre et touchant à peine la peau, qu'il s'élève fort au-dessus de la saillie trochantérienne et ne peut être dérangé dans les grands mouvements d'abduction de la cuisse, on aura complété le panégyrique du ressort anglais prôné par Malgaigne. » Et cependant, malgré cet illustre patronage, on a continué et l'on continue encore chez nous à mettre aux hernieux des bandages français.

« Inutile d'insister, ajoute M. le professeur Berger, sur les détails de construction du bandage anglais, sur l'articulation qui unit les pelotes, la pelote antérieure surtout, au ressort, articulation dont le mode varie suivant les constructeurs.

« Partisan convaincu du bandage anglais, Malgaigne a fait voir que sa supériorité réelle ne tenait qu'à la qualité meilleure de l'acier dont était fabriqué le ressort ; elle n'est donc pas propre au système de bandage, mais à sa fabrication, et elle est compensée par de réels désavantages.... »

Le bandage anglais exige une attention et un soin tout particuliers, au moment de son application : il ne se place pas de lui-même, comme le bandage français. La pelote se dérange, à vrai dire, moins aisément que dans le bandage français ; mais déplacée, elle n'a nulle tendance à reprendre sa place.

En résumé, le bandage anglais a quelques avantages que l'on ne saurait nier :

mais toutes les imitations ou prétendus perfectionnements que l'on a faits du bandage de Wickham ont contribué plutôt à sa dépréciation.

BANDAGES ANGLAIS PERFECTIONNÈS ET RÉNIXIGRADES. — Figure première. Bandage inguinal double et mis en place *a*, *a*, *b*, *b*, vu par devant; *c*, *d*,

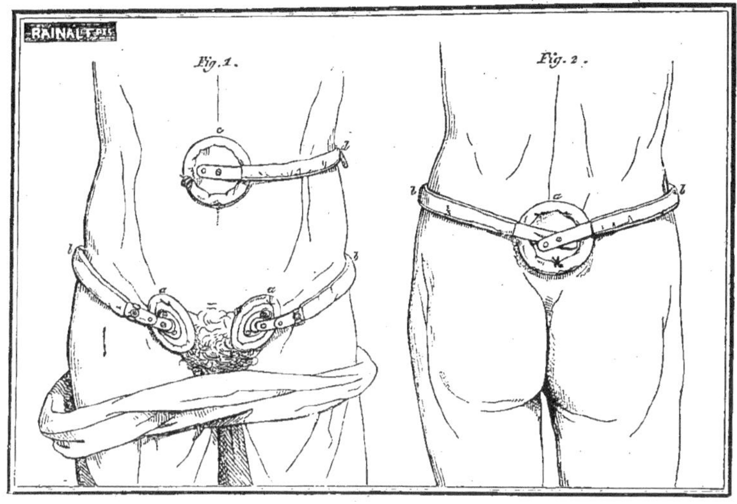

Fig. 1560.

bandage ombilical fait d'après les mêmes principes, vu en place et par devant.

Figure II. — *a*. Large pelote du bandage inguinal double *b*, *b*. Partie postérieure du corps du bandage. (Extrait du livre de Jalade-Lafond.)

BANDAGES ANGLAIS RÉNIXIGRADES DE JALADE-LAFOND. — Figure I.

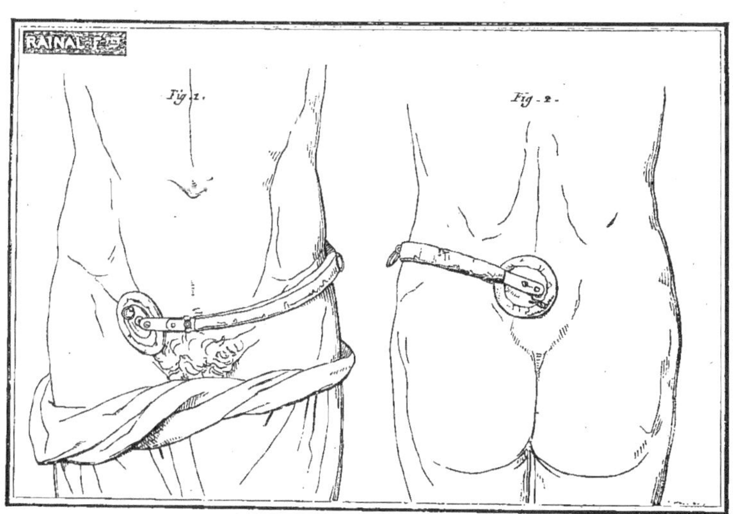

Fig. 1561.

Bandage inguinal droit, vu en place et par devant. Figure II. Le même vu par derrière.

§ 6. — BURAT (1825)

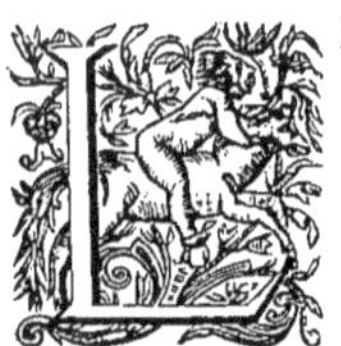

E BANDAGISTE Burat était fort intelligent : il modifia le bandage anglais de la manière suivante. Il brisa le ressort anglais à cinq centimètres de l'extrémité antérieure et fixa à cet endroit un mécanisme assez ingénieux qui permettait de fléchir à angle le bout du ressort.

Cette modification a cet avantage, c'est qu'elle permet toujours de ramener le ressort aux conditions du ressort anglais simple. Ce qui fit le succès de ce bandage, qui est encore, à notre époque, le plus employé, c'est qu'au lieu de se servir de la pelote elliptique du bandage anglais, il adopta la pelote de forme triangulaire, ce qui lui permit de contenir certaines hernies difficiles

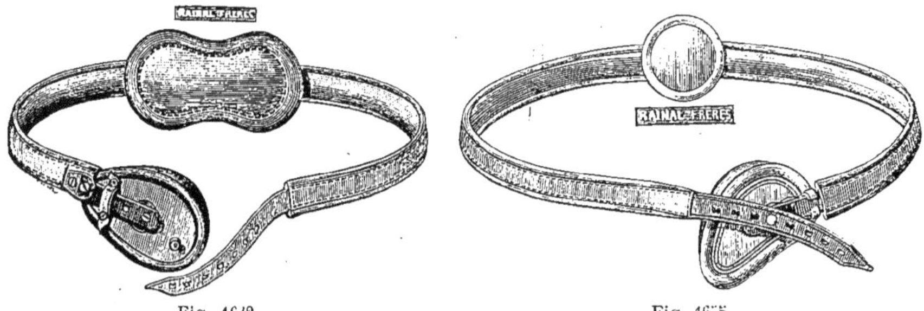

Fig. 1642.   Fig. 1655.

à maintenir et cela avec une pression moindre que celle employée pour le bandage anglais.

La figure 1642 représente le premier modèle de Burat, applicable pour une hernie du côté droit. Le côté gauche est formé par un ressort très flexible articulé sur la pelote dorsale et terminé par une courroie venant se fixer à la pelote.

Dans le modèle figure 1655, le ressort du côté sain est remplacé par une courroie fixée sur la pelote dorsale.

§ 7. — ASTLEY COOPER (1828)

E CÉLÈBRE chirurgien de Guy's Hospital (1768-1841), professeur érudit, opérateur habile, est l'auteur de deux traités sur les hernies (1804 et 1807). Astley Cooper employait les bandages en acier trempé qui se fabriquaient couramment à son époque. Il insiste sur l'emploi des bandages à ressort pour les enfants : « L'idée que les enfants, dit-il, ne peuvent supporter les bandages d'acier, est aussi erronée que dangereuse pour ses conséquences dans la pratique ; c'est un point sur lequel Pott a fortement insisté.

« Le véritable moyen d'oblitérer complètement l'orifice du sac herniaire, consiste à appliquer le bandage, non seulement sur l'ouverture inguinale, mais encore sur celle à travers laquelle s'engage le cordon spermatique, et qui donne passage à la hernie, dans les premiers temps de sa formation. Le retour de la hernie ne peut, en effet, être prévenu qu'autant que la pression portera à la fois sur l'anneau abdominal et sur le canal inguinal. »

Appliquée d'après ces principes, la compression a pour effet de rapprocher les parois du collet du sac et de prévenir ainsi tout retour des viscères dans la même cavité.

Le malade doit avoir à sa disposition deux bandages, afin de pouvoir, en cas d'accident, remplacer à l'instant même celui dont il fait usage. Il se trouve aussi très bien de changer le matin celui qu'il a mis la veille.

Une hernie qui paraissait guérie depuis longtemps et pour laquelle le malade avait quitté son bandage, peut revenir quelquefois sous l'influence d'un mouvement brusque. Les hernies qui se reproduisent dans de telles conditions sont beaucoup plus susceptibles d'étranglement que les hernies récentes, à cause de l'épaississement qui a été produit dans le collet du sac, par la pression du bandage, épaississement qui est en même temps un obstacle à la réduction de l'intestin déplacé.

§ 8. — VERDIER (1840)

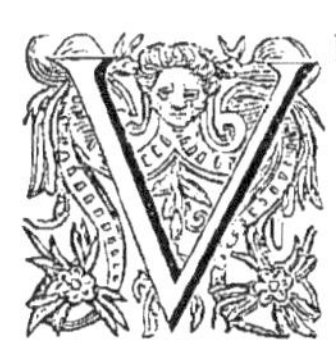 ERDIER fut un docteur habile plutôt qu'un véritable inventeur. Il ne modifia en rien les bandages usités à son époque, et se servit surtout des modèles préconisés par Juville. Il a publié un ouvrage[1] sur les hernies, intéressant et remarquable surtout par les observations prises au lit des malades. Il était opposé à l'emploi du bandage anglais et à celui de Camper modifié par Jalade-Lafond.

A propos de la compression exagérée des bandages, il écrit ces réflexions, toujours vraies :

« Prenons pour exemple la hernie inguinale, qui ne peut jamais avoir lieu tant que les aponévroses qui bordent cette ouverture ne se sont pas laissé déprimer. A l'état normal, la nature leur a donné assez de force et d'énergie pour résister à l'action mécanique des viscères adbominaux, dirigés de haut en bas et d'arrière en avant. Mais si, par une des mille causes possibles, ces organes viennent à vaincre la résistance des aponévroses, ils les forcent à s'amincir, à s'allonger et à s'écarter les uns des autres, en offrant une ouverture plus que suffisante pour les vaisseaux spermatiques qui les traversent : alors a lieu la hernie. Admettons, à présent, une compression exagérée de dehors en dedans, déterminée par un moyen mécanique agissant de manière à produire à l'orifice externe de cette ouverture les mêmes effets qu'elle a déjà éprouvés à son orifice interne. Il s'ensuivra infailliblement un état d'atrophie beaucoup plus grand dans les aponévroses des piliers inguinaux, et par conséquent, une augmentation considérable dans le diamètre de cette ouverture. »

Ajoutons ici que, bien souvent, nous avons remarqué que l'application d'un ban-

1. VERDIER. *Traité pratique des hernies.* Paris, 1840.

dage double sur un sujet porteur d'une hernie unilatérale avait pour résultat d'en déterminer une seconde du côté indemne, hernie produite certainement par l'atrophie des aponévroses et des piliers inguinaux, à la suite de la compression exercée par le bandage.

Les meilleurs fabricants de ressorts étaient (à l'époque où Verdier publiait son ouvrage sur les hernies) Rollin, ancien élève de Tiphaine, à qui est dû le bandage double à deux branches; Noblet, Drapier et Cousin.

§ 9. — MALGAIGNE (1841)

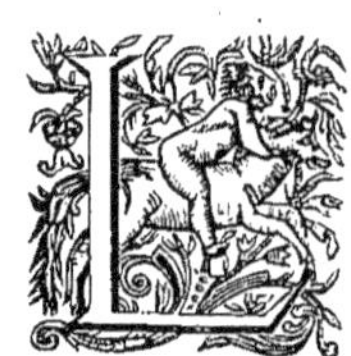

ES *Leçons cliniques sur les hernies*, de Malgaigne (1841) sont un admirable monument scientifique : rien n'a été fait de mieux, ni avant ni après lui, sur la matière. Les préceptes donnés sur la construction des bandages y sont de la plus incontestable utilité pratique.

Ce que nous ne comprenons pas, dans Malgaigne, c'est son engouement exagéré pour le bandage anglais, à l'exclusion de tous les bandages français. Et pourtant, il voyait clairement les défauts de son préféré. Ce bandage à petites pelotes elliptiques exige, pour la contention de hernies moyennes, une pression énorme; Malgaigne le reconnaît lui-même. Semblable forme de pelote ne peut contenir une hernie directe : on est donc obligé d'avoir recours à la pelote triangulaire à bec de corbin du bandage français.

Quant aux qualités que Malgaigne exige du bandage anglais, elles peuvent s'appliquer parfaitement aux bandages français. C'est ce que nous avons toujours cherché et sommes parvenus, pour notre part, à obtenir, dans la construction de nos appareils journaliers, ayant reconnu, de longue date, que les indications de Malgaigne sur la forme des pelotes, et surtout le point d'élévation et de fixation du ressort sur le milieu de la pelote, étaient vraiment idéales, et que tout bandage construit en dehors de ces règles serait défectueux et même nuisible.

Voici quelques passages choisis des *Leçons de Malgaigne* :

CEINTURE D'ACIER OU RESSORT. — « Le ressort anglais embrasse le côté opposé à la hernie; c'est une ellipse tronquée, dont les deux extrémités se regardent; placez l'une de ces extrémités sur l'anneau ou sur le canal inguinal, la seconde ira très naturellement s'appuyer en arrière sur le côté correspondant du sacrum; la pression antérieure répond directement à la pression postérieure; il n'y a ni décomposition ni perte de force; tout est employé utilement, et en conséquence on obtient les plus grands effets avec une moindre dépense. Autre avantage : les deux bouts de l'ellipse se refermant en dehors de la ligne médiane du corps, c'est-à-dire sur un diamètre moins étendu qu'il ne l'est à cette ligne médiane, le ressort n'a nulle tendance à s'ouvrir et à glisser du côté où il est appliqué, comme ferait le ressort français simple, s'il n'était retenu par une courroie; de telle sorte que dans beaucoup de cas, non seulement il peut se passer de sous-cuisse, mais même aussi de courroie, et qu'en vertu de son mécanisme si simple, il reste fixé à la place où l'on vient de l'appliquer. Il ne comprime alors que par ses deux extrémités ; le reste est libre et ne touche même pas la peau. Enfin, il s'élève fort au-dessus de la saillie

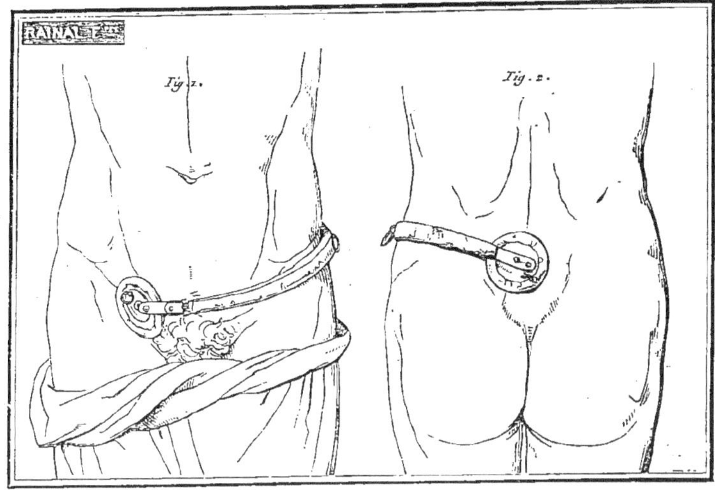

Fig. 1361.

du trochanter, et ne craint pas conséquemment d'être dérangé dans les grands mouvements d'abduction de la cuisse.

DE LA FORME DES PELOTES HERNIAIRES. — On peut ramener toutes les variétés de pelotes, considérées sous le rapport de la forme, à certaines catégories, entre lesquelles il n'est pas facile, *a priori*, de faire un choix.

Il y a d'abord les petites pelotes et les pelotes très larges.

Puis, les pelotes plates et les pelotes bombées.

Les pelotes circulaires, demi-circulaires, elliptiques et triangulaires ou à bec de corbin.

Une première question se présente : quelles sont celles qui valent le mieux, des petites pelotes ou des pelotes très larges ?

D'abord il faut bien distinguer les cas, et ne pas confondre les hernies directes, par exemple, avec les hernies indirectes.

Supposez une hernie indirecte parcourant tout le canal inguinal sans l'avoir trop dilaté, et descendant à l'aine ou dans le scrotum. C'est sur le canal entier qu'il faut agir et spécialement vers l'orifice abdominal ; et si nous recherchons quel est, avec la main, le meilleur moyen de fermer ce canal et cet orifice, nous trouvons que la pulpe du pouce, appuyé sur toute la longueur du canal, remplit cet office à merveille. Il n'y aurait aucun doute qu'une pelote qui imiterait l'action du pouce serait préférable à toutes les autres ; et cela semble juger la question en faveur des petites pelotes.

Toutefois, dans l'application il se rencontre des difficultés à vaincre.

Le pouce est un instrument sensible, qui, aidé encore par les yeux, appuie exactement sur le point à comprimer et ne se dérange en aucune manière ; qui emprunte aux muscles une force également intelligente, variant à volonté et cependant toujours suffisante.

Obligés de remplacer cette pression volontaire par la force brute du ressort, il faut que nous donnions à celui-ci une puissance capable de résister aux plus grands efforts du malade. Je dirai tout à l'heure le grave inconvénient qui en résulte dans certaines circonstances. Notons seulement qu'une petite pelote d'une aussi étroite largeur que la pulpe du pouce ne pourrait se déranger de quelques lignes sans laisser le canal entr'ouvert; autre circonstance : la hernie parcourt le canal sans l'avoir dilaté; mais elle a lieu chez un vieillard; les tissus sont affaiblis d'abord par l'âge, et de plus par l'obésité.

Comme j'avais vu des hernies disparaître, même chez des sujets de soixante-dix ans, j'avais pensé, dans l'origine, que l'on devait tenter même à cet âge la cure radicale, et j'employais en conséquence les mêmes pelotes petites et bombées. L'expérience m'a détrompé; ces pelotes commencent par déprimer et écarter le tissu adipeux sous-cutané, mais ensuite elles agissent trop fortement sur l'aponévrose affaiblie; elles la distendent, l'éraillent même, et au lieu du succès que je me promettais, je trouvais au bout de quelques mois l'anneau plus large, le canal plus faible et la hernie plus forte qu'auparavant. Il faut, en cas pareil, des pelotes très larges ayant au moins trois travers de doigt en largeur et quatre en longueur, avec une convexité très légère et partout uniforme.

Mais voici que vous avez affaire à une hernie devenue presque directe, ou même directe, absolument, quelle sera donc alors la forme de la pelote?

J'ai essayé les pelotes circulaires, demi-circulaires, elliptiques, et j'ai dû y renoncer.

Dans ce cas, tous les bandages échouèrent avec les pelotes de ces diverses formes; la hernie ne fut contenue qu'à l'aide d'une pelote à bec de corbin, c'est-à-dire d'une pelote triangulaire, dont l'angle inférieur plus aigu que les autres s'appuie sur presque toute la hauteur du pubis.

Ce fait bien remarquable m'a d'autant plus frappé que, dès le xviie siècle, on trouve les pelotes à bec de corbin en usage, imaginées par un empirisme pur, et que

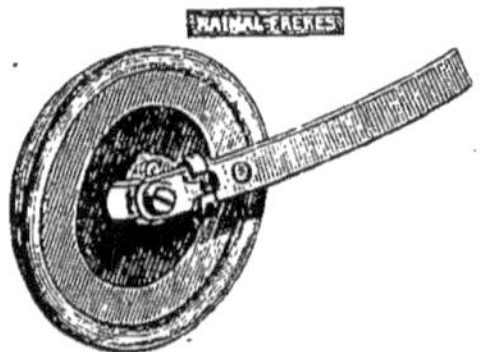

Fig. 1651.

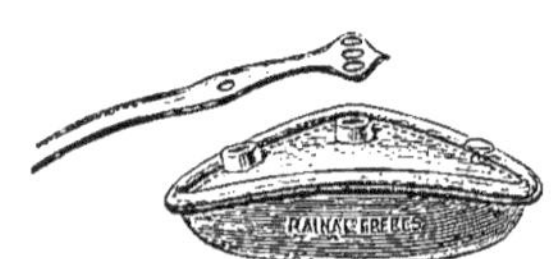

Fig. 1652.

ne saisissant pas bien la raison de cette conformation, j'étais tenté de la regarder comme déraisonnable et inutile.

Salmon en avait jugé ainsi, et M. Wickham n'emploie pas ces sortes de pelotes.

Mais quand je vis, à égalité de ressort, Wickham échouer avec ses pelotes rondes ou elliptiques, et Burat réussir avec la pelote à bec de corbin, il fallut bien me rendre et reconnaître l'inanité des théories.

D'où vient cependant l'efficacité de ces pelotes? Je suppose que, quand la hernie fait effort à travers l'anneau, elle repousse la pelote en totalité quand celle-ci est ronde ou elliptique, et file alors dans le scrotum; tandis que la pelote à bec de corbin, c'est-à-dire triangulaire appuyant très bas sur le pubis, n'est repoussée que dans sa partie supérieure, l'inférieure restant toujours collée contre l'os et fermant le passage à la hernie.

Je le répète, vous ne parviendrez à contenir les hernies difficiles qu'avec la pelote à bec de corbin, et par sa conformation même, celle-ci doit présenter une surface très étendue.

D'ailleurs, chaque sujet, et sur le même sujet, chaque hernie, exige une pelote spéciale, comme un ressort spécial ; et c'est dans le choix du ressort et de la pelote que se montre la supériorité du chirurgien.

DU MODE D'UNION DU RESSORT ET DE LA PELOTE. — Voici comment vous apprendrez à saisir l'endroit précis, où appuiera votre ressort : ayez une pelote de la forme que vous croirez nécessaire ; appliquez-la sur le malade, et cherchez à la maintenir du bout du doigt. Tant que le doigt ne s'appliquera pas sur le point demandé, la pression se fera mal et la pelote ne remplira pas son objet ; et vous serez conduits naturellement et comme d'instinct à chercher un lieu de pression plus favorable. Quand vous l'aurez trouvé, arrêtez-vous ; c'est là qu'il faudra fixer votre ressort. Ce précepte est d'une importance capitale pour le succès d'un bandage et j'ai fait plus d'une fois l'expérience suivante : la pelote étant bien choisie, le ressort suffisamment fort, si le lieu d'union est bien déterminé, la hernie est parfaitement contenue ; si vous portez le ressort un peu plus en dedans, en dehors, en haut ou en bas, la hernie s'échappe.

Faites arriver le ressort au centre de la pelote, ou plus exactement à l'endroit où doit s'exercer la plus grande pression, la difficulté tombe ; tant d'appareils inventés pour la surmonter sont rendus inutiles, et les hernies sont mieux contenues.

A quelle distance faut-il mettre le ressort et la pelote ?

La force d'un ressort ne peut pas être indiquée d'une manière absolue très faible à un léger écartement, elle augmente d'autant plus que l'écartement devient plus considérable. Ainsi, un ressort beaucoup plus faible, et conséquemment plus léger de poids, fera le même effet à écartement double qu'un ressort beaucoup plus fort et plus lourd à écartement de moitié moindre. En tenant la pelote écartée du ressort, nous augmentons l'écartement de celui-ci et conséquemment sa force relative.

Le sujet est riche en embonpoint ; la pelote doit faire son nid dans les graisses sous-cutanées, qu'elle a besoin de déprimer à 3 ou 4 centimètres de profondeur ; dans ces cas, si la pelote n'a que 2 centimètres d'épaisseur et qu'elle soit immédiatement réunie au ressort, celui-ci rencontre la peau avant que la pelote n'ait pénétré à la profondeur nécessaire, et la pression s'exerçant dès lors sur une très large surface n'a plus la puissance qu'elle aurait déployée sur une surface moindre.

RÉSUMÉ : 1° Si la hernie est oblique et facile à contenir, il faut choisir une pelote mobile ; dans le cas opposé, la pelote doit être fixe ;

2° Il doit toujours y avoir un notable intervalle entre le bout du ressort et la face interne de la pelote, soit qu'on l'obtienne par une tige intermédiaire, ou seulement en augmentant l'épaisseur de la pelote ;

3° C'est de la forme de la pelote que dépend surtout la contention de la hernie. Pour les hernies obliques, il faut que la pelote couvre tout le canal, en appuyant, selon les circonstances, directement sur le centre du canal ; ou un peu plus sur l'anneau interne, ou un peu plus sur l'anneau externe ;

4° Les hernies directes demandent de préférence la pelote à bec de corbin, autrement dit triangulaire ;

5° La courroie et le sous-cuisse ne doivent jamais être trop serrés ; la hernie doit être essentiellement contenue par le ressort, dont ils ne sont que des auxiliaires.

On avait mis d'abord en question si les jeunes enfants devaient être soumis au bandage à ressort ou seulement à la ceinture molle; je ne pense pas qu'il soit nécessaire de s'arrêter sur ce point. Le bandage à ress rt n'offre ici que des avantages, et je ne lui connais aucun inconvénient réel.

La présence d'une hernie inguinale directe ou oblique est une prédisposition manifeste au développement d'une seconde, en sorte que, après un espace de temps variable, tout individu atteint d'une hernie mal contenue doit s'attendre à en avoir deux.

D'où vient que certains malades guérissent par le bandage et d'autres ne guérissent pas? A mon avis cela dépend principalement de la forme et de la grandeur de la pelote. Si la pelote n'appuie que sur l'anneau externe, il n'y aura pas plus de guérison chez les enfants que chez les adultes.

Si par une circonstance heureuse, la pelote est mal faite, trop large pour l'objet qu'on a en vue, elle appuie sur le canal et peut en amener l'oblitération.

Dans le jeune âge, le peu d'étendue du canal fait qu'il est aisément comprimé, par une pelote médiocre, même mal placée, et la vitalité plus grande achève de rendre raison du plus grand nombre de succès. Mais, chez l'adulte, il faut des pelotes énormément larges pour amener le même effet; et, dans les cas simples, une pelote trop large passe généralement pour mal faite. »

<h2 style="text-align:center">§ 10. — PERNET (1842)</h2>

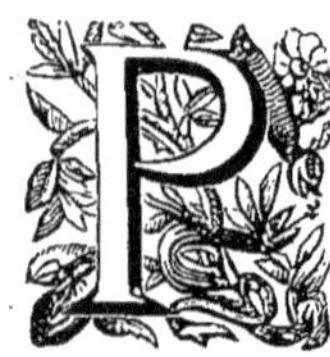

ERNET est l'auteur d'une curieuse « Notice sur le mécanisme des bandages Franc-Comtois. Paris, 1842 ». En quoi consistaient ces bandages?

Le bandage de Pernet est un appareil sans ressort, à ceinture molle et par conséquent défectueux. Le semblant de pression de la pelote sur le canal inguinal y était obtenu par un ressort à boudin fixé dans l'intérieur de la pelote. Ce modèle, baptisé par son auteur bandage « franc-comtois », fut, un instant, adopté dans les prisons. Comme tous les bandages sans ressort, la hernie n'était pas contenue dans les mouvements de flexion : il pouvait convenir, tout au plus, comme bandage de nuit.

DESCRIPTION PAR L'AUTEUR. — « Le bandage se compose d'une pelote formée de deux plaques d'acier tenues à distance par une hélice en fil du même métal dont les spiroïdes en s'écartant ou en s'affaissant éloignent ou approchent les deux plaques à la partie interne desquelles elles sont attachées. L'une que nous nommons interne, est garnie d'un coussin et s'applique sur la partie herniée; l'autre, que nous appelons externe, a des boutons en métal auxquels s'attachent la ceinture et le sous-cuisse. Cette plaque, mobile en tous sens, suit les mouvements que les diverses positions du torse, du bassin et des membres inférieurs impriment à la ceinture ; au contraire la plaque interne immobile reste fixée sur la partie herniée. »

M. Pernet veut-il augmenter ou diminuer la force d'élasticité de la pelote, rendre le rapprochement des plaques plus ou moins facile, il donne au fil d'acier des spiroïdes de l'hélice une grosseur plus ou moins considérable. Ainsi il accroît ou diminue sa force de pression suivant le degré de répulsion des parties herniées. Il peut augmenter la compresion de la pelote de 1 jusqu'à 8 ou 10 kilogrammes sans que les malades se trouvent blessés.

§ 11. — TESINI (1842)

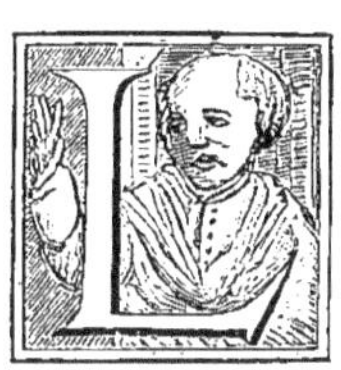

L E BANDAGE de Tesini se compose de deux plaques en tôle solide, unies à leur bord supérieur par une articulation à charnière. La plaque la plus artificielle et la plus petite s'articule avec l'extrémité du ressort par sa face externe et supporte un bouton destiné à recevoir la courroie de prolongement de la ceinture. Cette plaque, recouverte de cuir vernissé, est traversée, près de son bord inférieur, par une vis de pression, laquelle appuie, selon qu'on la fait mouvoir, contre la seconde plaque. Un bouton placé à son extrémité inférieure est destiné à servir d'attache au sous cuisse. Le mécanisme de l'action de cette double pelote est facile à saisir. Le bandage étant placé, si le malade tourne la vis, celle-ci appuie sur la plaque interne, laquelle partant de son articulation supérieure est poussée inférieurement avec une force croissante contre les parties qu'elle recouvre.

Ce mécanisme remplace la torsion que l'on imprime à des degrés variables au collet des bandages ordinaires dans l'intention d'incliner en arrière le bas des pelotes et de les faire appuyer davantage sur le trajet que parcourent les hernies. Mais tandis que l'action des pelotes ainsi disposées est invariable, celle des pelotes poussées par la vis peut être graduée et modifiée à chaque instant selon les sensations éprouvées par le malade.

§ 12. — CRESSON D'ORVAL (1850)

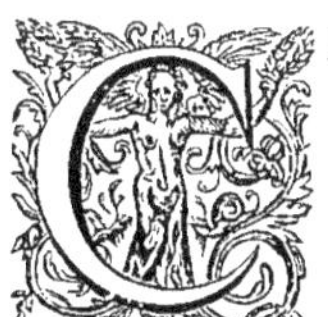

C RESSON D'ORVAL, ancien chirurgien aux armées sous le Consulat et l'Empire, est l'auteur d'un *Guide pour la guérison des hernies.*

Les bandages de Cresson d'Orval, avec pelotes à air fixe ou mobile, eurent une certaine vogue à un moment; mais leur peu de solidité contribua à en faire disparaître peu à peu l'usage. Le baron Larrey, dans un rapport motivé au ministre de la guerre, a rejeté, d'ailleurs les pelotes aériennes à air fixe.

« Ces pelotes, dit Larrey, ne prennent jamais une forme convenable ; de plus, l'air se décompose avec le temps et les dimensions de la pelote varient avec l'état de la température. »

L'emploi de l'air dans les bandages herniaires revient, comme idée, à Chastelet, médecin militaire et chirurgien en chef de l'armée du Nord en 1793. Ce chirurgien fabriqua, pour le représentant du peuple, Chasle, en mission à l'armée du Nord, un bandage formé d'un intestin d'animal rempli d'air, maintenu par une bande, bandage destiné à une hernie assez douloureuse pour ne pouvoir supporter aucun brayer métallique.

Ce n'était là qu'une variété de pelote molle maintenue par une ceinture. Il n'y avait qu'analogie avec la pelote de Cresson d'Orval, adossée à une plaque résistante et maintenue par un ressort.

PELOTES (DESCRIPTION DE L'AUTEUR). — Lorsque les téguments sont flasques, minces, relâchés et considérablement amaigris, il convient d'étendre la surface de la pelote un peu au delà du contour de la région affaiblie, sans cependant le dépasser au point de nuire.

COMPOSITION DE LA PELOTE. — La pelote est le moyen d'application de la force que le ressort transmet en suppléant à celle qui lui manque, elle est pour ainsi dire l'instrument de cette force. Il faut donc qu'elle soit souple comme la portion des tissus vivants qu'elle représente.

Pour être parfaite, la pelote, sans jamais s'altérer, doit exercer sur l'orifice herniaire une pression intelligente comme le ferait la main du malade s'occupant sans cesse à retenir les organes tendant à se déplacer.

PELOTES REMPLIES D'AIR. — Cresson d'Orval a substitué l'air à la bourre, au crin et à la laine. J'emploie, dit-il, des pelotes en caoutchouc pur préparé, de manière que ses parois assez épaisses résistent à deux ou trois atmosphères d'air introduit et dont la forme et la dimension calculées s'adaptent entièrement à celles de l'écusson du ressort sur lequel elles sont placées.

Arrivé à ce point, ce procédé serait encore incomplet si par l'ajustement d'un bouchon fixé à l'écusson, et celui d'une pompe foulante ou d'un chalumeau, je n'avais obtenu la facilité de remplacer, d'augmenter ou de diminuer l'air ; au besoin, on peut donc à volonté en changer la résistance en accumulant dans son intérieur un volume d'air plus ou moins considérable.

Cette pelote est élastique sur tous les points. Lorsque, soutenue par un ressort bien ordonné, elle est appuyée sur une hernie réduite, elle se moule exactement sur les parois, se soumet aux vacillations des tissus les plus résistants, et soutient ceux qui tendent à se

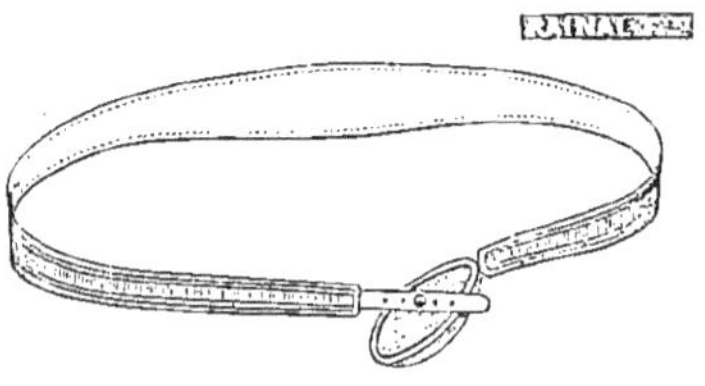

Fig. 1634.

dilater si les efforts musculaires cherchent à forcer le passage, le centre de la pelote s'affaisse tandis que sa circonférence, fortement tendue, résiste et se refoule par un mouvement concentrique aussitôt la première impulsion ralentie.

PELOTES GÉLATINEUSES EN CAOUTCHOUC. — Lorsqu'il y a lieu, je change d'auxiliaires. Je fais introduire dans mes récipients de caoutchouc pur, au lieu d'air, une nouvelle composition gélatineuse très flexible.

MÉTROGRAPHIE HERNIAIRE. — Ce système métrique disposé pour venir en aide à la pratique donne : 1° le tracé des sinuosités du contour du bassin ; 2° son

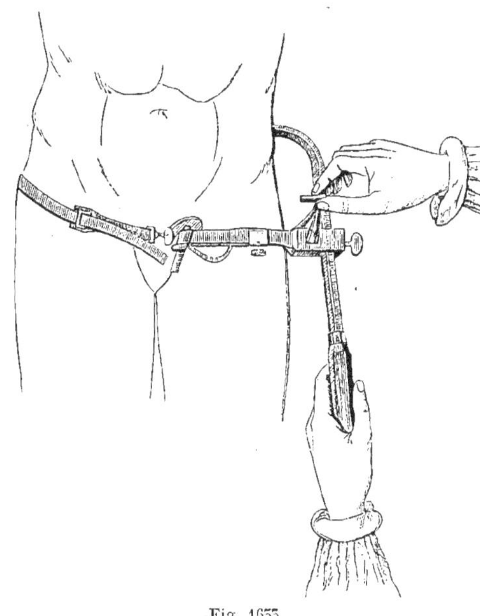

épaisseur diamétrale du point d'appui à l'ouverture de la hernie ; 3° établit la résistance convenable à la tumeur ; 4° harmonise la puissance du ressort au degré voulu pour l'action compressive, calculée pondériquement, de sorte qu'un instrument herniaire, ordonné sur de telles mesures, ne peut manquer, dans aucun cas, de maintenir le but que la chirurgie herniaire la plus scrupuleuse se propose d'atteindre dans son application.

Avec ce moyen, tout homme de l'art, et même toute personne pourra prescrire en très peu de temps aux mécaniciens bandagistes les conditions expresses d'un appareil herniaire pour chaque cas particulier, et cela avec une précision presque mathématique ;

Fig. 1655.

il pourra en outre s'assurer lui-même si ses intentions ont été régulièrement observées par l'ouvrier.

§ 13. — FÉRON (1858)

et qui n'a pas donné les résultats qu'on en attendait. C'est une idée originale basée sur les principes de Teale. La complication de cet appareil en a

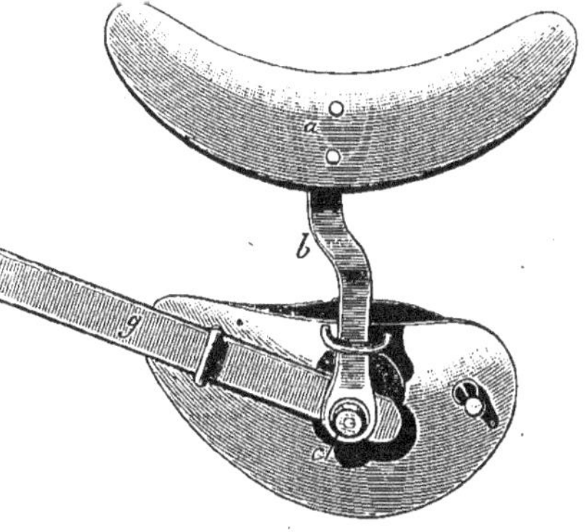

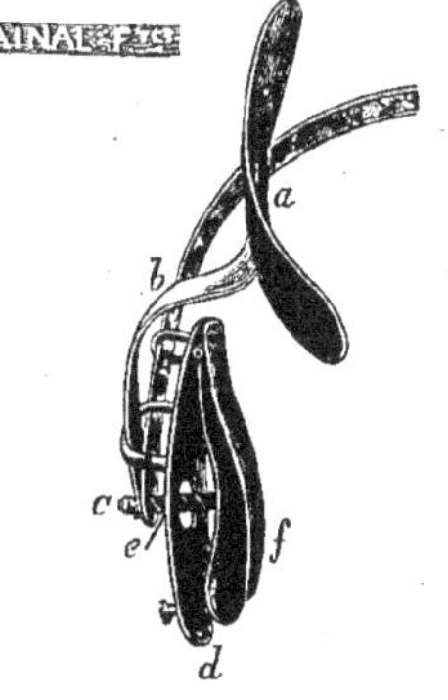

Fig. 1615.

PARMI les modifications apportées aux bandages français, nous devons signaler le modèle de Féron, bandage assez compliqué

fait vite abandonner l'usage. Ce bandage présenté à la Société de chirurgie par

Follin en 1858, comprend une spirale entre la pelote et le ressort, destiné à produire son maximum de force au moment des efforts.

La spirale est placée entre la plaque et le ressort. Pendant les efforts la pelote appuie contre la branche d'acier élastique, presse la spirale enroulée elle-même autour de la tige avant d'atteindre le ressort; la force de contention de celle-ci est donc augmentée en raison directe de l'effort exercé sur la spirale. La plaque d'acier F, sur laquelle repose la pelote, transmet la pression à l'extrémité du ressort C, au moyen d'une spirale E; la force principale du ressort g, se trouve augmentée de toute celle de la spirale E. Enfin une tige B, adaptée à la pelote porte une plaque A, destinée à prendre un point d'appui sur l'abdomen et à remplacer le sous-cuisse en s'opposant à l'ascension de tout le bandage.

§ 14. — ACCARIE (1860)

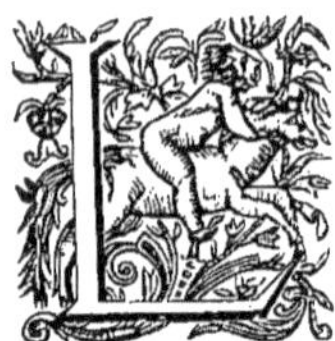’APPAREIL du Dr Accarie, figure 1643, pour la hernie ombilicale, se compose de cinq pièces métalliques :

Deux crochets; deux tiges ou branches; une virole.

1° Crochets fig. 1, AA : vus dans leur ensemble, ils représentent une vis à large tête, et c'est celle qui sera placée sous l'anneau. Supposons cette vis coupée en deux parties symétriques, nous avons les crochets dont voici la description. Ils peuvent être considérés comme formés chacun de deux parties : l'une a la forme de la moitié d'un cylindre et la surface arrondie offre un pas de vis sur lequel vient se visser la virole, lorsqu'on les a préalablement juxtaposés par leur surface de contact qui est plane.

La seconde moitié du crochet est identique chez tous les deux : c'est un demi disque qui fait un angle droit avec la première partie.

Pour assurer le contact des deux crochets et faciliter l'introduction de la virole, il a été pratiqué sur la surface de contact de l'un des crochets (crochet femelle) une petite gouttière très peu prononcée en haut, et qui, en augmentant insensiblement en profondeur, se termine brusquement en bas, en godet. C'est dans cette gouttière que viendra glisser une petite tige cylindroïde qui est située à la partie inférieure de la surface plane de l'autre crochet (crochet mâle).

2° Branches fig. 1, DD. Ce sont deux tiges en fer ou mieux en acier. Afin d'offrir une plus grande résistance; elles peuvent être vissées à volonté, dans la partie supérieure de la branche verticale du crochet; leur longueur est inégale, et on les a aplaties à leur partie supérieure, afin qu'on les puisse saisir plus facilement.

3° Virole composée de deux parties, fig. 2, C.

La supérieure sert à la préhension et offre à cet effet des crénelures à son pourtour.

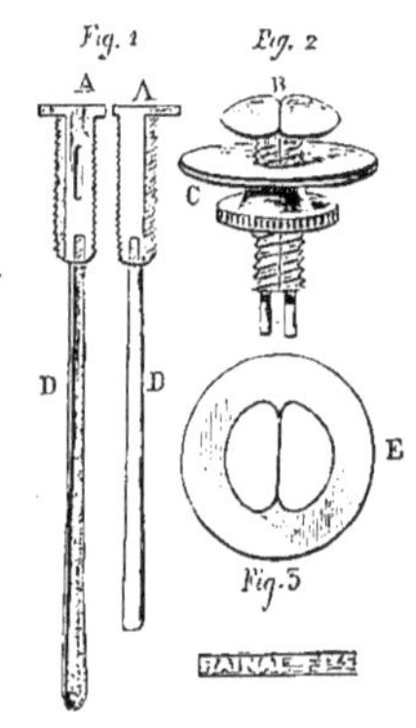

Fig. 1645.

La partie inférieure, plus large que la précédente, représente un disque à bords arrondis qui viendra s'appliquer sur les téguments extérieurs. Nous avons représenté dans la figure 3 les deux disques vus de dessous.

Pour faire l'application de l'appareil, voici le procédé à suivre : les branches ayant été préalablement vissées dans les crochets, on réduit la hernie et la peau est maintenue refoulée dans l'anneau avec le doigt. Le demi-disque du crochet femelle est placé perpendiculairement à la surface de l'anneau, et tout en pressant modérément sur celui-ci il faut redresser le manche du crochet. Quant à l'introduction du second crochet, on fait glisser le demi-disque à plat sur la tige du crochet précédent, et, en opérant le même mouvement de redressement que pour le premier crochet, la petite tige cylindroïde glisse dans la gouttière et la coaptation des crochets est parfaite.

Mais avant de placer la virole il faut s'assurer si l'anneau est bien saisi et seul saisi ; faire pour cela tousser le malade, et s'il n'éprouve aucune douleur on place la virole, qui doit modérément presser les premiers jours.

Il ne reste plus qu'à enlever les branches, chose facile, puisqu'elles sont inégales en longueur : on commencera par la plus grande.

§ 15. — GONTARD (1868)

E BANDAGE à pression de bas en haut est une variété de bandage à cric, consistant :

1° En un ressort flexible en acier, de force variable suivant la gravité de l'affection et assez long pour faire le tour du corps ;

2° En une pelote brisée en deux parties inégales et mobiles à l'aide d'une charnière qui la traverse.

Le ressort entourant complètement le corps, exerce une pression modérée sur chaque point et cependant il offre assez de résistance pour permettre de supprimer le sous-cuisse, il suffit d'appuyer sur la partie supérieure pour que toute la pelote s'applique exactement sur la peau. Aucun vide n'existe, la surface entière de la pelote peut être graduée à volonté, et de plus, une fois réglée, elle est constamment égale.

En effet, la pression se circonscrit en un point d'autant plus limité de la pelote que celle-ci a franchi un plus grand nombre de dents. Bientôt cette pelote n'appuie plus que par un point qui n'est pas suffisant pour maintenir la hernie ; alors la douleur occasionnée par cette pression d'une surface trop limitée

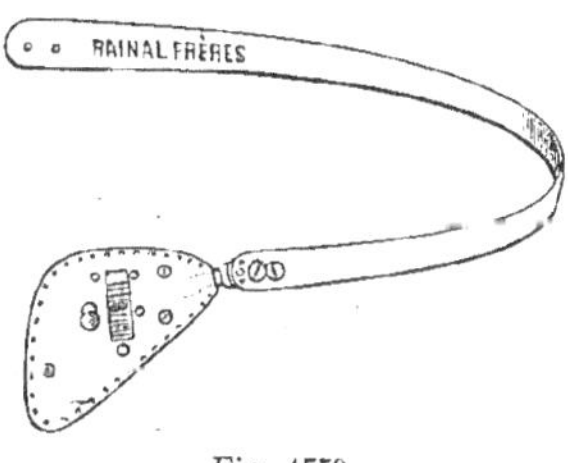

Fig. 1770.

devient intolérable pour le malade. Avec la pelote brisée de M. Gontard, on évite tout à fait cet inconvénient. La partie inférieure de la pelote qui est munie du cric, étant amenée au point de pression voulu.

La pelote est fixée au ressort à l'aide de deux petites vis en cuivre.

Ces vis s'enlèvent facilement et permettent de changer, au besoin la pelote ou le ressort. Un petit arbre en fer doux traverse en s'y fixant une petite noix à dents très rapprochées formant cric. La pelote peut évoluer autour de ce cric et à chaque dent qu'elle franchit, elle rencontre un point d'arrêt qui rend la pression fixe. Celle-ci augmente d'autant plus, que l'on fait franchir à la pelote un plus grand nombre de dents. Tel est l'ancien bandage à cric.

Il présente un très grave inconvénient, c'est le déplacement de la plaque sur le ressort.

§ 16. — DUPRÉ (1869)

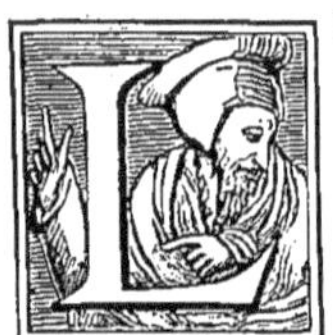

L E BANDAGE du docteur Dupré (dit *à pression rigide*) consiste en une tige rigide, cylindrique ou aplatie, présentant, par exemple, dans le cas de hernie inguinale double, trois arcades, l'une médiane à concavité inférieure, et les deux autres latérales à concavité supérieure. Les extrémités, au lieu de conserver l'horizontalité du corps de l'arc, sont recourbées verticalement en bas. L'arc n'est pas latéral, mais transversal antérieur; il va d'une hanche à l'autre.

Aux branches verticales sont fixées les deux moitiés d'une ceinture postérieure, qui se boucle à la façon d'une patte de pantalon : on la serre, on la desserre à

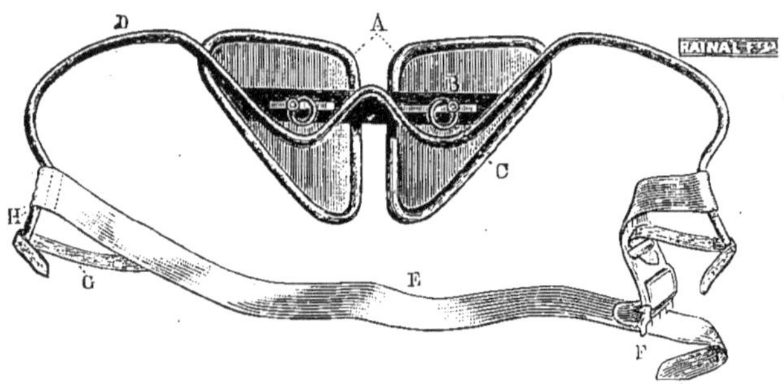

Fig. 1617.

volonté; mais la pression ne dépend pas d'un retrait élastique, dont la tension ne peut jamais être rigoureusement déterminée, qui convient aujourd'hui et ne convient

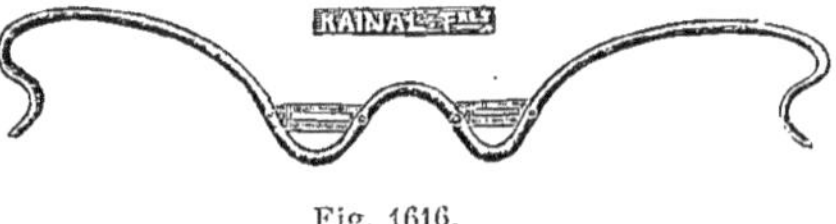

Fig. 1616.

plus demain : elle est en rapport avec la nécessité actuelle, le chirurgien et le malade peuvent la modérer à leur gré.

Deux pelotes *A* sont assujetties derrière les arcades latérales à l'aide de lames fenêtrées, rivées aux deux côtés de ces arcades. Une vis *B* passant à travers la fenêtre s'engage dans un écrou rivé lui-même à l'écusson, ou platine-support de la pelote. Cette vis *C* fixe la pelote sur la lame fenêtrée. On peut incliner cette pelote en la faisant pivoter autour de la vis sur son axe antéro-postérieur et la fixer par un tour de vis, à tel point de l'étendue de la fenêtre que l'on jugera à propos de le faire.

La pelote pourra être ainsi facilement remplacée par une autre que l'on jugera plus convenable. Deux lanières en cuir *EFGH* partant de chaque côté du bord inférieur de la demi-ceinture postérieure seront fixées à un bouton que présente la branche verticale *D* au bas de sa face externe et permettront de faire basculer les pelotes à volonté. Le contre-appui se fait aux lombes sur une large surface, et non pas dans un lieu circonscrit comme dans les bandages à ressorts, les hanches sont menagées, la pression en avant n'a lieu que sur les pelotes et il n'y a pas de déperdition de force. Pour la hernie d'un seul côté, c'est le même système, seulement il n'y a en avant qu'une seule arcade métallique au lieu de deux.

Ce bandage a été préconisé par plusieurs chirurgiens. Quoique, dans certains cas, il soit parvenu à maintenir des hernies assez volumineuses, le bandage Dupré n'a pas réussi à détrôner le bandage français. Il est d'abord d'une application difficile; il exige l'emploi d'un ressort très puissant pour les hernies scrotales. Ce bandage n'est pourtant point à dédaigner : il s'agit de ne pas vouloir lui faire donner plus qu'il ne peut. Dans les cas, par exemple, de hernie inguino-pubienne de petit volume et même dans les pointes de hernies chez des sujets très maigres (qui ne peuvent supporter la pression exercée sur la région sacro-lombaire par le ressort des bandages français ou anglais), son application donne de bons résultats : il est préférable certainement aux bandages sans ressort. Dupré a fait dériver, d'ailleurs, de son bandage à tige transversale un système plus souple et d'un port plus commode. La partie antérieure de ce nouveau bandage ressemble exactement à celle de l'ancien : mais la tige transversale se recourbe en arrière et se prolonge de manière à entourer la presque totalité du bassin. Cette tige transversale est douée d'une

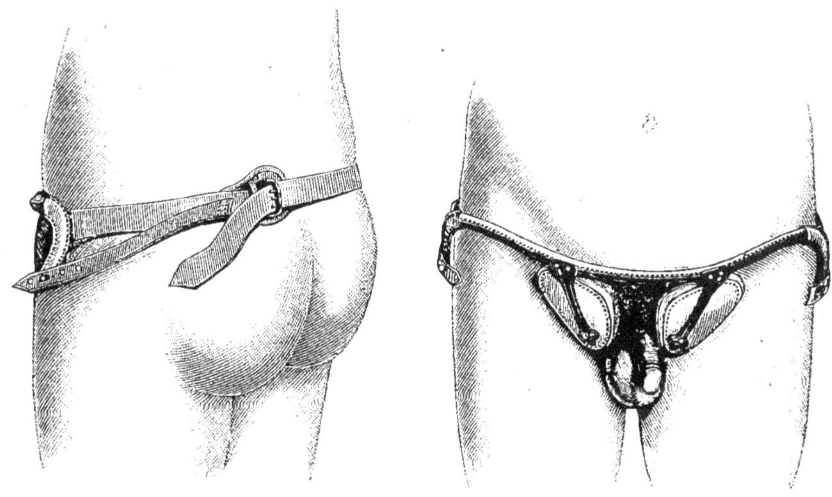

Fig. 1619.   Fig. 1618.

élasticité divergente, de telle sorte que ses extrémités tendent plutôt à s'écarter de la partie postérieure du tronc qu'à s'en rapprocher; il faut qu'une courroie transversale, munie d'une boucle ou d'un crochet, rapproche l'une de l'autre les extrémités du ressort, pour le forcer à décrire un cercle complet; tous les diamètres de ce cercle ou plutôt de cet ovale diminuent d'étendue en raison directe de la striction exercée sur la courroie.

Il résulte de là que l'arc antérieur qui supporte la pelote se rapproche de l'arc postérieur en appuyant contre les ouvertures par lesquelles s'échappent les viscères; pour que cet effet soit obtenu, il est indispensable que les parties latérales du ressort divergent ne touchent pas les parties latérales du bassin. S'il en était autrement, la demi-circonférence antérieure s'éloignerait de la demi-circonférence postérieure bien loin de s'en rapprocher. Le bandage circulaire de Dupré rappelle par sa forme, le bandage circulaire inventé par Juville, mais là s'arrêtent les analogies. Le bandage de Juville était à ressort concentrique, tandis que celui de Dupré est à ressort excentrique. Le bandage de Juville appuyait fortement sur toute la circonférence du bassin; lourde faute, évitée par Dupré, dont le bandage ne presse pas les parties latérales du bassin.

Dans un remarquable rapport à l'Académie de médecine, Broca[1] déclare avoir employé le bandage de Dupré contre six hernies qu'aucun appareil n'avait pu maintenir réduites. Toutefois, ce bandage à pression rigide présente, dit-il, quelques dangers : si la hernie n'est pas parfaitement réduite, le bandage Dupré ne se laissant pas repousser par l'intestin, exercera sur ce dernier une pression qui pourra engendrer les plus graves accidents. L'application des bandages à ressorts convergents sur des hernies mal réduites n'est pas aussi périlleux, précisément parce que ces ressorts peuvent céder sous l'effort de l'intestin. En théorie, on peut répondre que les bandages ne doivent être appliqués que sur des hernies parfaitement réduites; mais personne n'ignore que, soit par négligence, soit par maladresse, les malades n'exécutent pas toujours cette prescription à la lettre et éludent souvent les manœuvres de réduction.

Le bandage Dupré, basé sur certaines données ingénieuses et séduisantes, a remporté assurément quelques succès à son apparition. Il a été préconisé par les plus grands chirurgiens contemporains. Pourquoi, actuellement, est-il complètement abandonné? Ses inconvénients sont la cause de cet abandon : une pression intolérable pour les gens nerveux et surtout sa difficulté d'application, la rigidité de ce bandage se prêtant mal aux divers mouvements de flexion du bassin.

Cependant, en modifiant le bandage Dupré, au point de vue de la rigidité du ressort, il peut rendre encore de très grands services, surtout chez les vieillards ou les sujets d'une maigreur extrême. Par sa disposition particulière, qui supprime le point d'appui sur le sacrum, on voit tout de suite le parti que l'on peut tirer de cet appareil bien construit. Exemple : un sujet atteint de hernies inguinales moyennes présente une maigreur excessive, qui rend l'application du bandage ordinaire impossible, par suite du point d'appui dorsal qu'il ne peut supporter. On se trouvera bien alors du bandage Dupré, à la condition que le ressort soit excessivement souple et la pression très modérée. La suppression de tout contact sur la région dorsale est, en effet, pour ces malades, un bienfait inappréciable. Quant aux hernies volumineuses, difficiles à maintenir réduites, les bandages français, ou même anglais, sont certainement préférables.

---

1. BROCA. Rapport sur le système de bandage herniaire de Dupré (*Bulletin de l'Académie de médecine*). Paris, 1869, tome XXXIV, page 40.

LIVRE DEUXIÈME

AUJOURD'HUI

CHAPITRE PREMIER

LE BANDAGE FRANÇAIS

Malgaigne, dans ses *Leçons cliniques,* s'était proposé de donner un jour son avis sur les différents modèles de bandages employés avant lui; la mort l'a, malheureusement, empêché de donner suite à ses projets de critique.

Tous les chirurgiens s'accordent aujourd'hui à reconnaître que le meilleur bandage est celui qui présente le moins de complications : un demi-cercle convenablement trempé, une pelote de plus ou moins grande dimension; voilà, en deux mots, la description du bandage français. C'est sur l'épaisseur du ressort, ainsi que sur sa trempe graduée, suivant le cas à traiter, que repose toute l'action du bandage. La pelote joue certainement aussi un rôle, mais ce rôle est presque secondaire : c'est surtout sur l'action compressive du ressort qu'il nous faut compter. Toutes les complications apportées aux pelotes, telles que : engrenage, cric, vis de pression, etc., sont absolument inutiles et partant nuisibles.

Les grands principes fondamentaux de la construction des bandages ont été formulés par Malgaigne d'une façon précise et irréfutable. Ils peuvent se résumer ainsi :

Longueur déterminée du ressort; forme et direction de la pelote; élévation du ressort de la pelote, pression ou trempe du ressort. Quoique Malgaigne ait appliqué ces principes à un système exclusif de bandage, qui est le modèle anglais, ils peuvent et doivent présider également à la fabrication du bandage français, dont les résultats sont absolument merveilleux, lorsque la construction en est méthodique et rationnelle.

Dans la construction des divers modèles de bandages pour la contention des hernies, il y a plusieurs points essentiels à considérer :

1° La connaissance de la structure des parties sur lesquelles doit être appliqué l'appareil;

2° Le choix de la matière première et sa préparation;

3° La forme particulière du ressort, en rapport avec la partie sur laquelle on l'applique;

4° Le choix d'un point d'appui solide et du point de compression;

5° La forme du ressort et de la pelote, en rapport avec la hernie et la conformation du bassin;

6° La longueur du ressort.

Il est de la plus haute importance de bien connaître la structure générale et particulière des parties sur lesquelles on applique le bandage herniaire. La région du bas-ventre et du bassin étant composée de parties molles et de parties dures, le premier soin, lorsqu'il s'agit d'appliquer un bandage, doit être de le *fixer*, pour le mettre à l'abri des déplacements, que les divers mouvements ou attitudes du corps peuvent et doivent occasionner.

Cela posé, reste à savoir quel est, en général, la forme qui convient le mieux à un bandage herniaire.

Si le bassin avait une forme cylindrique, il suffirait d'employer une ceinture (comme on faisait autrefois), qui exercerait une compression uniforme sur tous les points de la circonférence du bassin ; ce serait, comme on dit, l'enfance de l'art ! Il faut que le bandage soit toujours proportionné au cas de hernie qu'il s'agit de maintenir. L'action du ressort doit être permanente, capable de résister à une impulsion qui pourrait le vaincre ou le détourner du point qu'il doit occuper. Le ressort doit agir de lui-même et par sa propre puissance, sans qu'il soit nécessaire de serrer le bandage avec la courroie.

Le choix de la matière qui sert à sa confection est de la plus grande importance ; l'acier doit être parfaitement trempé et de bonne qualité. La trempe doit être proportionnée à la qualité du métal, ainsi que nous le verrons plus loin.

Un bandage inguinal ordinaire, par exemple, sera à peu près bien conçu, si l'ouverture de son angle est d'environ 45 degrés, et son ressort d'une force proportionnelle à la hernie à maintenir. La force déterminée et mobile du ressort doit se partager entre un point d'appui et un point de compression qui doivent s'exercer, l'un postérieurement sur le sacrum, et l'autre antérieurement, sur l'ouverture herniaire.

Les parties dures ou solides du bassin n'étant pas sur le même plan horizontal que les parties molles, où se forment les hernies inguinales ou crurales, il a fallu, de toute nécessité, éloigner une des portions du cercle en question de la ligne horizontale, et lui donner une élévation capable de lui faire atteindre, postérieurement, l'os sacrum, pour y trouver un point fixe.

Aucune partie dure du bassin n'a pu fournir, plus heureusement que cet os, ce point de résistance : sa surface, dure et immobile, présente, en effet, tous les avantages possibles, par sa position, qui, au moyen de la confection du ressort, se trouve opposée à l'endroit où doit s'exercer la compression. Ainsi, il se trouve que les points d'appui et de compression sont correspondants, sans être sur la même ligne horizontale, ce point de compression étant d'environ 5 centimètres au-dessous du point d'appui.

En général, remarque Scarpa, quelle que soit la longueur du ressort, lorsqu'il est appliqué autour du bassin, il représente un levier du troisième genre, dont la puissance est au milieu, la résistance à l'extrémité qui appuie sur l'anneau inguinal, et le point d'appui à l'extrémité qui porte sur les dernières vertèbres lombaires et sur la base du sacrum. L'action du bandage français peut être comparée à celle d'une pince largement ouverte, qui a beaucoup de tendance à abandonner la partie qu'elle embrasse, lorsque celle-ci exécute le plus léger mouvement. Mais si l'on peut donner un point d'appui solide et invariable à l'extrémité postérieure du ressort, la force de pression que la résistance (ou l'extrémité antérieure) exercera sur l'anneau inguinal sera constante et égale.

La grande difficulté, pour avoir un bon bandage à ressort, consiste donc à trouver le moyen de donner la plus grande stabilité possible au point d'appui du levier que l'on veut faire agir sur l'anneau inguinal.

Le bandage français, formé d'une lame d'acier, est composé de trois parties principales (fig. 1675) : 1° La pelote ou écusson *C* ; 2° le collet *A* et 3° la queue du ressort *B*, qui sert de point d'appui sur le sacrum ; le ressort, contrairement à ce qui se fait actuellement dans le commerce, ne doit pas être contourné en spirale (comme il est représenté fig. 1676) sous prétexte que le sacrum, qui sert de point d'appui au ressort, est sur un plan plus élevé que le canal inguinal. Malgaigne a fait, le premier, justice de cette erreur et c'est en étudiant les effets du bandage anglais, qu'il a posé

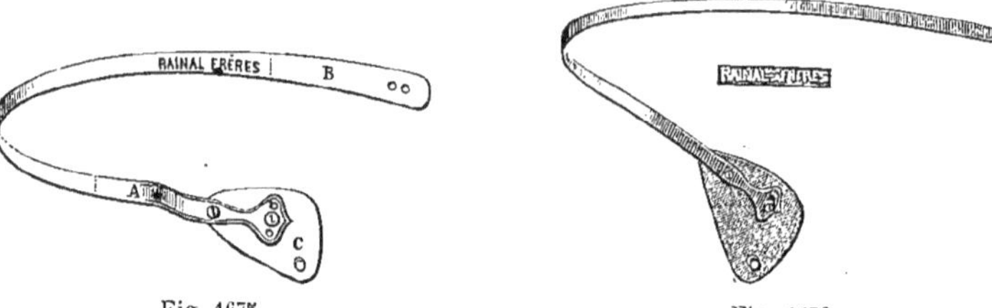

Fig. 1675.   Fig. 1676.

ce principe, définitivement admis, que le bandage étant ouvert, les deux extrémités doivent se trouver sur le même plan et faire l'office d'une paire de pincettes; le bandage français ainsi modifié, se rapproche du bandage anglais comme application.

Le fer à bandage doit être moins large à son extrémité antérieure, qui a reçu le nom de *collet*, que dans les autres parties de son étendue; mais, en revanche, il doit

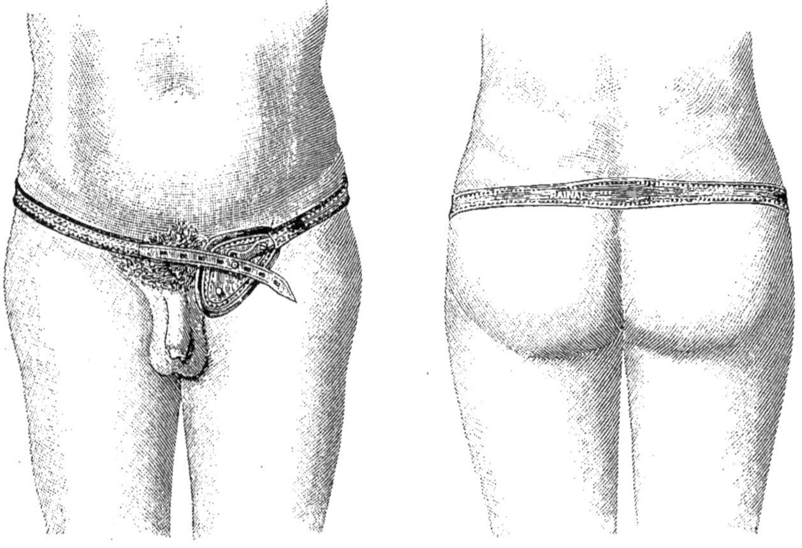

Fig. 1677.   Fig. 1681.

être plus épais et absolument rigide, qu'il s'agisse d'une faible hernie ou d'une hernie volumineuse; c'est la partie la plus importante du bandage; sa confection exige une très grande attention et la contention de la hernie dépend de sa longueur, de l'épaisseur du collet et de sa torsion.

Le ressort va, ensuite, en s'élargissant à sa partie postérieure, pour finir en forme de palette fort amincie, à l'endroit de son point d'appui sur le sacrum.

La torsion qui est donnée au collet sert à faire pincer la pelote à sa partie inférieure : elle a une très grande importance. Cette torsion doit être plus ou moins forte, suivant l'inclinaison que l'on présume devoir donner à la pelote.

Le bandage simple pour un côté doit s'étendre depuis la hernie jusqu'à 6 centimètres au delà de la dépression sacro-lombaire du côté opposé à la hernie en passant sur la hanche qui correspond à cette affection. Exemple : chez un sujet dont le bassin mesure 90 centimètres, le ressort devra avoir depuis le milieu de la pelote jusqu'à l'extrémité de la palette 54 centimètres, le coussin qui forme la queue du bandage aura 50 centimètres sans compter la courroie percée de trous qui sert à fixer le bandage. L'épaisseur du ressort doit être calculée dans ses diverses parties avec la longueur et la largeur de sa lame, afin qu'il puisse dans toute son étendue offrir une résistance égale. Il faut, pour que l'instrument soit bien fait, que lorsqu'on le saisit d'une main à l'endroit de la pelote et de l'autre à la partie correspondante au sacrum et qu'on l'ouvre environ aux trois quarts de son cercle, il ne puisse ni se casser, ni se fendre dans aucun de ses points, et qu'après avoir été abandonné à lui-même, le ressort ait repris sa courbure primitive.

La force du bandage dépend de son épaisseur, de la matière qui le compose, et de la trempe qu'on lui donne. Pour obtenir une bonne trempe et une préparation convenable de ce ressort, il faut avoir l'attention de bien battre également la lame d'acier destinée à cet effet. Cette manipulation est d'une très grande importance : il

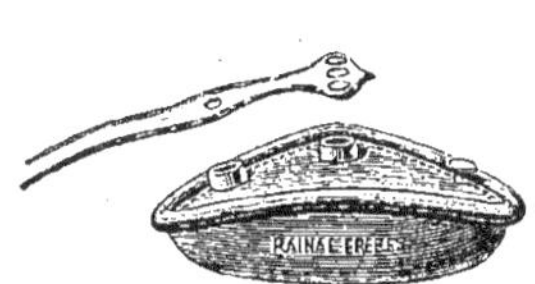

Fig. 1679.

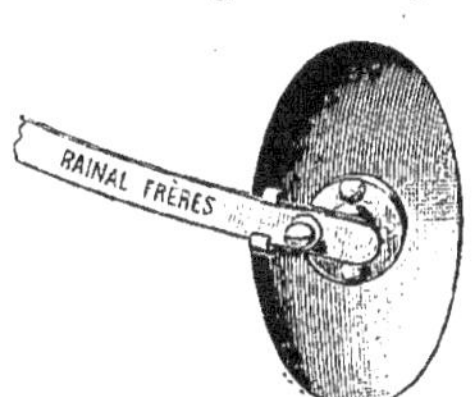

Fig. 1651.

suffit que le ressort ait reçu quelques coups de marteau de plus dans un point que dans un autre, pour le voir casser presque toujours à cet endroit précis.

La réunion de la pelote avec le ressort a une importance capitale. Ainsi que l'a indiqué Malgaigne, c'est sur le milieu de la pelote, à son centre, c'est-à-dire au point correspondant où la pelote doit appuyer sur l'ouverture inguinale, que le ressort doit être fixé. En outre, le ressort ne doit pas être posé à plat sur cette plaque : il est nécessaire qu'il y ait une certaine élévation (environ 1 centimètre) afin que le collet du ressort ne vienne pas porter sur la saillie des crêtes iliaques

Dans les bandages à bon marché, faits à la douzaine, que vendent les pharmaciens, les herboristes, le ressort est rivé le long du bord supérieur de la pelote, ou bien le ressort est coudé, de manière à atteindre à peu près le centre de la pelote : mais ce coude lui ôte une grande partie de sa force et c'est toujours la partie supérieure de la pelote qui reçoit la plus forte pression. Ces bandages sont défectueux, en ce sens que l'intestin, qui cherche toujours à s'échapper, trouvant moins de résistance à la partie inférieure de la pelote qu'à la partie supérieure, la soulève par en bas et fait hernie avec la plus grande facilité. C'est le défaut commun à tous les bandages anciens en général.

En résumé, ainsi que l'a fort bien dit Gosselin, en ses *Leçons sur les hernies*, comme conditions il faut exiger, pour un bon bandage :

1° Que la hernie soit bien réduite avant l'application du bandage ;

2° Il faut que le bandage soit bien placé, c'est-à-dire que la pelote soit mise exactement sur l'ouverture et le trajet herniaire ;

3° Il faut que la pelote, après avoir été bien placée, reste en place pendant tout le temps que doit durer la contention, que surtout elle ne glisse pas de bas en haut, comme cela a lieu si souvent ;

4° Il faut que la pelote exerce une pression suffisante pour résister à l'impulsion des viscères ;

5° Il faut que le malade puisse supporter la pression dont nous venons de parler et pour cela, qu'il n'existe pas trop de sensibilité de la région, que la peau ne devienne pas érythémateuse. Toutes ces conditions impliquent des difficultés pratiques que l'on comprend aisément.

La réduction de la hernie est souvent faite d'une façon incomplète, parce que ce n'est pas le médecin qui y procède : beaucoup de malades s'y prennent fort mal et ne font rentrer qu'une partie de la tumeur. De là, l'impossibilité d'arriver à une guérison radicale; de là aussi, quelquefois, l'apparition de douleurs et les chances plus nombreuses d'étranglement.

La maladresse et l'insouciance du malade l'empêchent encore de satisfaire à la deuxième indication, celle de bien placer la pelote : souvent, malgré les précautions les plus minutieuses, la pelote se dérange pendant les mouvements; et pour la tenir en place, il faudrait une immobilité impossible à obtenir.

La quatrième et la cinquième condition sont très difficiles à remplir : elles dépendent de la fabrication de l'instrument, lequel doit être modifié, suivant la sensibilité du malade, suivant aussi les notions que l'on a pu acquérir sur la facilité plus ou moins grande avec laquelle la hernie tend à s'échapper, etc., etc.

« Les machines, dit Gerdy[1], sont beaucoup trop compliquées dans leur construction, et leur fabrication demande beaucoup trop d'art pour que le chirurgien doive s'en occuper. Ainsi nous ne sommes pas de l'opinion de ceux qui croient ou ont eu l'air de croire qu'il doit faire ses efforts pour pouvoir fabriquer lui-même tous les objets ou tous les instruments dont il peut avoir besoin; qu'il est convenable, par exemple, qu'il apprenne à forger le fer et à fabriquer aussi bien les instruments les plus simples que les plus compliqués. Pourquoi s'arrêterait-il en si beau chemin et n'apprendrait-il pas les métiers du tailleur ou de la couturière pour faire des corsets, des bas lacés; du cordonnier, pour composer des bottines dont on se sert dans le traitement des pieds bots; du menuisier, pour préparer les attelles, les lits et toutes les machines de bois auxquelles on peut avoir recours dans le traitement des fractures et dans le redressement du corps? Il y a des maîtres qui ne tarissent pas en recommandations.

« Si nous pensons que le chirurgien ne doit pas rechercher une habileté qui lui est au moins inutile, de peur de ne pas acquérir, ce qui ne manquerait pas d'arriver, celle dont il aura, chaque jour, besoin dans la pratique de son art, nous croyons qu'il lui sera toujours avantageux de connaître la théorie de la fabrication des objets qu'il met en usage. Cette connaissance n'exige pas un temps suffisant pour le détourner de ses études, et lui offre le moyen d'imaginer lui-même, plus vite et plus heureusement qu'il ne le ferait s'il était dépourvu de ces notions, les instruments et les appareils qui peuvent lui être nécessaires; de mieux expliquer sa pensée aux ouvriers qu'il charge de les exécuter, et d'apprécier, avec plus de justesse, la bonté et la perfection de leur ouvrage. »

Disons-le nettement : il n'existe pas d'ouvrage indiquant d'une façon précise l'appareil herniaire que l'on doit employer. Les magnifiques leçons cliniques de Malgaigne, au point de vue des appareils, sont plutôt théoriques que pratiques; il faut absolument rechercher les notions éparses dans les publications de Gosselin, Duplay et Berger et les articles spéciaux des Dictionnaires de médecine, pour se former une idée technique de ce que doit être un bon bandage.

Nous pensons avoir comblé cette lacune, en donnant, dans notre ouvrage, le résumé le plus impartial et le plus complet de tout ce qui a été écrit sur la matière.

---

1. GERDY. *Des pansements*. Tome I, page 269.

CHAPITRE II

LES PELOTES

D'après Berger, Duplay et Reclus, les conditions auxquelles doivent répondre la forme et les dimensions des pelotes sont les suivantes : la pelote doit recouvrir la totalité de l'orifice herniaire et dépasser ses bords en tout sens ; quand la hernie est oblique, elle doit, en même temps, exercer sa pression sur toute l'étendue du trajet herniaire ; mais il est faux de dire avec Malgaigne qu'il suffise, pour bien contenir une hernie, que le trajet herniaire soit comprimé par la pelote, la pression de cette dernière pouvant être annulée par la contraction musculaire de la paroi de l'abdomen. Il faut, de toute nécessité, que l'orifice herniaire soit aussi recouvert par la pelote (fig. 1477).

Il ne faut pas non plus que la pelote soit trop convexe, de peur que sa pression vienne à atrophier les parties qu'elle comprime et dissocie et relâche les plans fibreux.

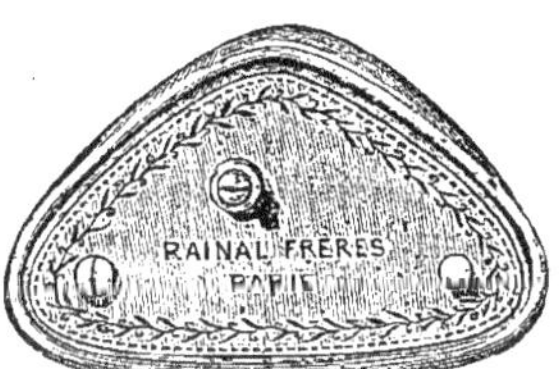

Fig. 1477.

En général, les pelotes un peu larges, un peu épaisses, bien souples, sont d'un meilleur usage et plus efficaces que les petites pelotes très saillantes et dures.

La pelote doit être formée d'une substance molle, non élastique, supportée par la plaque, sur laquelle est fixé le ressort. C'est à la bourre de laine ou de crin, mieux encore à des rondelles superposées de molleton, alternant avec des couches de laine cardée, que nous donnons la préférence : le tout est convenablement tassé, piqué et entouré d'une enveloppe de toile solide, qu'on recouvre de peau chamoisée.

Constituée de la sorte, la pelote offre une mollesse suffisante, tout en conservant la résistance nécessaire produite par le ressort. Elle présente l'avantage de se mouler jusqu'à un certain point sur les parties assez peu régulières où elle est appliquée. Les anciennes pelotes molles de linge, de papier mouillé, les pelotes élastiques du bandage des prisons ou franc-comtois, les pelotes à air dites éoliennes, les pelotes en ivoire ou en bois poli imaginées à la fin du xviiie siècle par l'arquebusier Morin, sont, à coup sûr, bien inférieures à la pelote actuelle.

Certaines pelotes sont échancrées en croissant ou en fer à cheval, pour épargner quelque organe important voisin de la hernie : le testicule en ectopie, par exemple, demande la pelote de forme figure 1475.

Wood conseille de creuser les pelotes d'une rainure destinée à loger le cordon spermatique (fig. 1712) : c'est une théorie inapplicable dans la pratique. Enfin, pour

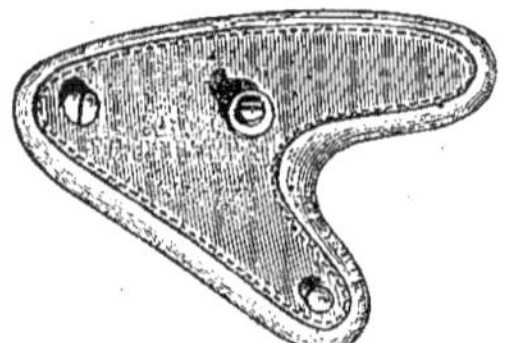

Fig. 1475.

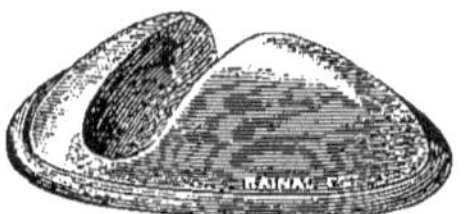

Fig. 1712.

répondre à certains cas de contention difficile, on a pourvu, parfois, la pelote de prolongement digitiforme (fig. 1710) ou de pièces distinctes invaginatoires, s'introduisant dans le trajet herniaire et maintenues dans cette situation par la pression du bandage. Cette variété de pelote, difficile à supporter, et qui a l'inconvénient de dilater le trajet herniaire, doit être réservée pour les cas tout à fait exceptionnels. L'épaisseur de la pelote doit être telle, qu'en s'enfonçant dans les parties molles, elle présente encore un relief suffisant pour que la partie du ressort qui s'y rattache (collet) ne repose pas sur les téguments : de là, l'indication de fixer sur la pelote un pivot, qui permette l'élévation du ressort sur la pelote.

PELOTE DIGITIFORME

Dans un cas particulier, Scarpa raconte avoir modifié avantageusement le bandage de Camper. Il en fit construire un à ressort circulaire, muni d'une pelote bombée au milieu et entourée d'un rebord plat pour un malade chez lequel le bandage ordinaire n'avait pas suffi (fig. 1711) à maintenir les viscères réduits. Cet homme, âgé de soixante ans, était affecté d'une hernie inguinale peu volumineuse : mais l'ouverture de l'anneau inguinal s'étendait si haut en dehors qu'on eût dit que la paroi antérieure du canal manquait.

A l'aide de cette modification, les parties furent à peu près maintenues, la partie saillante du compresseur pénétrant dans l'ouverture de l'anneau, pendant que son rebord comprimait exactement le pourtour de cette ouverture. Dans un cas à peu près semblable, Gooch se servit, avec avantage, du compresseur conique (fig. 1710). Malgaigne, reprenant l'idée de Scarpa et de Gooch, conseilla, dans une hernie directe

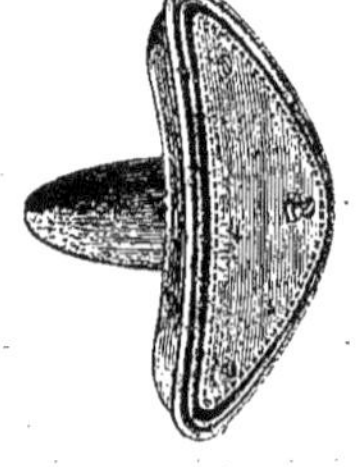

Fig. 1710.

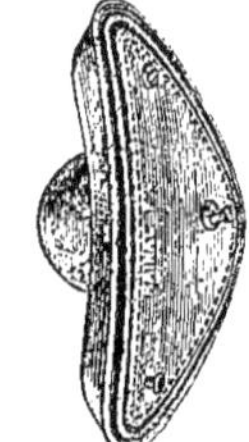

Fig. 1711.

avec dilatation énorme de l'anneau, le bandage à pelote digitiforme déjà essayé, d'ailleurs, par Mayor (fig. 1710).

Le doigt, dit-il, pénétrant dans l'anneau n'a pas besoin d'occuper tout le calibre de cet anneau, parce que la peau qu'il soulève forme un cône dont la base achève de boucher l'ouverture. Voilà qui est bien pour une contention de quelques minutes. Mais s'il s'agit d'un appareil à porter des mois et des années entières, cette disposition conique de la pelote refoulée devient un agent de dilatation permanente pour l'anneau. Ainsi, on contiendra bien, sans doute, mais en agrandissant l'anneau, et avec ce danger de rendre la hernie plus difficile à contenir un jour.

Aussi, les pelotes à saillies digitales ne doivent-elles être considérées que comme un moyen extrême, quand tous les autres appareils ont échoué ou n'ont pu être supportés.

Le bandage que fit construire Malgaigne différait de ceux de Scarpa, de Gooch, de Mayor, en ce que le champignon qui faisait saillie sur la pelote était complètement indépendant de celle-ci et du ressort.

Certains théoriciens ont prétendu que l'on pouvait maintenir une hernie, même volumineuse, en appuyant la pulpe du pouce sur l'ouverture inguinale. Ils semblent conclure, de cette petite expérience, qu'une pelote de cette forme, ou à peu près, contiendrait la hernie : c'est là *une profonde erreur*. Le pouce (comme le dit Malgaigne) est un instrument sensible, qui, aidé encore par les yeux, appuie exactement sur le point à comprimer, et ne se dérange en aucune manière. Le pouce emprunte aux muscles une force également intelligente, variant à volonté et cependant toujours suffisante. On parviendrait, sans doute, à maintenir une hernie d'un certain volume avec une très petite pelote, mais à la condition d'employer un ressort d'une force considérable, que peu de malades pourraient supporter : encore ce maintien ne résisterait-il guère aux efforts de toux ou de défécation.... De plus, ce genre de pelotes, qui demande une forte convexité, a l'inconvénient d'érailler encore les aponévroses plus qu'elles ne le sont déjà : leur forme ovoïde ne pourrait, d'ailleurs, se déranger de quelques lignes, sans laisser le canal entr'ouvert et la hernie s'échapper à nouveau.

Il est cependant des circonstances qui doivent faire employer de préférence une pelote convexe ou même conique; c'est lorsque les téguments et la graisse des environs de l'anneau ont une épaisseur si considérable, qu'ils forment une sorte d'entonnoir, sur le fond duquel une pelote plate ne saurait avoir aucune action; ou bien lorsque le cordon spermatique est le siège d'une inflammation, lorsque la hernie est compliquée d'une hydrocèle....

Accordons une courte mention aux pelotes à dispositif complexe : aux pelotes à soufflet dans lesquelles des ressorts courbes, disposés à la façon de ressorts de voiture, entre deux ou plusieurs plaques métalliques dont se compose la pelote, lui confèrent une élasticité propre; à celle où un ressort en spirale, porté par l'écusson, supporte lui-même un bouton métallique, appuyant sur l'orifice herniaire. Nous avons décrit déjà le bandage *rénixigrade* de Jalade-Lafond, dont la pelote est formée de lames élastiques convexes. Tous ces mécanismes, essentiellement fragiles, sont d'une utilité plus que problématique. A plus forte raison, laissons à leurs partisans plus ou moins convaincus ces pelotes soi-disant médicamenteuses, galvaniques ou électriques, au moyen desquelles nos modernes charlatans prétendent exercer une action curative.

Mentionnons enfin la pelote imaginée par Richter (fig. 1472, p. 181) applicable dans les cas de névralgies du cordon. D'un emploi très rare, elle ne saurait convenir pour maintenir une hernie d'un volume même moyen. Il est bon, cependant, de se la rappeler ; car, chez certains malades, elle peut rendre de réels services (surtout chez ceux atteints de pointe de hernie).

Un mot sur la *pelote à clef.* — Cette pelote (fig. 1713) n'est pas dépourvue de cer-

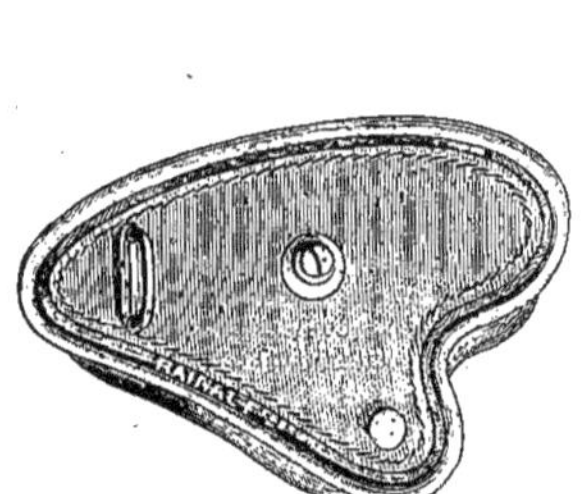

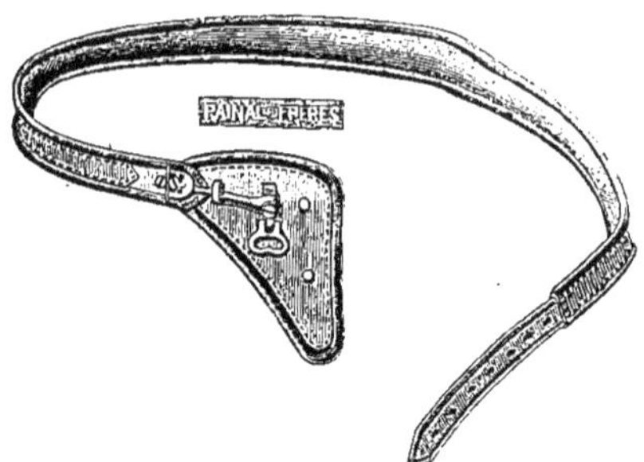

<table><tr><td>Fig. 1472.</td><td>Fig. 1713.</td></tr></table>

taines qualités et donne, dans certains cas, de bons résultats ; mais la complication de la clef peut être facilement évitée, en donnant au ressort et à la pelote l'inclinaison convenable qu'ils doivent toujours conserver. Très en faveur auprès du professeur Gosselin, qui l'employait souvent, elle mérite ici une mention figurée à titre de mémoire. Nous croyons, d'ailleurs, que les succès obtenus avec ce bandage étaient dus plutôt à la force du ressort et à l'épaisseur de la pelote qu'à l'influence de la clef, qui servait à donner à la pelote une inclinaison plus ou moins grande. Ce modèle de pelote ne s'applique, évidemment, qu'aux cas de hernies volumineuses. Il doit être monté sur un ressort de Camper embrassant les 51/52 de la circonférence du bassin.

PELOTES ACTUELLES

D'après l'opinion autorisée de MM. Duplay, Reclus et Berger, la forme de la pelote doit varier suivant l'espèce de la hernie et suivant les indications de chaque cas en

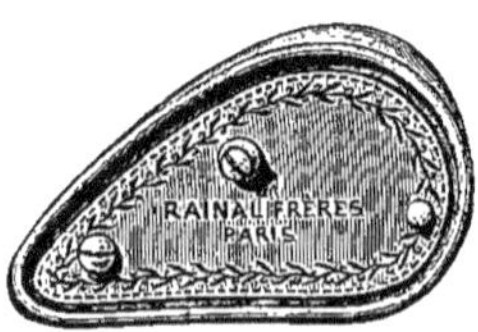

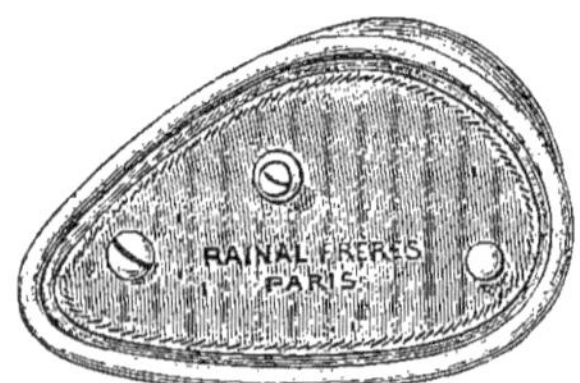

<table><tr><td>Fig. 1470.</td><td>Fig. 1474.</td></tr></table>

particulier. Généralement, les pelotes sont elliptiques (fig. 1470), ovalaires (fig. 1474) ; il en est de circulaires et de triangulaires (fig. 1477, p. 178). Ces dernières présentent souvent un prolongement en bec-de-corbin, destiné à arrêter la hernie, lorsqu'elle s'est échappée sous le bandage ; d'autres pelotes sont terminées par un sous-cuisse adhérent à la pelote (fig. 1476), pour la contention des hernies scrotales. La figure 1475 est applicable pour les hernies crurales. Les pelotes articulées sont pourvues d'un mécanisme intérieur qui permet, au moyen d'une crémaillère, de courber plus ou

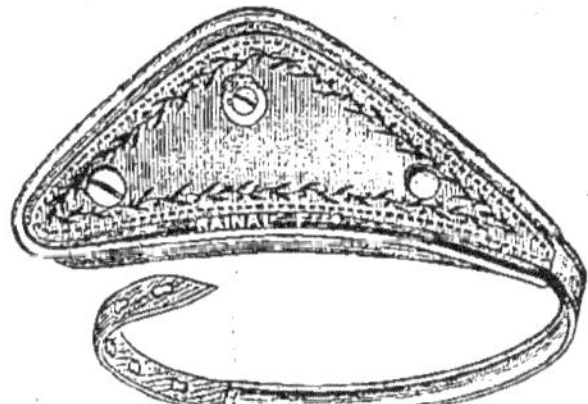

Fig. 1476.

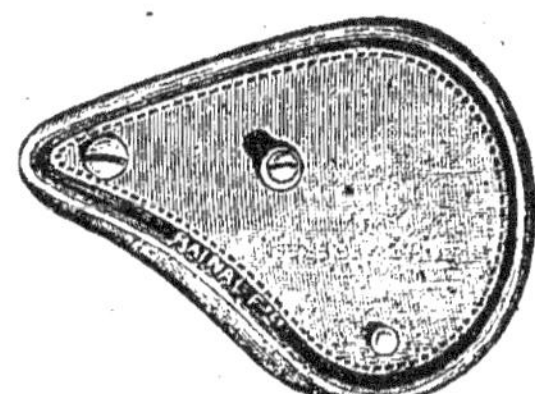

Fig. 1475.

moins leur extrémité inférieure sur leur partie supérieure, afin d'en assurer l'adaptation plus étroite au contour de l'orifice herniaire.

La pelote à engrenage (fig. 1513) est surtout employée pour la contention des hernies volumineuses. Imaginée par les frères Wickham, elle a donné, dans certains cas particuliers, de bons résultats pratiques. Elle est brisée horizontalement à sa partie moyenne : au moyen d'une vis d'inclinaison, on peut faire agir sa partie inférieure sans nuire à l'action de la partie supérieure, qui continue à comprimer l'anneau et empêche la sortie de la hernie. Les pelotes triangulaires, employées jusqu'alors (fig. 1713, page 181) avec vis d'inclinaison, avaient l'inconvénient constant de s'écarter de l'anneau inguinal à la partie supérieure, lorsqu'on les inclinait en bas pour comprimer la région sous-pubienne. L'application de cette pelote sur la région inguinale

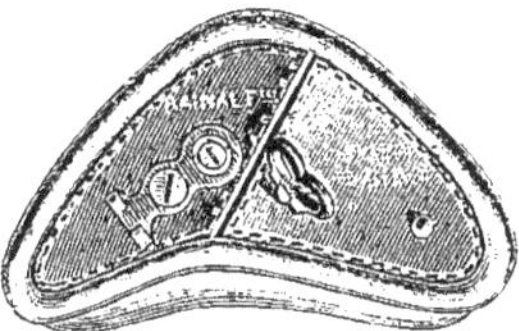

Fig. 1513.

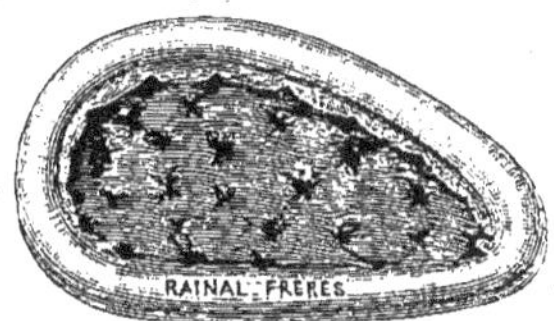

Fig. 1515.

doit porter très bas : sa partie inférieure doit dépasser la branche horizontale du pubis. Il est entendu, en tout cas, que cette pelote doit être fixée sur un ressort de première force.

Nous pensons que les cinq pelotes représentées plus haut (la pelote ovalaire, fig. 1470 ; la pelote ronde, fig. 1474 ; la pelote triangulaire, fig. 1477, forme de bec-de-corbin ; la pelote bec de corbin, fig. 1476, se prolongeant avec un sous-cuisse y adhérent, et la pelote forme écusson, fig. 1475, applicable aux hernies crurales) sont suffisantes pour contenir toutes les hernies qui se rencontrent le plus souvent dans la pratique. Restent la pelote concave, pour les hernies irréductibles de petit volume (fig. 1515) ne dépassant pas celui d'un œuf de poule, et quelques pelotes de forme exceptionnelle, comme la pelote en fourche pour l'ectopie testiculaire, la pelote applicable après l'opération de la cure radicale et celle qui convient à l'appendicite : nous en parlerons plus loin.

En résumé, nous sommes absolument partisans de la pelote de forme triangulaire (appelée bec-de-corbin) : cette pelote doit être toujours munie d'un coussin fort doux, de manière à atténuer la dureté de la substance résistante qui forme l'intérieur de la plaque.

Nous employons rarement les autres pelotes (formes elliptiques ou rondes) : car chaque fois que nous l'avons fait, nous n'avons guère tardé à le regretter.

TABLEAU DES NOMS PROPRES DONNÉS AUX HERNIES.

Hernie d'Astley-Cooper . . *Hernie crurale à sac multilobé.*
Maladie de Béclard. . . . *Hernie passant par l'orifice de la saphene.*
Hernie de Cloquet . . . . *Hernie périnéale.*
Hydrocèle de Gibbon. . . *Hydrocèle coïncidant avec une hernie.*
Hernie de Goyrand. . . . *Hernie inguino-interstitielle.*
Hernie de Kronlein. . . . *Hernie inguino-peritonéale.*
Hernie de Laugier . . . . *Hernie à travers le ligament de Gimbernat.*
Hernie de Littré . . . . . *Hernie diverticulaire.*
Hernie de J.-L. Petit . . . *Hernie lombaire.*
Hernie de Velpeau . . . . *Hernie crurale en avant des vaisseaux.*
Hernie de Berger. . . . . *Distension du pli de l'aine.*

CHAPITRE III

POINTE DE HERNIE INGUINALE CHEZ L'HOMME

« La hernie, dit Malgaigne[1], est d'abord d'un petit volume ; elle forme la *pointe* ; et, dans les premiers temps, elle échappe au malade, ne faisant encore qu'une saillie très légère, que la vue apprécie mieux que le toucher. Aussi, est-il rare d'être consulté pour des cas de ce genre, et c'est là sans doute ce qui fait que ce premier degré a échappé aux bandagistes comme aux chirurgiens.

« La progression de la hernie est, ici, curieuse à observer. Elle est d'abord petite et ne se montre qu'à l'anneau inguinal interne, sous la forme d'une petite saillie demi-sphérique. Elle n'arrive donc pas d'emblée jusqu'à l'anneau externe, en vertu de sa forme même, qui n'est pas celle d'un coin, mais bien celle d'une boule ; ce qui diminue la force de dilatation nécessaire pour prendre ainsi, du premier coup, droit de domicile dans le canal inguinal. Le malade est généralement averti de la formation de cette hernie par un craquement dont il a conscience. Ce craquement, signal de la première résistance vaincue, peut être ou n'être pas accompagné de douleur. »

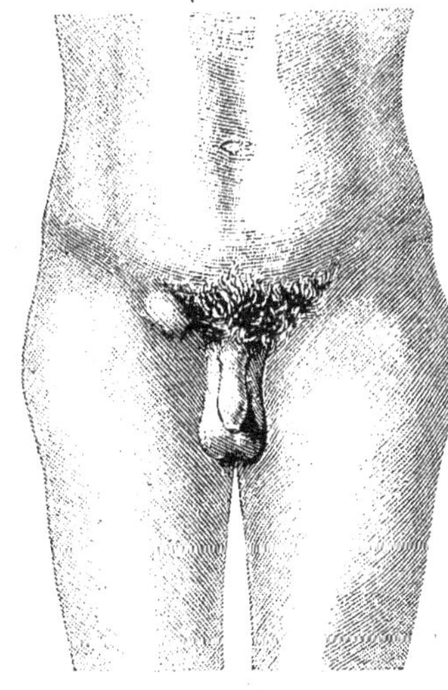

Fig. 1520.

Nous pensons que le signe du craquement appartient surtout à la hernie de force, à celle qui se déclare à la suite d'un violent effort. Mais cette variété constitue, à la vérité, un cas assez rare : la plupart des pointes de hernie se produisent chez les malades sans que ceux ci s'en aperçoivent. Ce n'est que lorsque la hernie fait une certaine saillie, qu'ils commencent à s'en inquiéter. La prédisposition joue certainement un très grand rôle dans l'étiologie des affections herniaires par suite d'anneaux congénitalement très dilatés. On voit même, le plus souvent, des hernies héréditaires se produire à partir de la quarantaine alors que commence la déchéance musculaire.

« J'entends par pointe de hernie, dit le professeur Berger[2], toutes les hernies qui ne se manifestent que par une impulsion communiquée au doigt introduit dans le trajet inguinal, dans les efforts et particulièrement dans la toux, et par une saillie circonscrite, appréciable à la vue et se produisant au niveau de l'anneau inguinal profond dans les mêmes conditions.

« A ces deux signes se joignent le plus souvent deux autres, qui ne m'ont point néanmoins semblé nécessaires pour caractériser cette sorte de hernie : une sensibilité

1. Malgaigne. *Leçons sur les hernies*, 1840.
2. Paul Berger. Résultat de l'examen de dix mille observations de hernies. Paris 1896.

particulière à la pression, au niveau du point susmentionné, et, au moment où le doigt est appliqué sur la saillie que fait la pointe de hernie, la sensation perçue par ce doigt d'une réduction : sensation spéciale, suivie aussitôt après de la notion d'un point faible, révélée par une dépressibilité, plus ou moins manifeste, en ce point précis de la paroi abdominale. »

§ 1. — BANDAGE INGUINAL

D'UN SEUL COTÉ

Le bandage applicable pour une pointe de hernie chez l'homme et, d'ailleurs, pour toutes les hernies en général, varie suivant l'âge du sujet et sa profession, son état de maigreur ou son embonpoint et aussi d'après la conformation de son bassin. Chez un sujet de force moyenne, n'exerçant pas de profession pénible, le bandage que nous employons le plus souvent est le modèle figure 1593 ; la pression au dynamomètre est de 1 kgr. 070, le ressort très étroit est recouvert seulement d'un simple fourreau en peau avec un léger coussin formant la palette au niveau de la région lombaire où il prend son point d'appui. La pelote est de forme triangulaire en bec-de-

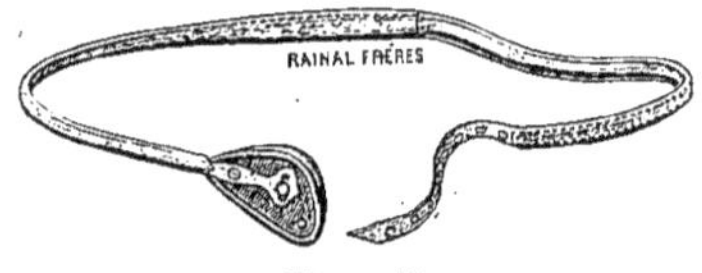

Fig. 1593.

corbin et de petite dimension ; elle est fixée sur le ressort grâce à une élévation formée par deux pivots disposés sur la pelote, les deux points d'appui : le trajet inguinal et la partie lombaire sont seulement touchés.

Le ressort ne porte pas sur les parties saillantes du bassin ; il laisse, à cet endroit, un léger espace. La pelote est garnie de façon à former un plan résistant. Tout en étant mollement rembourrée, elle est presque plate et recouvre toute la longueur du trajet inguinal : en somme, ce bandage est fort léger. Le sous-cuisse est nécessaire, du moins dans les premiers temps de l'emploi de ce bandage ; mais il n'est pas indispensable dans la suite.

§ 2. — BANDAGE INGUINAL

DOUBLE ARTICULÉ

Pour les pointes de hernies des deux côtés chez le même sujet, différents modèles sont applicables ; ils ne diffèrent entre eux que par la disposition de la partie dorsale du bandage. Le modèle que nous préférons et qui nous donne toujours d'excellents résultats est représenté figure 1545. Les pelotes sont de forme triangulaire et non mobiles sur le ressort, les deux branches sont reliées à la partie lombaire par un coussin en forme de huit sur

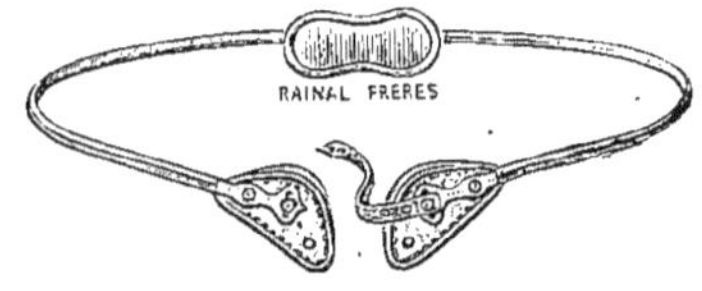

Fig. 1545.

lequel viennent s'articuler les deux ressorts. La pression au dynamomètre est de 1 kgr. 070.

§ 3. — BANDAGE POUR TRAVAUX PÉNIBLES

Dans les cas de pointes de hernies chez es sujets exposés par leur profession à des travaux de force qui exigent de leur part de violents efforts musculaires, les modèles précédents n'offriraient pas une pression suffisante pour résister à la poussée

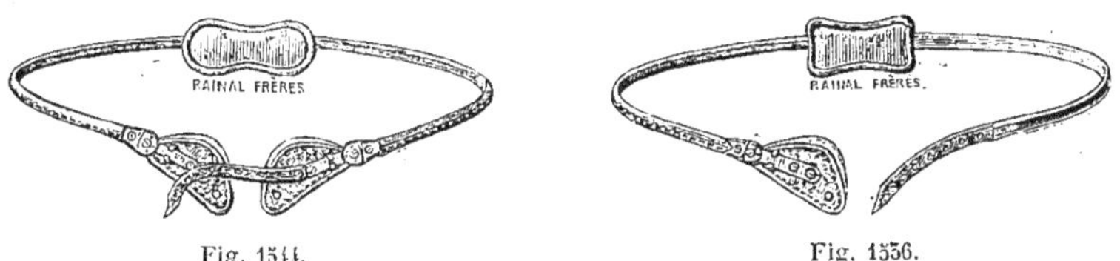

Fig. 1544.   Fig. 1556.

abdominale. Il est donc nécessaire que le ressort soit plus épais et présente une pression plus énergique, presque le double des bandages précédents.

La pelote forme bec-de-corbin, est plus garnie et de dimension plus grande. Le point d'appui lombaire de ces deux modèles (fig. 1544 et 1556) est pris sur la base du sacrum, à trois travers de doigts au-dessus du coccyx.

La pelote est mobile : elle présente à son centre, à l'endroit où le ressort doit être fixé, une élévation de 1 centimètre environ ; disposition qui permet au ressort, dans les mouvements de flexion, un léger déplacement, tout en laissant la pelote agir sur un point fixe. Ce modèle, qui est une modification très heureuse du bandage anglais, n'est pas supportable, toutefois, chez les sujets un peu maigres. La pression des ressorts, au dynamomètre, est de 1 kgr. 500. A de très rares exceptions près, le sous-cuisse peut être supprimé.

§ 4. — BANDAGE INGUINAL

APPLICABLE CHEZ LES VIEILLARDS ET LES SUJETS MAIGRES

Chez les vieillards, dont les tissus sont affaiblis, les pelotes petites, bombées et dures commencent par déprimer et écarter les tissus adipeux sous-cutanés ; ensuite, elles agissent trop fortement sur l'aponévrose affaiblie ; elles la distendent, l'éraillent même, et, au bout de quelques mois, l'anneau s'élargit, le canal est plus faible et la hernie plus forte qu'auparavant. Les petites pelotes, de forme elliptique et bombées, ne sont applicables, du moins chez l'homme, que dans les cas d'obésité et le ressort doit avoir une pression plus forte que si l'on employait une pelote triangulaire.

Si l'aponévrose du grand oblique est très résistante, la grande saillie de la pelote ovoïde suffira bien à fermer l'anneau externe et à empêcher la hernie de sortir au dehors, mais ne l'empêchera pas de soulever la paroi externe du canal.

En conséquence, et de l'avis de Malgaigne, c'est une pelote presque plate, très douce, forme bec-de-corbin, qu'il convient d'employer chez les vieillards amaigris et les adultes maigres, lorsqu'il s'agit d'une pointe de hernie.

Cette pelote (fig. 1589) tout en étant presque plate, doit être mollement garnie, afin d'éviter l'inconvénient d'un corps dur sur la région inguinale. La pression du ressort, assez faible, doit être de 1 kgr. au dynamomètre. Chez les

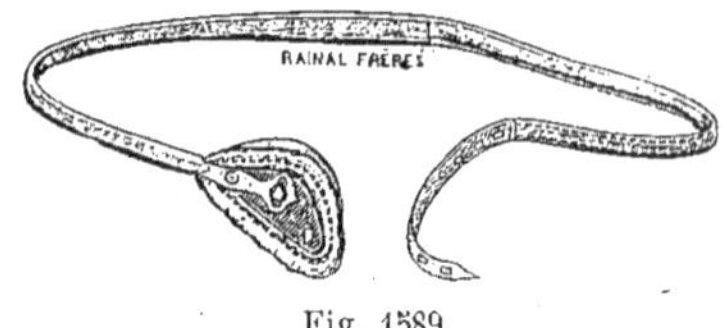

Fig. 1589.

sujets maigres, dont l'abdomen rentre, le bandage remonte aisément sous l'influence de l'inflexion de la cuisse, en avant sur le bassin, ou du bassin sur la cuisse. Dans ce cas, le sous-cuisse est indispensable, quoique peu serré.

§ 5. — BANDAGE INGUINAL

APPLICABLE CHEZ LES SUJETS OBÈSES

La contention d'une hernie (même d'une pointe) offre certaines difficultés chez les personnes obèses. Il est presque impossible, dans ces cas, de faire usage de pelotes forme bec-de-corbin ; elles ne seraient pas supportées dans les flexions de l'abdomen sur la cuisse. Il faut employer des pelotes de forme arrondie ou ovalaire

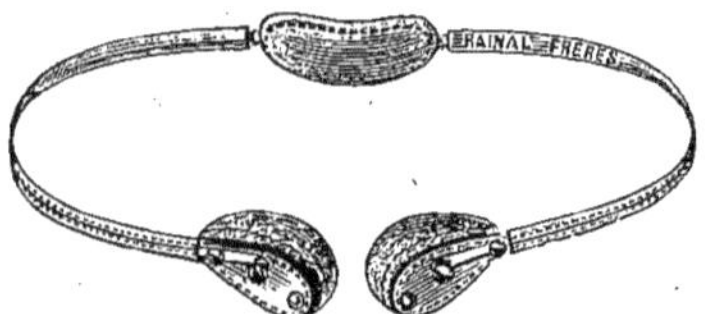

Fig. 906.

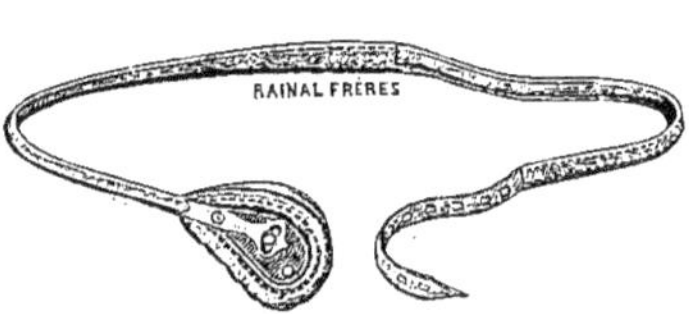

Fig. 1588.

et suffisamment bombées, pour arriver jusque sur l'anneau inguinal à travers les tissus adipeux. Plusieurs modèles sont applicables pour ce cas. Le modèle (fig. 906) s'emploie pour les hernies des deux côtés, et le modèle (fig. 1588) pour la hernie

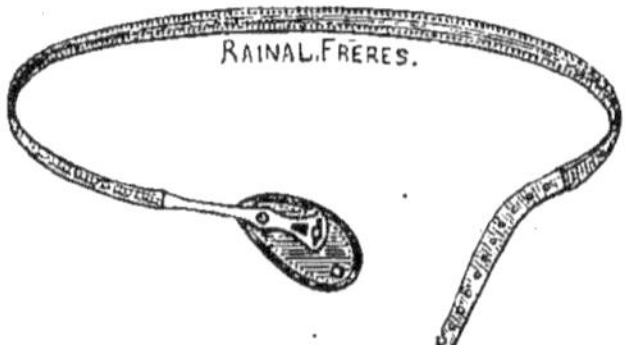

Fig. 266.

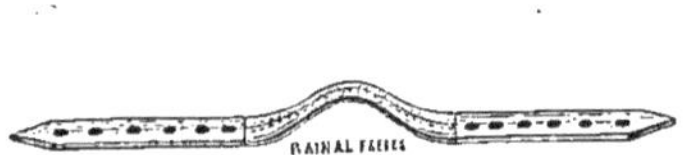

Fig. 1185.

simple. Lorsqu'on veut éviter le déplacement du bandage, le modèle (fig. 266) appelé bandage tour de corps ou bandage de Camper, est bien préférable. La pression de ces ressorts au dynamomètre est de 1 kgr. pour le bandage double et de 1 kgr. 300 pour le bandage d'un seul côté.

Chez certains sujets d'un très fort embonpoint, le bandage, repoussé en bas par le ventre, qu'il est obligé de porter, descend au-dessous de la hernie et manque ainsi de remplir son but ; chez d'autres, au contraire, il glisse et descend parce que les fesses, trop maigres, ne le soutiennent pas : ces deux cas réclament l'emploi de bretelles.

Pour la hernie des deux côtés chez les obèses, on remplace la courroie destinée à relier les deux pelotes par un pont en fer garni de cuir (fig. 1185, p. 187) afin que les masses graisseuses placées en avant du pubis ne soient pas coupées ou excoriées; grâce à cette modification, cette région sensible ne supporte aucun contact.

§ 6. — COMPLICATION DE NÉVRALGIE DU CORDON

PELOTE ÉCHANCRÉE

« Nous rencontrons de temps à autre, dit le professeur Gosselin[1], des personnes chez lesquelles la sensibilité névralgiforme de la région inguinale est telle, qu'aucune pression ne peut être supportée. Je vois, depuis plus de vingt ans, un homme riche, atteint d'une hernie inguino-pubienne droite, pour laquelle il a essayé et tient en réserve toutes les variétés de bandages, sans avoir pu en supporter un seul. Il maintient, tant bien que mal, sa hernie avec la main incessamment placée dans la poche de son pantalon. Ces sujets-là sont d'autant plus à plaindre que cette même disposition névralgique qui s'oppose à la contention, rend la hernie, lorsqu'elle est sortie, très douloureuse. »

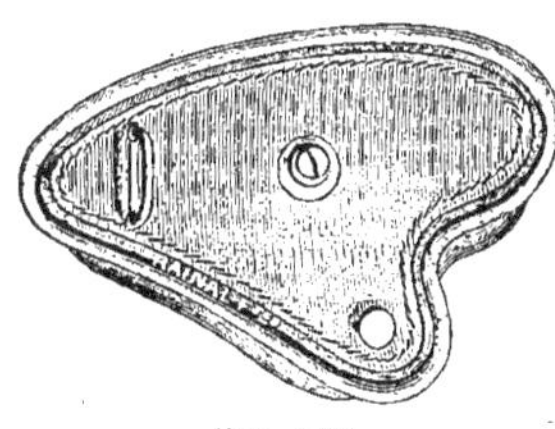

Fig. 1472.

Dans cette occurrence pathologique heureusement très rare (puisque, dans notre longue pratique, nous en avons rencontré à peine deux ou trois cas), on est obligé de construire une pelote spéciale, dans le genre de celle qu'employait Richter (fig. 1472). Ce modèle peut être applicable pour les pointes de hernies; mais, pour celles qui présentent un certain volume, la contention est presque impossible, comme nous l'avons vu avec ce système de pelote. Alors, on peut encore essayer le bandage sans ressort, mais en prévenant le malade des dangers auxquels il s'expose par la non-contention de sa hernie.

Il faut reconnaître, assurément, que la tolérance individuelle, à l'égard du bandage, est variable au plus haut point. Toutefois, elle dépend en grande partie de la juste adaptation du bandage, du soin mis à sa confection, de la convenable énergie de son ressort (qu'il vaut mieux choisir de faible trempe au début, pour arriver, graduellement aux ressorts fortement trempés).

§ 7. — BANDAGE SANS RESSORT

APPAREIL DE NUIT

Les bandages à ceintures molles, ou bandages sans ressorts, en tissu élastique ou non, ont plusieurs inconvénients : la hernie est mal contenue; ils froissent la peau au niveau des hanches, la flétrissent et y creusent une gouttière transversale, indice de leur pression; et enfin, ils engendrent des lésions eczémateuses ou herpétiques,

1. GOSSELIN. *Leçons sur les hernies abdominales.* Paris 1865.

plus ou moins prononcées selon la prédisposition diathésique du sujet. Le lecteur a pu se convaincre déjà que les bandages à ceintures molles, en tissu, en caoutchouc avec pelotes insufflées d'air, etc., etc., sont absolument détestables, non seulement pour les adultes et les vieillards, mais aussi pour les enfants du premier âge : nous affirmons même que tout modèle de ce genre, exploité en vue de séduire les malades par la suppression des ressorts, est une duperie, pour ne pas dire davantage.

Comme l'a très bien vu le professeur Berger : « On ne saurait trop insister sur ce fait : la pression d'un ressort *seul* peut développer, sur un point donné, une force capable de s'opposer à l'issue de la hernie dans un effort; tous les moyens contentifs reposant sur un autre principe doivent être rejetés, ou ne peuvent convenir qu'à des cas exceptionnels. »

C'est pour ces cas *exceptionnels*, et en prévenant les malades du danger auquel ils s'exposent, que nous avons construit les appareils sans ressort, dont suit l'iconographie.

Le bandage *à ceinture molle* (autrement dit sans ressort), figure 1, n'exercerait aucune compression, si l'on n'avait soin de donner à la pelote une épaisseur capable d'allonger le diamètre antéro-postérieur du bassin à l'égal du diamètre transverse.

En effet, il faut une striction d'autant plus énergique, que le bassin figurant une ellipse à grand diamètre transverse, la pression la plus forte s'exerce aux extrémités

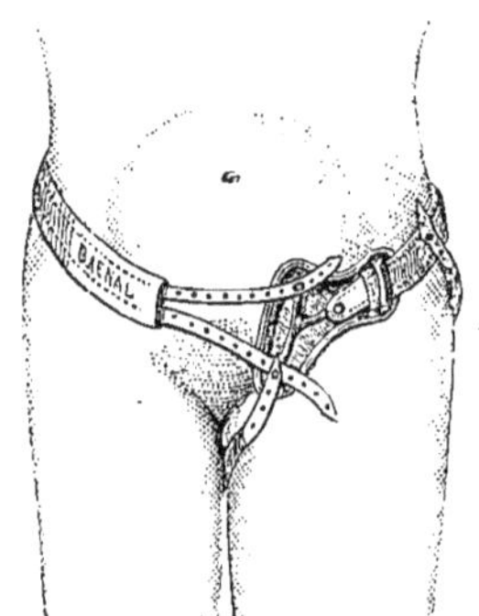

Fig. 1.

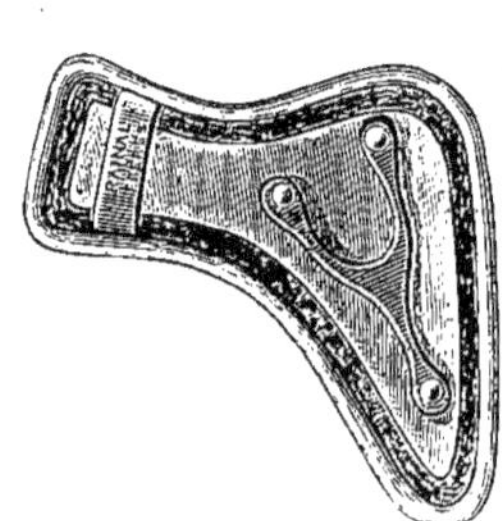

Fig. 1530.

de ce diamètre, c'est-à-dire sur les hanches, et la plus faible au niveau de la hernie. Cette ceinture réclame en outre, dans tous les cas, l'emploi d'un sous-cuisse, assez serré lui-même. La ceinture que nous avons imaginée est munie d'une pelote bec-de-corbin (fig. 1530) sur le milieu de laquelle se trouve un levier à trois branches, lequel, tiré par les courroies fixées à une des extrémités, de la ceinture et par la ceinture elle-même à l'autre extrémité, exerce une certaine compression sur le milieu de la pelote; cette ceinture n'est pas en tissu élastique.

Le modèle figure 1529, qui est également sans ressort, est composé d'une ceinture élastique avec pelote assez bombée, dont la pointe est terminée par un sous-cuisse. Ce dernier est abso-

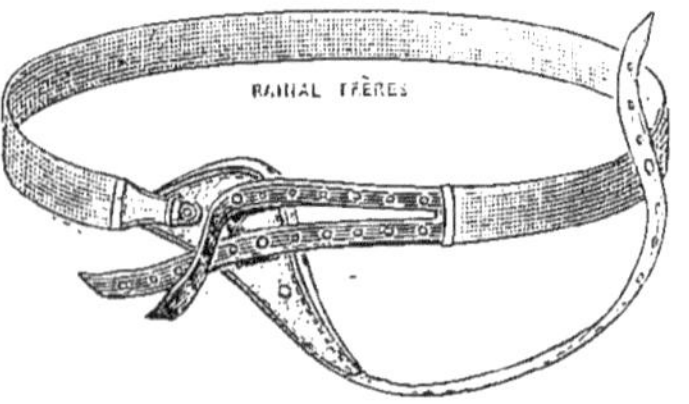

Fig. 1529.

lument indispensable pour tous les bandages sans ressort; sans cette précaution, la pelote se soulèverait et se retournerait même dans les mouvements de flexion ou dans la position assise.

§ 8. — BANDAGE POUR EXERCICES ACTIFS

(BICYCLETTE ET ÉQUITATION)

Il est certains exercices, tels que l'équitation, l'usage de la bicyclette, qui exigent non seulement l'emploi de la pelote de forme ovalaire, mais aussi la mobilité complète de la pelote sur le ressort. Dans ces différents exercices et même dans la station assise prolongée, les flexions répétées de la cuisse sur l'abdomen rendent la pelote en forme de bec-de-corbin insupportable et ont, en outre, cet inconvénient de contribuer aux déplacements du ressort dans les grands mouvements d'abduction de la cuisse. Disons, à propos de l'usage de la bicyclette, qu'il est assez fréquent de voir, chez ceux qui se livrent à cet exercice d'une façon immodérée, se produire des pointes de hernies. La plupart sont produites dans les efforts occasionnés par une montée très dure. Mais, par contre, nous avons eu l'occasion de constater bien des fois que les hernieux ne voient pas leur affection augmenter par l'usage de la bicyclette. Nous pouvons même affirmer que certaines hernies, difficiles à maintenir

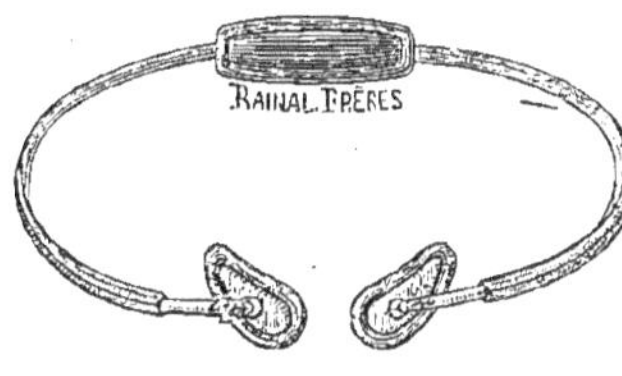

Fig. 265.

dans la station debout, le sont parfaitement à bicyclette. Nous attribuons ce fait à ce que le cycliste est presque toujours dans la flexion assise, et que les mouvements répétés de la cuisse sur l'abdomen s'opposent à la sortie de la hernie. Cette position fléchie n'est-elle pas d'ailleurs la position classique indiquée pour les manœuvres du taxis?

C'est le bandage figure 265 que nous adoptons pour les exercices actifs. Les pelotes sont elliptiques et très mobiles sur les ressorts; la pression est faible: 1 kg. 200 au dynamomètre. Le point d'appui sur le sacrum est pris au moyen d'une pelote en huit de chiffre sur laquelle les ressorts viennent s'articuler.

Il ne comprime alors absolument que par ses deux extrémités, la région inguinale et le sacrum : les ressorts ne touchent pas le pourtour du bassin.

§ 9. — COMPLICATION DE DÉFORMATION DU BASSIN

Dans les déformations du bassin (par suite de coxalgie, rachitisme, opérations, etc.), l'application du ressort sur les contours du bassin présente quelques difficultés. Les théories du point d'appui n'ont plus rien à voir, en présence des déformations ; il est nécessaire de se servir d'une mince lame de plomb qui moule exactement toutes les anfractuosités du bassin : c'est sur ce modèle que nous établissons notre appareil. Le bandage système français, que nous employons toujours, se prête particulièrement bien à ces manipulations.

CHAPITRE IV

HERNIE INGUINO-PUBIENNE

La hernie pubienne est caractérisée par une saillie globuleuse, plus ou moins considérable, se produisant au dehors de l'anneau inguinal externe, saillie permanente ou n'apparaissant que dans les efforts, saillie toute superficielle qui masque l'anneau, où le doigt ne peut s'introduire qu'après avoir réduit la saillie en question[1] (fig. 1328).

Lorsque la hernie inguinale externe a franchi l'orifice du canal inguinal, et qu'elle s'est arrêtée à ce niveau, sans descendre dans le scrotum, Gosselin lui a

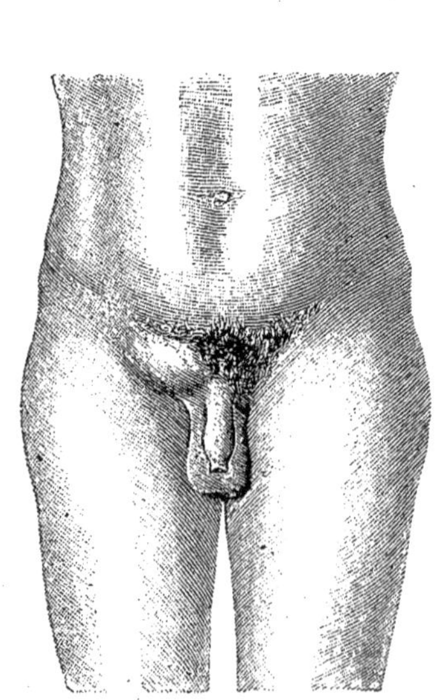

Fig. 1328.

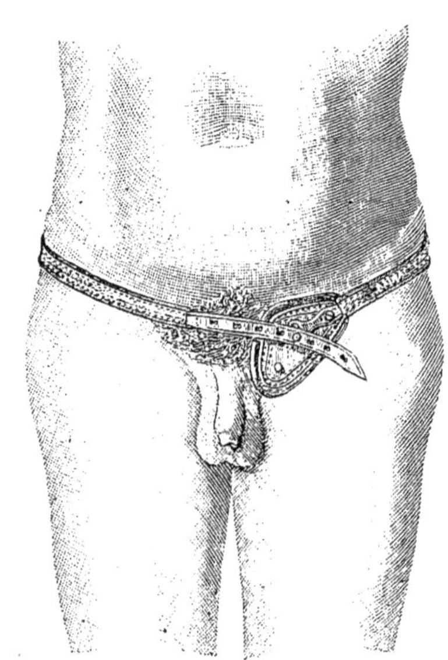

Fig. 1677.

donné le nom d'*inguino-pubienne* qui lui est resté. On appelle encore cette hernie le *bubonocèle*.

Après avoir rempli le trajet inguinal les viscères, refoulant le péritoine, se présentent à l'orifice externe du canal inguinal et font une saillie plus ou moins accusée entre ses piliers.

1. Berger. *Dix mille observations de hernies.* Paris 1896.

Pour la hernie inguino-pubienne, tout bandage bien fait remplira l'indication. Il faudra toutefois choisir un appareil léger, quoique suffisamment solide pour comprimer exactement la hernie. Quel que soit, d'ailleurs, le bandage auquel on ait recours, il faut se rappeler que, pour empêcher l'intestin de pénétrer dans le trajet herniaire, ce n'est pas sur l'épine du pubis, ni sur le pli de l'aine que doit porter la compression, mais bien sur toute l'étendue du trajet inguinal, auquel doit correspondre le grand axe de la pelote, de telle sorte que l'orifice supérieur même de ce trajet soit comprimé, ainsi que nous l'avons déjà réclamé, après tous les chirurgiens compétents.

Malgaigne a admis que les pelotes dures convenaient mieux pour comprimer le canal, dans le cas de hernie oblique externe, tandis que les pelotes molles étaient préférables pour les hernies directes. Cette distinction paraît à Follin et Duplay[1] un peu subtile; on devra toujours éviter, disent ces auteurs, quelle que soit la variété de hernie inguinale à laquelle on ait affaire, d'avoir recours à des pelotes trop molles, qui se déformeraient rapidement, ou à des pelotes dures, dont la pression pût déterminer des lésions de la peau. « C'est bien plus sur l'état et la susceptibilité de cette dernière, et sur la facilité plus ou moins grande qu'on a à contenir la hernie, qu'il faut régler la consistance, plus ou moins ferme, de la pelote, et la pression, plus ou moins rigide, du bandage. »

En général, les pelotes dures (à quelques hernies qu'elles s'appliquent) doivent être absolument rejetées. Nous avons déjà suffisamment insisté sur ce point important de technique herniaire.

Lorsque la hernie parcourt le canal sans l'avoir dilaté, et qu'elle s'est produite chez un vieillard ou chez un hernieux héréditaire, à sangle musculo-aponévrotique

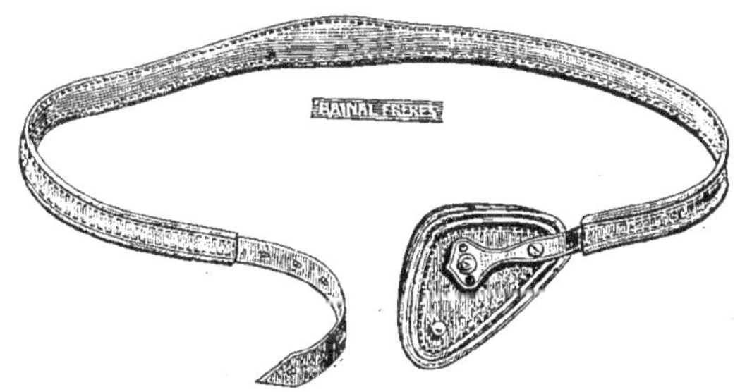

Fig. 1686.

déficiente, ou chez un sujet maigre, dont les saillies osseuses supportent mal la pression, une pelote petite et bombée agira trop fortement sur l'aponévrose affaiblie, la distendra, l'éraillera, et, au bout de quelque temps, on trouvera l'anneau plus large, le canal plus dilatable, la hernie plus forte : on prend alors des pelotes larges à faibles convexités partout uniformes.

Pour une hernie devenue presque directe ou directe, la plupart des pelotes ne feront qu'une insuffisante contention : il faudra la pelote à *bec-de-corbin*, comme le représente la figure 1686, qui est le modèle-type du bandage français, dont le degré de pression est de 1 kgr. 500 au dynamomètre.

Nous sommes (nous le répétons) partisans convaincus des pelotes triangulaires à bec-de-corbin, et chaque fois que nous avons voulu déroger à nos habitudes en

1. Duplay et Follin. *Pathologie externe.*

remplaçant ce modèle de pelote par un autre de forme ovalaire ou ronde, nous avons eu à le regretter.

Malgaigne, qui professait l'idée contraire, a cependant été obligé de reconnaître qu'à moins de pression énorme du ressort, la hernie (même moyenne) ne pouvait être maintenue par ce genre de pelote. Et, dans ses admirables « Leçons cliniques sur les hernies », il imagine une théorie qui vient à l'appui formel de nos assertions :

« Je vis, dit-il (dans plusieurs cas), à égalité de ressort, échouer le bandage anglais à pelotes rondes ou elliptiques, et réussir avec la pelote à bec-de-corbin : il fallut bien me rendre et reconnaître l'inanité des théories. D'où vient, cependant, l'efficacité de ces pelotes? Je suppose que, quand la hernie fait effort à travers l'anneau, elle repousse la pelote en totalité quand celle-ci est ronde ou elliptique, et file alors dans le scrotum, tandis que la pelote à bec-de-corbin, appuyant très bas sur le pubis, n'est repoussée que dans sa partie supérieure, l'inférieure restant toujours collée contre l'os et fermant le passage à la hernie. Or, je le répète, vous ne parviendrez à contenir les hernies difficiles qu'avec la pelote à bec-de-corbin, et par sa conformation même celle-ci doit présenter une surface très étendue. »

§ 1. — BANDAGE INGUINAL

DOUBLE

Le modèle de bandage applicable dans les cas de hernies inguino-pubiennes grosseur d'un œuf de poule, varie suivant l'âge, la profession et le plus ou moins d'embonpoint du malade:

Le modèle (fig. 1247) est celui que nous employons le plus souvent, en graduant la force du ressort selon la sensibilité du sujet. Nous estimons que la pression moyenne, dans la plupart des cas, est de 1 kil. 800 grammes au dynamomètre. Cette pression doit être augmentée si le malade est sujet aux bronchites, à l'asthme ou au catarrhe.

Notre bandage est une modification du bandage anglais, établi sur les principes de Malgaigne. Les pelotes sont mobiles et présentent une certaine élévation centrale, à l'endroit où vient se placer le ressort. Leur forme est triangulaire, autrement dit à bec-de-corbin.

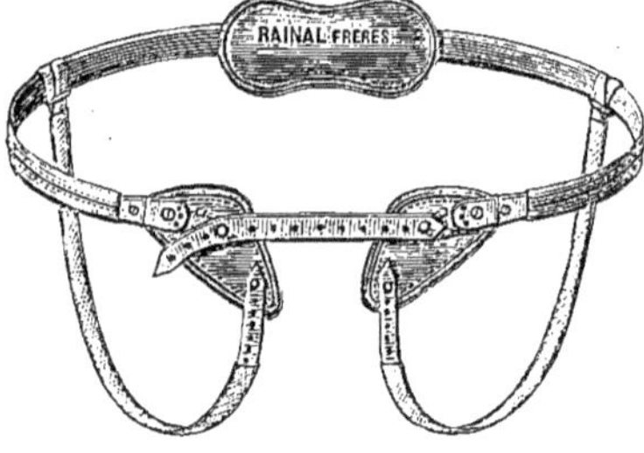

Fig. 1247.

La pelote qui appuie sur la région lombaire reçoit les ressorts s'articulant avec cette dernière.

Cette mobilité des ressorts sur les pelotes permet au bandage de rester constamment fixe, à l'endroit où elles doivent appuyer. Les déplacements de ces ressorts, dans les différents mouvements de flexion du bassin, n'exercent aucune influence sur les pelotes, qui restent toujours en contact avec la région inguinale.

§ 2. — BANDAGE INGUINAL

D'UN SEUL COTÉ

Pour la hernie inguino-pubienne d'un seul côté, de la grosseur d'un œuf de poule, le modèle le plus pratique et qui nous a donné les meilleurs résultats est

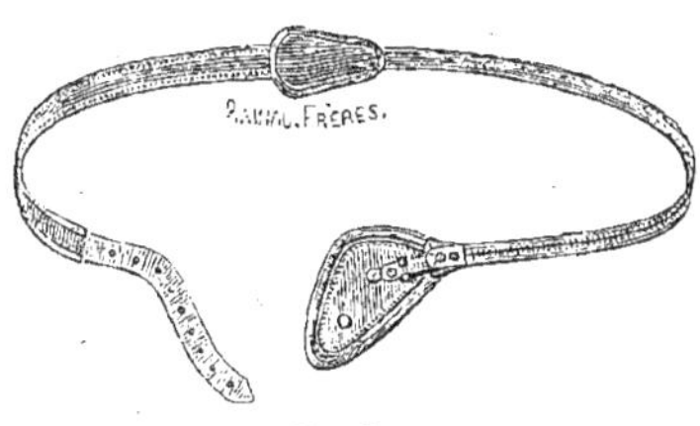

Fig. 268.

représenté figure 268 : c'est une modification heureuse du bandage anglais, qu'il rappelle sous bien des rapports. Mais il n'est pas appliqué du côté opposé, disposition que nous jugeons complètement inutile.

Cette forme de bandage, chez un sujet bien constitué, suffisamment replet, dont la région sacro-lombaire est garnie de tissu adipeux offrant un solide point d'appui, présente une résistance et un degré de contention parfaits. Il permet au malade qui en est porteur de se livrer aux exercices les plus violents sans le moindre danger. Le point d'appui dorsal doit dépasser la colonne vertébrale de trois centimètres environ. Le bandage étant tenu ouvert, la pelote inguinale et la pelote lombaire doivent apparaître sur le même plan. Le bec-de-corbin compense la différence entre la région inguinale et la région dorsale, cette dernière étant, comme on sait, plus élevée

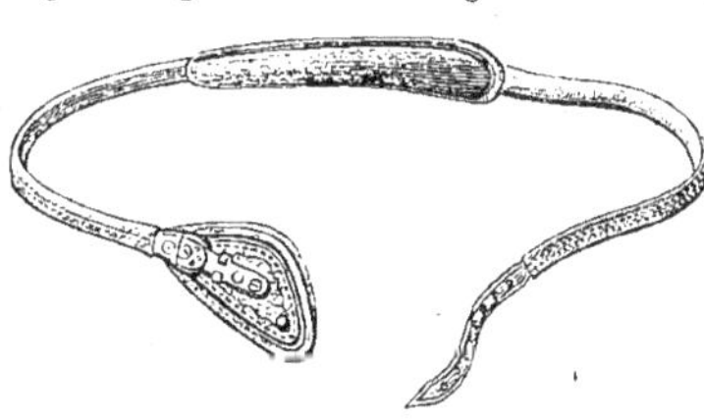

Fig. 1716.

d'environ quatre centimètres. Nous aurons plusieurs fois occasion de faire remarquer que la partie inférieure du bandage, c'est-à-dire celle qui repose sur la région lombaire, quel que soit le genre de la hernie (pointe, inguino-pubienne ou scrotale), doit toujours appuyer *à trois travers de doigt au-dessus du sillon interfessier*.

Cette disposition d'application est réservée pour les hernies inguinales seulement : pour les hernies crurales, nous verrons que ce genre de bandage ne saurait convenir.

Le bandage (fig. 268), strictement conditionné suivant la forme du bassin, est d'une application si exacte, qu'il peut à la rigueur se passer de la courroie d'attache. En tous cas, cette dernière ne doit jamais se serrer : c'est uniquement par la pression méthodique du ressort, d'avant en arrière, que la hernie doit son maintien. Le sous-cuisse n'est ainsi, le plus souvent, qu'un accessoire ayant pour but, toutefois, d'empêcher le bandage de remonter du côté de l'abdomen : il doit toujours être fort peu serré.

Le modèle de bandage (fig. 1716) représente également une application du système anglais : il est applicable chez les sujets qui ne peuvent supporter la compression dorsale sur un point fixe. La pelote en est mobile et le ressort surélevé sur cette dernière, comme dans le modèle précédent.

§ 3. — BANDAGE INGUINAL

APPLICABLE CHEZ LES SUJETS MAIGRES

Lorsque l'absence de muscles et de graisse laisse apercevoir les formes et les angles de la charpente osseuse, les os coxaux se trouvent presque aussi enfoncés que s'ils étaient à nu; leurs articulations avec le sacrum laissent saillir, en arrière, des éminences inégales et, en avant, une élévation assez marquée de la symphyse pubienne. Les tubérosités de cet os sont même quelquefois si saillantes, que la peau dont ils sont recouverts, dépourvue de tissu cellulaire, semble tendue au point de faire craindre qu'elle ne se rompe. Qu'à ces tristes dispositions s'ajoutent des difformités, et l'on constatera, hélas! bientôt combien il est difficile de disposer un bandage capable de maintenir la hernie réduite, sans blesser les parties sur lesquelles repose cet appareil.

Dans ces cas de maigreur extrême, le bandage avec pelote dorsale est insupportable. Il est nécessaire que le bandage soit fortement garni et qu'il puisse se

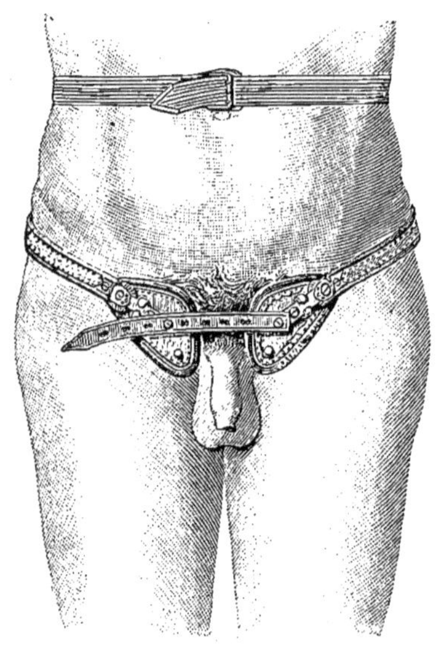

Fig. 1687.

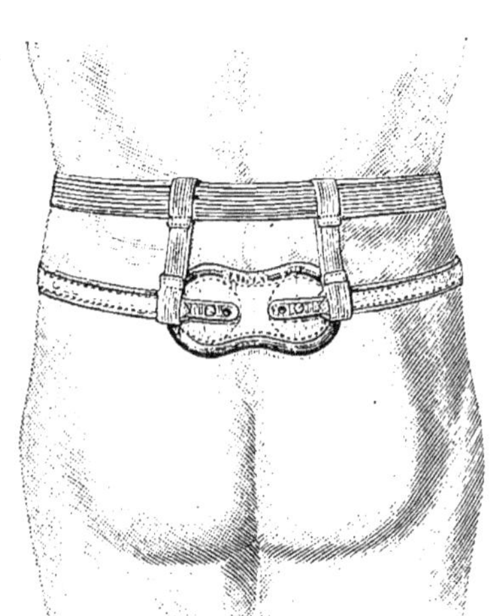

Fig. 1688.

mouler sur toutes les anfractuosités du bassin, afin d'éviter une compression toujours pénible sur une saillie osseuse. En conséquence, nous adoptons, chez ces malades, le bandage français (fig. 1686, page 192) : c'est le modèle classique, avec cette différence que la surélévation du ressort sur la plaque a pour effet d'éviter le contact du ressort avec les saillies des crêtes iliaques.

Les ressorts bien capitonnés sont terminés en palette, à l'endroit correspondant au sacrum ; un coussin molletonné réunit les deux ressorts à la partie dorsale. Il est quelquefois nécessaire, dans les cas où les points d'appui manquent absolument, d'y ajouter encore des bretelles. Malgaigne, pour éviter cette sujétion, faisait ajouter à la partie lombaire un coussin en forme de talus : ce moyen ne nous a jamais donné de bons résultats. On peut, dans certains cas, et surtout chez les obèses, où l'absence de relief fessier se rencontre presque toujours, remplacer les bretelles par une ceinture élastique fixée à la taille et reliée au bandage par deux petites pattes, que l'on fixera à la partie postérieure de l'appareil (fig. 1687-1688, page 195).

§ 4. — HERNIE INGUINO-PUBIENNE

AVEC COMPLICATION D'EMBONPOINT CONSIDÉRABLE

Dans l'embonpoint extrême, remarque le Dʳ Verdier, la trop grande quantité de graisse donne aux hanches un développement si considérable, que la forme du bassin n'est plus appréciable. Alors, la courbure du bandage doit s'éloigner plus ou moins de celle qu'il doit avoir dans l'état normal de ces parties. Le développement considérable du ventre qui, d'ordinaire, survient à un certain âge, nuit également à l'action de la pelote du bandage, car, si sa partie supérieure porte sur la saillie du ventre, elle l'irrite, l'enflamme et même l'excorie. Quant à sa partie inférieure, elle ne fermera plus, par en bas, d'une manière assez exacte, l'ouverture inguinale. Il en résultera que la hernie, venant à s'échapper en passant entre la branche horizontale du pubis et la pelote, sera comprimée de haut en bas et finira par devenir scrotale, d'inguinale qu'elle était.

Malgré leur efficacité bien reconnue, les pelotes à bec-de-corbin sont inapplicables dans les cas d'obésité : elles doivent être remplacées par des pelotes de forme ovalaire. En adoptant ce modèle, on donne au ressort une pression plus énergique; c'est grâce à ce supplément de force que l'on parvient à maintenir, à quelques exceptions près, chez les gastrophores, toute hernie pubienne ne dépassant pas le volume d'un œuf de dinde.

La pelote de ce bandage, de forme ovalaire, est suffisamment bombée pour pénétrer à travers les tissus adipeux placés au-devant de l'anneau inguinal. Quel que

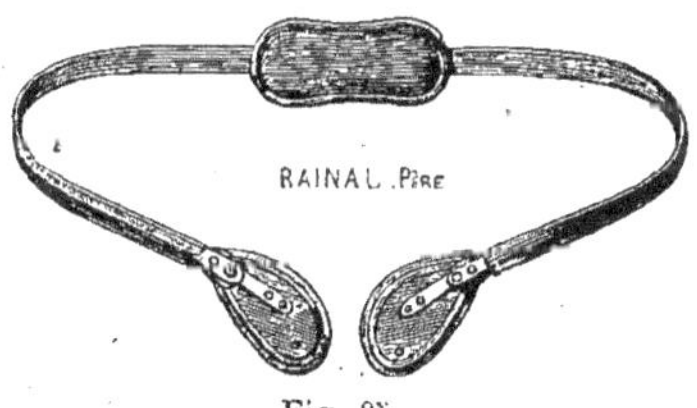

Fig. 85.

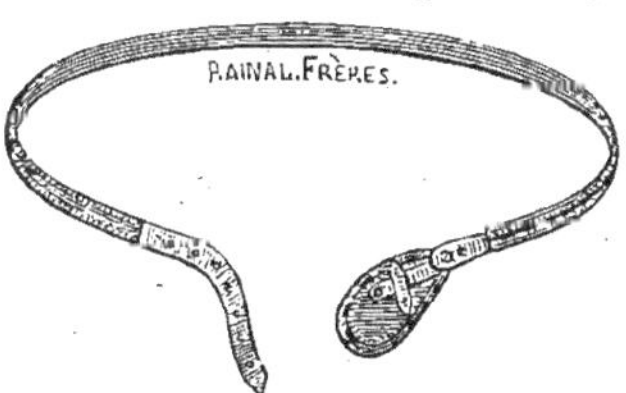

Fig. 262.

soit, du reste, le modèle de pelote adopté, le ressort est toujours en élévation de un centimètre environ sur la pelote. Dans le cas d'intolérance de la partie dorsale, on peut employer, pour les hernies d'un seul côté, le modèle de Camper (fig. 262). Le sous-cuisse, chez les obèses, n'est d'aucune utilité; on n'a pas à craindre que le bandage remonte, le développement de l'abdomen s'y opposant absolument. Dans ce modèle, la pelote est mobile sur le ressort, de façon à suivre les mouvements de flexion du bassin.

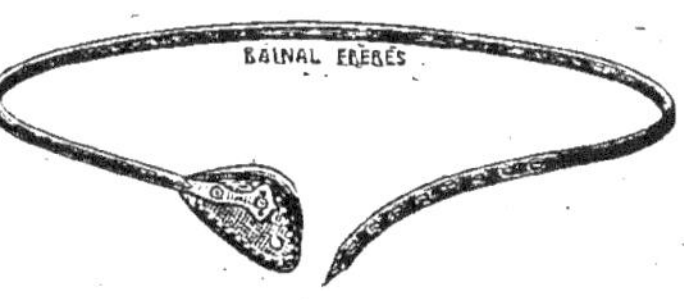

Fig. 1538.

Le modèle forme bec (fig. 1538) est toujours préférable chez les sujets d'un embonpoint moyen : la pelote suit alors tout le trajet du canal inguinal et assure une contention plus sûre que si elle était de forme ronde ou ovalaire.

§ 5. — DOUBLE BUBONOCÈLE

CHEZ LES VIEILLARDS

Dans certains cas exceptionnels, chez des vieillards amaigris, alors qu'il est absolument impossible d'exercer la compression nécessaire sur la région sacrée, on aura recours au bandage imaginé par le docteur Dupré (fig. 1691). Ce système de ressorts excentriques a l'avantage de ne comprimer que la région inguinale. On peut rendre cette pression aussi douce que cela est nécessaire, tout en laissant libre le sacrum, sur lequel passera seulement une simple bande. Nous réservons

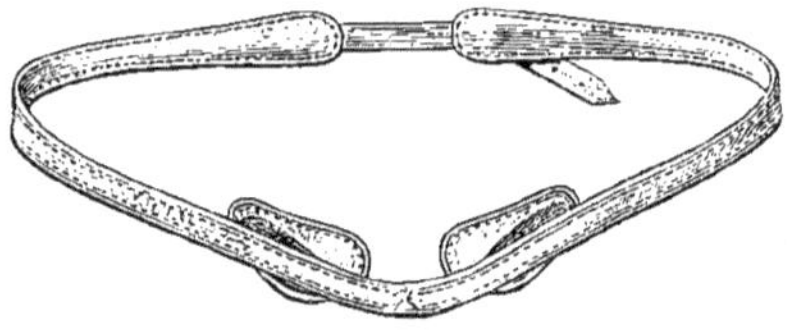

Fig. 1691.

ce genre de bandage pour les sujets âgés qui ont peu d'efforts à faire. Il ne saurait, en aucun cas, convenir aux adultes bien constitués.

§ 6. — HERNIE INGUINO-PUBIENNE

CHEZ LA FEMME

On peut suivre, chez la femme comme chez l'homme, dit M. le professeur Berger[1], la hernie inguinale à ses différentes phases de développement, depuis la pointe jusqu'à la hernie interstitielle et le bubonocèle. Son volume atteint rarement, toutefois, celui des hernies scrotales de l'homme. On voit cependant des hernies de la grande lèvre avec les dimensions d'un œuf d'autruche, et même descendant jusqu'au genou! Quand les hernies doubles acquièrent un grand développement, elles déterminent un relief qui masque toute la partie supérieure de la vulve. Il est, parfois, une disposition qui crée certaines difficultés pour le diagnostic différentiel des hernies inguinales et des hernies crurales. Quand l'anneau inguinal externe est très dilaté, et que son pilier externe est très relâché, la hernie, au lieu de descendre vers la grande lèvre, retombe sur la partie supérieure et interne du triangle de Scarpa, de manière à simuler l'existence d'une hernie crurale; elle s'en distingue néanmoins par la situation de

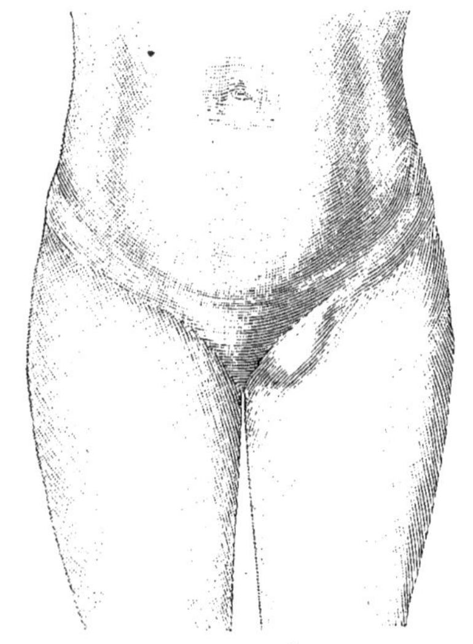

Fig. 1683.

son pédicule (au-dessus de la hernie et non en arrière d'elle, comme dans la hernie

[1]. BERGER. *Résultat de l'examen de dix mille observations de hernies.* Paris, 1896.

crurale), et par la possibilité d'introduire le doigt dans l'anneau inguinal dilaté, au cours des manœuvres de réduction de la hernie. Enfin, les varices de la grande lèvre, que l'on pourrait confondre avec une épiplocèle, s'en distinguent par ce fait qu'après avoir réduit la tumeur, la compression exercée avec un doigt sur l'anneau inguinal externe ne l'empêche pas de se reproduire.

La première question que se pose Malgaigne[1], à l'occasion des hernies inguinales chez la femme, est celle de leur fréquence. « Toute l'antiquité, tout le moyen âge, tout le XVIe siècle et la majeure partie du XVIIe avaient pensé qu'il n'en n'existait pas d'autres dans l'aine; n'était-ce pas là une doctrine bien appuyée sur l'autorité et sur ce qu'on appelle quelquefois l'expérience des siècles? Mais quand Barbette et Verhogen eurent éveillé l'attention sur cette autre hernie du pli de l'aine qui traverse l'anneau crural, on se tourna, peu à peu, vers l'extrême opposé, et, à entendre quelques chirurgiens, c'est à peine si l'on rencontrerait, par hasard, chez la femme, quelques hernies inguinales; l'immense majorité serait des hernies crurales. Tout au plus a-t-on gardé mémoire de l'opinion d'Arnaud, que, dans le jeune âge et jusqu'à la puberté, il n'y a guère que des hernies inguinales chez la femme; tandis que, passé cet âge, les crurales prédominent. » Malgaigne ajoute que, à son avis, les hernies inguinales sont plus communes, même chez les femmes, que les crurales.

Qu'il nous soit permis, pour notre part, de placer notre modeste statistique à l'ombre de celle des grands maîtres. Nous avons rencontré chez la femme, sur cent malades : soixante-dix hernies inguinales et trente crurales en moyenne.

A juger la question par les cas d'étranglement, remarque Gosselin, on avait pu croire la hernie inguinale peu commune chez la femme : c'est qu'elle s'étrangle plus rarement. Mais la hernie inguinale n'est pas une rareté dans le sexe féminin.

Pendant le jeune âge, il existe même chez la femme une prédisposition anatomique à cette hernie, c'est la persistance de la perméabilité du canal de Nück. Un point particulier de la hernie inguinale chez la femme, c'est qu'elle est presque toujours interstitielle (ou inguino-pubienne), et qu'elle descend peu volontiers dans la grande lèvre.

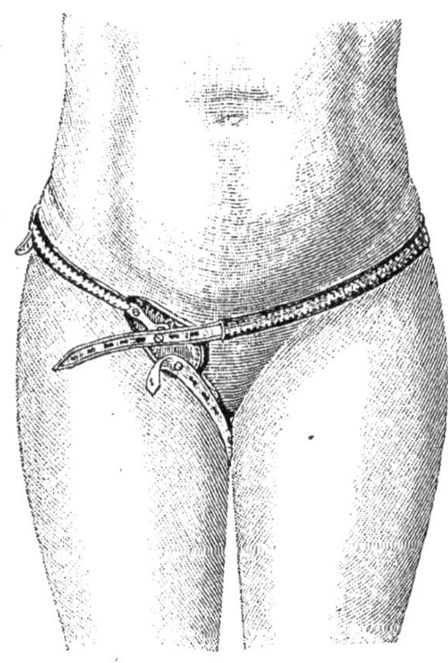

Fig. 1695.

« Le sexe du sujet affecté de hernie, a dit Verdier[2], doit faire modifier la courbure du *ressort du bandage*, et *particulièrement* ce qu'on appelle son *ouverture*, en raison de la différence qui existe entre l'homme et la femme dans les diamètres du bassin et le développement des os coxaux.

« L'homme a les os du bassin moins larges et moins évasés que la femme; les hanches moins élevées, les os pubiens moins voûtés, le sacrum et le coccyx plus droits, ce qui rend les fesses

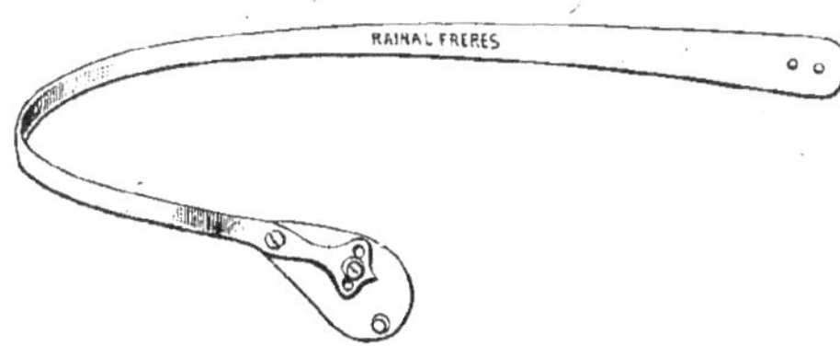

Fig. 1719.

1. Malgaigne. *Leçons sur les hernies*, 1840.
2. Verdier. *Traité pratique des hernies*, Paris, 1840.

plus petites, surtout à leur partie supérieure. Ces connaissances conduisent inévitablement à une infinité de modifica-
tions déterminées par les éminences
et les cavités naturelles de ces os. Il
faut donc avoir une idée exacte de
ces configurations, pour disposer et
placer convenablement un bandage ;
car, si cet instrument porte à faux,
il blesse le sujet qui le porte, et alors
il devient insupportable et ne contient qu'imparfaitement, ou souvent
pas du tout, la hernie. »

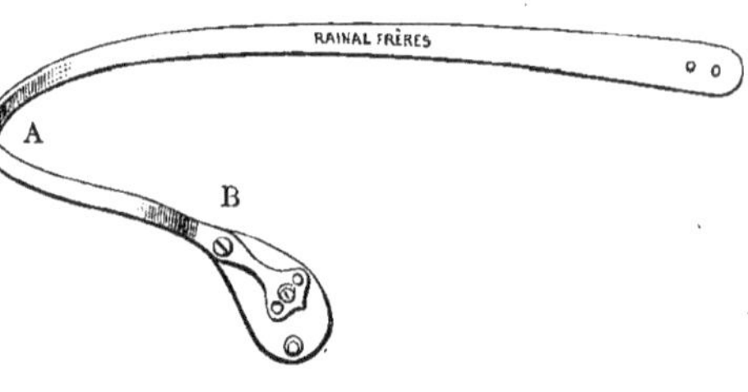

Fig. 1718.

Les figures 1718 et 1719 donnent assez bien l'idée de la différence qui existe entre
le bandage pour la hernie inguinale chez l'homme et celui employé chez la femme ;
dans ce dernier (fig. 1718), l'ouverture du ressort *A* est plus large, le collet *B* plus
court, une légère torsion à cet endroit fait porter la pelote un peu plus près de la cuisse.

Nous employons très rarement, pour les petites hernies, la pelote triangulaire :
la pelote ovalaire ou ronde est préférable. La pression doit être aussi un peu moindre
que pour la contention de la hernie chez
l'homme. A part cette modification du ressort (qui a du reste une très grande importance), les modèles de bandages à employer
pour la hernie inguinale naissante, chez la
femme, sont les mêmes que ceux que nous
venons de décrire pour le sexe masculin.

On trouve souvent, chez les femmes, les
épines pubiennes très saillantes en avant.
Aussi sont-elles comprimées durement sous
les pelotes, quand la nature de la hernie nous
oblige à étendre la compression jusqu'à ce
niveau. C'est là une difficulté qu'on ne saurait
surmonter autrement qu'en ménageant dans
la pelote une dépression spéciale pour recevoir cette épine et pallier ainsi les effets com-
pressifs.

Nous n'employons jamais dans le sexe
féminin le bandage anglais modifié, c'est-à-dire
muni d'une pelote à la partie dorsale (fig. 268,
page 194). L'ensellure du bassin, plus prononcée

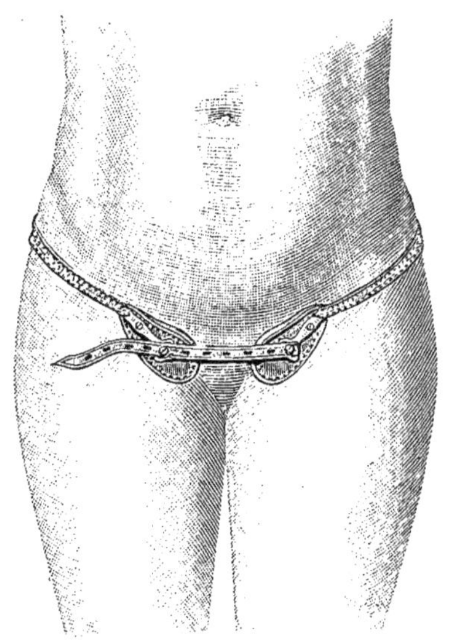

Fig. 1696.

chez la femme que chez l'homme, n'offre pas un plan suffisamment droit à la région

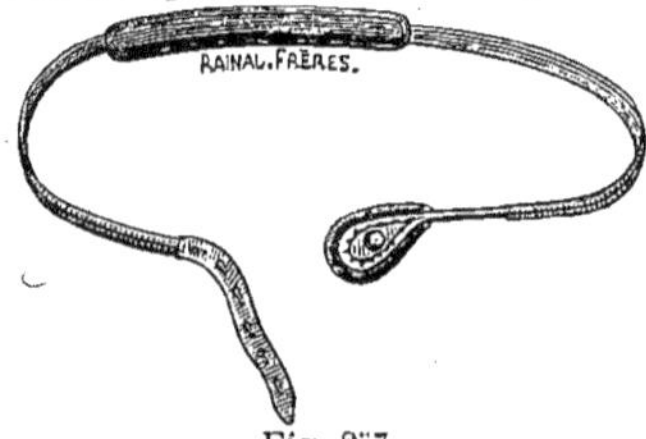

Fig. 257.

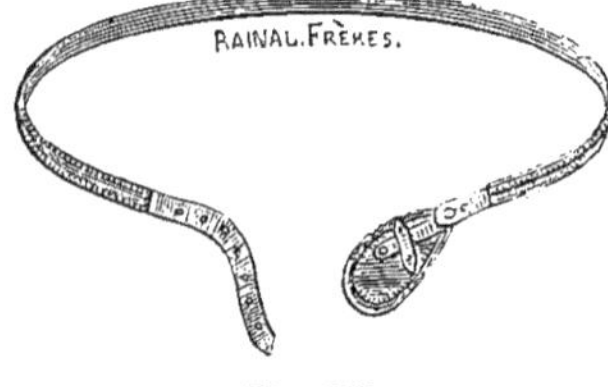

Fig. 262.

sacro-lombaire. Le modèle figure 257 est le bandage français, dont le ressort n'embrasse
que la moitié du bassin. La pression au dynamomètre est de 1 kil. 200. La pelote

de ce bandage est de forme ovalaire, et la garniture du ressort en est fort légère. La figure 1696 représente le bandage pour la hernie inguinale des deux côtés. La pelote dorsale y est remplacée par un coussin très doux, qui sert de point d'appui aux ressorts.

La forme du bandage, pour la hernie inguino-pubienne d'un seul côté, chez la femme, diffère peu de celle employée pour la hernie chez l'homme. Nous croyons, néanmoins, qu'il est préférable de se servir, comme bandage, de celui imaginé par Camper, en donnant au collet un peu moins de longueur que pour l'homme. Ce modèle (qui entoure les onze douzièmes de la circonférence du bassin) offre plus d'assise que celui dont le ressort s'arrête seulement au niveau des vertèbres lombaires. Le déplacement du ressort est presque fatal, à cause de l'ensellure du bassin, particulière aux femmes.

Un ressort embrassant seulement la moitié du bassin peut être, parfois, suffisant pour une hernie naissante, mais dans les cas de hernies-inguino-pubienne, grosseur d'un œuf de poule, le modèle de Camper (fig. 262, page 199) est certainement préférable. On est obligé, parfois, de remplacer la pelote de forme ovalaire par celle à bec-de-corbin, surtout pour les malades chez lesquelles on redoute des efforts provoqués par la toux. La pression au dynamomètre, dans la plupart des cas, est de 2 kil. 100.

§ 7. — HERNIE DE LA GRANDE LÈVRE

J'ai décrit, dit M. le professeur Berger[1], une hernie en bissac, dont d'autres exemples avaient été déjà publiés par C. H. Golding-Bird et par Luc. Dans ces cas, la hernie qui, par son extrémité, descend jusque dans la grande lèvre, présente un renflement correspondant à son trajet intra-pariétal. A ce niveau, elle s'étale, en

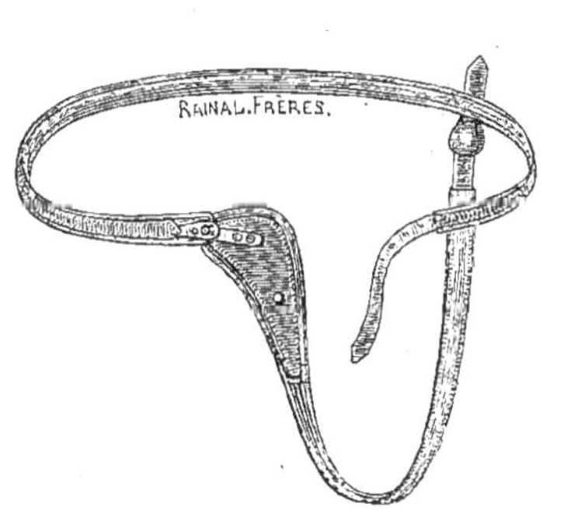

Fig. 505.

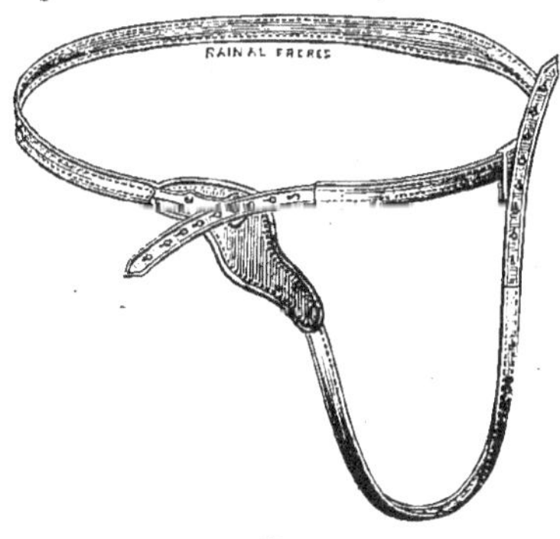

Fig. 1451.

décollant les plans de la paroi abdominale séparant l'aponévrose du grand oblique qui la recouvre en avant, du fascia transversalis et de l'aponévrose du muscle transverse qui double la paroi postérieure du sac; elle remonte plus ou moins haut au-dessus de l'arcade fémorale et, en dehors, elle peut atteindre presque jusqu'à l'épine iliaque. L'aponévrose du grand oblique peut être tellement amincie, à ce niveau, que la partie intra-pariétale de la hernie envoie un prolongement jusque sous les téguments; le sac présente alors une partie profonde, intra-pariétale, qui communique avec le péritoine par l'anneau inguinal profond, et deux diverticules super-

<hr>

1. BERGER. *Traité de chirurgie*, DUPLAY et RECLUS, article *Hernie*.

ficiels, dont l'un s'étend à la grande lèvre et l'autre proémine au-dessus de la partie moyenne de l'arcade fémorale.

La hernie des grandes lèvres d'un volume moyen peut être maintenue par un bandage français, dont le cercle doit entourer toute la circonférence du bassin (fig. 305, page 200). C'est, en somme, le bandage de Camper de pression moyenne, muni d'une pelote allongée. Il est nécessaire, pour ce genre de hernie, que la sous-cuisse, fixée au bout de la pelote, vienne s'attacher du côté opposé à la hernie. La pression du ressort pour la hernie de la grande lèvre est d'environ 1 kil. 400. Dans certains cas particuliers, pour ce genre de hernie (qui n'est pas aussi rare qu'on a bien voulu le dire), nous employons des pelotes de formes très spéciales (fig. 1451, page 200), toujours adaptées sur le ressort de Camper. Lorsque cette hernie a été bien contenue, au bout d'un certain temps elle diminue de volume. On peut alors remplacer cette forme de pelote à bec allongé par une autre forme ronde ou triangulaire. On diminue parallèlement la pression du ressort. Le collet de ces bandages est toujours un peu plus long que celui employé pour la hernie inguinale chez la femme.

CHAPITRE V

LA HERNIE CRURALE CHEZ LA FEMME

La plupart des hernies inguinales sont faciles à maintenir et trouvent un secours même dans les bandages fournis sans grand discernement. Il n'en est pas de même pour les hernies crurales. C'est toujours un problème délicat de *bien boucher* (car ci c'est le mot propre) le canal crural : on en comprend les motifs. Le bandage inguinal

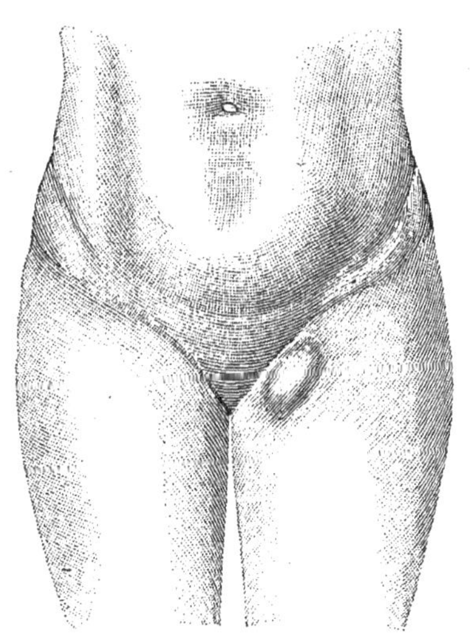

Fig. 1682.

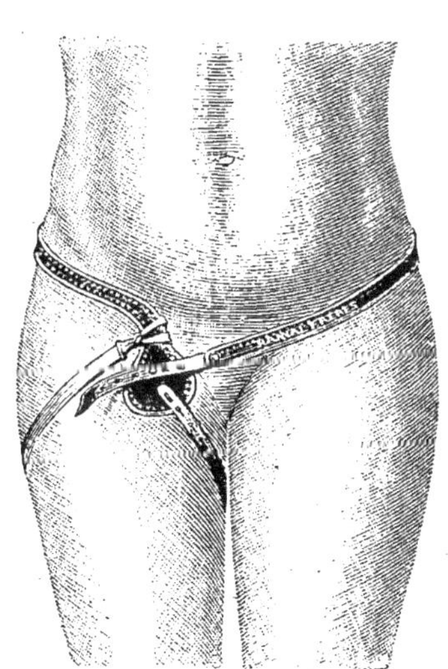

Fig. 249.

ne quitte pas le bassin; le crural, tout en prenant le même point d'appui, aboutit au haut de la cuisse, mobile sur le bassin. La branche antérieure du bandage crural appliqué est d'un tiers plus courte que celle du bandage inguinal : donc la force du levier est un peu moindre[1].

La coudure brusque du collet, la résistance et la convexité de la cuisse, au lieu

1. RICHARD. *Pratique journalière de la chirurgie.*

de la souplesse du ventre, deviennent de nouveaux obstacles. On vient à bout de tout cela, quand on est pourvu de quelque habileté. Le problème, en somme, est simple, tout délicat qu'il soit, les conditions herniaires étant ici beaucoup moins variables qu'au-dessus du ligament de Fallope.

Il faut, toutefois, que la pelote possède juste le volume convenable pour chaque cas; que, toujours arrondie et non ovale, elle se moule exactement sur l'excavation à combler; et enfin qu'un sous-cuisse exact embrasse le pli de la fesse et le pli de l'aine, depuis le bouton inférieur de la pelote jusqu'au collet, tout contre la pelote, ou même s'accroche en dehors, par une bifurcation au collet et à la pelote elle-même.

L'emploi du sous-cuisse est de rigueur pour la hernie crurale, tandis qu'il est négligeable, en général, pour la hernie inguinale : c'est seulement lorsque le bandagiste a quelque doute sur l'exacte contention, qu'il doit surtout compter sur ce puissant auxiliaire de la pelote.

En dehors des conditions d'embonpoint et de maigreur, Malgaigne a établi que les pelotes ne peuvent avoir la prétention d'agir ni comme compressives de l'anneau, ni comme bouchons. Comme compressives, elles ont un inconvénient, celui d'intéresser l'artère et la veine crurales, qui sont voisines. Comme bouchons, leur rôle est impossible[1].

Malgaigne en conclut qu'il faudrait des pelotes *digitiformes*, dirigées de bas en haut. Mais c'est là une disposition fort difficile à obtenir, et qu'il n'a pu obtenir lui-même en modifiant les pelotes américaines. Transcrivons ici les préceptes de contention indiqués par le maître : « Placez le bandage le mieux approprié à la forme du triangle de l'aine, pour échapper, le plus possible, à l'action des muscles et des tendons ennemis. On ne fait que pallier; mais dans cette palliation, il y a encore des degrés. Méfiez-vous, par dessus tout, des larges pelotes, qui, en masquant aux yeux la hernie, feraient croire à sa contention, et ne feraient, en réalité, que cacher le danger sans le combattre. »

En résumé, le bandage doit avoir un col peu long; la pelote se continuera en ligne droite avec le ressort; elle doit être ovale et étroite, pour ne pas gêner les mouvements de flexion de la cuisse.

Le bandage français, avec une inclinaison très forte en avant de la partie antérieure du ressort à laquelle la pelote est fixée, est presque le seul que l'on puisse essayer en appropriant la force du ressort à la sensibilité des malades.

L'ouverture d'avant en arrière du ressort doit être beaucoup plus grande pour les hernies crurales de la femme que pour celles de l'homme.

L'arcade crurale étant plus en bas et en dehors de l'anneau inguinal, le collet du ressort doit avoir moins de longueur. Au lieu d'être contourné de manière à donner à la pelote un

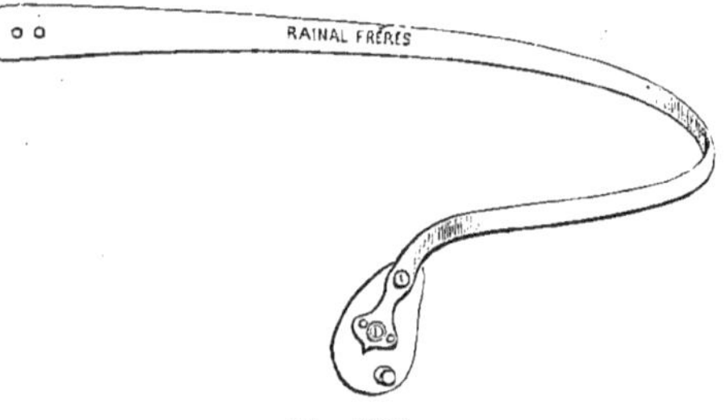

Fig. 1697.

certain degré d'inclinaison, il doit, au contraire, offrir une courbure de haut en bas, légèrement de dedans en dehors. Cette disposition doit être d'autant plus marquée, que la hernie crurale semble avoir plus de tendance à se porter vers la cuisse. Plus petite que la hernie inguinale, la crurale a d'ailleurs besoin, pour être maintenue, d'une moindre pression.

1. Armand Després. *De la hernie crurale*. Thèse d'agrégation. Paris, 1863.

Le ressort doit être moins long, vu que l'ouverture de la hernie crurale est plus près de la hanche que la hernie inguinale. La pelote doit être moins large de haut en bas, pour ne pas gêner les mouvements de la cuisse et ne point exposer la hernie à reparaître. Elle ne doit point faire d'angle avec le ressort, comme pour la hernie inguinale, mais bien se continuer en ligne droite avec lui. Sa face convexe sera tournée plus en haut que pour la hernie inguinale, parce que, dans cet endroit, le ventre offre plus de saillie. Cependant, on doit prendre garde que son bord inférieur ne comprime trop les vaisseaux cruraux, ainsi que les nerfs, pour éviter la tuméfaction et l'engourdissement du membre. Scarpa préfère les bandages à ressorts circulaires; il les croit plus convenables dans tous les cas, surtout en leur faisant éprouver une modification telle, que le collet du ressort s'allonge dans les proportions voulues pour s'adapter exactement au pli de la cuisse, suivant le volume de la hernie et les sujets. La pelote est, d'ailleurs, ovale, et disposée de manière à ne pas gêner la flexion du membre pelvien [1].

« Le siècle dernier, dit A. Després, avait des théories pour tout. » Il fallait repousser la hernie en haut vers l'ombilic pour le taxis.

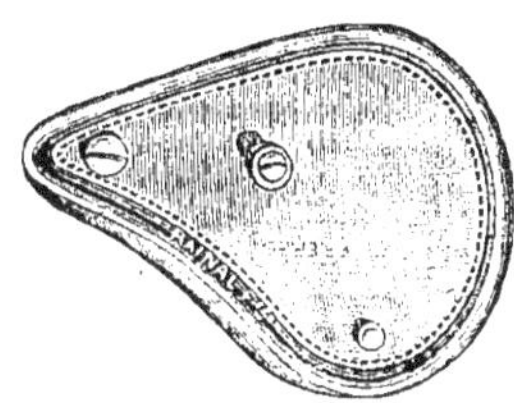

Fig. 1475.

Richter admettait bien ce principe, mais ajoutait que, si l'on ne réussissait pas dans ce sens, il fallait essayer dans toute autre direction, pour les cas où la hernie avait peine à rentrer. Dans la pointe de hernie, il suffit d'appliquer le doigt sur l'arcade de Fallope, en dedans des vaisseaux; dans les hernies plus volumineuses, si la hernie ne présente pas d'adhérence, la réduction est encore facile. Lorsque la hernie est sortie par un des trous du fascia crebriformis, les procédés du taxis habituels sont employés avec succès. On fait rentrer la hernie crurale comme la hernie inguinale par les manœuvres suivantes :

La jambe étant demi-fléchie, on évite de presser à plat sur la tumeur, on presse en effilant, pour ainsi dire, le pédicule de la hernie.

Si la hernie est exempte de tout engouement, on arrive, du reste, à la réduire de toute façon, même sans savoir ce que l'on fait!

Pour la contention de la hernie crurale, le bandage français est celui auquel Gosselin donne la préférence . « Il est seulement nécessaire, dit-il, que la pelote ne vienne pas aussi en dedans que celle de la hernie inguinale, qu'elle soit en même temps portée plus bas, par une augmentation de la courbure de torsion : il faut, enfin, qu'elle soit assez petite pour rester appliquée. Si elle est trop grande, en effet, on la place sur le pli de l'aine et, dans les mouvements pour marcher et s'asseoir, elle est repoussée en bas, au delà de la position de l'ouverture herniaire, et la hernie s'échappe malgré la pelote. C'est toujours là, du reste, l'inconvénient capital. On a beaucoup de peine à confectionner un bandage dont la pelote ne se dérange pas dans les mouvements ou la station assise. »

Pour nous, nous n'hésitons pas à donner la préférence au bandage circulaire de Camper (fig. 1720) que recommandait particulièrement Scarpa. Il est évident qu'un cercle bien appliqué sur les contours du bassin, l'entourant presque complètement, aura moins de tendance à se déplacer que le bandage en demi-cercle, s'arrêtant seulement au milieu de l'épine dorsale. Les points d'appui et de compression d'un bandage inguinal et d'un crural sont diamètralement opposés. Le premier produira son effet obliquement de haut en bas et le second de bas en haut, dans le même sens d'obliquité.

1. Voir JOBERT (de Lamballe), *loco citato*.

La contention de la hernie crurale, très difficile dans les cas légers, devient presque impossible lorsque son volume prend un certain développement. Cette contention faisait le désespoir de Malgaigne :

« Prenez, dit-il, un individu atteint d'une hernie crurale, mettez-le debout; placez votre doigt dans l'anneau : la hernie sera exactement contenue; faites-le maintenant asseoir : vous sentirez que l'arcade crurale est rapprochée du plan antérieur de la cuisse de manière à chasser votre doigt; mettez votre homme à croupion : le doigt n'atteindra plus même à l'arcade crurale. Ainsi, dans les positions les plus désastreuses, votre doigt, pelote intelligente, votre doigt, qui demande si peu d'espace, ne peut pas l'obtenir; que sera-ce donc d'une pelote?

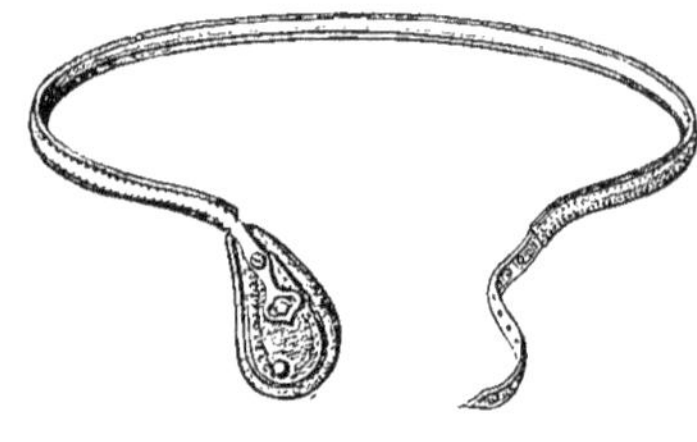

Fig. 1720.

Ajoutez que, quand le malade se relève, le doigt, aidé des yeux, retrouvera encore bien l'anneau, qu'il bouchera de rechef; mais la pelote, aveugle et insensible, comment retrouverait-elle son chemin? »

Voilà le plus grand de tous les obstacles : le rapprochement du ventre et de la cuisse, qui repoussent invinciblement toutes les pelotes. Que faire donc? Il faut avertir le malade des dangers qu'il court; lui défendre, plus sévèrement que pour toute hernie, les violents exercices, et placer le bandage le mieux approprié à la forme du triangle de l'aine, pour échapper le plus possible à l'action des muscles et des tendons ennemis.

Le bandage crural suit la même ligne que l'inguinal, mais un peu avant le collet il s'infléchit brusquement (fig. 249, page 202), pour passer au-dessous du pli de l'aine. Il est peu d'appareils en chirurgie qui remplissent plus complètement leur but que le bandage inguinal bien fait, bien surveillé, et cela au milieu de difficultés très grandes. Mais, pour maintenir la hernie crurale, ces difficultés sont constantes et dépendent du lieu même du déplacement, et l'on est contraint de reconnaître qu'un bandage crural qui maintient parfaitement la hernie est une exception[1].

Les hernies crurales se rencontrent beaucoup plus rarement des deux côtés à la fois que les hernies inguinales. Dans tous les cas, ce que nous avons dit sur la structure des bandages inguinaux à deux pelotes peut s'appliquer ici, en ayant cependant égard à la construction du ressort, qui doit être moins long dans sa partie antérieure et dirigé plus obliquement en bas que pour le bandage inguinal.

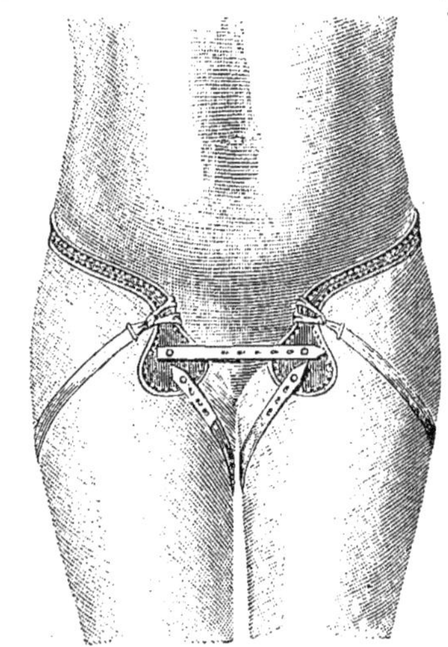

Fig. 1296.

L'application du bandage crural n'est pas la même que pour la hernie inguinale, aussi bien chez l'homme que chez la femme. Il est indispensable (quelque modèle qu'on choisisse, bandage français ou anglais, modèle de Camper, etc.) que le ressort soit placé beaucoup plus bas à la partie postérieure au point d'appui

---

1. Richard. *Pratique, etc,*

dorsal. La queue ou palette du bandage sera placée exactement au niveau de la raie des régions fessières, ainsi que l'indique la figure 1678, et non au-dessus, comme

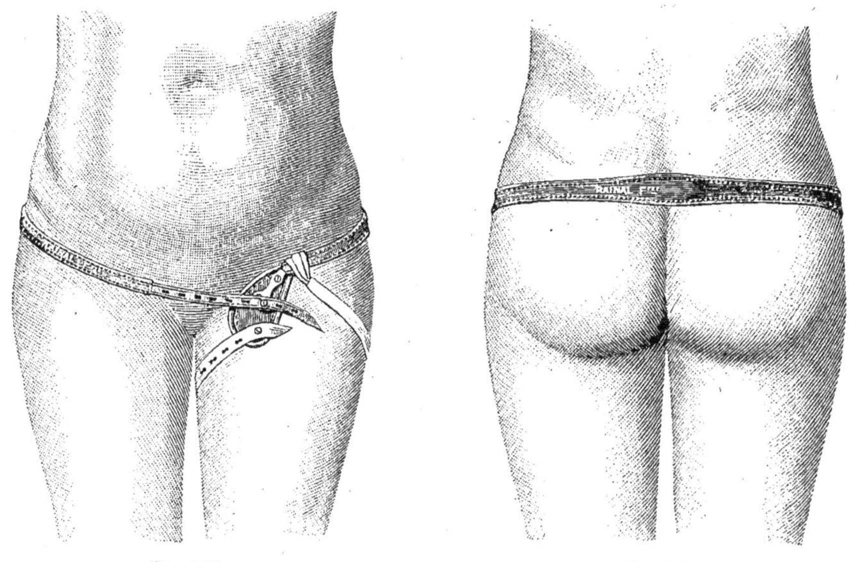

Fig. 1680.

Fig. 1678.

cela doit se faire pour les bandages destinés à contenir les hernies inguinales : dans certains cas, on est même obligé de placer le ressort trois centimètres plus bas environ.

CHAPITRE VI

HERNIE CRURALE CHEZ L'HOMME

La hernie crurale chez l'homme est située si profondément dans le pli de la cuisse, qu'il est difficile même chez les personnes maigres d'en toucher le col, et qu'en portant l'extrémité du doigt dans sa circonférence on ne parvient qu'avec beaucoup de peine à distinguer le bord tendineux de l'ouverture qui lui a livré passage. La hernie inguinale, au contraire, quelque petite qu'elle soit, a toujours une situation moins profonde; elle est à un centimètre et demi environ au-dessus du pli de la cuisse; si l'on porte le doigt autour de son col, on distingue facilement dans sa circonférence le bord tendineux de l'anneau inguinal, et à la partie postérieure de la petite tumeur on sent le cordon des vaisseaux spermatiques. Lorsque la hernie crurale a acquis un volume considérable, son col est toujours

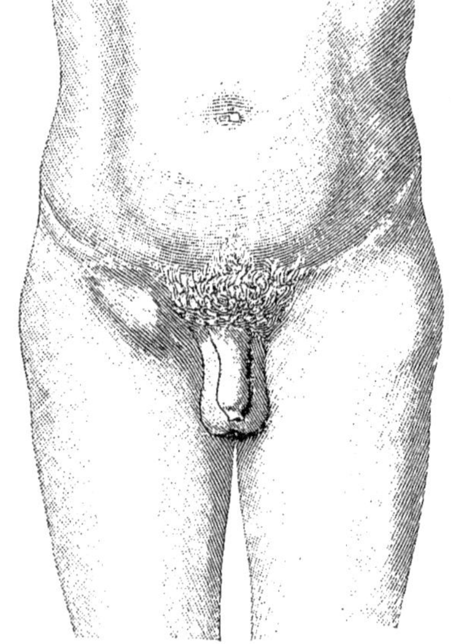

Fig. 1720.

Fig. 1681.

situé profondément dans le pli de la cuisse. Outre les symptômes communs à toutes les tumeurs herniaires, la hernie crurale, parvenue à un certain volume, en présente quelques-uns qui lui sont propres, tels qu'un sentiment de stupeur et de pesanteur dans la cuisse, et l'œdème de la jambe et du pied du même côté. D'après Scarpa, la hernie crurale est plus sujette à la récidive que la hernie inguinale. Lorsqu'elle reparaît, son développement est ordinairement très rapide. La tumeur qu'elle forme est aussi large à son col qu'à sa base; elle a une forme allongée et se trouve située transversalement dans le pli de la cuisse. Le modèle de bandage applicable pour la hernie crurale chez l'homme diffère peu de celui de la femme : le collet seul est un peu plus court et a moins d'inclinaison vers la cuisse. Nous employons, avec quelque succès, le bandage de Camper, qui embrasse les 11/12 de la circonférence du bassin. Ce genre de hernie est, assurément, moins difficile à maintenir réduit chez l'homme que chez la femme. On peut attribuer cette particularité à ce que, chez cette dernière, la hernie, au lieu de se trouver presque dans le pli de l'aine, est située plus bas sur la cuisse; de là la difficulté d'éviter le déplacement de la pelote dans les mouvements de flexion de la cuisse sur le bassin.

§ 1. — HERNIE INGUINALE ET CRURALE

DU MÊME COTÉ

« Quand une hernie inguinale et une hernie crurale existent du même côté, elles peuvent être, dit M. Berger, absolument distinctes; chacune d'elles présente alors les caractères ordinaires de la hernie inguinale ou de la hernie crurale : mais, très souvent, les deux hernies paraissent se confondre en une saillie unique, occupant toute la région de l'arcade crurale et présentant, tant au-dessus qu'au-dessous de cet entrecroisement fibreux, une boursouflure plus marquée, séparée par une dépression correspondant à la ligne qui représente l'arcade. Il s'est produit, en pareil cas, une distension de la paroi abdominale au niveau du pli de l'aine: la poussée viscérale déprime le péritoine et l'enfonce dans le trajet inguinal et dans l'anneau crural, mais l'arcade crurale elle-même cède plus ou moins à la pression intra-abdominale[1]. » Berger propose la dénomination de *distension du pli de l'aine* pour désigner cette disposition qu'il a, le premier, étudiée et décrite.

La hernie inguino-crurale est assez rare, et cela est heureux, car il est très difficile d'obtenir, dans ces cas, une contention parfaite. Plus commune chez l'homme que chez la femme, elle paraît le plus souvent confondue en une saillie bilobée de volume moyen.

« Quand, dit le professeur Berger, on examine un sujet atteint de cette infirmité, on constate, dans la toux ou dans les efforts, qu'il se produit un bombement et comme une projection de toute la partie interne de la région inguino-crurale.

« Sur un certain nombre de malades que j'ai pu suivre, j'ai constaté que, des deux hernies qui séparaient l'arcade de Fallope, l'une (en général la hernie inguinale) se prononçait davantage avec le temps; souvent, alors, la saillie inférieure constituée par la hernie crurale devenait moins marquée; j'ai vu quelquefois le phénomène inverse se produire. Cette évolution de la hernie, dans un sens ou dans l'autre, doit dépendre, en bonne partie, du mode de contention qu'on adopte.

« Ce genre de hernie ne paraît pas devoir donner lieu à des accidents fréquents : les conditions de rigidité des orifices herniaires, anneaux ou collets qui produisent l'étranglement, font ici défaut; mais il constitue une infirmité d'autant plus pénible qu'aucune sorte de bandage ne peut efficacement le maintenir. Quand l'arcade de Fallope est très relâchée, on peut espérer fermer à la fois l'orifice inguinal et l'orifice crural, au moyen d'une pelote fort large et très convexe, supportée par un très puissant ressort.

1. BERGER. *Dix mille observations*, etc. 1896. Félix Alcan, éditeur.

« Cette pelote déprime la partie interne de l'arcade fémorale, en l'appuyant sur le pubis, en même temps qu'elle comprime le trajet inguinal; mais une pression de cette nature ne peut guère être supportée sans troubles par les vaisseaux et les nerfs.

« J'ai fait fabriquer, sur mesure, des pelotes présentant deux saillies correspondant, l'une à la région inguinale, l'autre à la région crurale; elles ont paru rendre service dans quelques cas; mais, le plus souvent, je me suis trouvé réduit à choisir, parmi les deux hernies, celle qu'il était nécessaire de contenir en raison de son volume et d'appliquer sur elle un bandage approprié à une pelote un peu large.

« C'est la hernie inguinale à laquelle il convient généralement d'adapter le bandage en pareil cas, et la pression que celui-ci exerce sur la région crurale modère jusqu'à un certain point l'essor de la hernie crurale. On conçoit que de semblables hernies, qui s'observent souvent chez des gens âgés, affaiblis, chez des tousseurs ou des phtisiques, ne soient, à de rares exceptions près, guère justiciables de la cure radicale.

« On peut remarquer, tout d'abord, que la coexistence d'une hernie inguinale et d'une hernie crurale du même côté n'a jamais été observée, dans ma casuistique, au-dessous de l'âge de quinze ans : c'est une variété de hernie qui ne se rencontre que dans l'âge adulte, à de très rares exceptions près[1]. »

En ce qui concerne nos observations personnelles, nous avons rencontré quelques cas de hernies inguino-crurales. Lorsque les deux hernies ne sont pas très volumineuses, surtout la hernie crurale, la contention est encore possible : mais le bandage nécessite une forme particulière de la pelote. Le ressort doit avoir la même forme que si l'on se trouvait en présence d'une hernie crurale (c'est-à-dire qu'il doit être fortement coudé au collet, de façon à se rapprocher de la cuisse). Car ce n'est pas la hernie inguinale, malgré son volume, qui est difficile à maintenir, c'est bien la hernie crurale : elle offre déjà, nous l'avons vu, de grandes difficultés de contention lorsqu'elle

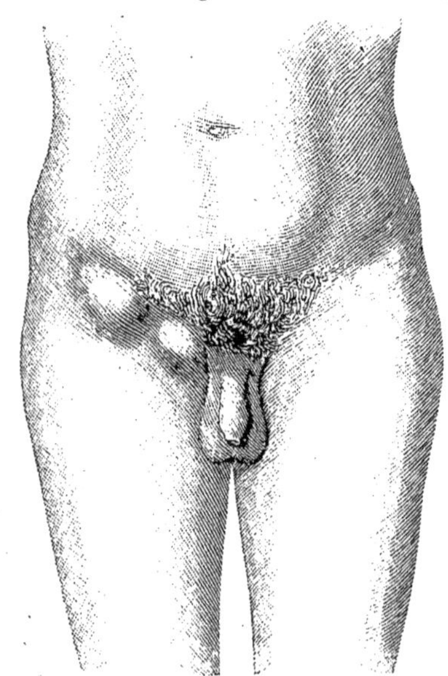

Fig. 1750.

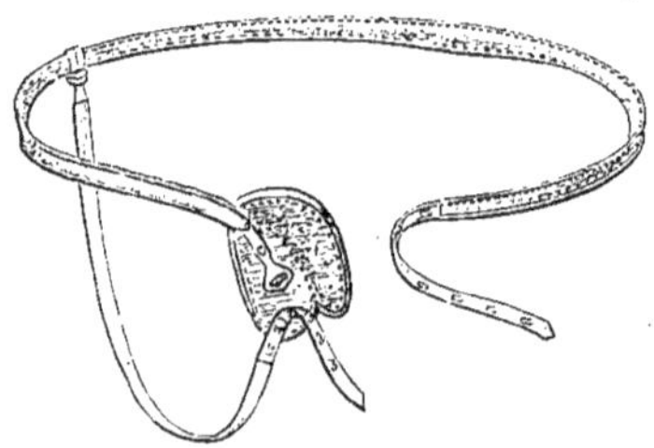

Fig. 1695.

est seule! La pelote est divisée en deux parties superposées ; celle inférieure, qui doit maintenir la hernie crurale, est de forme arrondie, pour ne pas gêner les mouvements de la cuisse. Au-dessus de cette pelote, on en dispose une autre, de forme triangulaire, destinée à maintenir la hernie inguinale. Ces deux pelotes réunies n'en font qu'une, ainsi que le représente la figure 1695. La pression nécessaire pour contenir ces hernies doit être plus énergique que pour la contention d'une hernie simple : nous l'estimons, au dynamomètre, dans la plupart des cas, à 1 kilogr. 600.

---

1. BERGER. *Traité de chirurgie de* DUPLAY et RECLUS.

§ 2. — HERNIE INGUINALE D'UN CÔTÉ

ET CRURALE DE L'AUTRE

« Il arrive fréquemment, dit M. le professeur Berger[1], qu'une hernie inguinale s'accompagne d'une hernie crurale siégeant au côté opposé; j'ai observé 5 exemples de cette disposition chez l'homme, 70 chez la femme; le plus souvent, en pareil cas, la hernie inguinale s'étant développée à droite et la hernie crurale à gauche. La seule remarque à faire, à ce sujet, tient à la difficulté qu'on a d'appliquer un bandage sur de telles hernies; il faut un bandage double, inguinal d'un côté, crural de l'autre; mais, en rattachant ensemble par une patte les pelotes des deux moitiés du bandage, il arrive presque inévitablement que la traction exercée par la pelote inguinale fait remonter la pelote crurale ; il est donc très difficile de s'opposer au déplacement de semblables bandages et le seul moyen

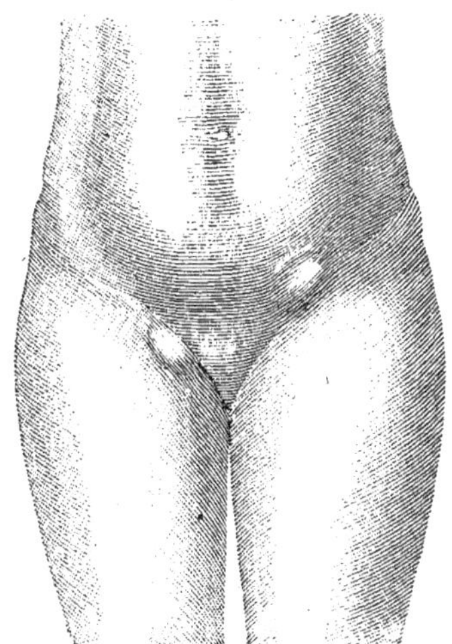

Fig. 1550.

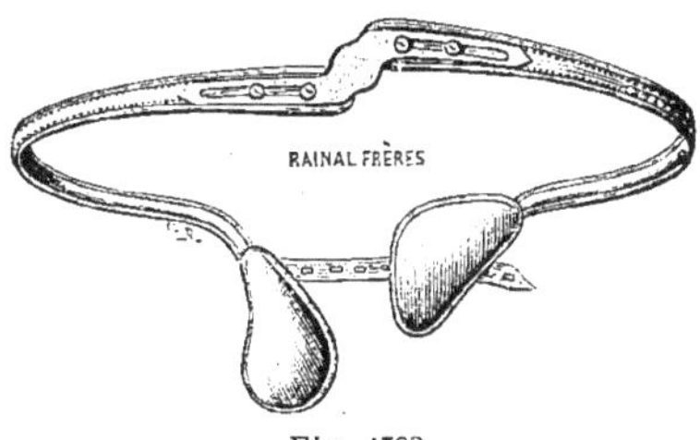

Fig. 1782.

est de fixer très haut, sur le collet même de la moitié crurale de l'appareil, le bouton où vient se fixer la patte par laquelle cette moitié se rattache à la pelote inguinale du bandage. »

Nous avons rencontré aussi cette difficulté d'application dans les cas de hernies inguinale d'un côté et crurale de l'autre. Après différents essais, nous avons dû abandonner l'idée de la patte molle reliant les deux moitiés du bandage, précisément à cause de l'instabilité de cet appareil et malgré l'emploi du bouton placé près du collet.

Le modèle qui nous a donné les meilleurs résultats se compose de deux ressorts (fig. 1782) indépendants l'un de l'autre : il est crural d'un côté avec la pelote elliptique telle qu'on l'emploie pour la hernie crurale ordinaire et inguinale de l'autre côté, avec une pelote triangulaire. Ces deux ressorts sont reliés à la partie antéro-postérieure par une patte en acier, qui permet de donner au bandage crural l'inclinaison suffisante pour lui permettre de descendre assez bas sur la cuisse ; par contre, le côté du bandage qui est inguinal se trouve plus élevé à la partie postérieure. La figure 1782 qui représente cette plaque dorsale, en donne assez bien l'idée.

1. *Traité de chirurgie* Duplay et Reclus (Berger).

CHAPITRE VII

HERNIE SCROTALE

Il est toujours assez difficile de bien contenir une hernie scrotale (fig. 1689), surtout lorsqu'elle est volumineuse et qu'elle emplit presque entièrement le scrotum.

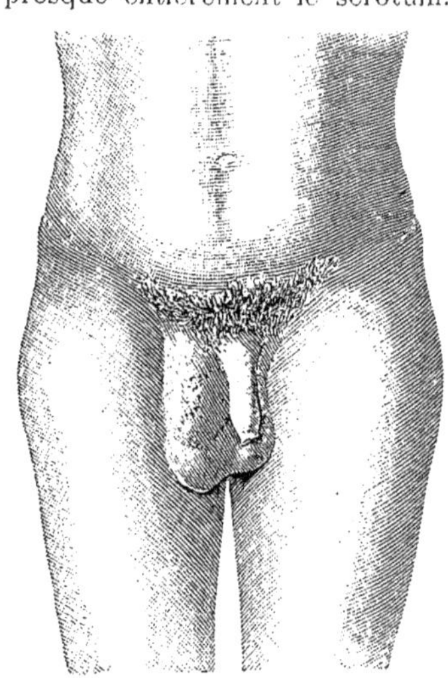

Fig. 1526.

Les difficultés qui se présentent sont de plusieurs ordres et dépendent, en partie, de l'âge, de la profession et de la constitution du sujet. Chez un malade maigre, la compression du ressort sur le bassin est insupportable et ce n'est qu'en capitonnant le bandage de forts coussins qu'on parvient à atténuer les effets de la compression. Chez les sujets gras, un peu obèses, les masses graisseuses, formant coussins naturels, se prêtent assez bien à une compression énergique; mais, par contre, l'abdomen, retombant sur la pelote, fait glisser le bandage. Ce n'est donc que par une application exacte et des soins méticuleux dans la fabrication de ces appareils qu'on parvient à contenir, une fois réduite, les hernies scrotales volumineuses. On peut espérer, chez les jeunes gens, sauf de très rares exceptions, voir disparaître ces hernies progressivement. On arrive, peu à peu, à les maintenir par un bandage à pelote petite et à pression faible. Mais, chez les vieillards, ce serait une illusion d'espérer obtenir pareil résultat; c'est déjà très beau, lorsqu'on peut la contenir avec l'aide d'un bandage bien conditionné.

§ 1. — HERNIE SCROTALE ÉPIPLOÏQUE

CHEZ LES VIEILLARDS

Verdier, dans son *Traité des hernies*, émet une vérité d'observation que nous avons été à même de constater, plusieurs fois, dans notre pratique : « Dans les entéroépiplocèles scrotales chez les vieillards, dit-il, non susceptibles d'être contenues en totalité, on ne doit pas craindre de comprimer, au moyen d'un bandage à ressort, la portion d'épiploon irréductible, quand, toutefois, on est certain que l'ouverture traversée par ce viscère est large, peu susceptible de contraction, et que, surtout, l'intestin, rentré dans l'abdomen, a pu reprendre le libre cours de ses fonctions.

« L'anatomie pathologique a démontré, depuis longtemps, que l'organisation de l'épiploon rend cette membrane peu susceptible de contracter de vives et promptes inflammations dans les hernies qui nous occupent. Ce viscère, aplati à l'orifice externe des ouvertures qui lui avaient livré passage en s'y engageant, ne peut que devenir un obstacle à la sortie de l'intestin. »

On voit bien des sujets porter des bandages qui ne maintiennent qu'imparfaitement la hernie : sous la pelote, on trouve presque toujours une partie encore réductible de la tumeur. Il semble que cette présence de la pelote, sur une hernie en partie sortie, devrait être une occasion de gêne et de souffrance. Gosselin a observé souvent le contraire. Ces malades tiennent à leur bandage, qui semble si imparfait : ils ne peuvent s'en séparer, sans se trouver fort mal à l'aise lorsqu'ils ne l'ont plus.

§ 2. — HERNIE SCROTALE PEU VOLUMINEUSE

Scarpa, grand partisan du bandage de Camper, en a modifié la pelote dans un cas particulier, devançant en cela Malgaigne.

Sur un homme de 60 ans, qui portait une hernie scrotale peu volumineuse, l'ouverture de l'anneau inguinal se prolongeait tellement en dehors qu'on eût dit que, chez lui, la paroi antérieure du canal manquait complètement. L'application du bandage ordinaire étant inutile pour maintenir la réduction, on en fit construire un à ressort circulaire, modèle de Camper, dont la pelote, bombée au milieu, était entourée d'un rebord plan. A l'aide de cette seule modification dans le bandage, les parties réduites purent être maintenues facilement, parce que la partie saillante du compresseur pénétrait dans l'ouverture de l'anneau, en même temps que son rebord restait appliqué exactement sur la circonférence de cette ouverture. Il s'agit donc ici d'un cas particulier et l'on ne doit pas ériger ce procédé en principe définitif.

Ajoutons que, après avoir essayé plusieurs fois ce bandage de Scarpa, nous avons acquis la conviction qu'il est généralement fort mal supporté.

Lorsque la hernie, quoique descendant dans le scrotum, n'est pas très volumineuse, le modèle de bandage (fig. 83) dont le ressort n'entoure que la moitié du bassin est presque toujours suffisant dans la plupart des cas. Ce bandage est muni d'un ressort large, terminé en palette à son extrémité antéro-postérieure, à laquelle on ajoute parfois un coussin supplémentaire, pour en atténuer la pression. La pelote est triangulaire et sa partie inférieure est terminée par un sous-cuisse.

Il est essentiel (ainsi que le démontre la figure 83) de fixer le sous-cuisse du côté opposé à la hernie. Cette disposition a pour but de forcer la pelote à se rapprocher de la verge, la hernie scrotale s'échappant dans le scrotum, une fois le bandage appliqué du côté interne de la pelote, c'est-à-dire près de la verge. Cette idée de placer le sous-cuisse du côté opposé à la hernie est due au bandagiste Simonneau, qui n'était pas sans mérite (1860).

Chez les malades un peu robustes, livrés à des travaux de force, nous employons avec succès le modèle (fig. 84) basé sur le principe du bandage anglais, au ressort plus résistant. Mais ce modèle ne saurait convenir chez les sujets maigres, à cause du point d'appui dorsal.

Lorsque la hernie scrotale apparaît seulement au milieu des bourses (*hernie scrotale au début*) l'anneau n'est pas extrêmement dilaté : il suffit alors d'une compression un peu énergique, avec une large pelote (fig. 83 ou 84) portée pendant quel-

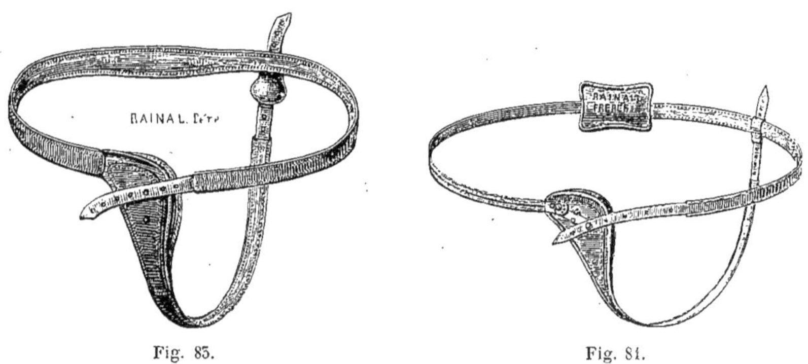

Fig. 83. Fig. 84.

ques mois, pour réduire définitivement la descente. On remplace ensuite la pelote large par une pelote beaucoup plus petite, mais toujours à bec-de-corbin. Il est indispensable (surtout pour ce genre de hernie) que le malade ne reste jamais debout sans son bandage ; il doit le quitter une fois dans la position horizontale et le remettre avant de descendre du lit.

§ 3. — HERNIE INGUINO-SCROTALE

DE VOLUME MOYEN

Chez certains nerveux, incapables de supporter le désagrément du sous-cuisse, nous adoptons le bandage *pelote à engrenage,* fig. 251. Il est composé d'un ressort d'une certaine pression (3 kilogr. 700, constatés au dynamomètre). C'est le modèle de Camper, entourant toute la circonférence du bassin. Nous évitons par lui la pression sur le sacrum en un point fixe, inconvénient du bandage anglais. La pelote triangulaire avec bec allongé est brisée à sa partie moyenne, à l'aide d'une clef qui fait mouvoir un engrenage ; on peut faire incliner la partie inférieure de la pelote de manière à ce qu'elle forme un angle droit, et cela sans nuire à l'action de la partie supérieure qui continue à comprimer l'anneau et empêche la sortie de la hernie. Cette pelote est vissée au ressort, de manière à lui laisser toute sa mobilité. Elle produit l'effet que ferait la main, la paume appuyant sur l'anneau inguinal, les doigts repliés comprimant d'avant en arrière. Elle permet la dispense du sous cuisse, qui, d'ailleurs, n'aurait, dans ce cas, aucune action.

Le professeur Le Dentu[1], recommande avec raison l'emploi de la pelote triangulaire brisée, pour la contention de certaines hernies scrotales où le sous-cuisse ne peut être toléré. Cette pelote doit descendre fort bas : elle est placée à cheval sur la

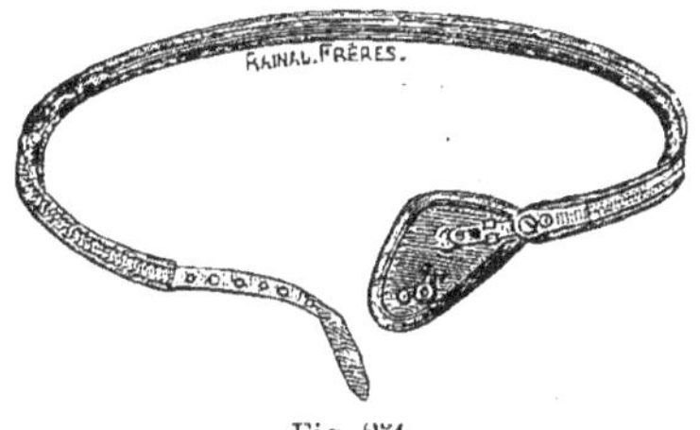

Fig. 251.

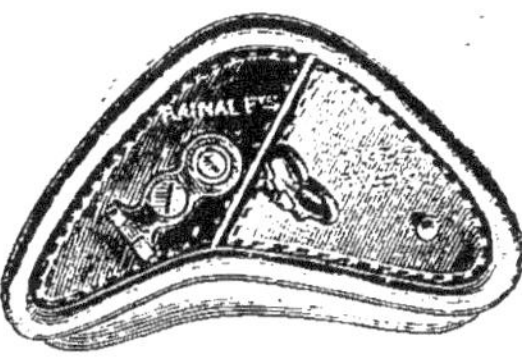

Fig. 1515.

branche horizontale du pubis, et, une fois la clef mise en action, la pelote doit être fortement coudée. Cette pelote, qui rend quelques services dans certains cas particuliers, a été imaginée par les frères Wickham, il y a cinquante ans environ.

§ 4. — HERNIE SCROTALE VOLUMINEUSE

Dans certains cas de hernies volumineuses devenues scrotales, uniquement à cause de leur ancienneté, l'orifice inguinal interne s'est rapproché peu à peu de l'externe, le canal s'est effacé, et l'on n'a plus qu'une seule ouverture (résultant de la fusion des deux anneaux inguinaux) qui fasse communiquer la région scrotale avec la cavité du péritoine. Il ne s'agit pas alors (comme dans les hernies de l'enfance ou les hernies interstitielles et inguino-pubiennes de l'adulte), d'appliquer, obliquement, une pelote, dans une étendue de 5 ou 4 centimètres, sur la partie inférieure de la paroi abdominale. Il s'agit de comprimer efficacement tout le contour d'un anneau unique, très large, et dont le tissu, habituellement souple, se laisse facilement distendre. Or, il y a là une difficulté pour l'application d'un bandage. L'indication ne peut être remplie que par une pelote plate, assez solidement fixée pour n'être pas dérangée à tout instant par les mouvements de la cuisse sur le bassin.

Le bandage doit être à pelote triangulaire, avec bec allongé et muni d'un sous-cuisse fixé à la pelote. Le sommet devra descendre dans le pli génito-crural, jusqu'à quatre ou cinq travers de doigt *au-dessous* de l'anneau. La base devra remonter à trois travers de doigt au-dessus de ce dernier.

C'est surtout pour ces hernies, généralement difficiles à maintenir, qu'il faut mettre en pratique les principes de Malgaigne, et recommander l'écartement du ressort sur la pelote. La force d'un ressort ne peut être indiquée que d'une manière approximative; très faible à un léger écartement, elle augmente d'autant plus que celui-ci devient plus considérable. Ainsi, un ressort beaucoup plus faible, et conséquemment plus léger de poids, fera le même effet, à écartement double, qu'un ressort beaucoup plus fort et plus lourd, à écartement moitié moindre. En tenant la

---

1. Le Dentu. *Dictionnaire de médecine et de chirurgie pratiques.* Paris, 1875.

pelote écartée du ressort, nous augmentons l'écartement de ce dernier et, par conséquent, sa force relative. La figure 1679, page 176, a pour but d'indiquer ce qu'on
entend par l'élévation du ressort sur la pelote. Cette disposition permet d'employer,
pour toutes les hernies en général, une pres-
sion de ressort beaucoup moins forte que si
la pelote était fixée à plat sur ce dernier.

Pour les hernies du volume du poing,
qui, sans être encore déclarées incoercibles, passent par des anneaux tellement
élargis que les bandages sont reconnus

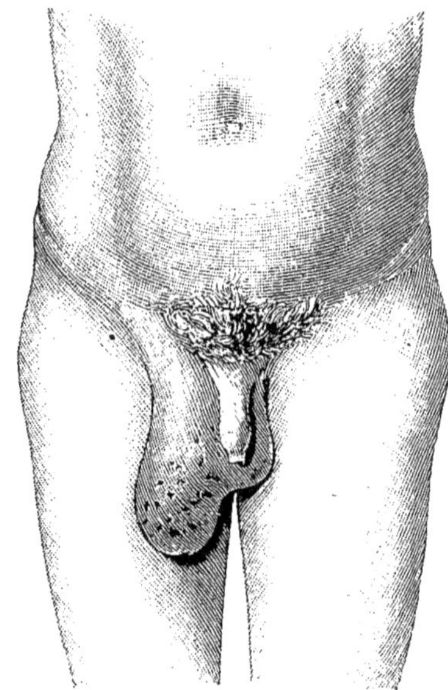

Fig. 1689.

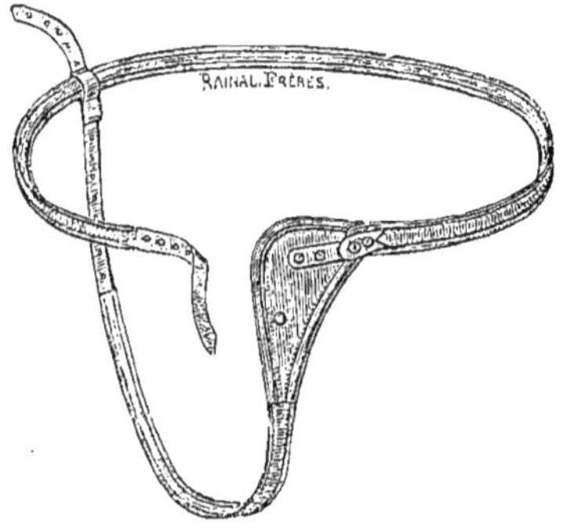

Fig. 250.

insuffisants, ce n'est qu'avec le modèle de Camper (fig. 250), c'est-à-dire avec un ressort à forte pression, entourant les 11/12 de la circonférence du bassin, que l'on parvient, dans la plupart des cas, à maintenir les parties réduites. Scarpa, Gerdy[1], et,
plus près de nous, Gosselin, étaient partisans de ce bandage, pour la contention des
hernies scrotales volumineuses.

« J'ai vu, dit Gerdy, un grand nombre de hernies qui n'avaient pas pu être contenues avec un bandage ordinaire en demi-cercle et que
je suis toujours parvenu à contenir avec un bandage
de Camper entourant les 11/12 de la circonférence du
bassin. »

La pression du ressort de ce bandage doit être de
3 kilogr. 750 : passés 4 kilogrammes, la pression devient
insupportable. La pelote joue ici un très grand rôle
pour la contention de cette hernie. Elle doit être de
forme triangulaire, allongée à sa partie inférieure
(fig. 1476) ; elle doit être large, légèrement bombée

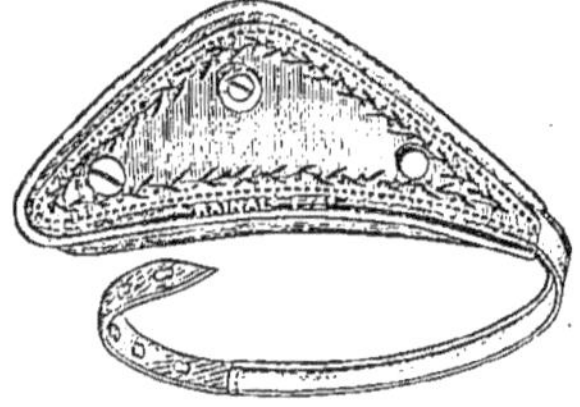

Fig. 1476.

sur toute sa surface. Celle qui touche la peau est recouverte d'un coussin épais et
doux, pour atténuer la pression du ressort. Sa partie inférieure, qui doit dépasser
la branche horizontale du pubis de trois à quatre travers de doigts en bas et en
haut, est munie d'un sous-cuisse se prolongeant avec la pelote et faisant corps
avec elle.

Les petites pelotes, rondes ou elliptiques, qui compriment seulement l'anneau,

1. Gerdy. *Traité des bandages*. Paris, 1857.

sont insuffisantes, malgré une action énergique du ressort : elles ont pour inconvénients, outre une pression énorme que peu de sujets peuvent supporter, de laisser
échapper une portion d'intestin au moindre déplacement. Si le corps était immobile,
la théorie des petites pelotes pourrait encore se comprendre : mais il n'en est pas
ainsi. Il faut compter avec les déplacements incessants, produits dans les mouvements de flexion de la cuisse sur le bassin. Notre expérience nous a permis de constater que, pour la contention de ces hernies, il faut absolument employer des pelotes
larges et épaisses, mollement capitonnées à leur surface extérieure.

Les malades s'habituent parfaitement, d'ailleurs, à ces pelotes larges, bien dirigées,
qui leur évitent la pression trop considérable du ressort. Dans la plupart des cas, ces
pelotes sont bientôt remplacées par d'autres de moindre dimension, lorsque la hernie
diminue de volume, ce qui arrive le plus souvent, chez les sujets encore jeunes, bien
entendu....

La hernie scrotale (et même simplement inguino-pubienne) a toujours tendance

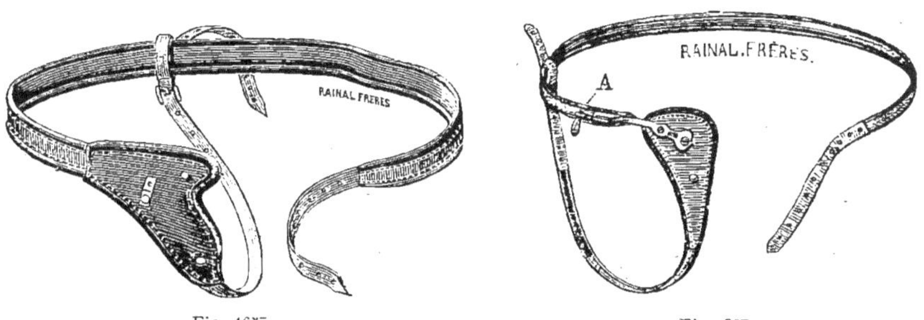

Fig. 1655.   Fig. 285.

à s'échapper du côté de la verge, c'est-à-dire du côté du pilier interne. Il est donc
nécessaire de donner à la pelote une direction tendant à se rapprocher de la verge:
aussi les pelotes, échancrées en cet endroit (fig. 1655) sous le fallacieux prétexte
d'éviter le froissement du cordon spermatique, doivent être *absolument rejetées*. C'est
précisément par cette échancrure que la hernie s'échappe et glisse, peu à peu, dans
le scrotum. La figure 1655 représente cette pelote, que quelques bandagistes s'obstinent
à employer : le simple bon sens indique qu'elle est impropre à contenir une hernie
scrotale, même de volume moyen. Nous avons rencontré, en vingt-cinq ans, si peu
de cordons spermatiques douloureux, que cette considération ne saurait modifier
notre pratique. La pelote devant avoir une direction tendant à se rapprocher de la
verge, le sous-cuisse fixé à la partie inférieure de la pelote doit, après avoir
traversé la région sous-périnéale, venir se fixer sur le bandage, du côté opposé à la
hernie.

Quant à la hernie qui s'échappe du côté de la cuisse, c'est-à-dire du pilier externe,
c'est une anomalie tellement rare que nous ne l'avons rencontrée qu'une fois dans
notre clientèle.

Lorsque tous les modèles de bandage ont échoué, dans certaines hernies inguino-
scrotales difficiles à maintenir, on peut essayer le bandage (fig. 285) imaginé au
commencement du siècle par Hart. On en trouve un modèle dans les collections de
la Faculté. Ce bandage nous a donné quelques résultats dans certains cas : mais nous
lui préférons le bandage actuel, c'est-à-dire muni d'un ressort à force élastique établi
d'après une trempe méthodique, qu'il est facile de rendre plus ou moins dure.

Ce bandage agit comme celui en fer doux non élastique. Il est muni d'une articulation A, qui exerce une pression directe sur le canal inguinal. Ce modèle était employé par Arnaud au siècle dernier. Il se compose d'un cercle d'acier épais, forgé, non élastique. A dix centimètres environ de la pelote, il est brisé et muni d'une charnière avec une vis de pression A, qui permet, en donnant quelques tours, d'exercer une compression plus ou moins forte. Le bandage est mis en place comme les autres modèles, puis on fait mouvoir l'articulation de façon à porter la pelote en arrière, c'est-à-dire contre l'anneau inguinal, en la repoussant autant que le malade peut le supporter. Il la desserre à volonté si la constriction est trop forte. La pression exercée par cet appareil est considérable et difficilement supportée par les malades; ce n'est donc que dans des cas tout à fait rebelles que l'on doit y avoir recours.

§ 5. — HERNIE SCROTALE DES DEUX CÔTÉS

Ces pelotes doivent non seulement recouvrir l'anneau interne et externe, mais encore les dépasser, en haut et en bas, de trois travers de doigt au moins, de façon que la partie inférieure de la paroi abdominale soit soutenue par la pelote. Le choc abdominal se produira, alors, sur la partie supérieure de la pelote, avant d'agir sur l'anneau inguinal. L'effort sera donc en partie atténué par cette disposition. Arnaud, au siècle dernier, devait avoir connaissance de cette particularité ; car il employait des pelotes larges et longues, avec des ressorts non élastiques. Ce fut assurément grâce à ce genre de pelotes qu'il parvint à maintenir des hernies volumineuses avec des ressorts aussi défectueux que ceux de son époque.

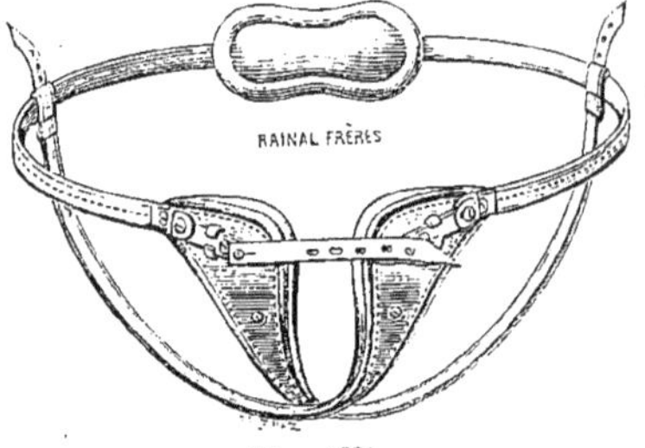

Fig. 1781.

Voici une observation qui semble militer en faveur de notre conviction personnelle. Lucas-Championnière[1], dans son célèbre ouvrage sur la *Cure radicale*, dit, à propos du bandage à appliquer après l'opération :

« Placez une pelote bombée au-dessus de la cicatrice, elle supportera tous les chocs abdominaux et jouera un rôle efficacement protecteur ; il suffit, pour s'en assurer, d'appuyer le poing au-dessus de la cicatrice d'une cure radicale et de faire tousser l'opéré. On voit ainsi que la cicatrice n'a pas à résister à la poussée des viscères. »

Semblable expérience s'applique aux hernies scrotales volumineuses : faites tousser le malade debout, en comprimant seulement l'ouverture inguinale, une fois la hernie réduite, et vous sentirez, d'après l'impulsion ressentie par vos doigts, que la pression nécessaire à exiger du ressort, pour contenir cette hernie, devra être énorme.

Redisons, en passant, qu'il faut faire la part de la grande différence entre la con-

1. Lucas-Championnière. *Cure radicale des hernies*. Paris, 1892.

tention de la main et celle du bandage. Le doigt est un instrument merveilleux, qui, aidé par la vue et le sens musculaire, donne des résultats parfaits. Il en va tout autrement d'un ressort et d'une pelote, instruments aveugles et n'agissant que par la force brutale. Maintenant si, comprimant l'anneau d'une main, de l'autre vous soulevez fortement toute la partie inférieure de l'abdomen, vous constaterez que la pression nécessaire pour contenir cette hernie pourra être réduite de moitié. Il est évident que le choc abdominal, produit par la poussée des viscères, vient battre contre la partie supérieure de la pelote : l'anneau inguinal n'en subit que le contre-coup, fortement atténué, grâce à la largeur de la pelote. En conséquence, et nous ne saurions trop le répéter : il est absolument indiqué de faire des pelotes longues et larges, dépassant l'anneau, en haut et en bas, de plusieurs travers de doigts.

§ 6. — HERNIE INGUINALE D'UN CÔTÉ

ET SCROTALE DE L'AUTRE

La figure 1518 représente une hernie inguino-scrotale droite et une autre inguinale gauche. A cet égard, reportons-nous au travail du professeur Berger[1] sur la statistique des hernies.

« La prépondérance du côté droit, dit-il, ne s'affirme réellement que pour les grosses hernies; en consultant le tableau où j'ai indiqué la répartition suivant leur degré des hernies inguinales droites et gauches, chez les sujets atteints de double hernie, on trouve, en effet, que le nombre des pointes de hernies gauches l'emporte sur celui des pointes de hernies droites; que le nombre des hernies in

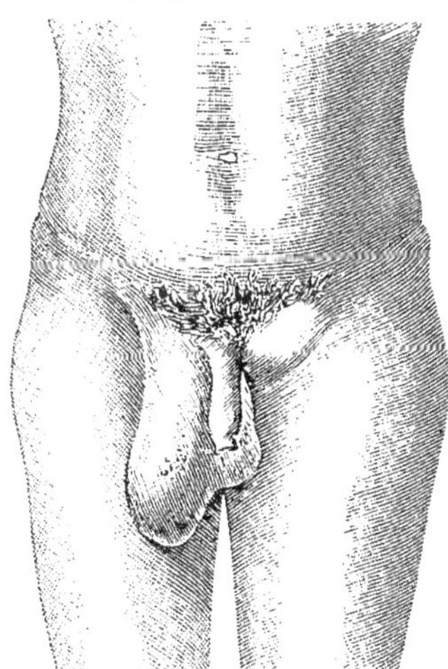

Fig. 1518.

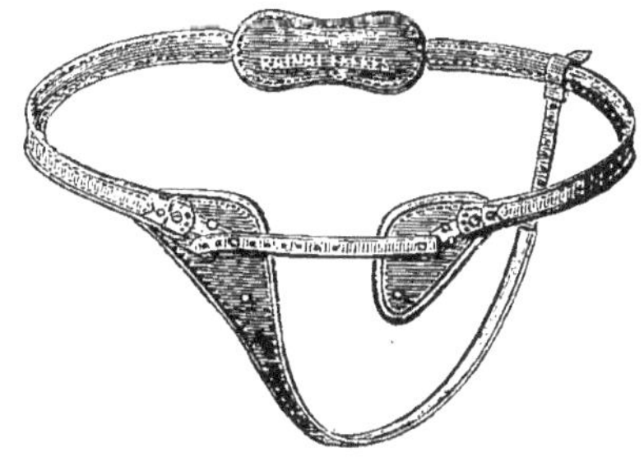

Fig. 1516.

terstitielles gauches l'emporte sur celui des interstitielles droites, et même que le nombre des pubiennes gauches l'emporte sur celui des droites; mais cette infériorité

1. PAUL BERGER. *Dix mille observations de hernies.* Paris, 1893.

numérique des hernies de petit et de moyen calibre du côté droit est plus que compensée par la prédominance considérable des hernies scrotales du côté droit. Ce qui revient à dire que, lorsqu'il y a inégalité des deux hernies, le plus souvent la hernie la plus volumineuse, la plus développée et probablement aussi la plus ancienne, siège du côté droit. »

La contention de ces deux hernies simultanées se fait au moyen d'un bandage à double pelote, modèle anglais modifié (fig. 1516). Le ressort du côté droit pour la hernie scrotale nécessite une force de pression au dynamomètre de 5 kilogr. 200; le ressort pour le côté gauche n'a qu'une pression de 2 kilogr. 265, en rapport avec le volume de la hernie.

Le point d'appui de ce bandage est pris sur le sacrum, par une pelote plate et large, fortement capitonnée. Les ressorts sont articulés et les pelotes mobiles, tout au moins celle du côté gauche. Il est nécessaire que les pelotes soient assez rapprochées de la verge. L'écartement entre ces deux pelotes doit être de 4 centimètres environ.

Les hernies épiploïques sont fort difficiles à contenir : on n'y parvient pas toujours. L'épiploon s'échappe sous le bandage (malgré la plus forte pression) avec une déplorable facilité. Le bandage à appliquer dans ce cas est le même que pour la hernie

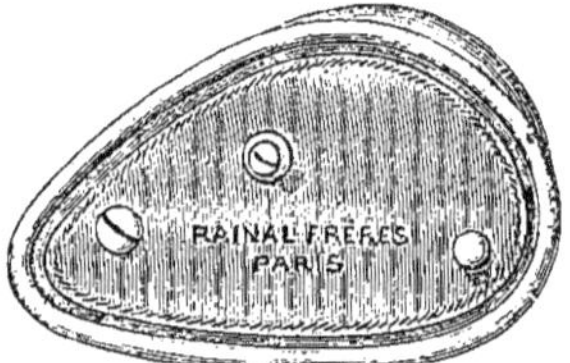

Fig. 1474.

intestinale : il est nécessaire cependant d'adopter un ressort doué d'une pression plus énergique. Chez les malades dont l'anneau est très dilaté et laisse échapper une partie d'intestin précédée d'une masse épiploïque, comme cette dernière est impossible à retenir sous la pelote, on soulage bien souvent les souffrances en maintenant la hernie intestinale sans se préoccuper de l'épiploon, qui reste dans le scrotum. Il est indispensable, toutefois, que les parties soient bien séparées et qu'il n'y ait point d'adhérences. Le bandage applicable dans ce cas est le modèle à pelote ronde (fig. 1474) : il ne diffère du modèle (fig. 83, p. 213), que par la forme de la pelote, qui est ronde au lieu d'être triangulaire.

§ 7. — HERNIE SCROTALE VOLUMINEUSE

COMPLIQUÉE DE POINTE DE HERNIE DE L'AUTRE CÔTÉ

En présence de deux hernies dont l'une est à l'état de pointe et l'autre scrotale volumineuse, emplissant complètement le scrotum, quoique entièrement réductible et atteignant le volume d'une tête de fœtus (par exemple), le bandage double devient insuffisant pour maintenir ces deux hernies. Quoique nous ne soyons pas partisans d'un bandage à deux pelotes montées sur un même ressort, nous reconnaissons que c'est le seul moyen, dans ce cas spécial, d'obtenir un bon résultat.

Nous adoptons, pour cette complication de hernies heureusement rares, le bandage de Camper, qui est composé, comme nous l'avons déjà dit, d'un ressort entourant les 11/12 de la circonférence du bassin.

Toute la rigidité du ressort, dont la pression peut être évaluée à 3 kilogr. 750 gr. au dynamomètre, est dirigée du côté de la hernie volumineuse et nous adoptons une petite pelote triangulaire sur le prolongement du ressort correspondant au niveau du canal inguinal du côté où se manifeste la pointe de hernie (fig. 1780).

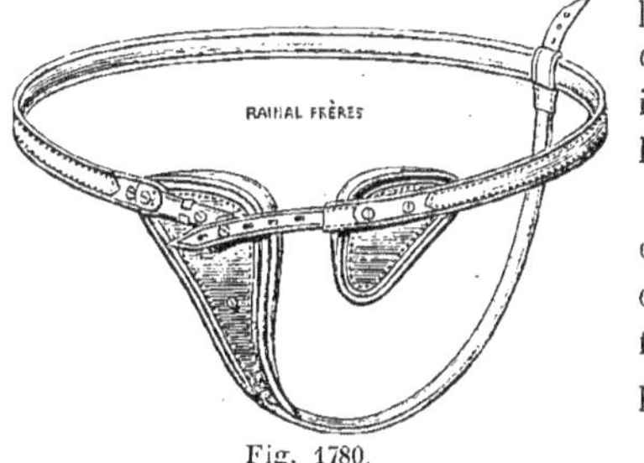

Fig. 1780.

Lorsque, par suite d'une compression énergique, la hernie bien contenue diminue de volume et n'exige plus une pression aussi forte, nous remplaçons ce bandage provisoire par le modèle (fig. 1316, page 218).

Une remarque que nous avons fait bien des fois, c'est que la hernie scrotale volumineuse, sortant par un canal inguinal très étroit, est plus facile à maintenir réduite qu'une hernie inguino-pubienne de volume moyen s'échappant à travers un canal inguinal largement dilaté.

CHAPITRE VIII

HERNIES ÉPIPLOÏQUES IRRÉDUCTIBLES

L'épiploon est quelquefois si insensible qu'on est parvenu, bien souvent, en le comprimant, à le faire rentrer dans l'abdomen. Le bandage à pelote concave remplit parfaitement cette indication, à la condition expresse qu'il soit d'une très faible pression. La cavité de sa pelote est garnie d'une certaine quantité d'ouate, dont on augmente graduellement l'épaisseur, à mesure que la hernie diminue de volume.

Une pression exagérée amènerait des désordres graves. J.-L. Petit a cité des faits qui prouvent combien les bandages, appliqués par des mains inhabiles, sont nuisibles, et avec quelle facilité l'épiploon s'enflamme et se mortifie par leur pression seule.

La hernie irréductible se rencontre plus souvent dans la hernie crurale et ombilicale. Elle est plus fréquente chez la femme que chez l'homme. Certaines hernies ont perdu la faculté de céder aux efforts de réduction, depuis un temps plus ou moins long, sans qu'aucun accident soit la conséquence de cet état nouveau. Lorsque le volume de la hernie dépasse peu celui d'un œuf de poule (fig. 1320) et qu'elle se présente au niveau du canal inguinal externe, sans descendre dans le scrotum, on peut la maintenir au moyen d'un bandage à pression légère (fig. 272), muni d'une pelote concave embrassant la tumeur. Il suffit de bourrer d'ouate (comme nous

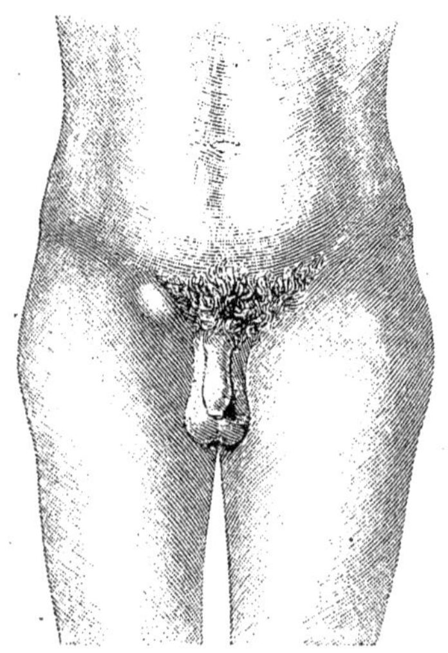

Fig. 1320.

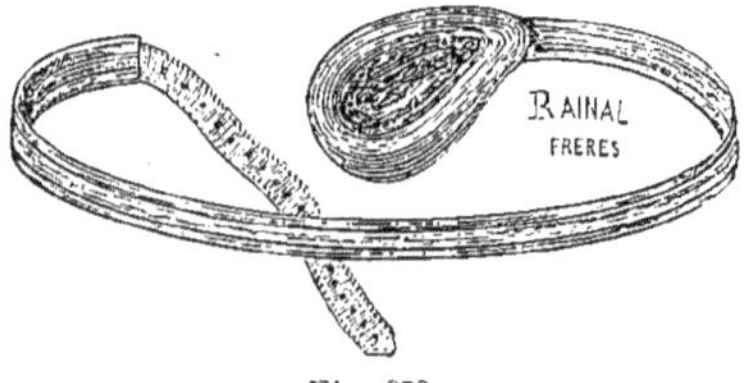

Fig. 272.

l'avons déjà dit) la cavité de la pelote pour obtenir graduellement et assez vite la disparition de la tumeur : on remplace alors la pelote concave par une pelote ordinaire et on imprime au ressort une force plus grande.

C'est surtout chez la femme que se rencontrent ces petites hernies irréductibles, que l'on prend quelquefois pour des engorgements ganglionnaires. Elles se résorbent très rapidement par l'application d'un bandage à pelote concave, avec pression légère.

§ 1. — ADHÉRENCES SCROTALES DES ÉPIPLOCÈLES

Cette complication est toujours fâcheuse : elle rend fort difficile la contention exacte de la hernie. Celle-ci est, presque toujours, en partie du moins, réductible; mais l'application du bandage est douloureuse, et son action, le plus souvent, insuffisante. Il faut avoir recours, en pareil cas, à des pelotes concaves. Mais celles-ci, alors même qu'elles empêchent les parties extérieures de la hernie de s'accroître, ne peuvent s'opposer à ce que de nouvelles portions d'intestin viennent s'engager dans les parties profondes du trajet herniaire[1].

En diminuant la concavité de la pelote et en augmentant (avec ménagement) la force du ressort, on parvient parfois à faire rentrer la hernie complètement. Mais il est de grosses hernies irréductibles (fig. 1319) qui emplissent la totalité ou la grande partie du scrotum. En pareil cas, le bandage est inapplicable : aucune pelote ne réussirait à contenir dans sa cavité ces hernies volumineuses; il faut avoir recours à un appareil contentif (fig. 284), sorte de suspensoir en tissu inextensible, auquel on ajoute souvent

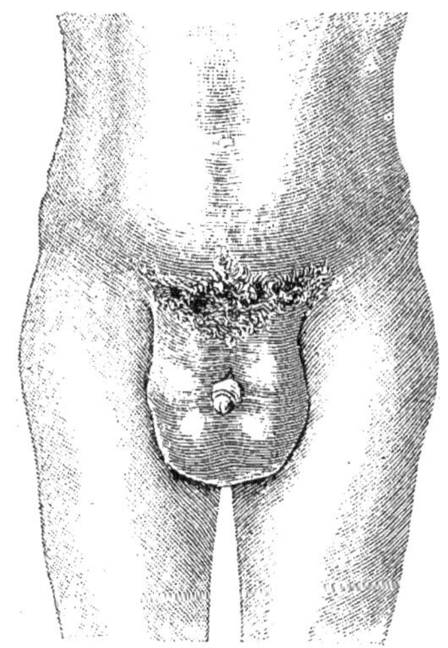

Fig. 1319.

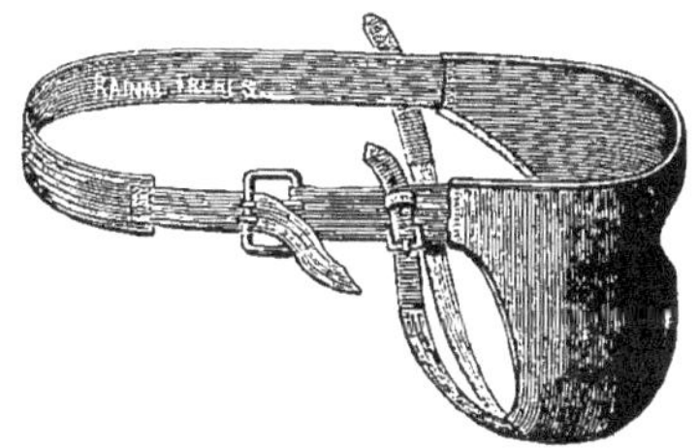

Fig. 284.

des bretelles lorsque le développement de la hernie atteint des proportions considérables. Les malades, négligents pour la plupart, qui ont laissé accroître leur hernie par indifférence ou par application de bandages défectueux, sont habitués à comprimer la hernie à la partie supérieure de l'anneau, tout en la laissant graduellement envahir leur scrotum. Il est à remarquer pourtant qu'ils ne peuvent se passer de cette compression : il leur semble, sans elle, qu'ils ne peuvent vaquer à leurs affaires. Il est donc indiqué, en pareil cas (outre l'appareil contentif qui doit maintenir la masse, plus ou moins lourde, d'épiploon descendu dans les bourses), d'appliquer aussi un bandage à pelote ovalaire, destiné à exercer une pression modérée au niveau du canal inguinal. Notre observation concorde avec celle de Gosselin, qui signale beaucoup de malades notoirement soulagés par un bandage ne contenant nullement leur hernie.

1. FOLLIN et DUPLAY. *Pathologie externe.*

§ 2. — HERNIE AVEC ASCITE CHEZ LES CIRRHOTIQUES

Quand, pour une cause ou pour une autre, un épanchement ascitique se développe, la distension du sac herniaire par la sérosité péritonéale est un des symptômes dont se plaignent le plus les malades. En cette occurrence, la hernie, pour si petite qu'elle soit, devient impossible à contenir par un bandage, malgré la pression énergique du ressort et les meilleures formes de la pelote. Les liquides s'échappent même sous la pression de la main, le malade étant debout, bien entendu. La distension de l'anneau est des plus remarquables dans cette complication, encore assez fréquente, des hernies.

La tension produite par la sérosité contenue dans l'abdomen est tellement considérable, que l'on sent, sous les doigts, en exerçant une forte compression, les liquides se répandre dans le scrotum avec une facilité inouïe. Tout bandage devient alors complètement inutile. Il faut se contenter d'un suspensoir. D'ailleurs, dans la plupart de ces cas, l'étranglement herniaire est, heureusement, peu à redouter, à cause de la dilatation de l'anneau inguinal. Le modèle que nous avons adopté pour les cas d'ascites est l'appareil contentif (fig. 284, page 222) que l'on peut, au besoin, remplacer par un suspensoir ordinaire en tricot, lorsque le malade garde le lit.

§ 3. — HERNIE INGUINALE COMPLIQUÉE D'HYDROCÈLE

Lorsque la hernie inguinale est compliquée d'une hydrocèle du même côté, le bandage à pelote triangulaire n'est pas applicable, à cause de la pression ou du frottement que la pelote exercerait sur le testicule. C'est alors une pelote ovalaire (fig. 1588

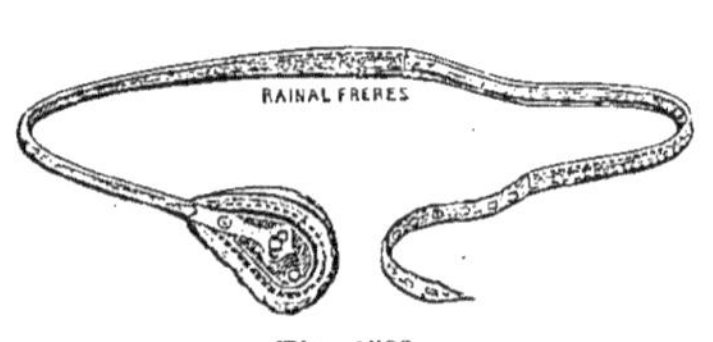

Fig. 1588.

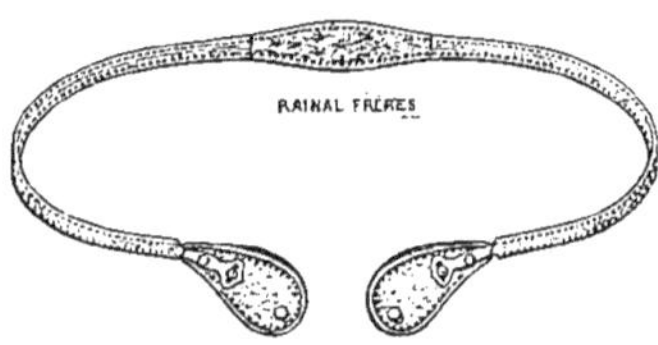

Fig. 1714.

et 1714) que l'on doit appliquer. Remarquons, en passant, que la hernie, parfaitement maintenue par un bandage à faible pression, muni d'une pelote ovalaire, ne l'était plus avec ce même bandage, lorsque la ponction de l'hydrocèle avait été faite et que le testicule était revenu à sa position normale.

Nous avons rencontré, entre autres cas, dans notre clientèle, un homme atteint d'une hernie inguino-pubienne et d'une hydrocèle, du même côté. Ce malade contenait sa hernie au moyen d'un suspensoir assez serré, le testicule venant s'appuyer sur l'anneau inguinal. Son hydrocèle faisait l'office d'un bandage depuis quelques années ! Un jour, il se décida à faire ponctionner son hydrocèle. Guéri de cette hydropisie locale, notre homme ne tarda pas à voir sa hernie inguinale tomber dans le scrotum ; il fallut même un bandage d'une certaine pression pour contenir cette hernie, qui avait pris la place de l'hydrocèle.

§ 4. — HERNIES INGUINO-SCROTALES

IMPOSSIBLES A CONTENIR

Ces hernies qui, suivant l'expression de J.-L. Petit, « ont perdu droit de domicile dans la cavité abdominale », sont toujours des hernies scrotales anciennes, occupant les deux côtés ou un seul côté des bourses. Alors, les anneaux sont très dilatés, le chirurgien peut aisément, en refoulant les enveloppes de la hernie, introduire plusieurs doigts jusqu'à l'anneau inguinal interne. La tumeur mollasse, peu sensible à la pression, sonore dans presque toute son étendue, présente une impulsion manifeste dans la toux et dans les efforts. Les enveloppes scrotales la recouvrent sans lui adhérer ; le testicule est, en général, situé à la partie inférieure, quelquefois à la partie postérieure de la tumeur[1].

Si la hernie est unilatérale, elle n'en distend pas moins, d'une façon à peu près uniforme, toute la région scrotale, le testicule du côté sain étant situé bien au-dessus de l'extrémité inférieure de la tumeur. Une palpation attentive fait reconnaître, au milieu d'anses intestinales qui se déplacent en produisant un bruit de gargouillement, des nodosités dures, disposées en chapelet ou en grappe, qui révèlent l'existence d'une portion d'épiploon induré et augmenté de volume.

Les hernies inguinales irréductibles par leur volume constituent une infirmité pénible, dont le malade ne peut espérer la guérison ni même l'amélioration notable, et que tous les efforts du chirurgien doivent tendre à prévenir par l'application méthodique et le port régulier d'un bandage, alors que la hernie n'est pas trop volumineuse. Lorsque l'intestin a perdu « droit de domicile », il ne reste plus qu'à prévenir les complications, en protégeant la tumeur par un appareil contentif, tel qu'un suspensoir bien fait ou une sorte de bonnet, dont on la coiffe, pour maintenir les bourses relevées sur l'abdomen, tout en exerçant un certain degré de compression sur la hernie.

Les hernies scrotales épiploïques irréductibles ont une tendance à augmenter de volume avec l'âge, en dépit des appareils que l'on emploie pour les maintenir ; et cela à de très rares exceptions près.

Le suspensoir en tissu élastique, souvent recommandé pour la contention de ces masses volumineuses, est absolument défectueux. La poche se distend, s'allonge par le poids des viscères contenus dans le scrotum ; le malade, mal soutenu, n'éprouve aucun soulagement. L'appareil que nous employons, pour ces hernies volumineuses (fig. 284, page 222), est composé d'une poche en fort tissu inextensible, offrant, par une disposition spéciale, un plan très résistant. Cette poche ne peut se distendre ; elle conserve toutes ses dimensions, même après un long usage. Malgré cela, nous sommes bien obligés de constater que, dans la majorité des cas, lorsque le malade vient faire

---

1. Follin et Duplay. *Pathologie externe.*

remplacer son appareil, il est presque toujours nécessaire de l'élargir. Ainsi que le recommande le professeur Berger, on peut associer à l'usage de ce suspensoir le port d'un bandage inguinal ordinaire, dont la pression, lorsqu'elle est supportée, s'oppose toujours, plus ou moins, à l'issue de l'intestin. Lorsque les masses épiploïques qui distendent le scrotum atteignent des proportions énormes (il en est qui arrivent jusque sur le milieu des cuisses), on ajoutera des bretelles à l'appareil. Quant à la ceinture qui entoure le bassin, elle doit être large et suffisamment garnie. Il est, enfin, absolument nécessaire que cette ceinture soit fortement serrée.

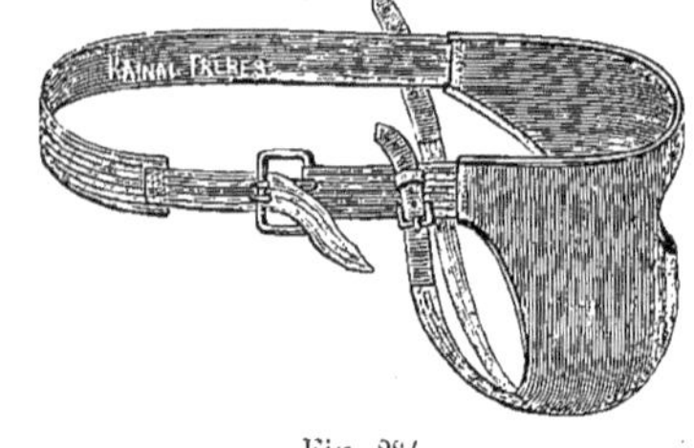

Fig. 281.

M. Pujol, interne des hôpitaux de Marseille, publiait récemment, dans la *Presse médicale*, une intéressante observation clinique de hernie scrotale irréductible. Nous la reproduisons *in extenso* :

« La hernie inguinale prend parfois des proportions considérables. Mais nous ne croyons pas qu'on ait signalé, dans la littérature médicale, un exemple comparable à celui que nous avons observé. Aussi nous a-t-il paru intéressant de la publier à titre de rareté pathologique....

« M. X., âgé de 55 ans, est porteur d'une hernie inguinale droite depuis l'âge de 15 ans. Cette tumeur herniaire, petite au début, resta à peu près stationnaire et réductible jusqu'à l'âge de 41 ans. A cette époque, M. X. exerçait à Alger la profession de conducteur de diligence. A la suite d'un violent effort, dans un accident de voiture, sa hernie augmenta brusquement de volume et devint irréductible. Elle a, depuis cette époque, continuellement grossi, jusqu'à atteindre les proportions véritablement monstrueuses qu'elle représente aujourd'hui, et dont on peut se rendre un compte exact sur la figure 1374 ci-jointe. Le malade n'a du reste jamais tenté d'enrayer la marche envahissante de sa hernie par le port d'un bandage quelconque, et c'est avec la plus grande insouciance qu'il la voyait croître de jour en jour.

« Il est important d'ajouter qu'il n'a jamais souffert autrement de son infirmité que par la gêne qu'une pareille masse apportait nécessairement à ses mouvements.

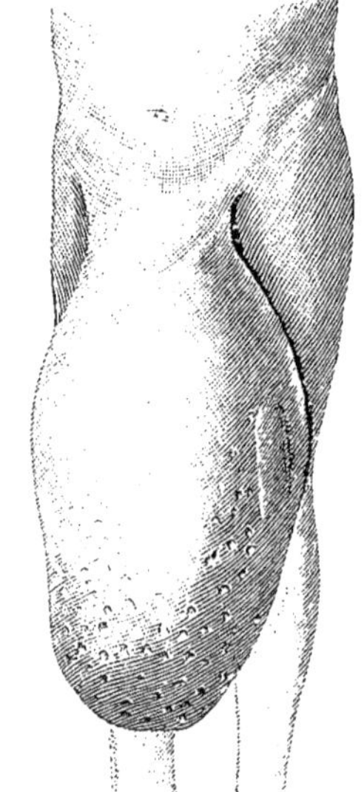

Fig. 1674.

« A la fin, vu le poids considérable de la tumeur, il a dû la soutenir à l'aide d'un sac relié aux épaules par des bretelles. Il a pu ainsi continuer son métier jusqu'à l'année dernière. A cette époque, son infirmité l'obligea à faire un séjour à l'hôpital d'Alger. Il vint, de là, à Marseille, où il entra le 17 septembre 1895, à l'Hôtel Dieu, dans le service du professeur Benet. Actuellement, dans la station debout, la hernie descend jusqu'au tiers inférieur des jambes. Elle représente une forme ovoïde. Sa longueur atteint environ 55 centimètres; sa plus grande largeur 40 centimètres et sa circonférence 95 centimètres. Autant qu'on a pu en juger, son poids est, approximativement, de 35 kilogrammes. La verge a complètement disparu; on peut la sentir par la palpation, obliquement dirigée vers le côté gauche. L'ouverture préputiale se présente sous l'aspect d'un ombilic, dans la partie gauche de

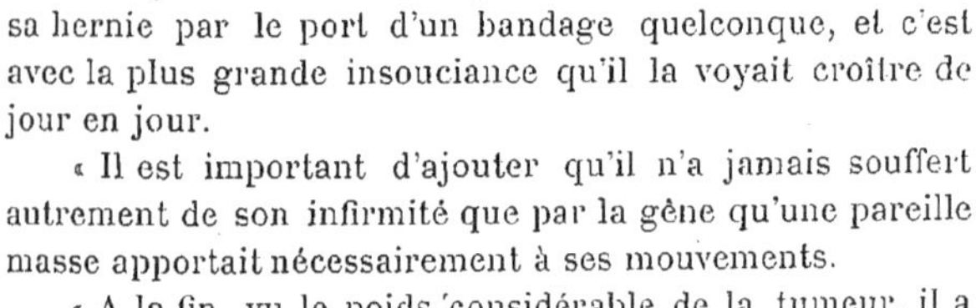

15

la tumeur, un peu au-dessus de son milieu. La palpation décèle des testicules petits et comme atrophiés.

« Dans les deux tiers supérieurs de la tumeur, la peau est normale; elle a conservé toute sa souplesse et son élasticité. Il est à remarquer qu'elle n'est nullement altérée par le contact journalier de l'urine qui s'écoule en bavant pendant la miction. Dans le tiers inférieur, par contre, elle est considérablement épaissie et comme capitonnée, aspects dus aux dépressions produites au niveau de l'implantation des poils. Cette peau nous présente des lésions éléphantiasiques, lentement développées sous l'influence de l'œdème chronique.

« La percussion révèle de la sonorité dans les deux tiers supérieurs de la tumeur, tandis que le tiers inférieur est absolument mat.

« Les deux mains embrassent à peine le pédicule. Ainsi qu'il arrive à peu près toujours dans les hernies un peu anciennes, le trajet du canal inguinal ayant totalement disparu par fusion de ses deux orifices, on se trouve en présence d'un anneau unique, énorme dans le cas actuel, établissant une large communication entre le scrotum et l'abdomen.

« Cet abdomen est aplati; nous avons, en effet, affaire ici à une très volumineuse entéro-épiplocèle, comprenant, selon toute probabilité, la moyenne partie du paquet intestinal.

« Il est presque inutile d'ajouter que l'irréductibilité est absolue.

« L'orifice inguinal gauche admet l'extrémité du doigt, sans qu'on puisse trouver de hernie de ce côté. L'état général est excellent et a toujours été tel; aucun trouble digestif ne s'est jamais produit.

« Comme nous l'avons dit déjà, il existe seulement une sensation de gêne, qu'expliquent aisément et le volume et le poids d'une semblable tumeur.

« Dans la station debout et pour conserver l'équilibre, le malade est obligé de renverser le haut du corps en arrière. Il présente la démarche de canard particulière aux femmes enceintes.

« Il n'existe point, à sa connaissance, de hernieux dans sa famille. Parmi les hernies auxquelles leur volume exagéré a mérité la qualification de *monstrueuses*, il en est peu, sachons-nous, qui aient atteint de semblables dimensions et surtout qui aient été supportées avec une telle facilité.

« Au point de vue pratique, nous ne pensons pas qu'une pareille hernie soit justiciable d'une intervention chirurgicale, le repos au lit avec élévation de la tumeur n'ayant nullement modifié son irréductibilité.

« Comme l'a fort bien dit Berger[1] :

« Le volume excessif d'une hernie, la dilatation des orifices herniaires, l'irréducti-
« bilité totale de son contenu, lorsqu'il est constitué par une grande quantité d'intestin
« adhérent, et surtout lorsqu'on peut supposer que le côlon est compris dans la hernie,
« sont des conditions très fâcheuses qui peuvent équivaloir, dans certains cas, à une
« contre-indication véritable ».

« Il existe, incontestablement, quelques observations de hernies de grande taille, quoique bien moins volumineuses, qui furent guéries par une ou plusieurs interventions.

« Le cas de de Roubaix[2] est bien connu ; par trois observations consécutives, ce chirurgien obtint, à la fois, la guérison d'une hernie crurale droite, descendant jusqu'à la rotule, chez une femme de 64 ans. »

---

1. Paul Berger. La cure radicale des hernies. *Revue des sciences médicales*, tome II, p. 726.
2. Cité par Paul Segond. Thèse d'agrégation (*Cure radicale des hernies*. Paris, 1885, page 145).

Nous citerons encore les observations de Czerny[1], « hernie inguinale de 42 centimètres de long chez un homme de 41 ans ».

« De Dupont[2], « tumeur herniaire inguinale arrivant au genou et très doulou-« reuse » ; de Cerné[3], « hernie inguinale double, descendant jusqu'au tiers inférieur des « cuisses, chez un homme de 60 ans, double cure dans la même séance » ; de Poncet[4], « homme de 38 ans, porteur d'une hernie inguinale atteignant presque les genoux ».

« Mais, à côté de quelques succès, que de mécomptes pourrions-nous enregistrer ! et les cas malheureux sont loin d'être tous publiés.

« Quelquefois, l'opération ne peut même pas être menée à bonne fin, dans l'impossibilité où l'on se trouve d'obtenir la réduction de l'énorme masse herniée.

« C'est ce qui arriva en particulier à Ivan Swensonn[5], dont le malade portait une hernie qui arrivait à cinq centimètres du genou et contenait une partie du gros intestin ; il mourut de péritonite.

« Si nous en croyons Berger[6], « presque tous les cas de mort consécutive à une « cure radicale se rapportent à de très grosses hernies. »

« Nous n'insisterons pas sur les complications plus ou moins éloignées de l'acte opératoire, tels que paralysie intestinale et surtout complication thoracique, principalement à redouter chez les vieillards. Richelot[7] a opéré, à deux reprises, un vieillard de 70 ans, qui avait deux énormes hernies. Une congestion pulmonaire emporta l'opéré trois jours après la seconde opération.

« Moyo Robson[8] tenta également en deux fois la cure radicale d'une double hernie inguinale chez un homme de 62 ans, qui mourut, deux mois après, d'une complication pulmonaire.

« Dans le cas de Marseille, prenant en considération le volume et l'irréductibilité absolue de l'énorme masse intestinale qui, depuis si longtemps, avait déserté l'abdomen pour se fixer dans le scrotum, vu aussi la tolérance parfaite avec laquelle le malade supportait son infirmité, M. Benet écarta immédiatement toute idée d'une intervention opératoire, qui n'aurait pas manqué d'être des plus périlleuses pour l'opéré et des plus pénibles pour le chirurgien, et il estima plus sage, suivant le dire de Guy de Chauliac, de *laisser vivre le malade avec son clochement.* »

---

1. Czerni et Mass, cités par Heisrinck (*Die modern radical-operation der Unterleibsbrusche.* Hamburg und Leipzig 1883).

2. Dupont. *Revue médicale de la Suisse Romande*, avril 1881, page 257.

3. Cerné. « Hernies inguinales énormes et irréductibles, double cure radicale. » *La Normandie médicale.* 1er juin 1889, page 189.

4. Poncet. Cité par Humbert. Thèse, Lyon 1891, N° 611, page 63.

5. Ivan Swensonn. *Zwoelfter Jahreb.* von Krankenhause Subbatsberg zu Stockholm für 1890 page 80.

6. Berger, *loco citato.*

7. Richelot. Congrès français de chirurgie 1888, 3e session.

8. Moyo Robson. *The Practitioner*, octobre 1895.

CHAPITRE IX

LA HERNIE INGUINALE CHEZ L'ENFANT

§ 1. — JUSQU'A DIX-HUIT MOIS

Lawrence (1818) est le premier qui ait insisté sur la nécessité d'un bandage à ressort appliqué à l'enfance, dans un but contentif et curatif. La nature vient tellement à notre aide, dans les affections du jeune âge, que l'application d'un ressort doux ne tarde pas à oblitérer la tunique vaginale.

Pour que le bandage étende ses bienfaits, il doit être porté jour et nuit; Félizet a sagement insisté sur ce point[1]. Grâce à cette tactique, le collet et le sac se libèrent de toute distension, et se rétractent bientôt, pendant que le tissu musculaire des parois abdominales conquiert une vigueur inattendue.

« Lorsqu'une hernie inguinale apparaît dans la première année et même dans les premiers mois de la naissance, dit avec raison le professeur Berger, on doit la soumettre à l'application régulière d'un bandage à ressort. Ce bandage doit être construit sur le même mode que le bandage français des adultes. Les bandages en caoutchouc, avec pelotes insufflées, que l'on emploie souvent pour les hernies des nouveau-nés, ne représentent que des garanties illusoires. »

Disons, pourtant, que les ressorts employés pour la contention de la hernie de la première enfance doivent avoir une pression excessivement faible. Le modèle que

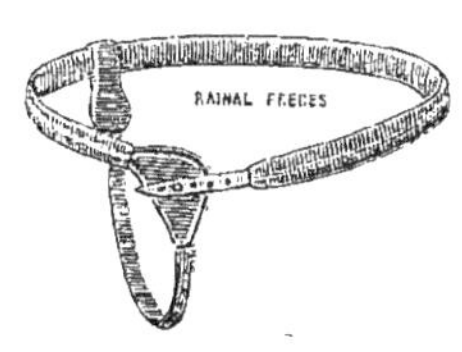

Fig. 1508.

nous employons est recouvert de toile caoutchoutée, et par conséquent imperméable; il est fortement capitonné. Pour si petite que soit la hernie, nous conseillons toujours la pelote à bec-de-corbin, munie d'un sous-cuisse à sa partie inférieure. Les enfants supportent très bien ce bandage, par lequel la hernie est parfaitement contenue et peut guérir.

Néanmoins, malgré l'habituelle tolérance, on ne saurait trop recommander de surveiller les effets que détermine la pression du bandage chez les jeunes enfants, dont la peau devient si aisément le siège d'érythèmes, d'excoriations et même d'eschares. Il faut avoir soin, en plus d'un bon capitonnage, d'interposer, aux deux points d'appui principaux (la région

---

1. *Hernies inguinales de l'Enfance* par FÉLIZET. Paris 1894.

inguinale et le sacrum), un peu de ouate, des compresses de lint ou un linge très fin plié en plusieurs doubles. On doit aussi mettre à l'endroit où le bandage s'applique de la poudre d'amidon ou de lycopode. Il faudra, enfin, retirer le bandage trois fois au moins dans les vingt-quatre heures, en choisissant pour cela (suivant les conseils de Gosselin) les heures où l'enfant est gai et ne crie pas. Ces précautions concernent exclusivement les enfants au maillot : après le sevrage, on procédera comme ci-dessous.

§ 2. — HERNIE INGUINALE

APRÈS DIX-HUIT MOIS

A partir de l'âge de dix-huit mois, on peut remplacer le bandage à ressort caout-chouté de pression faible, par un autre ayant à peu près la même forme, mais avec un ressort d'une pression un peu plus sérieuse, donnant 615 grammes au dynamo-mètre (fig. 170). D'une manière générale, dit M. Félizet[1], « le ressort devra être d'au-tant plus puissant et surtout la pelote d'autant plus bombée, que l'enfant aura davan-tage d'embonpoint ». Il faut, en effet, qu'elle refoule ou qu'elle tasse le tissu cellulaire adipeux pré-inguinal, pour arriver au point sur lequel son action doit s'exercer exclusivement.

Dans le modèle (fig. 170), la pelote a pour objectif à la fois de fermer l'orifice externe et de comprimer le trajet inguinal ; on conçoit donc que la forme de cette

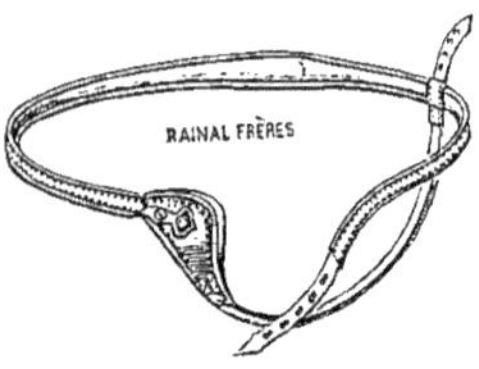

Fig. 170.

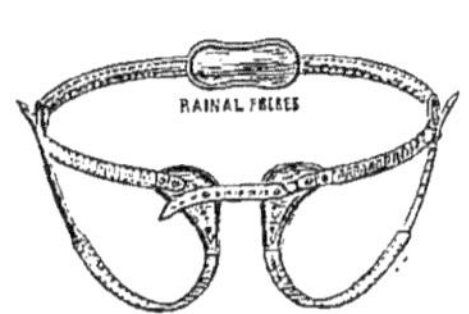

Fig. 1251.

pelote doive varier avec la largeur de l'ouverture, la longueur du trajet et la direc-tion qu'affecte, en sortant, l'axe de la masse herniaire. Nous rejetons absolument, pour quelque hernie que ce soit, chez les enfants, l'usage des pelotes rondes ou elliptiques : le bec-de-corbin seul est applicable. Comme le dit fort bien M. Félizet, « chez les enfants dont les hernies ont, le plus souvent, un sac simple et sont presque toujours réductibles, la région du pédicule est tout : c'est là qu'est le collet du sac, là que sont les piliers. C'est sur ce point que la pression du bandage produit son action curative, non pas seulement en empêchant la sortie des viscères, mais encore et surtout en pressant sur le trajet et en préparant l'accolement des surfaces séreuses du collet. »

Or, ce résultat complexe ne sera jamais obtenu avec une pelote ronde, mais bien avec une pelote triangulaire, se prolongeant par un sous-cuisse fixé à sa partie infé-rieure.

1. FÉLIZET. *Les hernies inguinales de l'enfance.* Paris, 1891.

Dans la hernie inguino-scrotale chez les enfants, il faut, comme chez les adultes atteints de hernies inguino-scrotales volumineuses, un bandage à ressort (fig. 289) comprimant non seulement le trajet inguinal, mais aussi l'anneau à la partie supérieure du scrotum. La pelote qui remplit le mieux cette indication, dans la plupart des cas, est celle de forme triangulaire légèrement recourbée, avec sous-cuisse fixé à la pelote et faisant corps avec elle. Le ressort doit exercer une certaine pression : dans la plupart des cas, 800 grammes au dynamomètre.

Pour que ce bandage soit bien supporté, il est nécessaire de le capitonner avec le plus grand soin et de munir la pelote d'un épais coussin, capable d'atténuer la compression exercée par le ressort. Il est important aussi de fixer le sous-cuisse sur le bandage du côté opposé à la hernie.

Disons, en passant, que la hernie scrotale, chez les enfants, est très facile à maintenir avec un bandage approprié et appliqué avec soin.

Cette précision de l'application est réglée par la torsion convenable du bandage à l'endroit du collet, qui doit être rigide, et surtout par la parfaite adhérence du ressort au pourtour du bassin.

La présence de l'épiploon dans le sac herniaire, chez les enfants, est une cause de grandes difficultés pour la contention des hernies. L'épiploon glisse et sort, chez

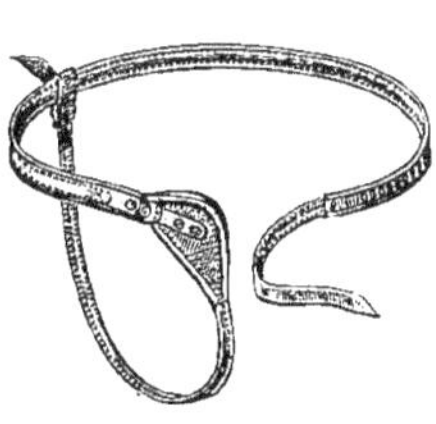

Fig. 1690.

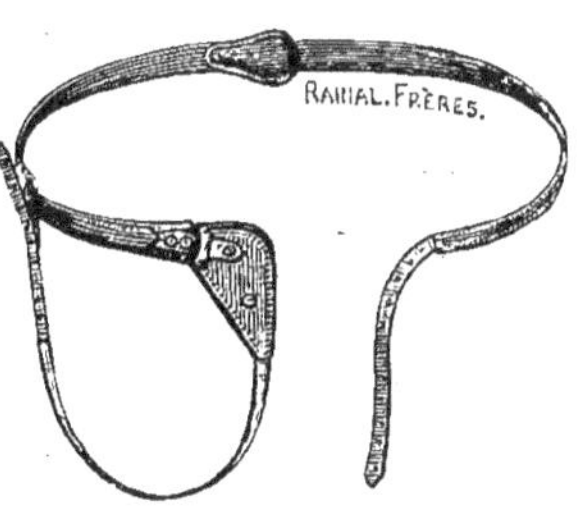

Fig. 289.

eux, avec une facilité extraordinaire : on est obligé, dans ces cas, de mettre un ressort plus puissant que pour la hernie scrotale même volumineuse. Si la pelote ne porte pas exactement sur tout le trajet herniaire, une parcelle d'épiploon file sous la pelote, au moindre endroit où la contention n'est pas exercée par le bandage. Elle pénètre dans le sac, pour favoriser l'échappement de l'intestin, qui le suit. Le bandage ordinaire, c'est-à-dire en demi cercle, est insuffisant pour contenir cette hernie : le modèle de Camper (fig. 1690) (c'est-à-dire le bandage circulaire embrassant les dix douzièmes de la circonférence du bassin) est seul applicable, chez les enfants d'un certain âge, à partir de dix ans par exemple. Comme pour les hernies scrotales chez les adultes, nous sommes absolument partisan des pelotes épaisses, douces et larges pour les enfants.

§ 3. — HERNIE AQUEUSE CHEZ LES ENFANTS

Cette hernie est, de toutes, la plus difficile à contenir : car il n'y a pas de pression médiate qui ne laisse un petit point par lequel l'eau soit en état de fuser. Les ressorts les plus énergiques, avec fortes pelotes, ne parviennent jamais à maintenir, d'une façon complète, ce genre de hernie et la compression (quelque forte qu'elle soit) empêche rarement la sérosité de filer sous le bandage et de réenvahir le sac.

On ne doit donc employer, pour ce genre de hernie (assez rare heureusement, d'ailleurs) que des bandages à pression faible. En cherchant à obtenir l'oblitération du canal, on n'aura pas seulement pour but de favoriser la disparition des liquides ; on mettra, en même temps, efficacement obstacle à la sortie de l'intestin ou des parties épiploïques.

§ 4. — HERNIES INGUINALES

CHEZ LES ENFANTS DE 10 A 15 ANS

Comme le fait remarquer fort judicieusement le docteur Félizet dans son remarquable ouvrage « *Les hernies inguinales de l'enfance* » : Chez l'enfant, étant donnés les résultats qu'on a le droit d'attendre de l'action du bandage, le fait d'une contention complète de la hernie est quelque chose, sans doute, mais il faut davantage.

Il ne suffit pas en effet que la hernie soit mise mécaniquement dans l'impossibilité de sortir, il faut que son collet subisse cette action quasi traumatique sur les effets de laquelle nous ne saurions trop insister, action irritante qui ajoute au rétrécissement de l'anneau, que le passage de l'intestin ne force plus, l'oblitération du collet séreux, et qui peut amener la guérison.

Or, c'est sur un diagnostic anatomique minutieux de l'état de la hernie qu'est basée la construction du bandage. Les plus grosses hernies, chez les enfants, ne sont pas toujours celles qui présentent les anneaux les plus grands par eux-mêmes ; aussi, est-ce sur la hernie réduite et retenue qu'il convient de relever les diamètres, la forme et l'élasticité du trajet et de la baie aponévrotique externe.

Dans certains cas, l'anneau est large, le doigt s'y engage sans peine et, sans éprouver l'impression d'une ouverture élastique, rétractile ou dilatable, pénètre librement dans l'abdomen. L'effort produit une impulsion des viscères, sans que le doigt se sente serré. Les piliers sont minces et membraneux. Mais ce qui frappe surtout, c'est la régularité et la continuité du pourtour de l'anneau qui donne l'idée d'un cadre oval.

Tout cela indique la nécessité de commander un ressort puissant, une pelote large avec un prolongement en bec-de-corbin, que le sous-cuisse tendra ferme (fig. 1779), en même temps que le collet du bandage, par une torsion franchement accentuée, achèvera d'opposer le fort de la pelote à l'axe de sortie des viscères. La présence de l'épiploon libre dans un sac herniaire apporte une difficulté singulière et inattendue à l'usage régulier du bandage.

En dehors des cas dans lesquels on le trouve durci et adhérent à la suite de poussées inflammatoires antérieures, l'épiploon de l'enfant est mince, insaisissable, comme fluide ; il glisse et sort avec une

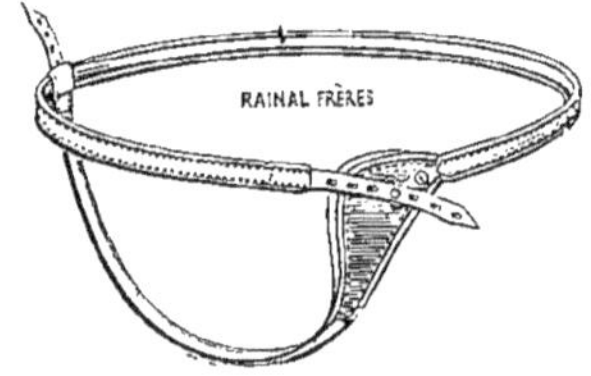

Fig. 1779.

incroyable facilité, par la plus petite lacune que la contention peut présenter, il s'insinue sous le bandage, dépasse le collet, pénètre dans le sac et favorise la sortie de l'intestin.

Il faut veiller soigneusement à ce que la réduction soit parfaite avant l'application de ce bandage, afin de ne pas comprimer une portion de cet épiploon, compression qui pourrait amener, avec tous leurs inconvénients et leurs dangers, la formation d'adhérences dans le sac herniaire.

Les chances de guérison de la hernie inguinale chez les enfants disparaissent en partie lorsqu'ils atteignent l'âge de 16 ans environ. Chez les jeunes filles, malgré les pressions énormes et les pelotes les plus spéciales, les résultats obtenus à partir de cet âge sont presque nuls.

S'il nous était permis de donner notre opinion à ce sujet, nous n'hésiterions pas à conseiller l'opération. Lorsque la hernie crurale·apparaît (chose excessivement rare d'ailleurs) à cet âge, les bandages sont encore plus complètement inutiles, et il faut songer à la kélotomie.

Il n'en est pas ainsi chez les enfants du sexe masculin ; chez eux la guérison est possible jusqu'à l'âge de 25 ans.

Nous attribuons cette différence au développement du bassin plus tardivement complet chez les garçons que chez les filles.

Mais il faut bien savoir que la hernie reparaît, dans la majeure partie des cas, à l'âge où se produit la déchéance musculaire (quarante-cinq à cinquante ans).

§ 5. — ECTOPIE TESTICULAIRE

L'ectopie testiculaire est beaucoup plus fréquente qu'on ne le croit généralement. La statistique de Monod et Terrillon[1] peut en donner une idée.

Si l'on en juge par les cas d'exemptions du service militaire, 1 sujet sur 2000 serait atteint d'ectopie.

L'ectopie double est incomparablement plus rare que l'ectopie unilatérale. Marshall n'en a observé qu'un seul cas, Rennes n'en a point rencontré.

Elle serait, d'après un ensemble de statistiques, un peu plus fréquente à gauche.

La classification suivante proposée par Lecomte répond à la majorité des cas et suffit à la description :

Ectopie inguinale interne : le testicule est engagé dans l'anneau interne.

Ectopie inguinale interstitielle : le testicule est arrêté dans le canal même.

Ectopie inguinale externe : le testicule fait saillie à l'anneau du grand oblique.

Nous n'avons pas à nous occuper ici d'étiologie ni de symptomatologie : cela dépasserait notre modeste compétence. Ce que nous pouvons publier, ce sont les résultats obtenus par l'application de nos bandages : car nous avons suivi longuement la plupart de nos malades, quelques-uns pendant des années. Eh bien, les résultats obtenus sont des plus consolants : ils sont favorables dans la proportion de huit sur dix. Empressons-nous, toutefois, d'ajouter que l'application du bandage seul est insuffisante : il faut savoir l'accompagner des manipulations, si heureusement indiquées par les savants chirurgiens qui se sont occupés spécialement de cette question : Le Dentu, Monod, Terrillon, Duchesne, etc.

La migration du testicule, chez les enfants soumis aux massages réguliers, aidés du bandage en fourche recommandé par Follin (fig. 291, p. 253), donne des résultats sensibles au bout de quelques mois, surtout de 5 à 10 ans.

Cette migration s'opère jusqu'au milieu du scrotum ; à ce moment, on remplace la pelote en fourche par une pelote ronde, ayant pour but de comprimer légèrement

1. MONOD et TERRILLON. *Traité des maladies du testicule.* Paris 1889.

l'anneau inguinal, de crainte d'une hernie. A partir de 15 ans environ, toutes les tentatives pour effectuer la migration du testicule au moyen du bandage sont complètement inutiles. On a attaché, croyons-nous, trop d'importance à l'idée de voir une hernie succéder à la descente tardive du testicule. La crainte de cet accident fait que, dans nombre de cas, on comprime l'anneau inguinal avec le testicule en ectopie. Or, il est bien préférable de ne pas faire porter de bandage aux enfants dont le testicule reste dans l'anneau inguinal interne, et au contraire de favoriser

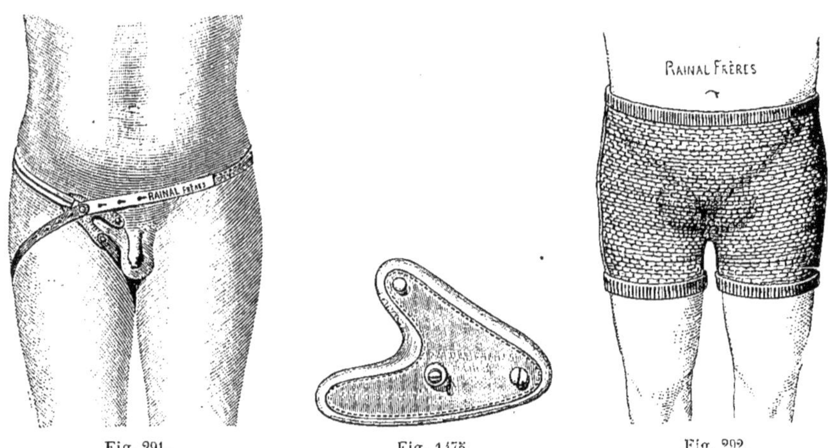

Fig. 291.   Fig. 1175.   Fig. 292.

cette descente par tous les exercices possibles. La chose importante est que le testicule sorte de l'anneau, afin qu'on puisse le saisir et, par les manipulations et l'usage du bandage en fourche, le faire descendre dans le scrotum. S'il survient une hernie à la suite, cela n'est rien : on peut toujours la maintenir, au lieu que si le testicule reste engagé dans l'anneau, ce sont des souffrances intolérables pour plus tard. Nous pouvons citer comme exemple le cas d'un de nos clients, avocat de mérite, qui avait (chose assez rare) une ectopie testiculaire double contre laquelle aucun traitement n'avait été dirigé dans son jeune âge. Les testicules, assez développés, étaient entourés de liquides (sortes d'hydrocèles à répétition); la dilatation des anneaux s'était produite à la suite de ces gonflements, les testicules étant situés au niveau du canal inguinal externe, occasionnaient chez ce malade des douleurs insupportables. Il n'était soulagé que par l'application d'une sorte de caleçon en tissu élastique, semblable à celui employé pour les bas à varices (fig. 292).

Il est évident qu'il vaut mieux avoir un testicule atrophié dans ses bourses qu'un testicule à peu près sain dans l'abdomen ou engagé en partie dans l'anneau, qui oblige le malade à porter, dans l'âge adulte, un bandage à perpétuité.

Le traitement par le bandage, pour éviter cet inconvénient, doit commencer chez les enfants à partir de 3 à 4 ans. Ceci, bien entendu, en dehors de la question opératoire, qui n'est pas de notre compétence et dont nous ne saurions discuter le plus ou moins d'opportunité. L'avis des maîtres de la médecine confirme, d'ailleurs, ce que notre expérience nous a permis de constater. Nous voyons environ une quinzaine de cas annuels d'ectopie testiculaire chez les enfants; cette affection se présente plus souvent à gauche qu'à droite (pour une statistique de cinq ans, très régulièrement tenue, nous trouvons 75 cas, dont 32 à droite et 43 à gauche, et 2 cas d'ectopie double : cette dernière est assurément très rare, puisque nous l'avons constatée trois fois seulement en 25 ans).

« Les manipulations propres à libérer le testicule de sa position défectueuse[1], dit le docteur Duchesne, consistent en une série de pressions, lentes, régulières, superficielles, exercées de haut en bas dans l'ectopie inguinale et de bas en haut dans l'ectopie périnéale, assez douces pour ne pas provoquer de douleurs, fréquemment répétées et progressivement croissantes. » Ces sortes de massages se pratiquent avec la face palmaire des doigts, sur la région préalablement enduite d'un corps gras : on les répète tous les jours, ou au moins tous les deux jours, pendant cinq minutes environ. S'il y a hernie concomitante, Duchesne conseille de contenir la hernie d'une main, tandis que, de l'autre, on pratique le massage destiné à détruire la connexion des deux organes : on rompt ainsi ou l'on étire les adhérences molles et extensibles. Puis on applique un bandage en fourche, pour fermer le canal et empêcher le testicule de réintégrer sa position vicieuse.

« Si le testicule descend avec la hernie, dit M. Berger[2], mais n'arrive pas au fond des bour-

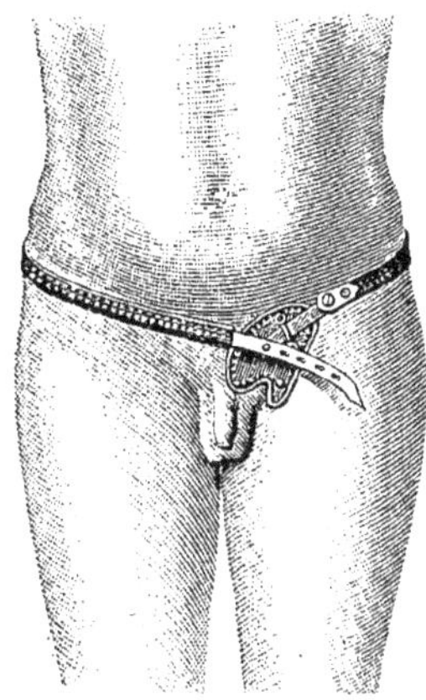

Fig. 290.

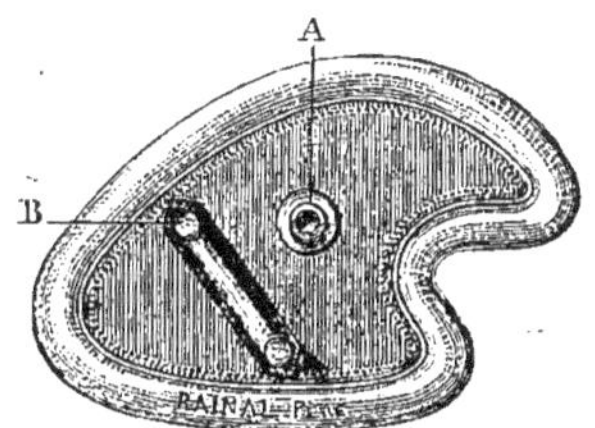

Fig. 121.

ses, s'il tend à rentrer dans le trajet inguinal lorsqu'on réduit la hernie, mais s'il peut être isolé de celle-ci, on doit chercher à le retenir au dehors, en même temps que l'on maintient la hernie réduite par l'application d'un bandage dont la pelote, disposée en fourche ou en fer à cheval (fig. 121), ferme l'orifice herniaire, sans exercer sa pression sur le testicule logé dans la cavité qu'elle présente.

Mais si le testicule ne peut être maintenu au dehors lorsqu'on réduit la hernie, et, à plus forte raison, si, une hernie inguinale étant apparue, le testicule ne peut être senti, retenu qu'il est dans le trajet inguinal ou dans l'abdomen, il faut s'abstenir de faire porter aucune espèce de bandage; ceux-ci n'auraient d'autre effet que de s'opposer à la migration qui peut encore se produire, et risqueraient de transformer une hernie ordinaire en une hernie interstitielle intra-pariétale avec ectopie, en forçant l'intestin de s'étaler dans la paroi abdominale.

Il arrive souvent que le testicule occupe, dans le canal, une position telle, qu'il sera comprimé par n'importe quel bandage. Certains auteurs conseillent de sacrifier la glande pour échapper au péril herniaire. Cette pratique, sans inconvénient pour l'adulte (puisqu'il s'agit d'un testicule atrophié et sans fonction), ne doit pas être suivie chez l'enfant, où il importe de se préoccuper, sérieusement, de l'avenir dévolu à la glande génitale incluse dans l'abdomen et disposée à la migration.

On laissera, comme le veulent Monod et Terrillon[3], testicule et hernie sortir à la fois du canal inguinal. Mais on surveillera les choses de près, jusqu'au jour précis où l'intestin pourra être maintenu par un bandage, sans que la glande soit intéressée.

1. DUCHESNE. Traité chirurgical de l'ectopie testiculaire. Thèse de Paris, 1891.
2. PAUL BERGER. Hernies. Traité de chirurgie de Duplay et Reclus. Paris, 1892.
3. Traité des maladies du testicule.

On ne se résignerait à agir comme chez l'adulte que si la hernie devenait de plus en plus volumineuse et tendait à prendre le pas sur le testicule.

Lorsque l'on a affaire à un cas de descente tardive du testicule, la règle acceptée par tous est qu'il faut s'abstenir de toute intervention tant que la glande n'a pas franchi l'anneau externe. Alors seulement on est autorisé à appliquer un bandage. Le meilleur est celui dont la pelote est bifurquée : conseillé, pour la première fois, par Follin (voir fig. 291, page 255), il est bien préférable à la pelote seulement échancrée de Richter (fig. 121). Cette pelote embrasse le testicule par son extrémité supérieure et l'aide dans sa descente. Comme l'intestin n'est que rarement adhérent, la réduction est généralement facile. « Quand l'ectopie est cruro-scrotale et que l'intestin est réductible, la hernie peut encore être maintenue ; mais lorsque les adhérences retiennent les viscères en contact avec le testicule, ou que la présence de celui-ci dans le canal empêche l'application de la pelote entre lui et l'anneau interne, que faut-il faire? Le meilleur parti à prendre est peut-être de repousser ensemble dans l'abdomen intestin et testicule, et de maintenir la réduction avec le bandage [1]. » « Il arrive souvent que le testicule, moins mobile que l'intestin, ne se laisse pas réduire aussi complètement que ce dernier et s'oppose, par sa présence, à l'application d'un bandage. La hernie, reliée au testicule par des adhérences plus ou moins étroites, peut être, elle-même, mal réductible. On a conseillé, en pareille circonstance, l'emploi d'une pelote concave, qui, coiffant la glande sans la comprimer, s'oppose, en même temps, au développement de la hernie. Mais il est rare que le but idéal soit atteint complètement; le testicule est toujours plus ou moins froissé et le bandage ne peut être supporté [2]. »

Une pelote concave maintient la tumeur, tant bien que mal, et est capable, au moins, de s'opposer à son développement ultérieur. Mais il serait injuste de ne pas le reconnaître : chez l'adulte, les pelotes concaves n'ont jamais donné de bien bons résultats. La plupart du temps, hernie et testicule s'échappent de la cavité de la pelote; les rebords de cette dernière viennent froisser le testicule et l'appareil devient intolérable. Nous pensons qu'à part le traitement opératoire, le seul moyen pratique, alors, est l'usage d'un suspensoir en tissu inextensible légèrement ouaté, dont le but est de maintenir ces parties dans une immobilité complète. Les suspensoirs en filet et même en tissus élastiques ne sont d'aucune utilité, il faut au contraire que ces appareils soient confectionnés soit en peau de chien, soit en tissu résistant et inextensible.

Un symptôme qui se présente chez quelques enfants pourrait faire croire à une ectopie double : nous voulons parler de la tendance des testicules à remonter dans l'anneau, surtout dans la position horizontale et même quelquefois dans la station debout, sous l'influence des contractions du crémaster. Cette disposition, qui occasionne quelquefois des douleurs névralgiques assez vives, lorsque le testicule franchit l'anneau pour rentrer dans l'abdomen, a surtout pour inconvénient de dilater le canal inguinal et de prédisposer, au bout d'un temps plus ou moins long, à la formation d'une hernie. Nous avons remarqué que, par

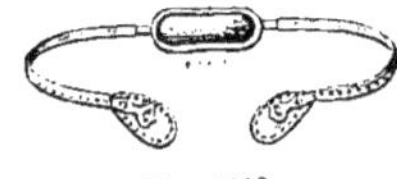

Fig. 1692.

l'usage d'un bandage à pression très faible, muni de petites pelotes de forme elliptique très douces, on parvenait à comprimer suffisamment l'anneau inguinal pour empêcher le testicule de remonter dans l'abdomen. Ce bandage (fig. 1692), porté deux ou trois mois au plus, suffit généralement pour éviter le retour des accidents. Il est bien entendu que cet appareil doit être porté la nuit : car c'est surtout dans la position horizontale que les testicules ont tendance à remonter dans l'abdomen, lorsque l'action de la pesanteur ne se fait plus sentir sur ces glandes.

1. Le Dentu. Des anomalies du testicule.
2. Monod et Terrillon. Traité des maladies du testicule. Paris, 1889.

CHAPITRE X

CURE RADICALE DES HERNIES

§ 1. — BANDAGE CURATIF

L'influence efficace d'un bandage porté d'une manière continue n'est guère contestable : mais comment se produit l'action curative?

Ledran attribuait à la pression du bandage l'accolement des bords de l'ouverture du sac herniaire. Arnaud, Richter, J.-L. Petit, Scarpa et la plupart des chirurgiens modernes acceptèrent cette explication.

Les tendances de la nature secondent évidemment la pression du bandage : la guérison des hernies par le décubitus dorsal prolongé ne s'opère-t-elle pas sans le secours d'aucun appareil herniaire?

Fabrice de Hilden a vu un homme de 60 ans qui, depuis vingt ans, portait une hernie scrotale volumineuse, guérir radicalement, pour avoir été obligé de garder le lit pendant six mois à cause d'une maladie. Des faits analogues ont été observés par d'autres chirurgiens. N'est-on pas alors autorisé à n'accorder au bandage qu'une action secondaire, et ne peut-on pas dire, avec Arnaud, que la nature et l'art travaillent de concert à la cure radicale[1]?

La cure par le bandage compte aussi, selon Malgaigne, un grand nombre de succès, chez les hernieux de 15 à 35 ans : à ces âges, se montrent les hernies *de force*, qui résultent d'un effort dispoportionné fait par l'individu. La cause, tout accidentelle, cesse aussitôt qu'elle a agi : nous n'avons à combattre que le résultat. « Cherchez, à l'aide du bandage, à obtenir l'oblitération du sac hernaire, dans son passage à travers le canal; recollez, si je puis ainsi dire, les deux parois de ce canal et les bords écartés de l'anneau inguinal interne : toutes choses seront alors remises dans l'état où elles elles étaient auparavant, et la cure sera complète[2]. » Mais il n'en est plus ainsi au delà de 35 ans, époque des hernies *de faiblesse*. Alors, en effet, les aponévroses sont affaiblies; il y a une prédisposition notable aux hernies, prédisposition causale qui survit toujours à la destruction des effets. On obtient alors, parfois encore, par le bandage, la disparition de la hernie ; mais il ne faut pas s'y fier.

1. Voir le livre de DEMEAUX (J.-B).*Recherches sur l'évolution du sac herniaire* (J.-B. Baillière, éditeur,1842).
2. MALGAIGNE. *Leçons cliniques sur les hernies*. Paris, Baillière, 1841.

Le bandage enlevé, la hernie ne tardera pas à reparaître. Enfin, même de 20 à 55 ans, la guérison est plus aléatoire, surtout pour ceux qui ont une prédisposition héréditaire, véritable *diathèse de relâchement* qui se traduit par les varices, la varicocèle, l'entéroptose, la dilatation d'estomac[1], etc....

Pour donner quelque espérance de succès, le bandage doit remplir certaines conditions dont voici les principales[2] :

La pelote aura une largeur suffisante pour dépasser d'un demi-pouce au moins la circonférence de l'orifice herniaire. Le ressort aura une force suffisante pour résister à la pression viscérale, sans cependant contondre ni excorier les parties.

Tout dépend, d'ailleurs, de la manière dont la pelote est adaptée. Si la pelote ne s'applique pas bien perpendiculairement à l'ouverture, quelque vive que soit sa force, les parties s'échapperont par les points où elles rencontreront le moins de résistance. Si, au contraire, l'application est plus exacte, il ne sera pas nécessaire de mettre en usage une force bien grande. Mais pour que l'application se maintienne exactement, il faut veiller à ce que la pelote ne porte pas sur des parties mobiles, capables de changer ses rapports anatomiques.

A une certaine époque, les bandages étaient peut-être mieux faits qu'aujourd'hui, au point de vue de la forme de la pelote. Ils étaient, en effet, beaucoup plus larges que les nôtres : ceux de Bligny remplissaient l'aine presque entièrement et pressaient, par conséquent, également bien sur les deux orifices du canal inguinal.

Le jeune âge est la grande condition de curabilité par le bandage : passés trente ans, la guérison est exceptionnelle, mais l'action palliative persiste encore, très notable. Plus une hernie est récente et petite, plus on a de chances de voir l'évolution du collet oblitérer le sac, les anneaux se resserrer et l'infirmité se guérir. Trois ou quatre ans de bandage suffisent ordinairement pour une hernie inguino-pubienne ou même scrotale, si les anneaux et le sac ne sont pas trop dilatés. Un bandage bien adapté, bien surveillé, réparé et modifié selon les besoins, porté jour et nuit d'une façon permanente : telles sont les conditions indispensables. Le sujet devra éviter tout effort. Il faut, en résumé, que la hernie ne ressorte plus jamais, à dater du début du traitement.

Comme l'a parfaitement vu Segond, c'est l'évolution naturelle des orifices ou des trajets par lesquels les intestins s'engagent, qui nous vient en aide, chez les jeunes sujets. On voit même agir, dans le jeune âge, les contentions les plus incorrectes.

La hernie crurale ne guérit point par le bandage : l'anneau crural est un cadre fibreux de *béance immuable* (Forgues et Reclus). Dans la hernie inguinale, au contraire, le sac se scelle, peu à peu, par une péritonite adhésive causée par la pression de la pelote. A partir de trente ans, on ne voit guérir que les pointes de hernies maintenues par un bandage exactement confectionné et scrupuleusement porté. Pour la hernie ombilicale, les conditions deviennent, après l'enfance, aussi défavorables que pour la crurale. Toutefois, l'âge numérique n'est pas tout. On a l'âge de ses tissus : tel, à cinquante ans, a encore des muscles vigoureux, tandis que tel autre a les anneaux avachis et sans tonicité à vingt-cinq ans, ce qui le rend incapable d'une cure spontanée.

Il ne faut pas se hâter de proclamer la hernie guérie, sous prétexte que la toux ne transmet plus de choc au doigt explorateur de l'anneau. On voit des récidives après cinq, dix, vingt, quarante ans. Il faut donc continuer le port habituel d'un bandage préservatif, léger, de faible trempe, que l'on supprime la nuit, d'abord, puis aux périodes de repos musculaire.

---

1. Voir D' Monin. *Les troubles digestifs*, 1894.
2. Boinet. Thèse. *Cure radicale des hernies*. Paris 1859.

Nous avons eu, pour notre part, quelques cas de guérison radicale dans notre clientèle : mais nous nous hâtons d'ajouter qu'ils sont très rares, et qu'une bonne part du mérite de ces guérisons revient à l'embonpoint ou au développement du bassin, survenus deux ou trois ans après l'apparition de pointes de hernies, chez des sujets jeunes, porteurs d'un bandage à pression ferme, jour et nuit. Et encore, se trouvait-on en présence de hernies survenues brusquement à la suite d'un effort (hernie de *force* de Malgaigne), et non de hernies héréditaires ou congénitales, reparaissant à l'âge adulte par suite de la dilatation congénitale des anneaux et du relâchement musculaire.

§ 2. — BANDAGE APRÈS LA CURE OPÉRATOIRE

Laurent Heister, il y a près de deux siècles[1], parlait déjà de la nécessité d'un soutien après la kélotomie. « La récidive, dit-il, est très à craindre ; surtout, la hernie étant forte, ancienne, et d'un volume considérable, les anneaux se trouvent extrêmement dilatés et affaiblis. Je ne voudrais être garant à personne que les parties ne retomberont pas, malgré la ligature du sac, et je crois, par conséquent, qu'il serait très avantageux de faire porter, au moins pendant quelques mois, un bandage convenable à ceux qu'on a traités par cette méthode. »

« Un certain nombre de chirurgiens, dit le Dr Gustave Agier[2], renvoient leurs malades aussitôt que la plaie est cicatrisée et que le tissu cicatriciel leur paraît assez solide ; ce qui, dans les cas où la plaie guérit par première intention, ne nécessite guère plus de dix jours de traitement. On leur recommande de ne pas se livrer, tout d'abord, à des exercices violents, et de ne faire aucun effort exagéré. Mieux vaut assurément leur conseiller le port d'un bandage. »

Sur quatorze opérés de hernies non étranglées, mais compliquées, dont neuf inguinales chez des hommes, aucun n'a succombé[3] (Segond). On peut donc dire que l'opération est peu grave. Comme résultat thérapeutique immédiat, le résultat s'est toujours montré parfait. Quant aux résultats fournis par l'observation ultérieure des opérés, sur ceux que Segond a revus, deux cas de hernie inguinale ont été guéris radicalement, l'un opéré en 1884 sans port consécutif d'un bandage, l'autre en 1886 ayant porté un bandage léger. Pour les autres, Segond leur a conseillé de porter un bandage ; chez ceux qui ont suivi ses prescriptions et qui ont été revus dans un intervalle de deux à dix-huit mois, il n'y a pas eu menace de récidive.

Dans le cas contraire, il y a toujours réapparition de la hernie. D'où la conséquence que le bandage est un agent indispensable du maintien de la guérison.

Segond ne conseille, d'ailleurs, l'opération que dans les cas rentrant dans la formule de Trélat, « toutes les fois que la hernie n'est pas complètement, facilement et habituellement maintenue par un bandage ».

Si l'on veut assurer aux opérés les bénéfices réels de l'opération qu'ils ont subie, il faut donc leur prescrire le bandage post-opératoire, qui n'a d'ailleurs d'autre office

1. Cité par FÉLIZET. *Les hernies inguinales de l'enfance.* Paris 1894.
2. GUSTAVE AGIER. *De la cure radicale de la hernie inguinale.* Paris 1895, Baillière, éditeur.
3. SEGOND, *Congrès de chirurgie*, 1888.

que le soutien de la région opérée. Il existe, toutefois, une opinion contraire : quelques chirurgiens considèrent le port du bandage, non seulement comme inutile, mais surtout préjudiciable. Ainsi, Thornley, Stoker (*British med.*, juin 1887) estiment tout bandage pernicieux, parce qu'il produit l'absorption progressive de la lymphe plastique, outre, disent-ils, que la pression du tampon peut séparer des parties fraîchement unies par l'opération.

En ce qui concerne cette résorption des produits plastiques exsudés pour la cicatrisation, Bennet admet bien que la pression d'un bandage puisse en amener la résorption, mais seulement dans les premiers temps : aussi, est-il d'avis de ne pas faire porter *trop tôt* un bandage, et conseille-t-il de ne l'appliquer que six mois environ après l'opération.

Pour M. Burney, toute cicatrice placée entre deux forces compressives (bandage

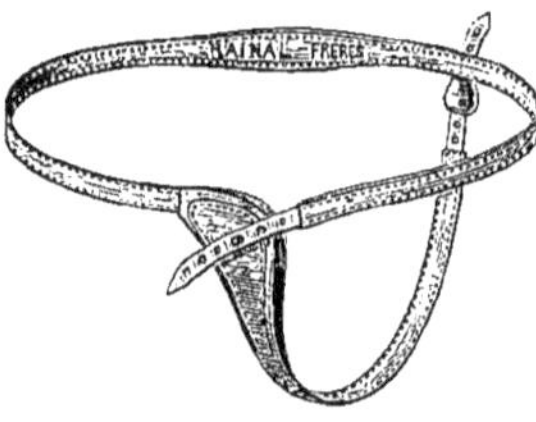

Fig. 910.

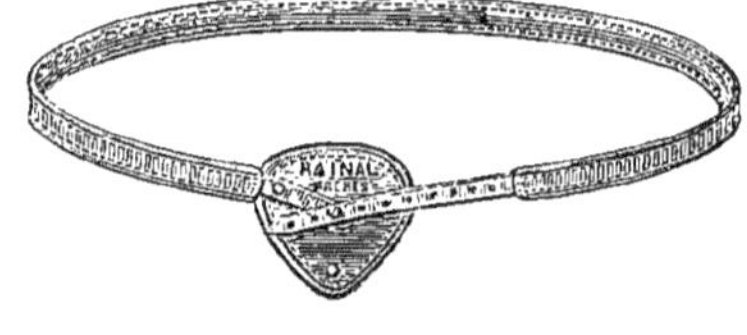

Fig. 1527.

en dehors et distension abdominale en dedans) doit, nécessairement, devenir mince et faible. Bull ne peut comprendre qu'un bandage puisse porter atteinte à la région, s'il n'y a pas de saillie, et pense que la plupart des méfaits mis sur le compte du bandage peuvent aussi bien être dus à l'opération.

Lucas-Championnière, tout en étant d'avis qu'après une opération de cure radicale, faite dans de bonnes conditions, le bandage portant sur la région cicatricielle est plutôt dangereux qu'utile, conseille, cependant, dans le cas où l'opération a

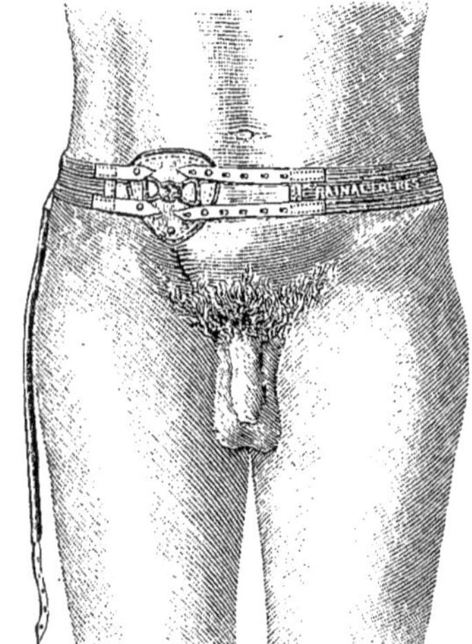

Fig. 1556.

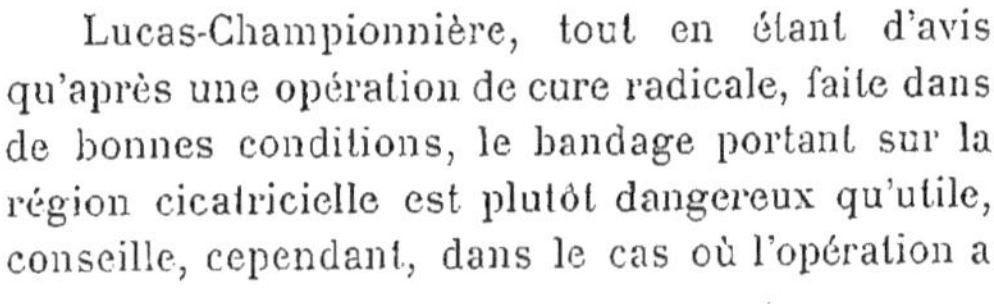

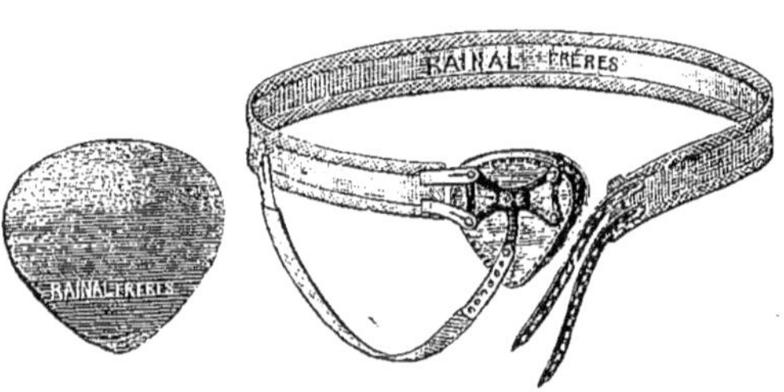

Fig. 810.

Fig. 811.

été laborieuse, le port d'un bandage spécial (modèle Rainal frères); c'est une ceinture sans ressort, qui porte une pelote destinée à appuyer sur la paroi du ventre, *au-dessus* de la cicatrice. Il a remarqué, dit-il, qu'en appuyant sur le ventre le poing au-dessus de la cicatrice des opérés de cure radicale, on faisait manifestement porter au poing tout l'effort de l'impulsion intestinale.

Dans les cas où les conditions d'opération ont été mauvaises, on ne doit jamais hésiter à faire porter à l'opéré un bon bandage qui permette de conserver les résultats acquis par l'opération.

Bien des chirurgiens sont favorables à cette pratique, de soutenir la région en dehors de la cicatrice, au moins pendant quelques mois.

Ainsi, de Garno (de New-York) conseille, pour les cas où les conditions locales de l'opération font douter de la solidité de la région, d'appliquer un tampon, de manière à comprimer le canal au-dessus du siège de la plaie. Même les chirurgiens qui déconseillent le plus le bandage l'estiment prudent lorsque l'opéré se livre à un travail forcé : ce qui peut arriver à tous.

On ne saurait sur ce point litigieux établir de règles absolues. Mais les premiers mois après l'opération, il faut user de mesures de précaution, surtout dans les cas de hernies anciennes et volumineuses. Cette question du port du bandage offre une réelle importance, alors qu'il s'agit d'apprécier les résultats éloignés d'une méthode opératoire et de se prononcer sur ses avantages par l'étude de ses conséquences. On ne peut comparer d'une façon équivalente les résultats définitifs obtenus avec ou sans le port d'un bandage. Aussi, n'est-ce pas l'une des moindres difficultés que l'on rencontre, alors que l'on veut faire une étude comparative de la valeur de chaque procédé curatif et juger chacun d'eux d'une manière équitablement scientifique.

Berger estime que, quand la cure radicale est faite sur de jeunes sujets, à paroi abdominale vigoureuse, pour des hernies congénitales ou infantiles, surtout pour de petites hernies qui n'auraient pas guéri par le port des bandages, la hernie, guérie par l'opération, n'a, en général, pas de tendance à se reproduire, et le port d'un bandage lui paraît alors plus nuisible qu'utile. Au contraire, chez les adultes, chez ceux surtout qui avaient des hernies volumineuses, irréductibles en partie ou incoercibles, le port d'un bandage est le plus souvent nécessaire, pour éviter les récidives. On surveillera, d'ailleurs, l'opéré pendant un laps de temps de six mois au moins.

Lorsque la hernie n'était qu'un accident, on peut se passer du bandage post-opératoire et se contenter d'une ceinture, et recommander d'éviter les efforts, l'équitation,

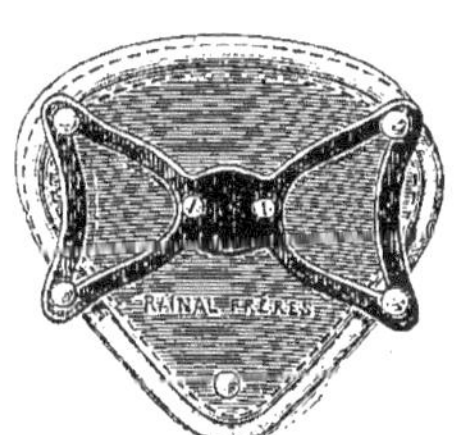

Fig. 1333.

les bronchites. Lorsqu'on est dans la nécessité d'appliquer une pelote herniaire, il faut toujours la fixer en haut de la cicatrice et non sur cette dernière, qu'elle pourrait atrophier [1]. La pelote avec ceinture sans ressort évite à la région opérée les gros chocs et permet aux cicatrices défensives d'achever pacifiquement leur consolidation.

Voici, d'ailleurs, les remarques par lesquelles Lucas-Championnière accompagnait la présentation récente, à la Société de chirurgie, de notre ceinture spéciale :

« Les chirurgiens qui ont opéré la cure radicale de la hernie se sont préoccupés de savoir s'il était bon ou utile pour le patient de continuer à porter un bandage. La plupart disent oui, d'autres disent non, comme le professeur Socin, de Bâle, qui fait remarquer, avec juste raison, que le bandage qui appuie sur la cicatrice la fait atrophier, par conséquent est nuisible.

Cette remarque est absolument juste, mais il n'en est pas moins vrai que le tissu cicatriciel jeune qui soutient l'effort abdominal a besoin d'être soutenu. Il faut un appareil spécial qui protège la cicatrice sans l'écraser. J'ai, d'abord, fait employer un ressort ordinaire (fig. 910 et 1327), avec pelotes très larges dépassant beaucoup la cicatrice à sa partie supérieure. Mais celui-ci appuie encore par une partie de son étendue

---

1. LAFOURCADE. *Cure radicale des hernies*, 1895.

sur la cicatrice; il faut le réserver pour certains cas exceptionnels où la région, très faible, aura besoin d'une pression à laquelle il ne faudra jamais renoncer. Dans la plupart des cas, j'emploie un appareil beaucoup plus simple construit par MM. Rainal frères.

C'est une ceinture sans ressort (fig. 811), se plaçant un peu au-dessous de la crête iliaque comme une ceinture ordinaire. Elle est munie d'une pelote assez large sur laquelle vient s'attacher le sous-cuisse. Cette pelote (fig. 810 et 1535, page 240), un peu triangulaire et à pointe arrondie, est placée juste au-dessus du point où se termine la cicatrice de l'opération ; *elle ne doit donc pas porter sur la cicatrice* (fig. 1536, p. 239).

Cette pelote, revêtue d'un tissu spécial, est d'un contact très doux pour la peau. Comme elle n'est pas fixée par un ressort, elle s'adapte très bien, selon les modifications de volume subies par le ventre. Son rôle est d'appuyer *au-dessus de la cicatrice*, comme le poing que l'on enfonce. Elle reçoit le choc intestinal dû à l'effort et évite la tendance qu'auraient les viscères à venir battre la cicatrice. Cette variété d'appareil est beaucoup plus facile à supporter qu'un bandage herniaire à ressort. Tel qui demandait à être opéré pour éviter le supplice du bandage déclare supporter sans ennui cette ceinture :

« J'ai commencé il y a 16 ans (1881), ajoute M. Championnière[1], à pratiquer la cure radicale de la hernie non étranglée sur 650 hernies de toutes variétés. La ceinture que j'ai eu l'occasion d'appliquer nombre de fois a été très bien supportée et toujours s'est montrée efficace; certains des opérés devront porter longtemps cette ceinture, surtout pour l'effort de la toux; mais, pour les cas les plus favorables, elle constituera un appareil d'attente, jusqu'au moment où l'on sera suffisamment éloigné de l'opération *pour que la cicatrice* supporte toutes pressions viscérales : ce qui a lieu au bout d'un an environ. »

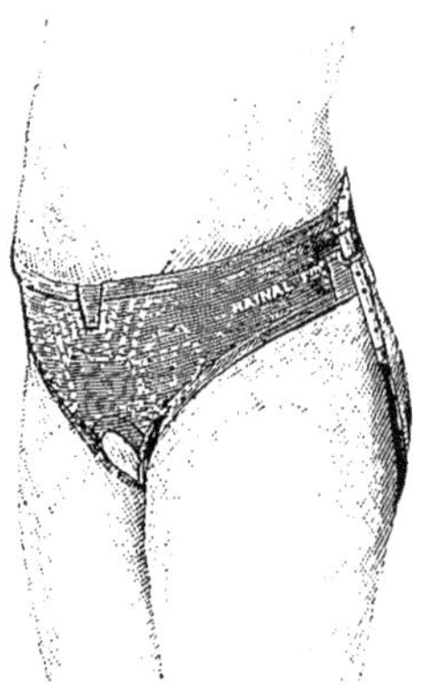

Fig. 1672.

Quelques chirurgiens hésitent entre le bandage à ressort aussi léger qu'il soit dont la pelote appuie sur la cicatrice et le bandage sans ressort muni d'une pelote ferme appuyant au-dessus de la cicatrice.

Pour certains cas, on a imaginé la ceinture abdominale (fig. 1672). Cette ceinture est en tissu non élastique : elle embrasse toute la partie inférieure de l'abdomen comme le ferait un caleçon. Au niveau de la cicatrice, est placée une pelote à air, que l'on gonfle à volonté. Le tout est maintenu en place par des sous-cuisses.

Le professeur Le Dentu, à la suite de nombreuses cures radicales effectuées à l'hôpital Necker, nous a fait construire aussi un appareil spécial qu'il applique à la suite de cette opération. Le principe de ce bandage (fig. 1045, page 242) est d'exercer une très légère pression sur toute la longueur de la cicatrice; le ressort de cet appareil est excessivement faible et, par cela même, très élastique. La pelote est garnie très mollement, afin d'atténuer la compression produite par le ressort. Ce bandage (à part la pelote spécialement faite pour la cure radicale) est construit d'après les principes de Camper, c'est-à-dire qu'il entoure les onze douzièmes du bassin. Cette longueur du ressort a pour but d'éviter les déplacements de l'appareil, qui auraient certainement lieu avec un ressort ordinaire, dont la partie postérieure s'arrêterait seulement un peu après l'épine dorsale. La pelote de ce bandage est plate et de forme ovalaire. Le ressort a la même épaisseur d'acier dans toute sa longueur. Contraire-

1. Dʳ JUST LUCAS-CHAMPIONNIÈRE. *Cure radicale des hernies*, 2ᵉ édition.

ment à ce qui existe dans le bandage inguinal, le collet du ressort est très flexible. Un sous-cuisse maintient la pelote dans la direction qu'elle doit avoir.

Lorsqu'il s'agit d'une hernie ombilicale opérée, on fera porter une ceinture abdominale munie d'un coussinet peu épais, portant sur l'anneau ombilical.

La ceinture que nous avons construite (fig. 1671, page 255) a pour but, non seulement de préserver la cicatrice, mais aussi d'obtenir l'immobilité absolue de la paroi abdominale. Elle prévient, par conséquent, les sensations douloureuses de tiraillement produites au niveau de la cicatrice dans les efforts de la toux par exemple, qui se manifestent d'une manière plus sensible sur toutes les cicatrices, résultant d'opérations pratiquées sur la région abdominale, que sur les cicatrices après cure radicale de la hernie inguinale ou crurale.

Cette ceinture se compose d'une partie en tissu, soit élastique soit en tricot à jour. Dans certains cas, il est nécessaire d'employer un tissu plus résistant; elle est fermée à la partie antéro-postérieure au moyen de pattes et de boucles. Il est

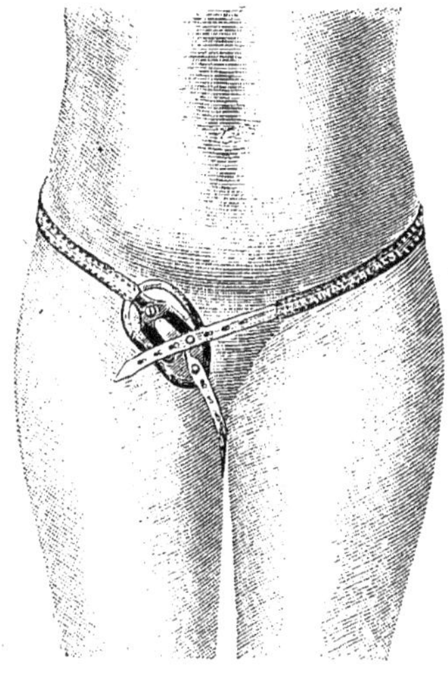
Fig. 1015.

presque toujours indiqué d'ajouter à cette ceinture des sous cuisses ou des jarretelles, afin d'empêcher l'appareil de se déplacer.

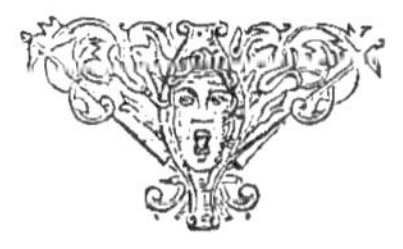

CHAPITRE XI

LA HERNIE OMBILICALE

§ 1. — DANS L'ENFANCE

Chez les enfants, qui ont le bassin trop étroit et l'abdomen très large, précisément au niveau de la région ombilicale, on remarque qu'un bandage appliqué sur l'ombilic tend incessamment à se déplacer vers le bas : cela nous explique le grand nombre d'appareils imaginés pour obtenir la contention des hernies des nouveau-nés[1].

La compression simple, à l'aide de compresses et d'une bande, peut, à la rigueur, suffire dans les cas les plus légers. On prétend même que de simples applications de collodion, faites directement sur la peau, par la constriction qui en résulte, auraient été suivies de guérison[2]. Mais, en général, ces moyens sont insuffisants.

De tout temps, les chirurgiens ont cherché à agir plus directement sur les viscères, en maintenant engagé, dans l'ouverture ombilicale, un corps plus ou moins arrondi, remplissant l'office d'un véritable bouchon. Il serait trop long d'énumérer tous les appareils et procédés imaginés, depuis Aétius jusqu'aux temps modernes, répondant à ce *desideratum* et présentés par leurs auteurs comme méthodes nouvelles pour la guérison des hernies ombilicales. Le principe général de l'appareil a toujours été le même : c'est l'indication qui a été plus ou moins bien remplie.

On a successivement appliqué sur l'anneau des boules faites avec du papier mâché, du linge, de la charpie, du coton (imbibés ou non de substances astringentes, dont l'action, disait-on, venait s'ajouter à celle de l'agent compressif).

Plater imagina de placer, sur l'ouverture ombilicale, la moitié d'une boule de cire, contenue d'abord par un emplâtre qui recouvrait la région ombilicale, puis par une bande circulaire. Richter[3], qui a employé ce moyen, le trouve défectueux, parce que la boule de cire, en se ramollissant, se déforme, s'aplatit et ne remplit plus exactement l'ouverture. Il propose, à son tour, une noix coupée par le milieu, enveloppée dans un petit morceau de linge et maintenue par un bandage. Sœmmering[4] se servait d'une demi-sphère de liège. Cooper[5] appliquait une demi-bille. Le même auteur s'est aussi servi d'une sorte de cône confectionné avec des rondelles de diachylon

---

1. Duplay. *De la hernie ombilicale.* Thèse, Paris 1866, Asselin, éditeur.
2. Pardier (de Clermont-Ferrand). *Gazette des hôpitaux*, 1856.
3. *Traité des hernies*, page 256.
4. Sœmmering. *Ueber die Nabelbrüche*, page 72.
5. Cooper. *Œuvres chirurg.*, trad. Chassaignac, page 557.

d'un diamètre successivement croissant. Malgaigne [1], frappé de l'inefficacité des appareils, avait imaginé une plaque d'ivoire, du centre de laquelle s'élevait une petite tige, arrondie à son extrémité, destinée à s'engager dans l'ombilic et à refouler la hernie jusque dans le ventre. Vidal de Cassis recommande l'usage d'une pelote ronde, en gomme élastique, présentant à son centre un mamelon, qui est introduit dans l'ombilic. Demarquay [2] s'est servi de pelotes en forme de pyramide faites en caoutchouc vulcanisé

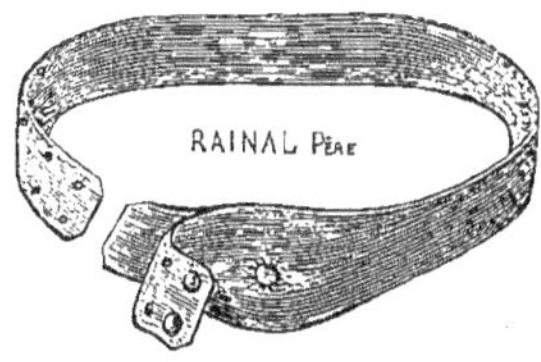

Fig. 94.

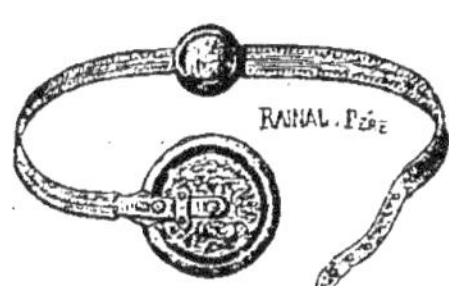

Fig. 100

et remplies d'air [3]. Ces différents moyens, dont on pourrait peut-être augmenter la liste, agissent tous à la manière d'une pelote, et, sous ce rapport, on ne sait trop vraiment auquel donner la préférence. A dire vrai, le choix de la pelote paraît à peu près indifférent, pourvu que sa forme et son volume soient bien appropriés aux dimensions de l'anneau. L'inconvénient général de la plupart de ces appareils est de se déplacer, et l'indication difficile à remplir, c'est de maintenir la pelote en place. Dans ce but, on a encore préconisé bien des moyens. Déjà, nous avons vu Plater faire usage d'emplâtres adhérents à la peau. Depuis lors, le moyen a été proposé avec quelques variantes. Nous le voyons vanté par Trousseau, Malgaigne [4], Sicard [5], Balestrier [6] Chabrely [7], Meynier [8]. Enfin, on a cherché aussi à maintenir la compression sur l'anneau, à l'aide de bandelettes enduites de collodion ; et, pour empêcher plus complètement le dérangement de la pelote, Seutin a imaginé d'appliquer, par-dessus celle-ci, d'abord, une longue bandelette de diachylon, puis un bandage amidonné.

De tous ces procédés de contention, les plus simples seront les meilleurs, surtout s'il s'agit d'un enfant à la mamelle : une petite pelote en caoutchouc, ou plus simplement encore une compresse pliée en huit ou douze doubles et maintenue sur l'ouverture à l'aide d'une bandelette de diachylon assez large pour empêcher la pelote de basculer et assez longue pour faire deux fois le tour du corps ; tel est l'appareil qui nous paraît le mieux convenir, à la condition qu'on le surveille avec soin, afin de le replacer s'il se dérange ou de l'enlever si son emploi déterminait de l'érythème. Mais ce moyen ne peut être continué longtemps : dès que l'enfant marche, il faut avoir recours à un véritable bandage. La forme et la disposition de ce dernier sont très variables. C'est toujours une petite pelote (fig. 100) répondant à l'anneau fixé sur une plaque circulaire légèrement excavée : à celle-ci, est assujetti un ressort qui embrasse seulement la moitié du corps de l'enfant et va s'adapter, par son autre extrémité, à une plaque répondant à la région lombaire.

Quelque perfectionnés que soient ces bandages, peu de hernies ombilicales sont

1. MALGAIGNE. Leçon sur les hernies.
2. DEMARQUAY. L'Union médicale, mars 1866.
3. Journal de chirurgie de MALGAIGNE, 1844, page 281.
4. MALGAIGNE. Gazette des hôpitaux 1840. (Leçons sur les hernies.)
5. SICARD. Gazette des hôpitaux, août 1844.
6. BALESTRIER. Bulletin de Thérapeutique, 1843.
7. CHABRELY. L'Expérience, mars 1844.
8. MEYNIER. Journal des connaissance médico-chirurgicales, 1831 et 1843.

réellement bien contenues chez les enfants : il faut un soin extrème, de la part des parents et du chirurgien lui-même, pour maintenir l'appareil convenablement appliqué.

Dans l'énumération des procédés multiples tour à tour préconisés contre l'exomphale, il serait injuste d'omettre celui qui davantage se distingue par son originalité. Il a été imaginé par Accarie [1] et décrit dans sa thèse inaugurale. Il consiste essentiellement en deux plaques ou viroles métalliques d'inégales dimensions, dont la plus petite est introduite dans l'anneau ombilical, la plus large restant à l'extérieur. Ces deux plaques, unies entre elles par des tiges métalliques et représentant ainsi un double bouton de chemise, embrassent dans leur écartement les bords de l'ouverture ombilicale. Il est permis de douter que cet appareil, assez compliqué, et dont l'emploi ne semble pas très supportable, puisse jamais passer dans la pratique usuelle.

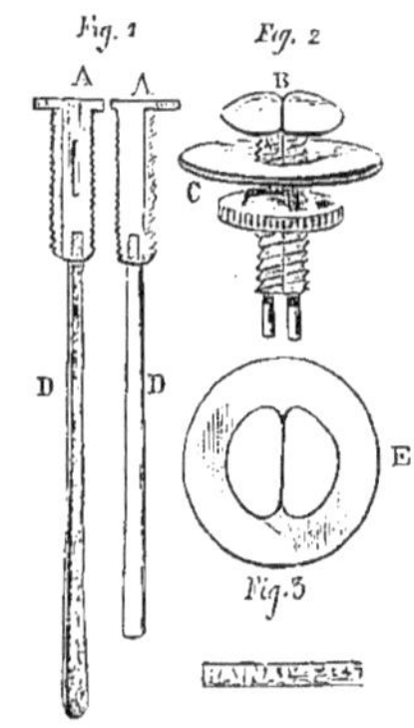
Fig. 1615.

La guérison spontanée de la hernie ombilicale infantile est puissamment favorisée par une contention capable de forcer le travail de resserrement et d'adhérence de l'anneau.

Mais, comme le dit fort bien Championnière, les tendances curatives sont naturelles dans le premier âge.

Chez l'enfant qui vient au monde, nous observons fréquemment une hernie ombilicale, qui, dans l'immense majorité des cas, est appelée à disparaître. La plupart des moyens de contention oppposés à la petite hernie ombilicale des nouveau-nés ont à peu près la même inefficacité que chez l'adulte : et, cependant, à mesure que l'enfant grandit, la hernie disparaît.

De tous les moyens de contention pour la hernie ombilicale, chez les tout jeunes enfants, c'est-à-dire jusqu'à trois ans environ, nous pensons que le bandage en

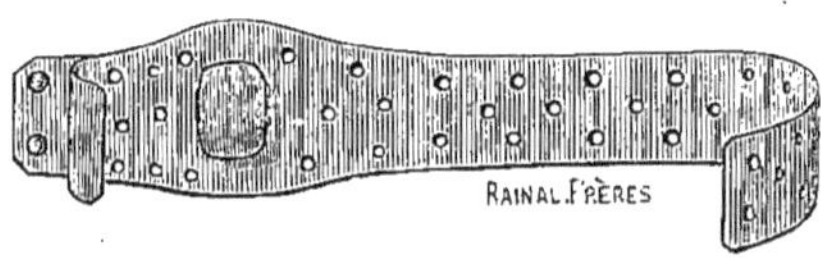
Fig. 299.

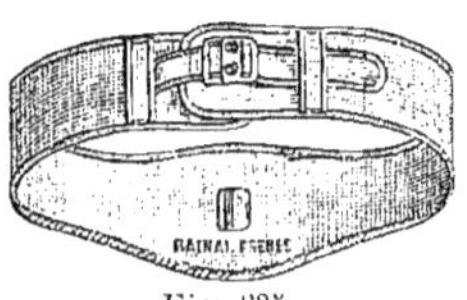
Fig. 885.

caoutchouc vulcanisé (fig. 299) est celui qui donne les meilleurs résultats, à la condition qu'il soit un peu serré. Comme cette compression s'exerce sur une assez large surface, cela n'offre pas un grand inconvénient.

Ayant remarqué que les pelotes rondes ou coniques ont pour effet de dilater l'anneau, nous les avons remplacées par une pelote carrée, légèrement bombée sur toute sa surface. En outre, comme cette ceinture en caoutchouc peut amener de l'érythème, par suite de la transpiration produite par le caoutchouc, nous avons pratiqué à sa surface de nombreux trous, pour laisser passer les produits volatilisés de la perspiration.

Il existe, néanmoins, certains enfants dont la peau est très irritable, qui ne peuvent supporter le contact du caoutchouc pur. Pour ces cas, en vérité assez rares, nous remplaçons la ceinture en caoutchouc pur par le modèle fig. 885, qui est en tissu élastique recouvert de fil, comme les bas élastiques pour varices.

Puisqu'il est démontré que les enfants guérissent par l'application d'une simple bande pourvue d'une légère élévation à l'endroit correspondant à l'ombilic, il est absolument inutile de leur dilater l'anneau avec des pelotes pointues.

1. ACCARIE. (Thèse de Paris 1864, n° 167.) Voir la description de cet appareil, page 165.

§ 2. — HERNIES OMBILICALES

APRÈS LA PREMIÈRE ENFANCE

Gosselin recommandait, avec raison, le bandage à ressort pour la hernie ombilicale : passé la première enfance, la ceinture en caoutchouc devenant notoirement insuffisante à cet âge.

Le modèle fig. 1233, diminutif du bandage employé pour les adultes, a l'avantage de ne pas trop se déplacer, grâce à la mobilité des ressorts. La pelote reste immobile, pendant que les ressorts se déplacent légèrement dans les différents mouvements. Ils ne portent que sur deux points d'appui : la partie sacro-lombaire et l'ombilic ; on est quelquefois obligé, dans certains cas, pour immobiliser complètement le bandage, de le fixer au moyen de sous-cuisses et de bretelles.

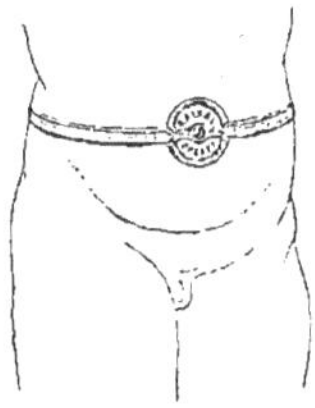

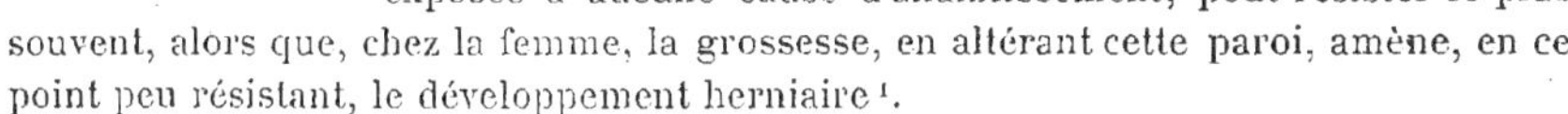

Le professeur Berger estime que la plupart des hernies ombilicales que l'on rencontre chez la femme. et qui se produisent après la vingtième année, datent du jeune âge. Elles surviennent, dit-il, chez des sujets qui, atteints de hernie dans la première enfance, ont été considérés à tort comme guéris. Il reste un point faible qui, chez l'homme, dont la paroi abdominale n'est exposée à aucune cause d'affaiblissement, peut résister le plus

Fig. 1233.

souvent, alors que, chez la femme, la grossesse, en altérant cette paroi, amène, en ce point peu résistant, le développement herniaire[1].

§ 3. — HERNIES OMBILICALES

CHEZ L'HOMME

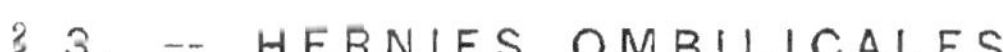

Pour les hernies de volume moyen, réductibles, la réduction, dit M. le professeur Duplay, doit être maintenue à l'aide d'un bandage. Or, en raison des changements de volume auxquels le ventre est sujet, il est nécessaire de faire usage d'un bandage à ressort élastique. Comme Richter l'a parfaitement indiqué, ce bandage doit être fabriqué de manière à ne porter que sur deux points opposés, sur la hernie et sur la partie postérieure du tronc, en laissant presque libres de compression les autres points de la circonférence du ventre. L'appareil que l'on emploie le plus fréquemment, et qui est d'ailleurs recommandé par Richter, consiste en une pelote, ovalaire ou ronde, au centre de laquelle est une demi-sphère, de composition analogue à celle des autres

1. Lucas-Championnière. *Journal de médecine et de chirurgie pratiques.* Tome LXVIII. Avril 1897.

pelotes herniaires et qui doit s'appliquer sur l'ouverture. Cette pelote est unie à un ressort représentant un demi-cercle élastique, qui embrasse la moitié ou les deux tiers du corps et se termine par une ou deux courroies, venant se boucler sur la pelote (fig. 293). Ce bandage, qui réussit assez bien à contenir une hernie de moyen volume, chez un sujet à embonpoint médiocre, peut devenir insuffisant chez des malades très obèses, lorsque la hernie est petite et ne fait qu'une saillie légère au fond d'une dépression profonde répondant à l'ombilic. Il faut alors que la pelote soit moulée sur cette dépression et assez proéminente (fig. 302) pour aller tout au fond repousser la hernie.

Jalade-Lafond avait imaginé d'adopter, pour le bandage ombilical, le principe de Camper,

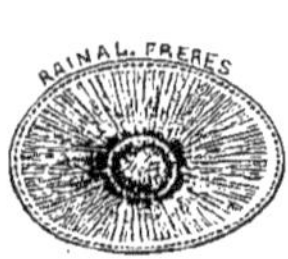

Fig. 302.

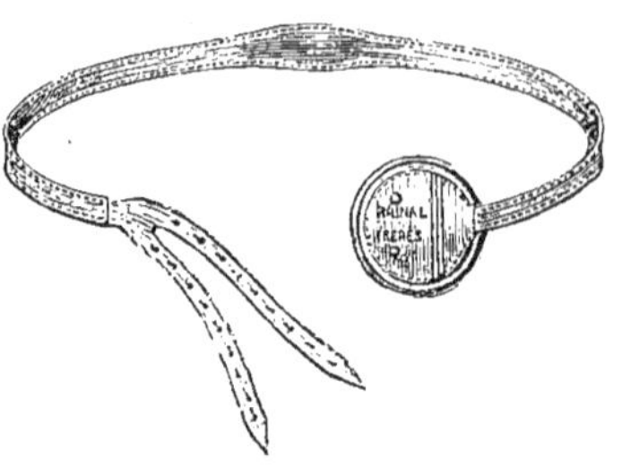

Fig. 293.

c'est-à-dire un ressort qui faisait tout le tour de l'abdomen, au lieu de s'arrêter seulement à la partie postérieure, un peu après l'épine dorsale. Ce modèle (fig. 296), que nous employons quelquefois, nous a donné de bons résultats : il se déplace moins que le bandage de Richter. Il convient surtout dans les hernies de petit volume, chez la femme (vu l'ensellure qui n'existe pas chez l'homme). Mais, de tous ces bandages, pour la hernie ombilicale chez l'adulte, celui que nous préférons

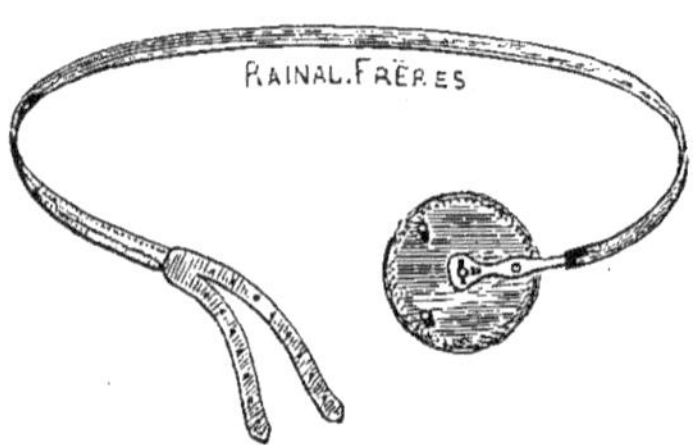

Fig. 296.

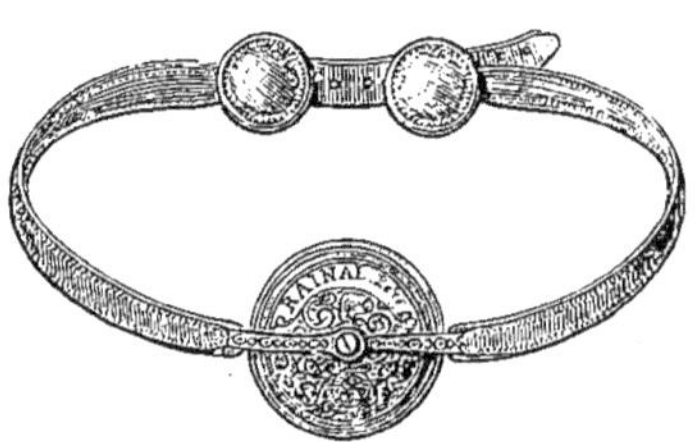

Fig. 95.

et qui semble le mieux répondre à toutes les indications a été décrit pour la première fois au siècle dernier par Hey (de Leeds). Ce bandage (fig. 95) a été imaginé par Eagland, chirurgien-mécanicien de cette ville. La seule modification qu'on lui ait fait subir consiste dans la mobilité de la pelote. Il est formé de deux ressorts demi-circulaires bien trempés. L'extrémité postérieure de chaque demi-cercle est garnie d'une pelote matelassée, appliquée sur les côtés de l'épine dorsale. Lorsque cet appareil est mis en place, les deux extrémités sont réunies au moyen d'une courroie. Les deux ressorts articulent librement sur la pelote, de façon que, dans les déplacements du corps, les ressorts puissent remonter ou descendre, sans que la pelote se dérange d'une ligne.

Ce bandage est, certainement, ce que l'on a fait de mieux pour la contention de la hernie ombilicale chez l'adulte, homme et femme, et même pour les enfants à partir de trois ans.

Reprenant l'idée de Scarpa, qui employait pour la contention des hernies ombilicales, surtout chez les obèses (hommes), une plaque munie d'un renflement à sa partie centrale, le tout maintenu par une ceinture élastique large d'environ 10 centimètres, nous avons imaginé l'appareil (fig. 915).

Cet appareil se compose d'une pelote ovalaire; la partie centrale qui fait l'office de bouchon (fig. 1767) est assez large pour ne pas pénétrer dans l'anneau ombilical,

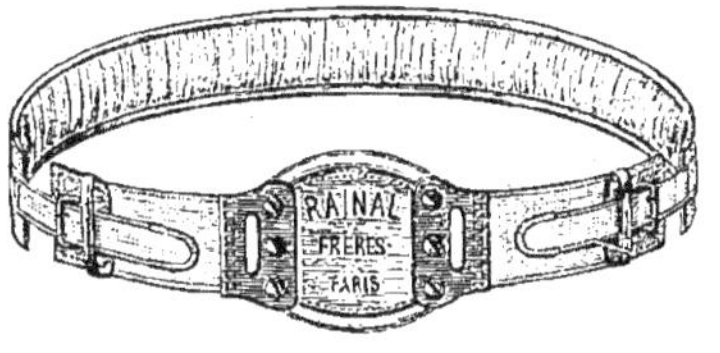

Fig. 915.

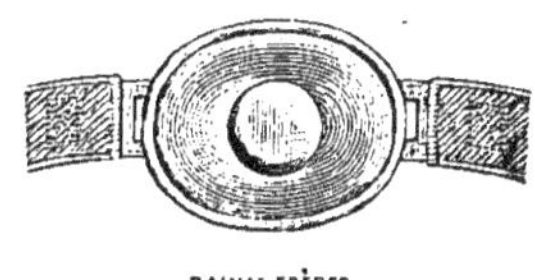

Fig. 1767.

c'est une boule de caoutchouc creuse, à parois très douces, quoique suffisamment résistantes pour ne pas trop s'affaisser par suite de la pression. Sans cette douceur, on s'exposerait à des frottements pénibles, bientôt suivis d'excoriations : car la hernie ombilicale présente cette particularité que la peau qui la recouvre est excessivement mince et très sensible. Toute pelote dure doit donc être absolument exclue du traite-

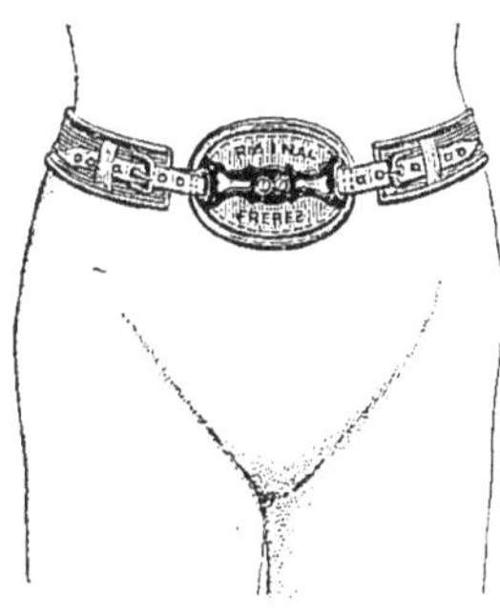

Fig. 297.

ment. La nôtre se trouve maintenue par une ceinture large de 10 centimètres environ. Quant à la compression sur la hernie, elle est obtenue au moyen de deux parties, constituées par un fort élastique, placé de chaque côté de la pelote à l'endroit même où s'attache la ceinture.

Cet appareil, très souple, peu gênant, remplace avantageusement les bandages à ressort. Ce n'est que dans des cas tout à fait spéciaux que nous employons ces derniers pour la hernie ombilicale réductible chez l'homme.

Dolbeau avait aussi imaginé une ceinture sans ressort, avec pelote (fig. 297), munie d'une lame d'acier destinée à exercer une compression sur un point fixe. L'idée était excellente, comme tout ce qu'imagina ce chirurgien d'élite, mort trop tôt pour la science. Le ressort, disposé sur la pelote, avait malheureusement l'inconvénient d'être très fragile et de faire une certaine saillie sous les vêtements. La contention, avec ce système réellement nouveau, était parfaite.

Nous avons modifié le modèle de Dolbeau pour lui faire remplir de meilleures conditions : notre modification a consisté uniquement à remplacer le ressort par deux élastiques placés sur les côtés de la pelote (fig. 915).

§ 4. — FORME DE LA PELOTE

POUR LA HERNIE OMBILICALE

On n'est pas d'accord, dit Scarpa, sur la forme qu'il convient de donner à la pelote pour la hernie ombilicale, tant pour les adultes que pour les enfants : les uns la veulent convexe, d'autres conique, et d'autres enfin plane. « Je n'ai pas encore rencontré, ajoute-t-il, un seul cas de hernie ombilicale réductible, dans lequel la pelote plane eût pu convenir. Dans toutes les hernies de cette espèce, il m'a toujours paru indispensable d'employer une pelote un peu conique, pour repousser les viscères dans le ventre et pour mettre en contact la peau avec l'anneau ombilical. »

Nous sommes absolument de l'avis de Scarpa : tout bandage ombilical, construit en vue de contenir une hernie réductible, doit posséder une plaque, ronde ou ovale, dont le milieu sera muni d'une pelote en champignon arrondi et surélevé sur la plaque (fig. 502). Cette pelote doit être excessivement douce, à cause de son contact permanent avec la peau amincie de la hernie ombilicale. Le modèle que nous employons est en caoutchouc rempli d'air et recouvert de peau.

C'est surtout dans les petites hernies épiploïques que le bandage à ressort est indiqué. Ce serait une erreur de croire que les petites hernies épiploïques sont plus faciles à réduire et à contenir que celles d'un grand volume. En effet, la portion d'épiploon déplacée, quoique peu considérable, est toujours volumineuse, relativement à l'ouverture aponévrotique qui lui a livré passage et au col du sac herniaire, qui est toujours très étroit. Cette disproportion oppose un sérieux obstacle à la réduction.

Au contraire, dans les hernies volumineuses de cette espèce, le col du sac herniaire est proportionnellement plus large : il y a moins de différence entre le volume des parties déplacées et l'ouverture qui leur a livré passage. Aussi, la réduction est-elle plus facile, à moins qu'il n'existe des adhérences entre l'épiploon et le col du sac herniaire : ce qui est malheureusement assez fréquent.

En résumé, une pelote plane (fig. 503) pourrait tout au plus convenir, pour contenir une hernie de la ligne blanche située un peu au-dessus ou au-dessous de l'ombilic, ou bien encore on pourrait s'en servir comme agent d'aplanissement

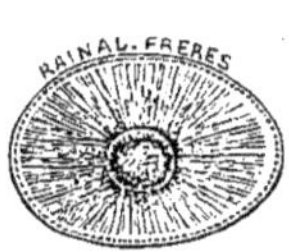

Fig. 502.   Fig. 503.

ou de soutien aux téguments et au tissu cellulaire, qui a contracté des adhérences avec les bords de l'anneau ombilical ou de la fente de la ligne blanche.

Nous avons remarqué que la hernie ombilicale masculine se produit surtout chez les obèses : elle est excessivement rare chez les sujets maigres. Cette hernie n'a pas de tendance à prendre un grand développement, comme cela se passe généralement chez la femme. Mais la guérison en est rare : lorsque nous l'avons observée, ce fut seulement à la suite d'un amaigrissement considérable fortuitement survenu.

§ 5. — LA HERNIE OMBILICALE

CHEZ LA FEMME

La hernie ombilicale, chez la femme, est très fréquente. La tendance à l'augmentation du volume en est constante pour plusieurs raisons. D'abord, la hernie est très difficile à contenir; puis, par suite d'un mécanisme magistralement élucidé par M. J. Championnière, il se fait une surcharge graisseuse graduelle des tissus, qui, alors, subissent très facilement un mouvement de glissement dans le péritoine doublé de graisse.

Les femmes attachent peu d'importance aux débuts de cette affection, malgré ses rapides tendances à l'augmentation : aussi, avons-nous bien rarement occasion d'appliquer des bandages pour pointes de hernies ombilicales chez la femme.

Le modèle qui donne alors les meilleurs résultats est le bandage circulaire (fig. 296, p. 247), c'est-à-dire dont le ressort fait le tour de l'abdomen. L'ensellure sacro-lombaire, particulière à la femme, nécessite l'emploi d'un ressort moulé exactement sur tous les contours de l'abdomen. La pelote doit être petite, la pression du

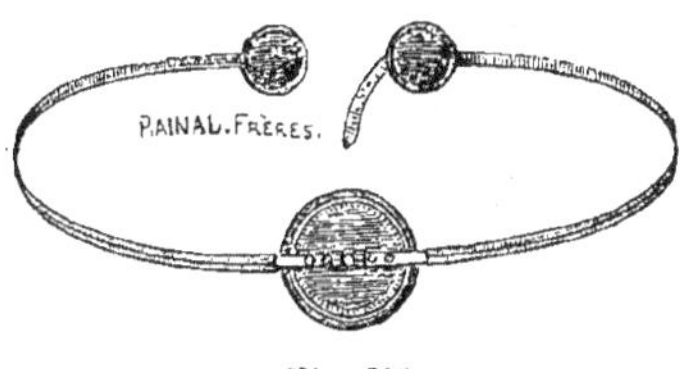

Fig. 295.

ressort faible : 400 grammes au dynamomètre. Lorsque le sujet ne peut supporter la moindre pression, par suite d'une excessive sensibilité, il faut avoir recours à une ceinture en tissu élastique (fig. 256 *bis*), emboîtant tout l'abdomen et munie à la partie qui correspond à l'ombilic d'une petite pelote en caoutchouc gonflée d'air. Mais il ne faut pas espérer, avec ce modèle, obtenir une contention sérieuse : autant vaudrait suivre l'avis de Gosselin, qui conseillait, pour ces hernies au début, l'usage d'une boule d'ouate maintenue simplement par le corset.

Lorsque la hernie réductible atteint la grosseur d'un œuf de poule, le modèle (fig. 913, p. 248), qui nous réussit chez l'homme, est aussi applicable chez la femme, malgré l'ensellure sacro-lombaire. Nous employons également le bandage à double ressort articulé (fig. 295). Cet appareil est disposé de telle sorte que l'ensellure du bassin ne gêne en rien son application.

Dans la hernie irréductible, exempte d'accidents, si elle est peu volumineuse, si elle offre des tendances à la réduction, on conseille généralement l'emploi d'un

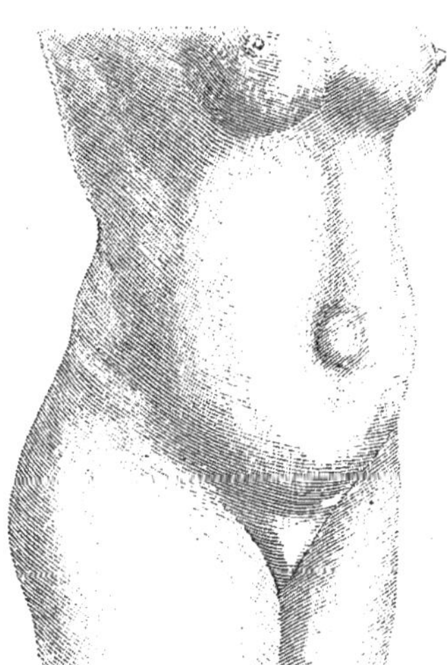
Fig. 1321.

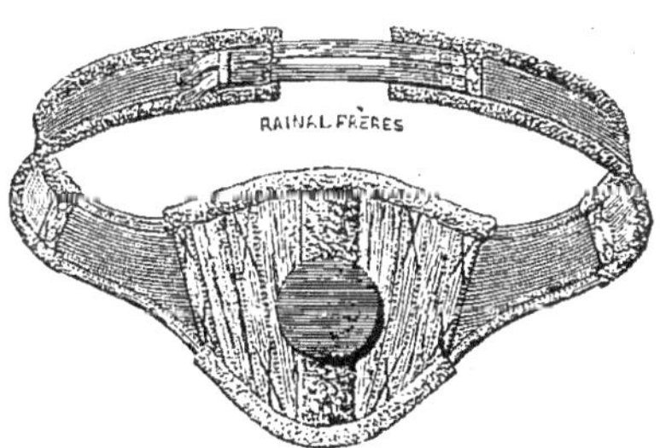

Fig. 256 *bis*.

bandage à pelote concave, dont les dimensions sont calquées sur celles de la tumeur. Il serait peut-être possible (d'après Duplay) d'obtenir, par ce moyen (comme dans une observation d'Arnaud), la réduction progressive des viscères et de remplacer, au bout d'un certain temps, le premier bandage par un autre à pelote convexe.

Voici, au surplus, l'observation rétrospective en question ; Arnaud fut appelé un jour en consultation auprès d'une dame atteinte d'une hernie ombilicale irréductible :

« Je jugeai, dit-il, que c'était une épiplocèle : elle n'était accompagnée d'aucun accident ; elle était même insensible au toucher, et la peau n'avait pas changé de couleur ; mon avis fut de contenir cette hernie de manière qu'elle n'eût pas occasion d'augmenter et d'empêcher l'intestin de sortir. Je construisis une platine de forme ovale, dont le petit diamètre avait six pouces de hauteur; le grand en avait dix. Le centre de cette platine, emboîté suivant la grosseur de la hernie, en recevait tout le volume; le reste fut figuré suivant la forme du ventre où elle devait être fixée. Elle était encore un peu concave à son bord inférieur, pour s'adapter à la convexité du ventre, et plate à son bord supérieur, pour s'appliquer avec justesse à l'aplatissement de la région épigastrique. Les deux ailes, tout à fait concaves, s'ajustèrent parfaitement à la convexité des parties latérales de l'abdomen. Toute la partie du bandage excédant la cavité propre à recevoir la tumeur servait de point fixe à la totalité de la platine, de façon qu'elle ne pouvait varier dans aucun sens, et que l'épiplocèle était constamment renfermée dans la partie concave du bandage : le tout fut garni avec soin, et soutenu par une ceinture.

« Trois jours après l'usage de ce bandage, je trouvais, contre mon espérance, la tumeur diminuée de moitié. Je remplis la cavité avec de la

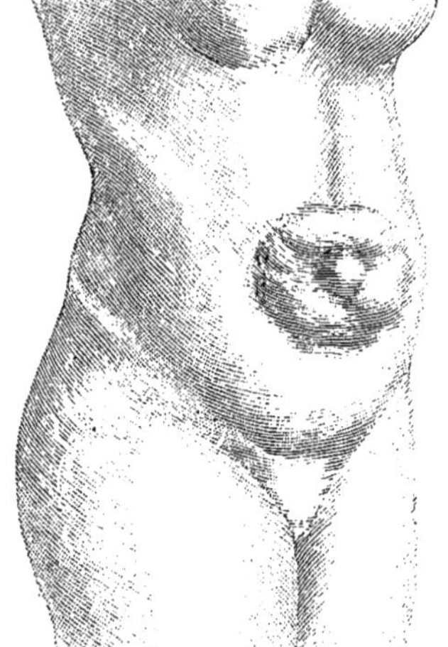

Fig. 1525.

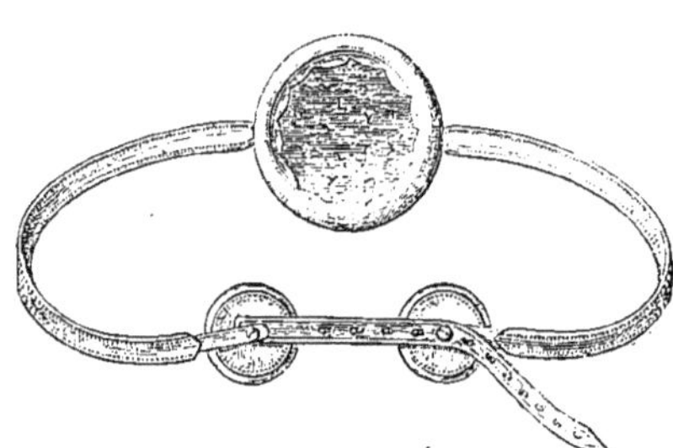

Fig. 1673.

charpie très mollette. Je visitai ensuite la malade pendant quatre jours, pour augmenter la charpie à mesure que la tumeur diminuait. Le septième jour après la première application de cet appareil, la descente se trouva entièrement réduite. Je substituai un bandage convexe au premier; la malade le porta avec soin. Elle eut plusieurs enfants depuis cet accident, sans jamais avoir été incommodée. »

Remarquons qu'il s'agit là d'un de ces cas heureux qu'il ne faut pas s'attendre à voir se présenter souvent dans la pratique. Presque toujours, la hernie irréductible chez la femme a contracté des adhérences : toute tentative de réduction est alors impossible.

Lorsque la hernie est irréductible, soit par étroitesse de l'anneau ombilical, soit à cause des adhérences que l'épiploon a contractées avec le col du sac herniaire, le meilleur moyen de remédier à ces complications, ou d'empêcher qu'elles ne fassent de nouveaux progrès, consiste à employer un bandage à pression légère, muni d'une pelote concave (fig. 1673), exerçant sur la tumeur une douce pression, sans causer la moindre gêne à la malade. On a soin de garnir cette pelote d'ouate à mesure que la tumeur diminue de volume, et, lorsque la hernie est complètement réduite, on substitue à la pelote concave une pelote plate. Nous pensons qu'une pelote convexe ne remplirait pas les indications et aurait pour effet d'agir à la façon d'un coin dilatant l'anneau. En général, ces hernies irréductibles, que l'on peut faire rentrer au moyen de bandages à pelotes concaves, ne dépassent guère le volume d'un œuf de poule; passé cette dimension, la hernie s'étale, les adhérences se forment et aucune compression ne peut amener de sérieuses modifications dans l'état de la hernie. Il faut se contenter, en pareil cas, d'une ceinture abdominale (fig. 298) dans le milieu de laquelle on fixe un coussin très plat, sans plaque. Cette ceinture a surtout pour but de soutenir toute la masse intestinale.

Le bandage à pelote concave réussit presque toujours, lorsqu'il est appliqué avec les précautions convenables, à réduire les épiplocèles ombilicales d'un médiocre volume. Mais le succès n'est pas le même lorsqu'il s'agit de réduire une hernie ancienne et volumineuse. Alors, le fond est large et le col très mince, la tumeur est

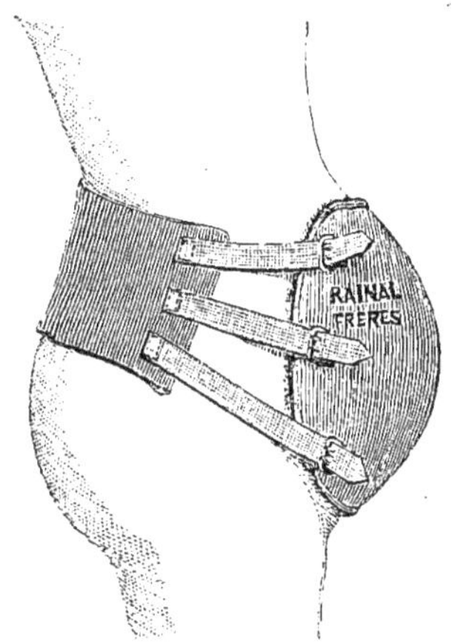

Fig. 1218.

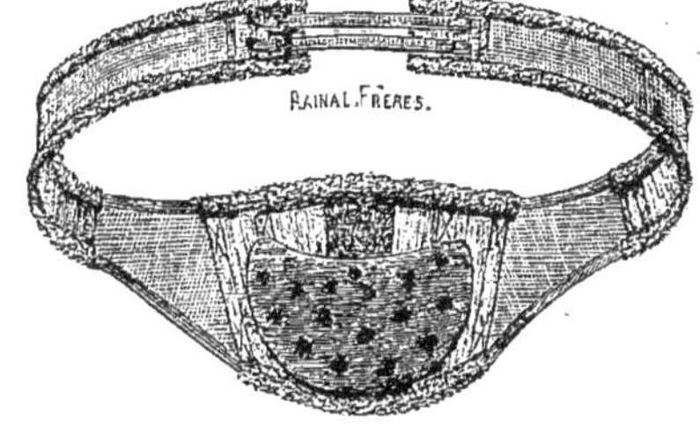

Fig. 298.

inclinée de haut en bas, et comme pendante : une contention ne saurait s'effectuer si le bandage ne prend point d'appui au-dessus du col de la tumeur.

Fabrice de Hilden avait imaginé déjà, dans ce but, une sorte de suspensoir, dont nous donnons la forme figure 1582, page 34.

Cette ceinture primitive (forme de corset) rendait quelques services, et tout au moins était assez bien supportée par les malades. Car, une chose qu'il ne faut pas oublier, c'est que les hernies volumineuses distendent la paroi abdominale : alors, la peau qui recouvre les tumeurs devient tellement amincie, que le moindre contact d'un corps dur y amène rapidement des excoriations. C'est pourquoi l'on ne saurait employer, pour ces tumeurs incoercibles, volumineuses, que des appareils de soutien, n'exerçant aucune compression. Le modèle (fig. 1218) remplit parfaitement toutes les indications ; chez les malades obèses, dont l'abdomen atteint un développement énorme retombant sur les cuisses, il est impossible de maintenir le poids de la masse intestinale avec une ceinture en tissu. C'est pour ces cas, rencontrés assez fréquemment, que nous avons imaginé l'appareil (fig. 1218). Il se compose d'une ceinture en cuir moulé, bien capitonnée, s'appuyant d'un côté sur toute la région lombaire et sur une certaine hauteur, offrant ainsi un solide point d'appui; sur cette ceinture, sont fixées des sangles qui viennent se boucler sur une plaque, sorte de plastron légèrement concave qui emboîte exactement la paroi abdominale.

Les exomphales adhérentes peuvent acquérir un énorme volume (fig. 1325, p. 254). C'est dans ces cas que l'on voit parfois la hernie descendre jusqu'au-devant du pubis, ou même tomber jusque sur les cuisses. Stalpart, Von Derweil, Richter en citent de célèbres exemples. On peut lire dans le *Journal complémentaire des Sciences médicales* (tome IX, page 286) une observation où il est fait mention d'une exomphale monstrueuse, qui descendait jusqu'aux genoux.

§ 6. — ÉVENTRATION COMPLÈTE

HERNIES MULTIPLES

Les éventrations multiples, occasionnées par le relâchement des muscles droits et transverses de la paroi abdominale, à travers lesquels s'échappent, en masse, une

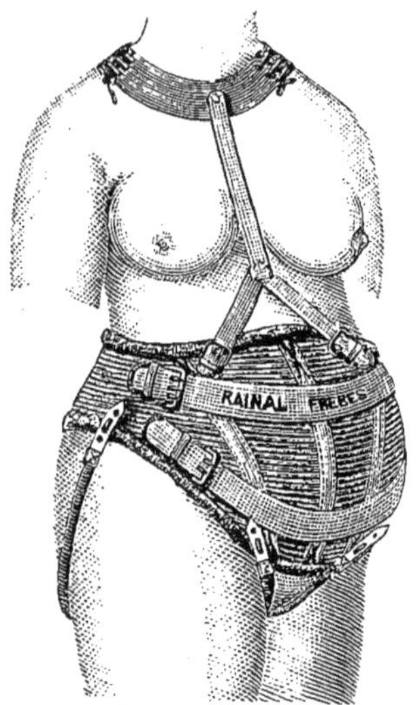

Fig. 525.

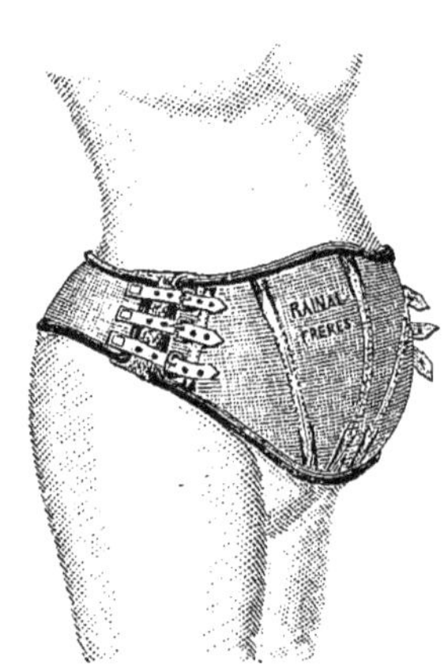

Fig. 1315.

grande partie des intestins, forment ainsi plusieurs hernies ventrales, qu'il serait difficile de comprimer autrement que par une ceinture abdominale embrassant tout l'abdomen depuis le pubis jusqu'à quelques centimètres du creux épigastrique. La fig. 325 représente le modèle de ceinture que nous employons pour ce genre d'affection, commune surtout chez les sujets atteints de polysarcie. Nous adoptons, pour cette ceinture, un genre de capitonnage ayant pour but d'éviter les excoriations produites par le frottement des bords de l'appareil. Le devant de la ceinture fig. 525, qui est un tissu complètement inextensible, est garni de nombreuses baleines. Un peu au-dessus du pubis est adaptée une bande élastique, large de 6 centimètres environ, dont les deux extrémités viennent se fixer à des boucles placées sur les côtés ; elle a pour effet d'exercer une compression de bas en haut, compression que l'on peut graduer à volonté et à l'aide de laquelle on soulève la masse intestinale ; des bretelles viennent ajouter à l'action de la ceinture, en prenant un solide point d'appui sur les épaules. Les difficultés qu'éprouvent certaines personnes obèses à mettre elles-mêmes leur ceinture, dont les attaches sont placées à la partie antéro-postérieure, nous ont donné l'idée d'établir cette fermeture sur les côtés de l'abdomen :

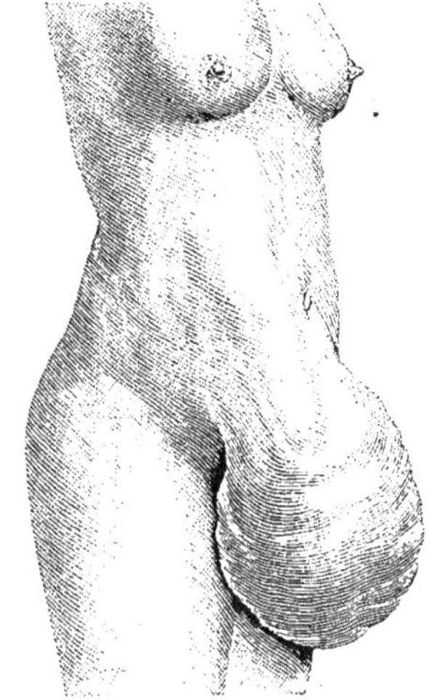
Fig. 1323.

on obtient ainsi une compression plus facile, uniforme et mieux répartie.

Dans les cas de hernies multiples moins volumineuses, nous employons le modèle 1315, p. 253.

Enregistrons ici, encore une fois, l'opinion motivée d'un des premiers spécialistes de notre époque : « Je voudrais bien, dit M. Just Lucas-Championnière[1], que tous les médecins, après avoir étudié sérieusement la question du bandage, pussent arriver, comme moi-même, à cette conviction, qu'un bandage ombilical, quel qu'il soit, ne contient jamais une hernie : je ne veux pas dire par là qu'il faille renoncer à tout bandage ombilical, et qu'en en plaçant un on ne soulage jamais un hernieux. Je veux dire seulement que la hernie ombilicale n'étant jamais constamment contenue par un bandage, comme la hernie des autres régions, il ne faut jamais compter sur la présence de ce bandage pour assurer la sécurité du sujet, ni pour mettre leur misère à l'abri. Je pense aussi que ce bandage peut, dans une certaine mesure, s'opposer à l'accroissement progressif de la hernie. »

§ 7. — CEINTURE

APPLICABLE APRÈS LA CURE RADICALE DE LA HERNIE OMBILICALE

Une ceinture doublée d'un très petit coussin en peluche, ou en toute autre substance très douce, soutient très suffisamment la cicatrice. Si l'on croit utile d'appliquer une pelote, celle-ci doit être très large (fig. 1671), et recouvrir l'orifice plutôt que le pénétrer profondément. Elle ne doit pas être dure. Enfin, la ceinture doit être haute et bien moulée sur le ventre, de façon à se déplacer le moins possible. Dans certains cas difficiles, on peut être amené à donner à cette ceinture une grande résistance, à en faire une sorte de cuirasse.

Le soutien est inoffensif et certainement efficace. Il ne faut pas oublier que, même chez les femmes qui, sans avoir de hernies ombilicales, ont une paroi abdominale faible ou trop tendue, la même ceinture rend de véritables services : pourquoi priver alors de ce secours l'opérée qui eut autrefois cette paroi effondrée? La ceinture sera d'autant plus utile que les sujets atteints de hernie ombilicale sont des tousseurs : la toux habituelle imprime au ventre des secousses, contre lesquelles la ceinture reste un moyen de défense d'une haute importance clinique.

1. Lucas-Championnière. *Journal de médecine*, LXVI. Paris, 1893.

Enfin, dans une énorme proportion de cas, alors que l'on croit la hernie pleinement réductible, elle ne l'est pas du tout, et le bandage comprime les parties herniées, qu'il devrait protéger.

La question, en réalité, n'est pas très simple : s'il s'agit de sauvegarder l'avenir du sujet, il faut aussi l'empêcher de souffrir. Or il faudrait n'avoir aucune pratique des bandages pour ne pas savoir que, si bien des gens souffrent de leur bandage insuffisant, il y a aussi nombre de sujets pour lesquels un bandage, même manifestement insuffisant et laissant même passer la hernie, fournit pourtant un soulagement très sérieux. Il y a même bon nombre de cas où, la hernie étant parfaitement irréductible, un bandage qui ne presse, en somme, que sur les viscères, soulage le patient et diminue, dans une réelle mesure, l'accroissement de la hernie. Les porteurs de ce bandage ne peuvent plus faire un effort sans lui : ils ne peuvent plus tousser sans souffrir, s'ils ne portent leur appareil, même défectueux. Or, comme les grosses hernies coexistent le plus souvent avec un état de santé générale peu

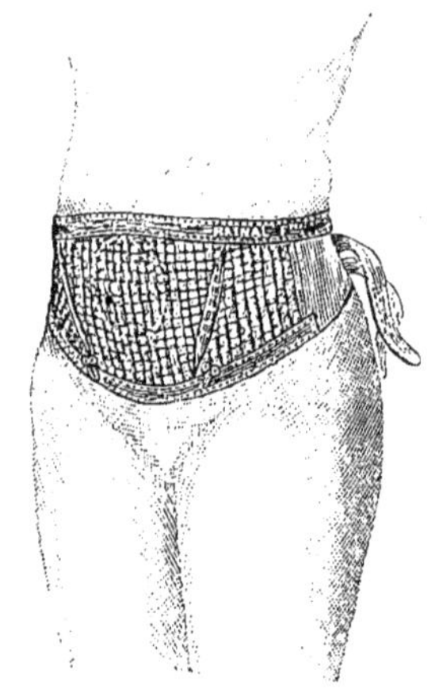

Fig. 1671.

compatible avec une opération, il importe que le praticien sache ce qu'il peut espérer du bandage, au titre strictement palliatif.

§ 8. — HERNIE DE LA LIGNE BLANCHE

La hernie de la ligne blanche, fréquente chez la femme et les enfants du premier âge, nécessite l'emploi d'un appareil spécial. Si la hernie sort par l'anneau ombilical, la pelote du bandage doit être convexe et sa pression doit être dirigée directement contre l'ombilic. Si, au contraire, la hernie sort par une fente longitudinale dans la ligne blanche (fig. 1555) près de l'ombilic, le bandage doit agir en pressant les deux bords de la fente l'un contre l'autre, de manière à rapprocher autant que possible les muscles droits : la pelote doit être plate au lieu d'être convexe.

« Une hernie en appelle une autre », a dit Malgaigne. Et de fait, la hernie de la ligne blanche apparaît rarement isolée.

Au siècle dernier Richter et Trécourt avaient (comme nous l'avons déjà vu) proposé, contre ce genre de hernie, des appareils assez défectueux. Garengeot et Pipelet conseillaient le port continu d'un corset de baleine.

L'appareil applicable chez les enfants, pour la hernie de la ligne blanche, consiste en une ceinture

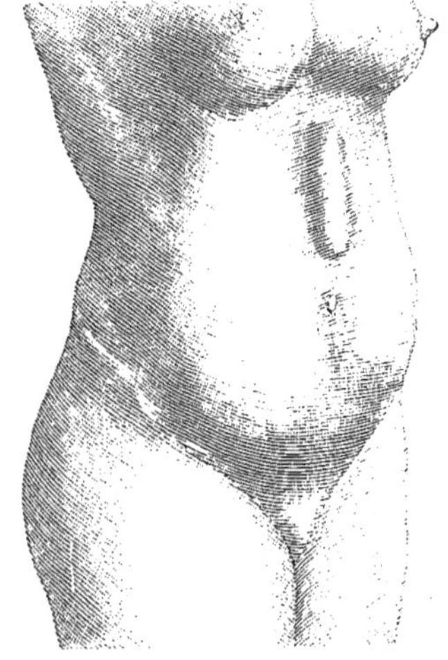

Fig. 1555.

en tissu élastique, dans le milieu de laquelle est fixée une pelote très douce et plate formant un carré long (fig. 1707). Le rapprochement des muscles droits s'opère assez rapidement et l'affection disparaît plus vite que la hernie ombilicale chez les mêmes sujets. Chez les adultes, la figure 106 remplit bien toutes les indications,

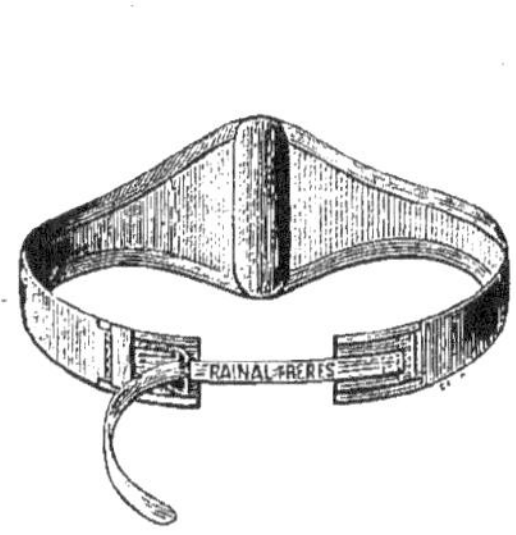

Fig. 1707.

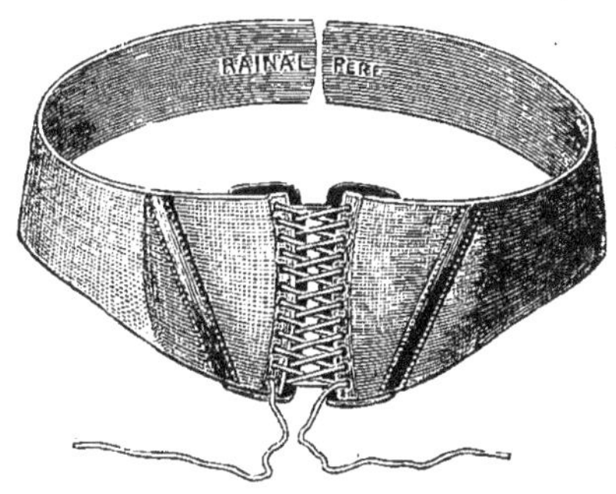

Fig. 106.

qui consistent à rapprocher les muscles droits et à exercer une légère compression. Elle est composée d'une ceinture en tissu tout élastique très extensible ; un coussin est disposé de chaque côté de la ligne blanche. Un lacet, fixé sur la ceinture, tend à favoriser le rapprochement musculaire après réduction. La hernie de la ligne blanche est très rare chez l'homme[1] et presque spéciale au sexe féminin.

1. Consulter le travail de S. Bonnet. Thèse de Paris, 1887.

CHAPITRE XII

AUTRES HERNIES ABDOMINALES

§ 1. — HERNIE ÉPIGASTRIQUE

Toutes les hernies de la ligne blanche, sortant par un orifice manifestement distinct de l'orifice ombilical, ont été classées par Berger dans la catégorie des hernies épigastriques : il faut donc y comprendre toutes celles qui sont faites entre l'ombilic et l'appendice xiphoïde, dans l'intervalle des muscles droits, soit latéralement, soit sur la ligne médiane.

Le Dentu (art. *Hernie* du nouveau *Dictionnaire de médecine et de chir. prat.* 1875); Marduel (art. *Ombilic* du même ouvrage); André Boursier (art. *Ombilic du Dict. encyclopédique*, 1881), conseillent simplement pour la hernie épigastrique les appareils de contention applicables aux hernies ombilicales. Follin et S. Duplay (tome VI du *Traité de pathologie externe*, 1886, page 264) s'expriment ainsi : « On maintiendra la réduction des viscères à l'aide d'un bandage analogue à celui de la hernie ombilicale : mais, en raison de la difficulté de la contention, il sera souvent nécessaire d'avoir recours à l'emploi d'une large ceinture ou d'un corset embrassant toute la circonférence de l'abdomen. »

A.-E. Tartra (dans le *Journal de médecine*, tome XI, an XIV, page 128) indique comme traitement la compression méthodique pour les hernies de la ligne blanche.

Le plus important travail spécial sur la question est la *Thèse d'agrégation en chirurgie* de Vidal (de Cassis), 1848. La hernie épigastrique y est complètement traitée. Vidal la considère comme d'un pronostic plus sérieux que les exomphales, bien que plus rarement exposée aux complications : « La hernie ombilicale, dit-il fort justement, a pu être guérie radicalement; mais l'on ne connaît aucun fait qui prouve une pareille cure de hernie épigastrique. » Vidal, d'ailleurs, conseille les brayers et corsets de ses devanciers, Dessault, Pelletan, J. Cloquet, Boyer, etc. — Velpeau. A. Cooper, Chassaignac, Sedillot, Valette, Gosselin, etc.. etc., ne disent rien de spécial. Ils assimilent toujours le traitement de la hernie épigastrique à celui de l'exomphale.

Pour la contention de cette hernie, les appareils que nous avons trouvé les plus pratiques sont les suivants. Le modèle (fig. 167) est composé d'une ceinture sans ressorts munie d'une pelote fixée sur la hernie à l'aide de deux courroies. Le modèle (fig. 664) est construit d'après les mêmes principes que le bandage à ressort pour la

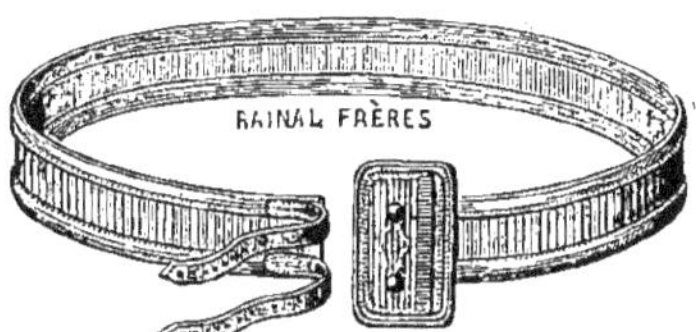

Fig. 167.

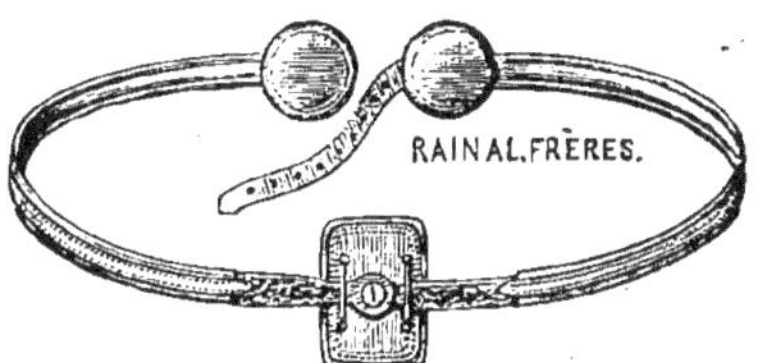

Fig. 664.

hernie ombilicale. La différence porte uniquement sur la forme de la pelote, carrée au lieu d'être ronde. Les ressorts doivent avoir une pression de 500 grammes au dynamomètre. Ce bandage est articulé; les ressorts en sont mobiles devant et derrière. C'est à ce modèle que nous donnons la préférence dans la pratique courante. Dans les cas d'extrême sensibilité de la région épigastrique, nous adoptons l'appareil sans ressort (fig. 167) et quelquefois l'appareil ombilical de Dolbeau (fig. 297). Contrairement à ce qui se passe pour la hernie ombilicale, nous avons

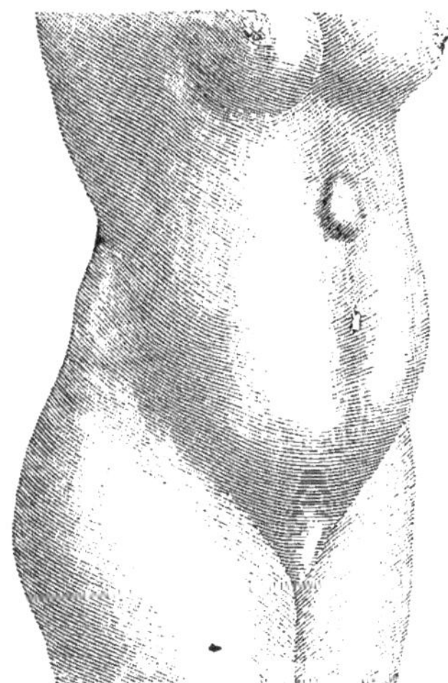

Fig. 1557.

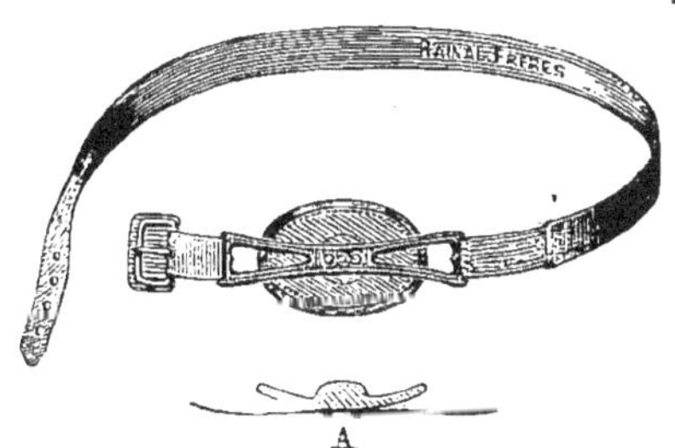

Fig. 297.

constaté la disparition de cette hernie après un usage assez prolongé d'un appareil à ressort : mais ce sont là des cas très rares. Vouloir maintenir la réduction de la hernie épigastrique avec une ceinture abdominale munie d'une pelote, est chose absolument impossible : on *cache* la tumeur, on ne la maintient pas réduite. Le bandage à ressort est toujours indispensable pour assurer une contention sérieuse. Le modèle sans ressort (fig. 297, p. 248) est applicable seulement chez les malades d'une sensibilité excessive. Les pelotes, légèrement bombées, doivent toujours être assez douces, pour éviter les excoriations.

§ 2. — HERNIE VENTRALE OU LAPAROCÈLE

Berger range dans cette classe de hernies toutes celles qui se font au travers de la paroi abdominale latérale, en dehors du muscle grand droit de l'abdomen, par un autre orifice que les trajets inguinal ou crural. Il en exclut tous les déplacements qui se sont faits à la faveur d'une cicatrice de la paroi, lorsque cette cicatrice était le résultat d'une lésion traumatique ou d'une opération[1].

Les hernies latérales de l'abdomen se font entre les rebords des fausses côtes, l'arcade crurale, le bord externe du muscle droit, et le bord postérieur du muscle grand oblique, c'est-à-dire dans la région proprement dite des flancs[2].

La pression au niveau du point douloureux n'augmente la douleur que dans les cas où la hernie est irréductible. Lorsque tout le paquet hernié peut être refoulé dans l'abdomen, on observe que le soulagement est immédiat et dure tout le temps que s'exerce la pression. La connaissance de ce fait a servi de point de départ à l'idée d'appliquer un appareil de contention, un bandage compressif au niveau du point douloureux.

Reynier a consacré à ce point particulier de la pratique une excellente Thèse de doctorat (Paris, 1879).

« La plupart des hernies ventrales, dit-il, celles, par exemple, qui se produisent par le mécanisme de l'éventration (c'est-à-dire par le relâchement avec dilatation et amincissement d'une cicatrice, ou d'une portion de paroi affaiblie), ont une évolution très simple. Dès que les parties ont cédé, il y a production d'une tumeur tout de suite visible, et qui, si elle n'est pas soutenue, ne fait qu'acquérir un volume de plus en plus considérable. Mais, quand il s'agit d'une hernie survenant par le mécanisme de l'éraillement produit par une petite rupture ou par toute autre cause, la hernie met un temps plus ou moins long pour former tumeur à l'extérieur; quelquefois même elle ne paraît pas sous les téguments, ainsi que le démontrent plusieurs observations. Aussi croyons-nous possible d'admettre deux temps ou degrés, dans l'évolution de ces hernies :

« 1er TEMPS. — La hernie commence à se former : elle se creuse un passage à travers les diverses couches de la paroi abdominale. Le trajet parcouru est direct, oblique ou plus ou moins sinueux; mais la hernie ne forme pas de saillie au niveau des téguments; elle reste située dans l'épaisseur même de la paroi : c'est ce que l'on peut appeler une hernie ventrale interstitielle ou mieux intra-pariétale.

« 2e TEMPS. — La hernie paraît à l'extérieur. Elle se présente sous la forme d'une tumeur de volume très variable et possédant tous les caractères des hernies : c'est à ces hernies ventrales que nous croyons devoir donner le nom de hernies ventrales *pro-pariétales*. Ce mot convient d'autant mieux, que la hernie ventrale, quand elle est volumineuse et qu'elle existe depuis un certain temps, a toujours une tendance à tomber au-devant de la paroi abdominale.

« Quand la hernie ne fait pas saillie sous la peau, et qu'il n'existe qu'une douleur dans un point de l'abdomen avec ou sans troubles gastro-intestinaux, quoique le

1. BERGER. *Dix mille observations de hernies*. Paris 1896.
2. JACQUES FERRAND. *Hernies latérales de l'abdomen*. Paris 1881.

résultat de la palpation du ventre soit négatif, l'expérience a montré qu'une compression soutenue et régulière par un bandage avait fait disparaître tous les accidents ; mais il n'est pas facile de dire combien de temps doit durer cette compression. Chez les jeunes sujets, quand elle a été continuée pendant un temps assez long, les accidents ne reparaissent plus.

« Quand la hernie est pro-pariétale, si elle est réductible, il faut la réduire et la maintenir réduite à l'aide d'un bandage. Pour opérer le taxis, il faut, après avoir saisi la tumeur, surtout si elle est volumineuse, diriger la pression en haut, car l'ouverture du sac est dans ce sens.

« Lorsque la hernie a un trajet sinueux, le taxis est plus laborieux et moins méthodique. Le bandage qui convient à ces hernies est analogue à celui de la hernie ombilicale des adultes.

« Si la hernie occupe l'extrémité inférieure de la ligne semi-lunaire, il convient d'appliquer, dit A. Cooper, un bandage semblable, dans ses principales dispositions, à celui dont on fait usage dans la hernie inguinale. Mais le bandage doit regarder en haut. Il doit être appliqué autour du bassin et la pelote dirigée vers la ligne semi-lunaire, de manière à recouvrir l'orifice du sac. »

L'appareil que nous avons construit sur les indications de M. le professeur Duplay (fig. 504), confirme entièrement les indications judicieuses de M. Reynier.

Lorsque cette hernie est interstitielle (fig. 1329), de la forme d'un doigt de gant, contenant à peine une anse et ne dépassant guère l'aponévrose du transverse, et qu'elle est entièrement réductible, il faut obtenir une compression ferme au moyen d'un bandage à ressort (fig. 504). La pression ne doit pas être excessive (1 kilogr. 750 au dynamomètre) pour éviter les déplacements de la pelote, cette der

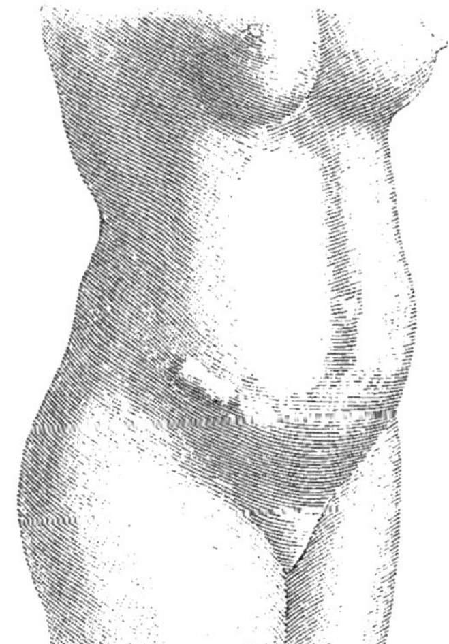

Fig. 1329

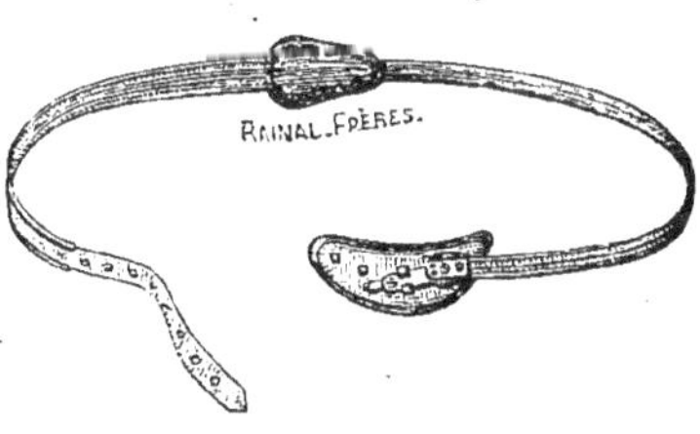

Fig. 504.

nière doit être mobile sur le ressort et légèrement concave seulement à sa partie supérieure en forme de demi-lune, pour mieux prendre contact avec les parois de l'abdomen.

Quand la hernie ventrale est irréductible, elle nécessite une pelote de forme creuse, en rapport avec la hernie : la forme générale est la même que celle du bandage de la hernie ombilicale des adultes.

Lorsque la hernie prend des proportions énormes, elle rentre alors dans le cadre des éventrations : il n'est plus ici question de hernies transverses limitées à un petit volume que l'on maintient facilement à l'aide d'un bandage à ressort. C'est à une ceinture, solidement établie, qu'il faut avoir recours (fig. 525).

« Lorsque la hernie est énorme, dit le Dʳ Reynier, on fera construire un suspensoir de Hilden, modifié par Scarpa (voir fig. 1582, p. 34.) » Cet appareil ayant été jugé par nous d'une application difficile, nous l'avons remplacé avantageusement par le modèle fig. 325, qui remplit absolument les mêmes indications.

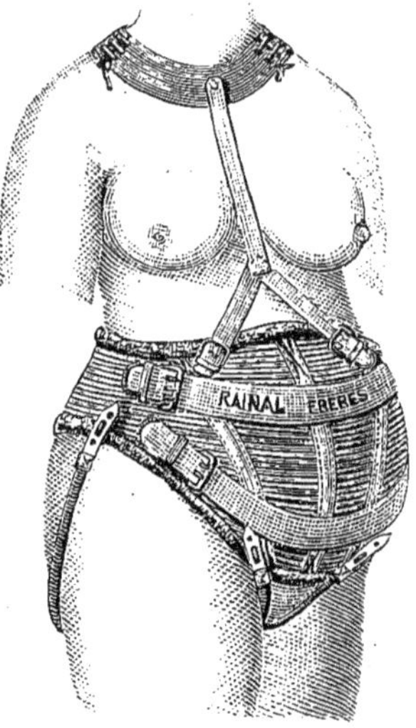

« Il est de toute nécessité, ajoute M. Reynier, que les individus qui ont à la paroi abdominale antérieure une cicatrice de plaie pénétrante ou non, portent une ceinture, afin d'éviter la formation d'une hernie ventrale. S'il y a simple contusion des parois, la ceinture est également utile pendant quelque temps. Quand aux femmes multipares, non seulement, en portant une ceinture abdominale, elles pourront éviter les hernies ventrales, mais encore, en cas de nouvelles grossesses, l'accommodation du fœtus dans la cavité utérine se fera normalement. »

La ceinture applicable à la suite des cicatrices de l'abdomen est le modèle fig. 298 que l'on peut modifier d'ailleurs suivant les cas.

Certaines hernies ventrales, chez des adultes hommes, ayant acquis un certain volume, les deux poings par exemple, se réduisent entièrement et peuvent être maintenues par une plaque ventrale assez concave (fig. 108 *bis*, pour emboîter tout l'abdomen. Les deux ressorts, fixés sur les côtés de la plaque, sont articulés de façon que les mouvements de flexion du corps ne soient pas gênés. La force des

Fig. 325.

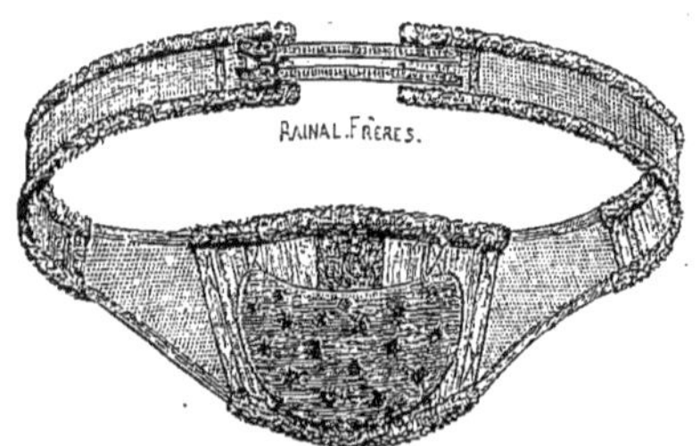

Fig. 298.

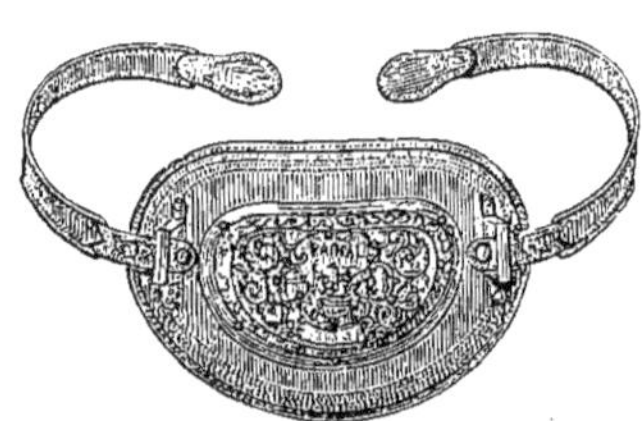

Fig. 108 *bis*.

ressorts dépend du poids et du volume de la tumeur. On emploie surtout ce bandage chez l'homme, qui est plus à même que la femme de supporter une forte pression. Ce modèle n'est, d'ailleurs, pas toujours toléré par le sexe féminin, pour lequel le modèle précédent (fig. 325), en tissu fort et non extensible, nous semble de tout point préférable, à de rares exceptions près.

§ 3. — HERNIES CICATRICIELLES

SUITES DE L'APPENDICITE OPÉRÉE, ETC.

Les incisions, les plaies opératoires ou accidentelles qui intéressent la paroi abdominale, surtout dans ses régions inférieures, sont souvent suivies de hernies et quelquefois d'éventrations véritables. C'est ainsi qu'il n'est pas rare de voir surgir une petite hernie à travers le tissu cicatriciel qui succède à l'opération de l'appendicite. Le seul appareil applicable en pareil cas est le bandage à ressort muni d'une pelote presque plate. La pression du ressort ne nécessite pas une très grande force (500 grammes au dynamomètre). Le modèle (fig. 1458) est celui que nous appliquons le plus souvent. Dans les cas de sensibilité excessive, chez certains malades qui ne peuvent supporter la pression d'un ressort aussi faible qu'elle soit, nous employons la ceinture fig. 1456 ; elle est en tissu élastique; un coussin de forme ovalaire est disposé à l'endroit correspondant à la hernie, pour donner plus de fermeté à cette pelote, qui doit être mollement capitonnée sur le côté en contact avec la cicatrice ; nous avons fixé sur la partie extérieure de la ceinture une plaque en aluminium ; des sous-cuisses sont indispensables, pour éviter le déplacement de cet appareil dans les diverses attitudes du corps. Le système de pattes et de boucles à la partie postérieure peut être, au besoin, remplacé par un lacet.

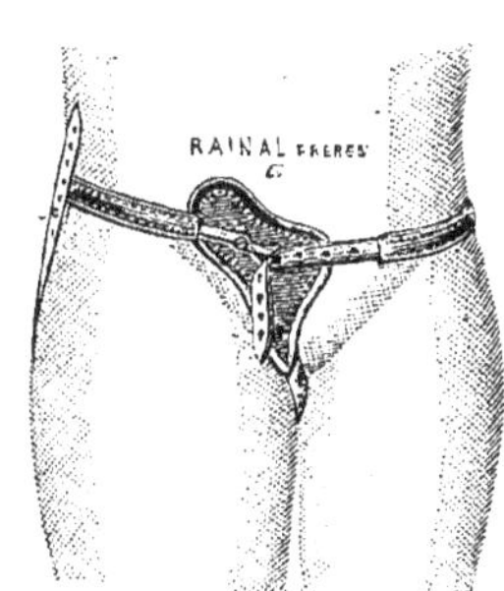

Fig. 1456.   Fig. 1458.

La ceinture sans ressort est un appareil sur lequel il ne faut pas compter. Gosselin cite ainsi un cas d'étranglement produit chez un malade qui avait supprimé son bandage à ressort, pour le remplacer par une ceinture. Après la réduction de l'étranglement, le malade fut obligé de reprendre son bandage à ressort.

Dans la question du traitement de l'appendicite, discutée au Congrès de médecine interne à Munich, en 1895, M. Sahli, signale, comme inconvénient de l'opération, la production fréquente d'une hernie au niveau de la cicatrice, dans les cas où le drainage a été nécessaire.

« Je n'ai jamais observé de récidives à la suite de mes opérations », dit, au même Congrès, M. Korte. Par contre, la hernie au niveau de la cicatrice paraît assez fréquente. C'est que, souvent, pour aller à la recherche de l'appendicite, on est obligé de pratiquer une assez longue incision ; souvent aussi le drainage est nécessaire. On a observé, d'ailleurs, des hernies consécutives, quel qu'ait été le procédé de suture employé.

Pour éviter les accidents d'étranglement et d'irréductibilité, ces sortes de hernies nécessitent l'emploi des bandages précédemment décrits, plus ou moins modifiés selon les cas.

§ 4. — APPAREIL DU Dr BEURNIER

PRÉVENTIF DES HERNIES DES CICATRICES
APRÈS LES OPÉRATIONS ABDOMINALES

Pour protéger la cicatrice de l'appendicite contre les efforts de la toux, même quand il n'existe pas de hernie, on emploie avec succès l'appareil du docteur Beurnier (fig. 1722).

Cette ceinture ou, plus exactement, ce corsage, a été d'abord appliqué par le docteur Beurnier après les opérations d'appendicite. Encouragé par les excellents résultats obtenus, il en a depuis lors généralisé l'emploi à toutes les cicatrices résultant d'interventions abdominales, ovariotomie, hystérectomie abdominale, etc.

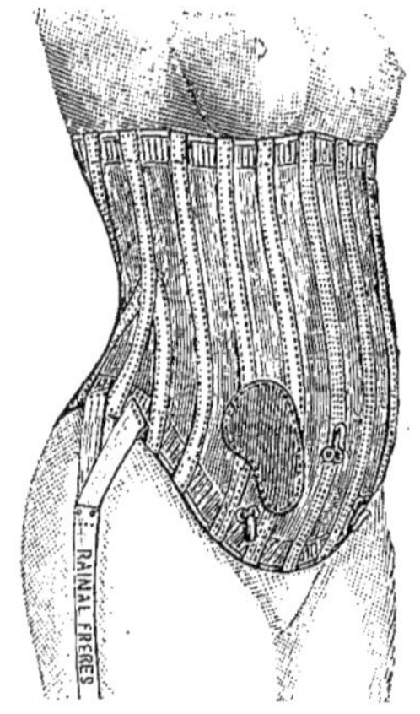

Fig. 1722.

On sait que, toutes les fois qu'il existe une cicatrice sur la paroi abdominale, et quel qu'ait été le procédé de suture employé par le chirurgien, cette cicatrice peut céder plus ou moins complètement dans tout ou partie de son étendue, et cette rupture partielle ou complète donne lieu à la variété de hernie connue depuis longtemps sous le nom de hernie des cicatrices.

Il est donc non seulement utile, mais absolument indispensable que l'opéré, dès que les pansements sont terminés et qu'on lui permet la position verticale, porte un appareil destiné à protéger et à soutenir la cicatrice, pour l'empêcher de se distendre ou même de céder sous l'influence des efforts et de la toux.

Le docteur Beurnier estime que la ceinture ordinaire, ceinture hypogastrique plus ou moins modifiée, n'est pas suffisamment efficace dans ces cas, parce que faite de coutil ou de tissu élastique, elle exerce une pression égale sur tout le pourtour de l'abdomen et n'a pas une action spéciale et directe sur la cicatrice elle-même; de plus, elle se déplace presque forcément. Or, à son avis, ce n'est pas là ce qui doit être réalisé: il faut certainement que toute la circonférence de l'abdomen soit maintenue, puisque c'est le seul moyen de prendre un point d'appui, mais il est nécessaire aussi qu'au niveau même de la cicatrice s'applique une force plus considérable; sans quoi, toutes les forces égales agissant en sens contraires s'annihilent, et la cicatrice, n'étant pas plus comprimée que les autres parties des parois abdominales, n'est pas suffisamment protégée.

Le docteur Beurnier pense que la pelote ou le coussin qu'on a mis depuis longtemps à la partie antérieure ou latérale de l'intérieur de la ceinture au niveau de la cicatrice, n'est pas suffisant non plus, parce qu'il se déplace facilement dans le sens latéral, lorsque le tronc fait un mouvement, et dans le sens vertical, lorsque la cuisse se fléchit sur le bassin et réciproquement.

De plus, la ceinture ordinaire n'enveloppe pas et ne moule pas suffisamment l'abdomen pour fournir un point d'appui efficace. C'est pourquoi il prescrit un véritable corsage avec baleines douces exactement moulé sur la partie inférieure du thorax et sur l'abdomen. La circonférence supérieure correspond à un niveau situé un peu au-dessous des seins; son bord inférieur représente exactement celui d'un corset ordinaire de toilette. A la partie interne de ce corsage est fixée une pelote correspondant exactement à la cicatrice et presque plate ou très légèrement convexe et capitonnée; et par-dessus cette pelote, pour rendre le tout plus solide, sans le rendre gênant ni plus lourd, le docteur Beurnier a fait appliquer à la partie extérieure du corsage, une plaque d'aluminium correspondant à la pelote et de mêmes dimensions. Cette plaque, selon lui, est indispensable pour permettre à la pelote d'exercer uue action suffisante et d'être solidement appliquée et maintenue sur la cicatrice. Des jarretelles empêchent la partie inférieure du corsage de se recoqueviller et de remonter.

Cet appareil doit être porté pendant un temps plus ou moins long, selon l'aspect de la cicatrice, sa solidité plus ou moins grande et l'état de résistance de la paroi abdominale en général.

CHAPITRE XIII

BANDAGES POUR HERNIES LOMBAIRES ET AUTRES

§ 1. — HERNIE LOMBAIRE

Cette hernie est formée par les viscères du bas-ventre qui, en passant entre le muscle sacro-lombaire et le muscle très long du dos, se rendent dans la région lombaire et forment une tumeur[1].

Elle est extrêmement rare : nous n'avons eu à en constater que deux cas, sans parler d'un troisième dû au déplacement ou à la dilatation du rein par l'urine ou par des concrétions rénales. Dans ces trois cas, nous avons appliqué le même appareil. Il se compose d'un ressort flexible (fig. 1166), entourant le bassin, muni d'une pelote plate et douce embrassant la tumeur de manière à exercer une légère pression. Cet appareil est fixé sur la partie lombaire au moyen de deux courroies. Lorsque la hernie est irréductible, nous remplaçons la pelote légèrement convexe par une pelote de forme concave.

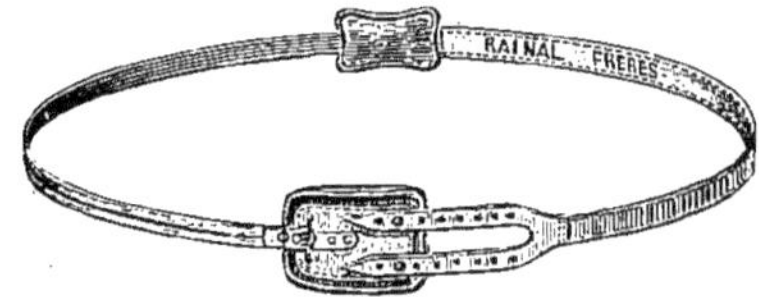

Fig. 1166.

Les signes de la hernie lombaire, d'après le baron Larrey[2], sont assez faciles à reconnaître. Confondue quelquefois, en effet, avec d'autres tumeurs, la hernie lombaire se distingue cependant par les caractères des hernies réductibles. Cette hernie n'est pas exposée, comme les autres hernies abdominales, à une augmentation notable de volume. Mais, abandonnée à elle-même et non contenue par un bandage, elle peut acquérir un développement prononcé, avec imminence de rupture de ses parois.

Le traitement de la hernie lombaire se borne ordinairement à l'application d'un bandage approprié, qui doit suffire à sa contention : peut-être même que, porté en permanence, ce bandage favoriserait la cure radicale de cette hernie. Velpeau, dans son *Traité de médecine opératoire* (t. II, p. 832); Malgaigne (*Leçons cliniques sur les hernies*); Nélaton (*Éléments de pathologie chirurgicale*, t. IV, 1857); Marmisse, de Bordeaux (*Gazette des hôpitaux*, 1862) ont écrit, sur cette variété herniaire, des pages que l'on consultera utilement, au point de vue chirurgical.

---

1. HARDY. Hernie lombaire (*Bulletin de l'Académie de médecine*, 1869, page 124).
2. Baron LARREY. *Recherches et observations sur la hernie lombaire*. Paris, 1869.

§ 2. — PNEUMATOCÈLE OU HERNIE DU POUMON

Lorsque le pneumatocèle est spontané, il siège habituellement vers la partie antéro-latérale et moyenne de la poitrine. La hernie traumatique siège naturellement en des points essentiellement variables. L'orifice de la hernie est variable suivant la plaie (quand il y a eu traumatisme). Il était de deux pouces dans la hernie observée par Chaussier. Chez les traumatiques, c'est de un à deux pouces qu'on la trouve habituellement; ce qui comporte souvent un certain écartement des côtes[1].

« En nous reportant aux observations[2], nous voyons que le pneumocèle consécutif a été noté dans presque tous les espaces intercostaux, depuis le creux sous-claviculaire jusqu'au septième espace intercostal.

« Mais le siège le plus fréquent du pneumatocèle consécutif est le cinquième espace intercostal, c'est-à-dire la région du sein.

« La tumeur offre un volume variable, proportionné aux dimensions de l'orifice par lequel elle vient faire saillie et à l'époque plus ou moins avancée à laquelle on examine la tumeur : car, quel que soit ce volume à l'origine, il s'accroît généralement sous l'influence de la toux. Il peut varier dans des limites assez étendues, depuis la grosseur d'une noisette jusqu'au volume de deux poings ».

L'application d'un bandage approprié donne, dans quelques cas, une guérison définitive : c'est une espérance qu'il ne faut pas abandonner, mais dont il ne faut pas non plus trop se bercer : cela est prudent. Les tentatives paraissent avoir d'autant plus de succès que l'on intervient à un moment plus rapproché du début de la hernie. Desfosses, qu'on ne peut se dispenser de consulter sur cette question, signale 5 cas de guérison. Grateloup nous dit que l'application du bandage fit disparaître les pincements, et qu'il parvint à rendre la cure radicale par l'usage de remèdes « propres à rétablir la constitution ».

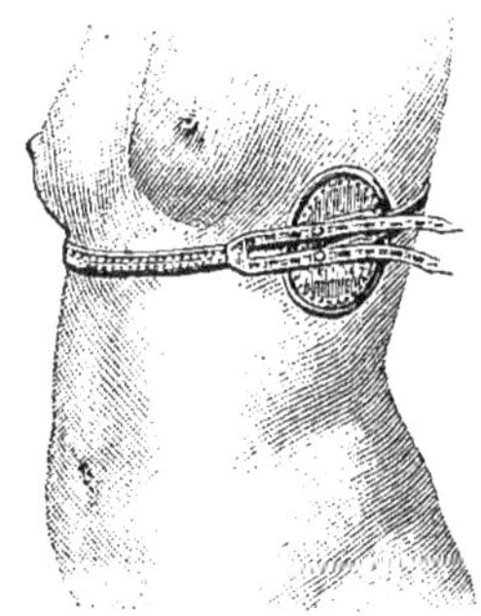

Fig. 1670.

Mercier rapporte une observation où la tumeur n'a plus reparu, après application d'un bandage pendant deux ans sans interruption.

Mais le fait le plus remarquable, pour la rapidité de la guérison, est celui observé par Morel-Lavallée, dans le service de son maître Velpeau. Chez ce malade, porteur d'un pneumocèle consécutif à une blessure de fleuret, il a suffi de l'application d'un bandage approprié (fig. 1670), pendant six jours, pour que la hernie ne reparût plus, même sous les fortes secousses de la toux. En résumé, le devoir d'un chirurgien, en présence d'une hernie consécutive ou spontanée est celui-ci : réduire la tumeur par le taxis, ou du moins la vider le plus possible de l'air qu'elle renferme ; cela fait, appliquer un bandage muni d'une pelote moulée à l'espace intercostal.

« Quant à la forme de la pelote, quant à ses dimensions plus ou moins grandes,

1. Le Bec. *Encyclopédie internationale de chirurgie*, Paris 1886. J.-B. Baillière, éditeur.
2. Émile Desfosses. *De la hernie du poumon*. Paris 1875. Delahaye, éditeur.

il est facile de saisir qu'on ne peut ici déterminer aucune règle qui soit absolue. »
(Desfosses). Le malade évitera les mouvements forcés, les travaux pénibles et surtout
les efforts de toux, que l'on peut beaucoup atténuer par certains moyens médicaux
énergiques.

§ 3. — HERNIE DE LA VESSIE

On a admis une variété de hernie de la vessie, dans laquelle la formation du sac
herniaire précède le développement de la hernie vésicale, au lieu d'en être la conséquence[1]. Cette variété s'observerait, d'après Verdier, chez des individus depuis
longtemps atteints d'une hernie scrotale volumineuse. Le sac herniaire, en augmentant de capacité entraînerait, peu à peu, dans le scrotum, les parties adjacentes du
péritoine, même celles qui recouvrent la vessie, puis la vessie elle-même (pour peu
que celle-ci ait été prédisposée, par un état pathologique de ses parois, à se laisser
distendre et à céder à ces tiraillements).

La hernie vésicale s'observe surtout chez des sujets d'un âge avancé, chez la
femme à la suite de la grossesse et enfin chez des individus anciennement porteurs
d'une affection vésicale, de dysurie chronique, de rétention d'urine, etc.... Quand la
hernie inguinale de la vessie est ancienne, on voit la surface externe de la paroi
vésicale contracter des adhérences avec les enveloppes des bourses. Verdier a réuni,
dans un excellent travail adressé à l'Académie de chirurgie, en 1753, les faits antérieurement connus de hernies de la vessie. La hernie inguinale de la vessie peut être
simple ou compliquée de hernie de l'intestin et de l'épiploon.

La portion du réservoir urinaire qui s'engage dans le trajet inguinal est généralement sa partie antérieure. Mais lorsque le prolapsus vésical est ancien, on voit la
plus grande partie de la vessie franchir les anneaux et tomber dans le scrotum. La
hernie présente alors la forme d'une cavité bi-lobée,
dont une des moitiés occupe encore la cavité pelvienne,
et dont l'autre, siégeant dans l'une des moitiés des
bourses, ne communique plus avec la première que par
un pédicule étroit, serré dans le trajet inguinal (Follin
et Duplay).

Malgré l'extrême rareté de la hernie vésicale, nous
en avons personnellement rencontré quelques cas.
Comme elle apparaît le plus souvent à l'anneau inguinal,
le malade est soulagé par l'application d'un bandage

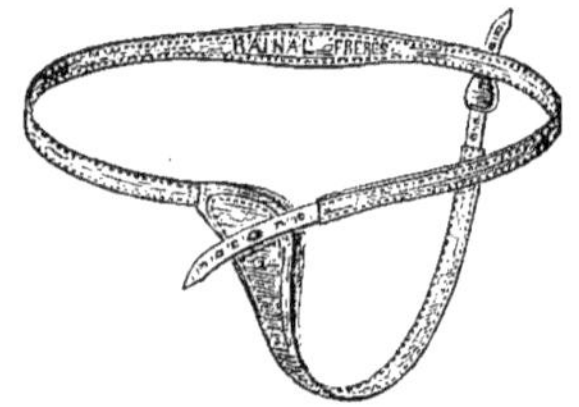

Fig. 910.

(fig. 910) à pelote large et plate ; mais la hernie est très difficile à maintenir réduite.
Dans l'état de réplétion de la vessie, il faut pour ce maintien, une grande pression
que les malades supportent difficilement. Aussi la hernie vésicale finit-elle par prendre
un certain développement, malgré l'usage du bandage qui ne la maintient qu'à demi.
Lorsque la vessie remplit tout le scrotum, l'application d'un suspensoir en tissu non
extensible est le seul appareil pratique. Il n'y a que la hernie récente qui puisse être
contenue : mais nous avons pu remarquer que le bandage (fig. 910), quoique souvent
insuffisant, soulage toujours les sujets atteints.

1. Follin et Duplay. *Pathologie externe.*

§ 4. — HERNIE PÉRINÉALE

On maintient cette hernie réduite, chez la femme, par le moyen d'un pessaire qui agit en dilatant le vagin et en effaçant l'ouverture herniaire (Jobert de Lamballe).

Chez l'homme, on peut se servir d'un simple bandage en T, présentant à son milieu une pelote plus ou moins résistante.

Cet appareil, que Lawrence recommandait, a été rejeté par Scarpa comme ne remplissant pas parfaitement son but. La figure 6 représente le bandage de Lawrence, que nous considérons sincèrement comme le seul modèle pratique pour ce cas de hernie, heureusement assez rare. Il se compose : 1° d'un ressort circulaire, entourant le bassin et fixé sur le pubis au moyen d'une courroie ; 2° d'un autre ressort qui représente un segment de cercle uni en arrière au premier, qui descend le long du sacrum, se recourbe en avant et en haut, et dont l'extrémité vient appuyer sur la hernie de bas en haut, de sorte qu'il agit sur l'ouverture herniaire et la ferme exactement. Scarpa place à l'extrémité de ce second ressort une petite pelote ovale,

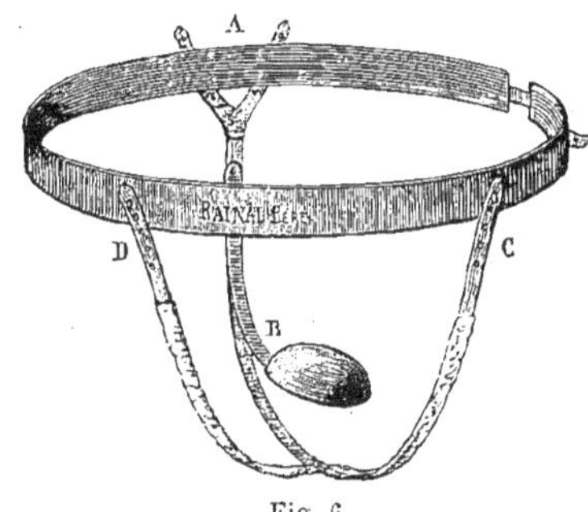

Fig. 6.

afin que l'ouverture herniaire soit encore plus exactement comprimée. L'appareil est recouvert d'une peau souple ; on peut y ajouter un sous-cuisse élastique, qui empêchera le bandage de se déranger et maintiendra la pelote dans une position fixe et invariable.

Au moyen de cette compression régulière, on est certain de maintenir une hernie parfaitement réduite ; c'est donc à tort que Richter a dit que, par la compression, on ne pouvait pas faire disparaître totalement la tumeur, sous prétexte que la compression n'agirait que sur la saillie extérieure. Il est faux que les choses se passent comme le dit le célèbre chirurgien : Scarpa n'a-t-il pas péremptoirement démontré que l'intestin rentrait dans la cavité abdominale sous l'action contentive du bandage ?

Chez la femme, suivant Winckler, la hernie périnéale présente trois variétés, correspondant à des trajets distincts : la première, antérieure, se fait entre le constricteur de la vulve ischio-caverneux. C'est une hernie postérieure de la grande lèvre. La seconde, moyenne, passe entre le constricteur de la vulve et le muscle transverse du périnée. La troisième, postérieure, se fait entre le releveur de l'anus et le grand fessier. Si les hernies périnéales dépendent, le plus souvent, d'une origine congénitale, la constipation habituelle n'en paraît pas moins jouer un certain rôle dans leur apparition.

§ 5. — HERNIE VAGINALE

La hernie vaginale est ordinairement facile à réduire : il suffit de placer la malade dans la position horizontale, et de comprimer la tumeur en différents sens. Les viscères étant rentrés (ce que l'on reconnaît au gargouillement caractéristique, à la totale disparition de la grosseur), on introduit alors dans le vagin un pessaire de la forme de ce canal, creusé en son milieu d'un conduit.

Ce pessaire doit remplir assez exactement le vagin pour ne laisser aucun intervalle, par lequel la hernie pourrait se reproduire. On nomme pessaires *en bondon* ce genre d'appareil, fixé dans le vagin au moyen d'un bandage en T.

Cette méthode, due à Jobert (de Lamballe), n'est pas la seule proposée pour maintenir la hernie vaginale réduite ; mais c'est bien certainement celle qu'il faut préférer.

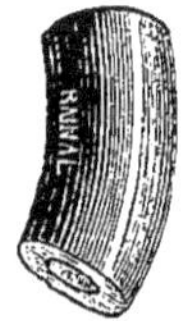 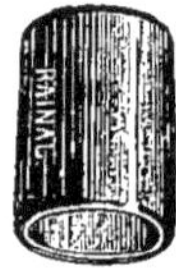

Fig. 526.   Fig. 527.

Richter rapporte qu'une femme maintenait une hernie vaginale réduite au moyen d'une pomme, qu'elle renouvelait quand elle devenait molle et perdait toute consistance. Vogel en a connu une autre qui se servait, dans ce but, d'une ventouse. On a conseillé aussi l'éponge, et Gunz prétend même qu'on en a obtenu certains avantages. Cela nous étonne : l'éponge se ramollit vite par l'humidité de la région et perd toute la consistance indispensable au but poursuivi[1].

Quand la tumeur est encore contenue dans le vagin, on sent par le toucher une saillie molle réductible, insérée sur la face postérieure ou sur l'une des faces latérales de ce conduit. Cette tumeur devient plus dépressible dans le décubitus dorsal ; elle est plus tendue, au contraire, quand on fait lever la malade. Quand on l'a réduite, une compression faite avec le doigt, au-dessus de son point d'attache au vagin, l'empêche de se reproduire ; elle réapparaît au contraire dès qu'on enlève le doigt qui la maintient réduite. Dans la toux, dans les efforts, la tumeur augmente encore de volume et de tension.

Quand la tumeur est plus volumineuse, elle se pédiculise et sort du vagin ; elle pend alors hors de la vulve. Gaillard Thomas a vu et représenté un cas de ce genre dans lequel la hernie vaginale atteignait le tiers supérieur de la cuisse.

1. Duplay et Reclus. *Traité de chirurgie*. Tome VI. Masson éditeur.

CHAPITRE XIV

STATISTIQUES HERNIAIRES

Les recherches contemporaines, si scrupuleuses, du professeur Berger ont prouvé que la hernie inguinale double, chez l'homme, est considérablement plus fréquente que la hernie inguinale simple : 6 220 cas de hernies, chez l'homme âgé de plus de quinze ans, dit-il, m'ont donné un total de 11 805 hernies ;

7 433 cas de hernies, chez les sujets masculins de tout âge, m'ont donné 13 485 hernies.

D'où il suit que le chiffre des hernies est presque double du chiffre des hernieux. En d'autres termes, la hernie, dans le sexe masculin, est le plus souvent double ou multiple, tout au moins dans l'âge adulte.

La prédominance du nombre des hernies droites sur les hernies gauches est bien plus marquée chez l'enfant que chez l'adulte ; les premières sont aux secondes comme 436 est à 192, c'est-à-dire comme 2,27 est à l'unité. Chez l'adulte, les hernies inguinales droites sont aux hernies inguinales gauches comme 557 est à 485, c'est-à-dire dans la relation de 1,14 à 1 seulement [1].

Les hernies inguinales doubles l'emportent certainement en nombre sur les hernies inguinales simples. D'ailleurs, si l'on commet quelque exagération diagnostique, elle a bien moins d'inconvénients que l'erreur opposée.

Dans la pratique, mieux vaut croire à une hernie imaginaire que méconnaître une hernie existante, surtout lorsqu'il s'agit de délivrer des bandages aux hernieux de la classe indigente. N'est-il pas préférable, en effet, de faire porter un bandage inguinal double à un homme dont l'une des hernies est douteuse ou difficile à reconnaître, que de laisser cette hernie s'accroître et devenir d'une contention malaisée ?

Parmi les hernies inguinales doubles, ce sont les pubiennes qui offrent le chiffre le plus élevé ; puis viennent les scrotales, enfin les interstitielles et les pointes de hernies, en quantité fort inférieure.

Les hernies inguinales doubles, envisagées au point de vue de leur volume relatif, à droite et à gauche, nous montrent la hernie inguinale de petit volume et de volume moyen plus fréquente du côté gauche, tandis que la hernie scrotale droite l'emporte de beaucoup sur le chiffre des hernies scrotales gauches.

En mettant à part les hernies congénitales, c'est de quarante à quarante-cinq ans qu'apparaît le plus grand nombre des hernies inguinales. Cette apparition est plus tardive pour les hernies gauches que pour les droites [2].

---

1. BERGER. *Dix mille observations de hernies.* Paris 1896.
2. BERGER. *Loco citato.*

La relation, ainsi établie par Berger entre la fréquence des cas de hernies observés aux différents âges et le chiffre de la population, a permis au savant chirurgien d'évaluer à peu près ainsi la proportion générale des hernieux : 1 hernieux sur 14,9 individus du sexe masculin, et sur 44,7 individus du sexe féminin, ou 1 sur 22,5 individus de tout sexe et de tout âge. Tel est le pourcentage actuellement admissible, du moins pour ce qui concerne le département de la Seine.

La statistique nous prouve, en outre, que, suivant le mot de Malgaigne, *une hernie en appelle une autre*. Enfin, elle nous prouve aussi que la hernie est *une maladie et non un accident* (Kingdom), le traumatisme ne jouant qu'un rôle banal et accessoire, à côté de la prédisposition morbide (déséquilibre de la statique abdominale).

Si les efforts corporels et les accidents peuvent favoriser, dans une certaine mesure, le développement des hernies, il faut toujours admettre que la constitution générale et la conformation de l'abdomen (l'état pathologique préexistant du sujet) sont surtout responsables d'une lésion, dont les causes mécaniques ne sont jamais qu'occasionnelles (Berger, Roser, Socin, etc.)...

La prédominance des hernies droites sur les gauches existe parmi les invalides, comme dans la masse de la population, dit le Dr Hutin[1] :

« Le passage du testicule dans le scrotum, plus tardif à gauche qu'à droite, mis en avant par Wrisberg ; l'oblitération du canal de la tunique vaginale, plus hâtive à gauche qu'à droite, démontrée par Camper ; le poids du foie, allégué par Swenki ; l'inclinaison du mésentère à droite, invoquée par Martin, l'abaissement du diaphragme, uni à l'attitude du corps pendant certains efforts musculaires, et refoulant les viscères vers l'aine droite, par suite de l'espace moindre qu'ils trouvent dans le côté gauche de la cavité abdominale (comme l'indique J. Cloquet), sont autant de causes qui reçoivent leur application dans des cas donnés, mais qui sont loin de satisfaire et de suffire toujours. Il est probable que c'est à toutes ces causes réunies, et non à l'une ou l'autre seulement, qu'il faut attribuer le phénomène qui nous occupe.

« Avec l'âge, les diverses causes se réunissent pour laisser un effort déterminant triompher d'une résistance déjà amoindrie. Juville dit que cette prédominance tient, sans doute, aux mouvements plus violents du bras droit ; mais les recherches de Malgaigne, sur le nombre des droitiers et des gauchers parmi ses hernieux, infirment singulièrement la valeur de ce motif. »

Qu'il nous soit permis d'ajouter à ces données statistiques quelques réflexions particulières. Le lecteur les envisagera, non comme des documents scientifiques (nous n'avons, nous le répétons encore, aucune prétention savante), mais comme le résultat *sincère* d'observations quotidiennes, faites par de modestes praticiens dans l'art du bandage herniaire.

<h1 style="text-align:center">STATISTIQUE PERSONNELLE</h1>

(SUR CINQ ANNÉES)

<h2 style="text-align:center">11 197 CAS DE HERNIES DIVERSES</h2>

Hernies inguinales, pointes à droite	745
— — — à gauche	455
Hernies inguinales (œuf de poule) droite	1645
— — — gauche	1020
Hernies inguino-scrotales droite	965
— — gauche	685

---

1. Hutin. *Statistique des hernies à l'Hôtel des Invalides*. Paris 1855. Baillère, éditeur.

Pointes de hernies des 2 côtés. 1205
Hernies œuf de poule des 2 côtés. 1500
Hernies scrotales des 2 côtés. 80
Hernies scrotale droite et inguinale gauche 255
   —   —   gauche et inguinale droite. 150
Ectopies testiculaires droites. 30
   —   —   gauches. 40
   —   —   des 2 côtés. 4
Hernies crurales droites 65
   — crurales gauches. 35
   — crurales des 2 côtés 5
   — crurale droite et inguinale gauche. 20
   — crurale gauche et inguinale droite. 10
Hernies inguinales (enfant) droites 820
   —   —   —   gauches. 385
   —   —   —   des 2 côtés. 555
   — épigastriques. 50
   — lombaires. 1
   — transverses. 4
   — ombilicales. 275
   — scrotales volumineuses irréductibles 255

Total. . . . . 11197.

A cette statistique, joignons, sous forme aphoristique, quelques observations journalières. Les hernieux souffrent davantage dans les changements de temps, et surtout dans les temps humides (Malgaigne l'avait déjà remarqué). Les hernies sont, d'ailleurs, plus difficiles à contenir par les temps humides : tel bandage, efficace par un temps sec, devient souvent insuffisant dans un temps d'orage. Cette règle s'applique aussi aux climats. L'influence d'une hernie mal contenue ne se borne pas aux viscères abdominaux ; elle ne permet plus à l'homme qui la porte de rassembler toute sa puissance musculaire. L'embonpoint, chez la plupart des hernieux (nous entendons surtout les hernies de l'aine), amène une diminution sensible du volume de la hernie et, dans la majorité des cas, sa disparition complète. La hernie reparaît, du reste, dès que le sujet maigrit. On naît avec une prédisposition à la hernie. On vient au monde « candidat hernieux ».

Les hernies occasionnées par une chute ou un traumatisme quelconque sortent toujours à travers un canal inguinal étroit. L'anneau étant ressserré, on conçoit la difficulté de la réduction. Eh bien ! c'est dans ces cas seulement que l'on peut espérer une guérison, par l'application d'un bon bandage porté jour et nuit.

Les enfants guérissent toujours d'une hernie, par le bandage porté jour et nuit, jusqu'à quinze ou seize ans : la hernie reparaît dans la proportion de 25 pour 100, avec les fatigues de l'âge adulte, après la quarantaine.

La plus grande partie des hernieux observés par nous étaient affligés d'anneaux dilatés : les trois quarts étaient hernieux héréditaires.

Les malades nous annoncent, généralement, que leur hernie date de quelques jours seulement, sans pouvoir en indiquer la cause. Il est facile, en examinant le canal inguinal du côté où il n'y a pas de hernie, de constater une dilatation de l'anneau, et de sentir sous le doigt, une légère impulsion que le malade ne perçoit même pas ; on peut dire alors, sans crainte de se tromper, que la hernie existante date de quelques mois au moins. Presque toujours, en questionnant le sujet, on apprend que cette affection existe dans sa famille.

Nous sommes profondément convaincus, quant à nous, que l'hérédité joue un rôle des plus considérables dans l'étiologie de la hernie en général.

CHAPITRE XV

DE L'APPLICATION DES BANDAGES

L'application d'un bandage est d'une primordiale importance : elle contribue pour une large part à la parfaite contention des hernies. Il faut posséder une idée très exacte de la configuration du bassin pour disposer et placer convenablement un bandage : n'oublions pas que, lorsque l'appareil porte à faux, il blesse le malade. Alors, il devient insupportable, et (chose plus grave) il ne contient plus qu'imparfaitement la hernie.

Aussi tous les grands maîtres de la chirurgie ont-ils insisté particulièrement sur l'importance d'une bonne application des bandages herniaires.

« Quand la hernie est rentrée, dit Malgaigne, cette application est fort simple, du moins dans les cas ordinaires. Ainsi, on fait placer un ou plusieurs doigts du malade sur l'anneau inguinal ou abdominal ; on dispose le bandage autour du corps, de telle sorte que la pelote de derrière soit à la hauteur convenable ; et, ramenant la pelote antérieure au-dessus des doigts du malade, l'opérateur y substitue les siens, et applique la pelote dans la position convenable.

« S'il y a deux hernies, il faut que la première pelote soit maintenue par les doigts du malade, jusqu'à ce que la seconde soit placée et réunie à l'autre par la courroie.

« Dans les hernies faciles, il y a un autre procédé plus simple encore. On dispose le bandage autour du corps, la pelote antérieure appuyée, d'abord, soit sur l'épine iliaque, soit sur le ventre, au-dessus de l'anneau ; alors seulement, le chirurgien réduit la hernie ; la maintenant réduite avec une main, de l'autre il attire et place la pelote, sans avoir besoin de l'aide du malade.

« Le bandage appliqué et bien assujetti, c'est une grande affaire que de juger si la hernie en est suffisamment maintenue. Les bandagistes ont leurs épreuves à cet égard, épreuves qui semblent plutôt faites pour déguiser que pour découvrir la vérité. Ils font tousser le malade debout ou couché, et, si rien ne sort, ils sont satisfaits ; le bandage est vendu, et le malade s'en va, convaincu de son efficacité. Il n'y a rien de plus illusoire qu'une pareille expérience. Si vous voulez savoir à l'instant même jusqu'à quel point on peut se fier à un bandage, faites mettre le sujet à croupion, les cuisses écartées, le corps penché en avant, et faites-lui faire dans cette position de grands efforts de toux. Cette épreuve peut dispenser des autres.

« Quelques bandagistes échappent encore à ces épreuves, au moyen d'une petite ressource secrète qu'il est bon d'éventer. Ils feront faire volontiers tous ces exercices, mais en pinçant avec le pouce et l'index la racine du scrotum et fermant ainsi le passage à la hernie, quand même le bandage serait trop faible. Il faut se méfier de cette ruse, que j'ai vu mettre en usage plus d'une fois.

« En général, méfiez-vous d'un bandage qui, placé par un bandagiste, a laissé échapper la hernie ; puis, replacé d'une autre façon, l'a maintenue. On vous dira bien : c'est que, la première fois, il était mal placé ; d'accord : mais si le bandagiste, homme expert, s'est trompé en le plaçant, en d'autres termes, s'il a fallu un déplacement tellement léger qu'il ait été commis par des mains expérimentées, pour laisser couler la hernie, comment espérer que les malades, qui sont loin d'avoir les connaissances nécessaires, éviteront toujours ce léger déplacement? Il faut donc que le bandage tienne du premier coup ; il faut qu'un déplacement de deux ou trois lignes ne nuise point à son efficacité ; bien entendu, cependant, que cette limite ne doit point être trop élargie : car, alors, il faudrait des pelotes monstrueuses. En un mot, le bandage doit être assez bien fait pour contenir, malgré une légère déviation de position.

« Mais l'homme de l'art n'est pas tenu de garantir le succès de l'appareil placé avec une excessive ignorance ou une excessive négligence. »

Il arrive quelquefois, ajoute Malgaigne, que les malades, afin d'éviter la gêne que leur cause un bandage, dont la garniture est altérée par la sueur, appliquent cet appareil par-dessus leur chemise ; cette pratique, dangereuse, peut donner lieu à de graves accidents ; la chemise se déplace souvent, entraînant avec elle le bandage, surtout lorsque ce dernier n'a pas de sous-cuisse ; la pelote, ne reposant plus sur l'anneau inguinal, laisse bientôt échapper la hernie.

« Il vaut beaucoup mieux recommander aux malades d'envelopper le bandage d'un morceau de linge fin, que l'on renouvelle toutes les fois que les soins de propreté l'exigent : c'est directement sur la peau que le bandage doit être appliqué. »

Jalade-Lafond estime, de son côté, que, pour bien appliquer un bandage herniaire, il faut faire coucher le malade sur le dos, les jambes et les cuisses fléchies sur le bassin, la tête et le thorax élevés, et un peu inclinés en avant. Le chirurgien doit passer la ceinture autour du bassin, de manière que la pelote ou les deux écussons, si l'on a à réduire une double hernie, répondent à la crête de l'os des îles. Ensuite on procède à la réduction de la hernie, en refoulant doucement les parties déplacées suivant la direction de l'anneau, si c'est une hernie inguinale (c'est-à-dire de bas en haut et un peu de dedans en dehors) en ayant l'attention de commencer par faire rentrer les parties qui se sont déplacées les dernières.

Le bandage est appliqué d'autant plus solidement, qu'il porte sur des parties immobiles, l'os des îles et l'os sacrum. Il n'en serait pas de même s'il portait sur les parties molles du bas-ventre, toujours en mouvement et variables sans cesse comme volume. C'est pourquoi le bandage à ressort doit toujours être appliqué de manière qu'il environne l'os des hanches. Mais il faut prendre garde de l'appliquer trop bas. En effet, s'il se trouvait trop près du grand trochanter, il participerait inévitablement aux mouvements de la cuisse, et ne se trouverait point fixé d'une manière immobile (Jalade-Lafond). Pour que la pelote puisse comprimer l'anneau, le fer se trouve recourbé en bas, à une distance convenable de la hernie, de manière qu'il n'y ait que la pelote qui descende pour recouvrir l'ouverture herniaire. Si le fer à bandage, au lieu d'être recourbé en bas, suivait une direction droite et horizontale, on conçoit sans peine que, lorsqu'on voudrait l'appliquer à une distance convenable du grand trochanter, la pelote se trouverait au-dessus de l'anneau, et ne pourrait agir sur les parties déplacées.

Richard, dans sa *Pratique journalière de la chirurgie*, conseille une petite manœuvre pour bien juger du point où doit passer le bandage : sur le côté externe du bassin, par exemple au-dessus du grand trochanter, appliquez, dit-il, trois doigts, au bord supérieur de l'appareil. Ces trois doigts doivent mesurer la distance de ce bord supérieur à la crête iliaque. Il y a avantage à ce que le bandage se moule bien sur le bassin ; cela lui donne de l'assiette ; mais il ne doit jamais serrer le sujet, et ce doit être une simple application, un contact. Les malades ont toujours trop de tendance à vouloir serrer la ceinture ; or, l'application du corps du bandage autour du tronc et la striction de la ceinture n'ont d'autre but que le maintien de l'appareil. Ils ne doivent prétendre ni servir de point d'appui, ni agir directement sur la hernie : **c'est l'affaire du ressort seul.** L'art du bandagiste se montre surtout dans l'application des cas difficiles ou insolites qui se présentent. Il doit arriver à juger, par le sens du tact, chez un malade nouveau, la force de pression nécessaire pour maintenir la hernie, afin d'y proportionner la force du ressort et la forme de la pelote. Le bon bandagiste doit savoir reconnaître la position de l'anneau, sa largeur, la résistance du ventre, l'embonpoint du sujet, la saillie plus ou moins prononcée, et souvent fort gênante, de l'épine pubienne (Richard).

En présence d'une conformation insolite ou des difficultés qu'il n'a pu vaincre, le bandagiste moule sur le sujet une lame de plomb, et, quand il l'a bien façonnée, il trempe, sur ce modèle, un ressort bien conditionné, pour en faire un bandage approprié au sujet.

Comment reconnaît-on une solide contention herniaire ?

« Le malade étant accroupi, on peut, dit Berger, essayer de lui faire soulever de terre un fardeau, les jambes étant écartées ; mais il est bien peu de bandages qui supportent victorieusement des épreuves de ce genre ; il est vrai qu'il n'est pas nécessaire d'aller aussi loin, pour que la contention puisse être considérée comme suffisante. »

Les essais doivent être renouvelés au bout de quelque temps, pour constater que le bandage ne s'est pas déformé, que le malade sait le placer comme il convient, et que la hernie continue à être exactement contenue.

« Il n'est pas mauvais, ajoute Berger, dans les premiers temps de l'application d'un bandage, de recommander au sujet de le porter constamment, parfois même de garder le repos au lit quelques jours, surtout quand la hernie ressort très aisément sous le bandage ; on voit, assez souvent, une hernie, contenue de la sorte, diminuer rapidement de volume, avoir une tendance de moins en moins grande à sortir, et le traitement ultérieur n'en devient que plus facile. »

Dans les conditions ordinaires, le bandage doit être appliqué, le matin avant le lever, pour n'être retiré que quand le malade se remet au lit. Des soins de propreté scrupuleux seront prescrits, pour maintenir l'intégrité de la peau, qu'il convient de saupoudrer d'un peu de poudre de lycopode ou de talc. Si la pression de la ceinture ou de la pelote était douloureuse ou faisait rougir la peau en un point, on interposerait entre elles et cet endroit un peu d'ouate.

On recommandera, d'ailleurs, à ceux qui font usage de bandages, de s'abstenir le plus possible d'exercices pénibles ou d'efforts violents. L'équitation, l'escrime, divers exercices de corps peuvent être permis, mais à condition qu'on se soit assuré que la hernie est bien contenue quand le malade s'y livre. J'ai vu des gens atteints de hernies volumineuses qui pouvaient exercer un métier des plus fatigants (porteurs aux halles, hommes de peine, boulangers), lorsqu'ils étaient pourvus d'un bon bandage.

Les inconvénients et les dangers auxquels sont exposés ceux qui sont astreints au port d'un bandage sont les suivants, d'après Berger :

« Gêne et douleurs : variables surtout suivant les dispositions individuelles, elles tiennent le plus souvent à la fabrication défectueuse de l'appareil, à la pression trop forte qu'il exerce sur un point délimité ; elles sont à craindre notamment quand on applique un bandage puissant sur une hernie partiellement irréductible ; l'incommodité qui résulte de l'odeur du bandage altéré par la sueur peut être évitée, grâce à des soins de propreté.

« Il en est de même de l'érythème, de l'ezcéma, des excoriations, qui se montrent au niveau des points de pression. Presque tous les hernieux présentent une coloration ardoisée, sorte d'érythème chronique de la peau, au niveau du point d'application de la pelote. Des applications de poudres isolantes et astringentes, à base d'oxyde de zinc ou de bismuth, rendent des services. Quand ces inconvénients sont trop prononcés, il faut retirer le bandage et conseiller au malade de garder le lit jusqu'à guérison complète de la lésion cutanée.

« La pression du bandage peut aussi déterminer une hématocèle du sac herniaire. Mais ce sont surtout les organes voisins de la hernie qui sont exposés aux chocs produits par le bandage dans un mouvement violent ; le testicule, le cordon spermatique, les ganglions de l'aine sont parfois le siège d'inflammations qui doivent être rapportées à cette cause.

« A ce propos, nous ne pouvons que mentionner les obstacles, souvent invincibles, que diverses lésions du voisinage, adénites et engorgements ganglionnaires, abcès chauds ou froids, varices, peuvent apporter à la bonne contention des hernies. »

Il ne faut jamais laisser porter la pelote sur le pubis, à la racine des bourses : non seulement cette position comprime le cordon, mais elle découvre trop le trajet inguinal. Il faut que l'anneau soit entièrement recouvert par la pelote, et que cette dernière soit légèrement remontée en haut et en dehors, afin qu'elle puisse agir, par son bec, sur l'anneau anatomique et appliquer l'une contre l'autre les parois dudit anneau.

§ 1. — APPLICATION DU BANDAGE INGUINAL

Les figures 1677 et 1678 indiquent de la façon la plus précise l'endroit où doit porter le bandage appliqué sur le bassin.

1° Le ressort doit être placé un peu au-dessous des crêtes iliaques.

2° La pelote, pour la hernie inguinale chez l'homme, doit toujours être de forme bec-de-corbin, c'est-à-dire triangulaire, à quelques rares exceptions près ; elle doit recouvrir le canal inguinal interne et externe.

Il est donc nécessaire que le milieu de la pelote où sont fixés le ressort et le bouton d'attache du bandage se trouve juste sur l'anneau inguinal ; le bec de la pelote doit

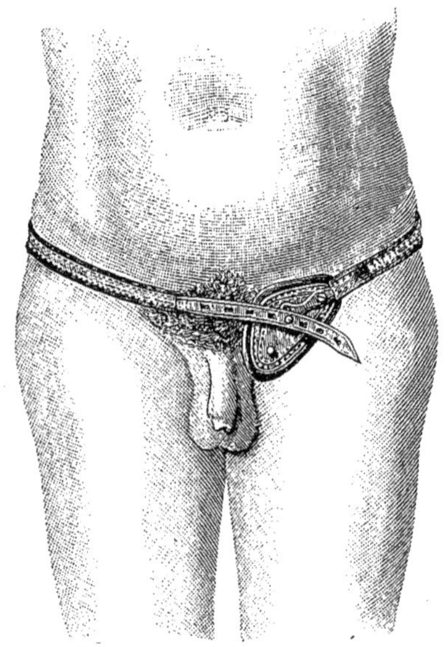

Fig. 1677.

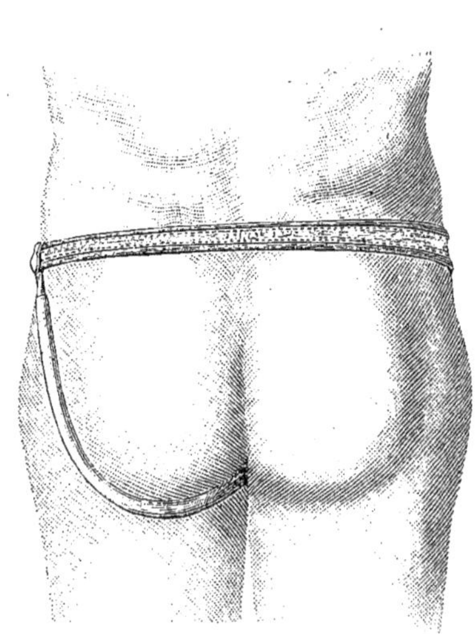

Fig 1681.

dépasser de quelques centimètres la branche horizontale du pubis, ainsi que l'indique la figure 1677. Si le ressort du bandage est bien fait, si le collet est de la longueur nécessaire, la pelote doit affecter une tendance à se rapprocher de la verge.

Chez les sujets obèses, où l'on est obligé, à cause de la proéminence de l'abdomen, d'employer des pelotes ovalaires ou elliptiques, le rebord inférieur de la pelote doit s'arrêter au niveau de la branche du pubis et ne jamais la dépasser.

3° Pour les cas de hernies inguinales doubles ou d'un seul côté, la partie postérieure du ressort doit être placée à trois travers de doigt au-dessus de la raie des fesses (fig. 1681). C'est là un détail extrêmement important : car si le bandage est placé à ce niveau, sur la partie lombaire, la pelote vient, d'elle-même, se poser sur le canal inguinal. Pour les enfants, la distance est de deux travers de doigt.

4° Le sous-cuisse du bandage doit être appliqué très peu serré ; il a pour effet, non d'aider à la contention de la hernie, mais simplement d'empêcher le bandage de remonter. Ces indications sont communes à l'homme et à la femme, du moment qu'il s'agit de la hernie inguinale.

§ 2. — APPLICATION DU BANDAGE CRURAL

L'application du bandage diffère pour la hernie crurale.

La branche antérieure du ressort crural, au lieu d'être légèrement contournée et de se diriger, en avant, du côté de la symphyse pubienne, se reploie sur elle-même, au moyen d'une courbe, qui la porte de haut en bas et légèrement de dedans en dehors, jusqu'à la hauteur de l'arcade crurale.

Pour que la pelote du bandage vienne se placer, d'elle-même, sur l'anneau crural et ne se déplace pas trop dans les mouvements de flexion du corps, il est

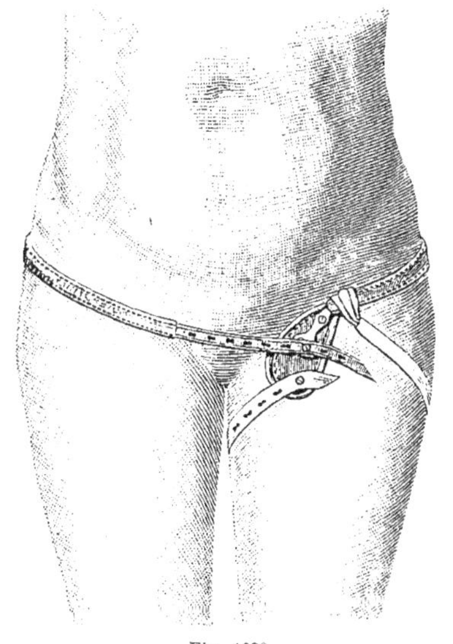

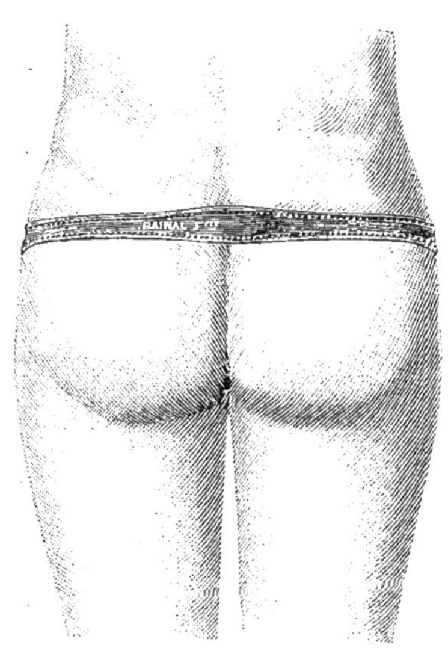

Fig. 1680.   Fig. 1678

indispensable que la partie postérieure du ressort vienne reposer au niveau du coccyx et même un peu plus bas (fig. 1678), dans certains cas particuliers. Le sous-cuisse joue un rôle important dans le bandage crural, et l'on ne saurait s'en dispenser. Il doit être fixé, ainsi que l'indique la figure 1680, tout près de la pelote, à la naissance du collet.

Le bandage crural, pour bien contenir la hernie, doit être appliqué avec soin. Le ressort, tout en prenant le même point d'appui que le bandage inguinal, aboutit au haut de la cuisse, mobile sur le bassin. La branche antérieure du bandage crural appliqué est d'un tiers plus courte que celle du bandage inguinal; donc la force du levier est beaucoup moindre. La coudure brusque du collet, la résistance et la convexité de la cuisse, au lieu de la souplesse du ventre, deviennent de nouveaux obstacles. De là la nécessité d'une application exacte, à laquelle il faut ajouter l'emploi du sous-cuisse assez fortement serré.

CHAPITRE XVI

DE QUELQUES EMPLOIS SURNUMÉRAIRES
DU BANDAGE

§ 1. — HYDROCÈLE, ORCHITE, ÉPIDIDYMITE

L'hydrocèle de l'enfance offre à la guérison des tendances naturelles, que l'on favorise puissamment par un bandage maintenu jour et nuit. Sous cette influence, les parois du canal finissent par s'accoler, et, le trajet de communication péritonéo-vaginale une fois oblitéré, la résorption du liquide ne tarde pas à devenir un fait accompli.

Langlebert, puis Horand (de Lyon), ont imaginé de traiter les affections aiguës du testicule par la compression méthodique. Le modèle dû à Horand a été décrit dans les *Annales de dermatologie*. Les pièces de ce pansement comprennent : 1° une

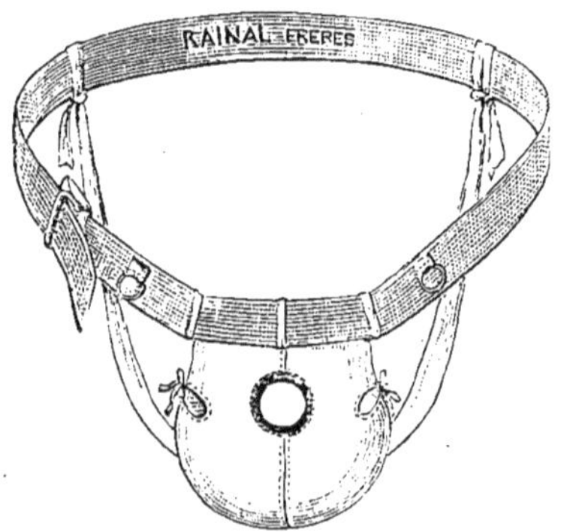

Fig. 1142.

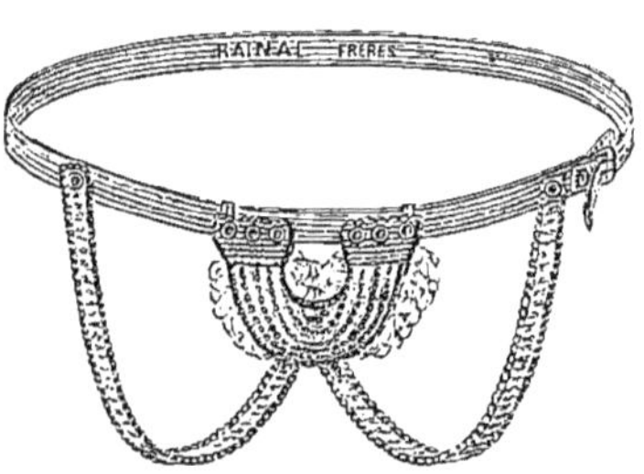

Fig. 1512.

couche assez épaisse de coton cardé; 2° un morceau de toile caoutchoutée de 20 centimètres de largeur sur 50 centimètres de longueur, percée, près d'un de ses bords, d'un trou pour le passage de la verge; et un suspensoir tout spécial qui, ouvert, a une forme triangulaire légèrement concave; il est également percé d'un trou pour le passage de la verge; près de son bord supérieur, il porte à chacun de ses angles un large lacet pour servir, l'un de ceinture, l'autre de sous-cuisse; les bords latéraux sont échancrés dans une certaine hauteur; cette échancrure est munie de deux petites attaches pour le resserrer. Pour placer le pansement, les bourses étant relevées le plus possible sur le pubis, on applique d'abord le coton cardé, puis la toile caoutchoutée, la surface gommée étant en contact avec le coton; enfin le suspensoir maintient le tout immobile en exerçant une compression modérée.

Quant au mode d'action du pansement, il paraît se résumer dans ces trois conditions : immobilisation, compression et sudation.

C'est ainsi que peuvent s'expliquer l'action résolutive et la suppression de la douleur. Lorsque l'appareil est bien appliqué, l'immobilisation, en effet, ne laisse rien à désirer. Le malade peut marcher, courir, sans éprouver la moindre souffrance.

Le suspensoir du docteur Langlebert (fig. 1542, p. 279) se compose, de dedans en dehors, d'une couverture de soie, d'une couche d'ouate, d'une enveloppe imperméable de taffetas ciré s'opposant au moins en partie à l'évaporation de la sueur, toujours abondante dans ces régions. Le testicule se trouve maintenu dans un état de moiteur continuelle, très favorable à la résorption rapide des produits inflammatoires. Le port de ce suspensoir calme très rapidement les douleurs : porté pendant plusieurs mois, il fait disparaître peu à peu les indurations locales consécutives à l'épididymite.

§ 2. — TRAITEMENT DU VARICOCÈLE PAR LA PRESSION

NÉVRALGIE DU TESTICULE[1]

Le mode de traitement, imaginé par Curling et préconisé par le professeur Gosselin, a pour but de faire supporter aux veines spermatiques du malade, quand il est debout, une compression suffisante pour les débarrasser du poids d'une partie de la colonne sanguine, sans exposer à l'oblitération de l'artère spermatique et par suite à

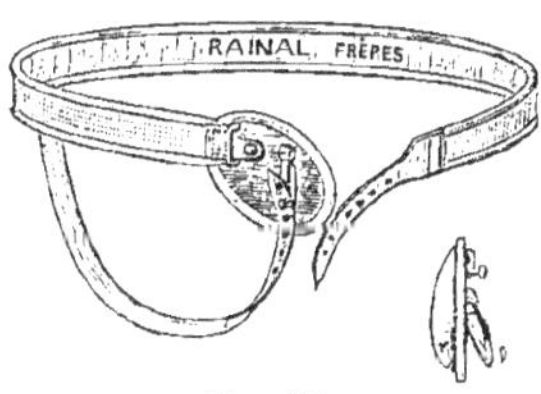

Fig. 921.

l'atrophie du testicule, et sans produire un malaise tel que le remède soit plus insupportable que le mal. La pression doit, d'ailleurs, être continuée assez longtemps pour permettre aux parois veineuses de revenir à leurs dimensions naturelles et de recouvrer leur résistance normale. Quand ce résultat est atteint, le malade est guéri. Il est évident que la difficulté principale de ce traitement consiste dans le mode d'application de la pression locale continue. L'anneau inguinal externe est le seul point au niveau duquel on puisse convenablement l'exercer.

Hammond[2] a publié la guérison de deux cas de névralgie du testicule par la compression énergique des éléments du cordon, au niveau du pubis, par le moyen d'une pelote maintenue appliquée avec une bande de caoutchouc. L'application dure quinze minutes : le soulagement a été immédiat et durable, malgré l'intensité de la névralgie.

L'auteur croit que cette compression locale suffit pour briser ou altérer la plupart des tubes nerveux des nerfs qui se rendent au testicule et produire ainsi un ébranlement salutaire.

1. CURLING. *Traité pratique des Maladies du testicule.* Traduit par Gosselin.
2. HAMMOND. *Courrier of Medicinal Science,* mai 1880. Sur un nouveau traitement de la névralgie du testicule.

§ 3. — VARICOCÈLE

« Le varicocèle est plus fréquent à gauche qu'à droite. Curling signale ce fait intéressant que, sur 166 317 jeunes gens examinés en Angleterre et en Irlande, dans un espace de dix ans, on en a refusé 3911 pour varicocèle, soit 70 pour 1000, et on l'a trouvé 282 fois à droite, 3360 à gauche et 269 fois des deux côtés à la fois.

« Souvent, nous avons employé, dans les cas très accentués, un suspensoir spécial, construit avec un tissu analogue à celui qui sert à fabriquer les bas élastiques. La compression douce, mais continue, produite par ce suspensoir, nous a toujours donné d'excellents résultats. Mais il faut que la compression exercée par cet appareil ne soit que faible et à peine sensible : sans cela elle devient douloureuse et ne peut être supportée[1]. »

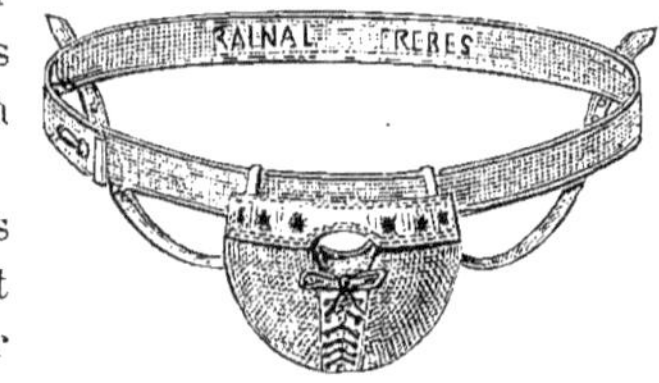

Fig. 1009.

§ 4. — BORBORYGMES ET PTOSES

Tout le monde connaît ce bruit de borborygme spontané, qu'on pourrait croire d'origine intestinale, mais qui, en réalité, provient de l'estomac. Au lieu de survenir d'une façon très intermittente et à l'occasion d'une inspiration trop forte, il peut prendre le caractère d'un bruit de va-et-vient continu, isochrone à chaque mouvement respiratoire, et devenir une véritable infirmité.

La manœuvre que Glénard appelle l'*épreuve de la sangle* (relèvement du ventre, que l'on opère en passant derrière le malade et en se servant des deux mains) réussit très bien à faire disparaître momentanément le bruit de glouglou si désagréable. C'est dire que la sangle pelvienne est indiquée en pareil cas, et, en effet, elle réussira presque toujours, surtout si elle est suffisamment haute et d'un tissu rigide.

Mais, ici comme ailleurs, on peut se rendre compte de cette vérité qu'il est parfois impossible de remplacer mécaniquement la main. Il est des cas difficiles où tous les appareils releveurs et compresseurs du ventre échouent : ou bien ils font cesser le bruit, mais exercent une pression excessive, intolérable, ou bien ils sont tolérés, mais inefficaces.

La difficulté paraît insurmontable au premier abord.

Le Dr Vène, ayant remarqué qu'une pression exercée au moyen de l'extrémité de trois doigts réunis au niveau de l'hypochondre gauche arrête le bruit de borborygme, a essayé d'appliquer en ce point la pelote d'un bandage à ressort analogue à un bandage herniaire. Il a dû y renoncer, ce genre d'appareil étant le plus souvent mal toléré par les malades.

1. MONOD et TERRILLON. *Maladies du testicule.*

Si ces deux procédés, compression de la partie supérieure de l'estomac et relèvement du ventre, échouent l'un et l'autre, employés séparément, comment résoudre orthopédiquement le problème? La réponse est facile : par ces deux actions réunies.

En effet, à condition qu'elles s'exercent simultanément, deux forces compressives de cette nature peuvent être relativement faibles et par conséquent très supportables sans cesser d'être efficaces pour la cessation du bruit. Il faudrait donc théoriquement avoir recours à deux bandages, ce qui, on en conviendra, ne serait pas pratique. Ce modèle de corselet, que nous avons établi sur les indications du D* Vène, les remplace fort heureusement. A l'extérieur, il est muni, comme on le voit sur la figure, de trois ressorts de Dolbeau, auxquels correspond intérieurement une grande pelote qui, s'appliquant en bas au-dessus du pubis, remonte assez haut pour atteindre la partie située au-dessus et à gauche de l'ombilic. Par les ressorts inférieurs, s'augmente l'action de relèvement du ventre, déjà assuré par la façon dont l'appareil, d'ailleurs garni de sous-cuisses, emboîte le bassin, descendant très bas en avant et sur les hanches à l'instar d'une sangle pelvienne. Quant au ressort supérieur, il exerce la pression nécessaire dans le haut de l'abdomen. Toutefois, c'est dans le bas que se manifeste la force de compression la plus énergique : de sorte que la résultante des forces mises en jeu agit de bas en haut et par suite soutient et relève l'intestin et l'estomac. Il y a là une application des lois de l'équilibre du ventre, établies par Glénard, et le corset mérite bien le nom de corselet-sangle. C'est toujours dans l'esprit, sinon dans la forme, un appareil releveur et compresseur du ventre : une sangle pelvienne. Il peut servir pour toutes les ptoses viscérales, indistinctement : il suffira, sans toucher aux ressorts inférieurs, de mettre, au niveau de l'organe déplacé, le ressort supérieur avec une pelote spéciale. On remédiera, de la sorte, non seulement à la chute d'un organe considéré en lui-même, mais encore à l'entéroptose en général.

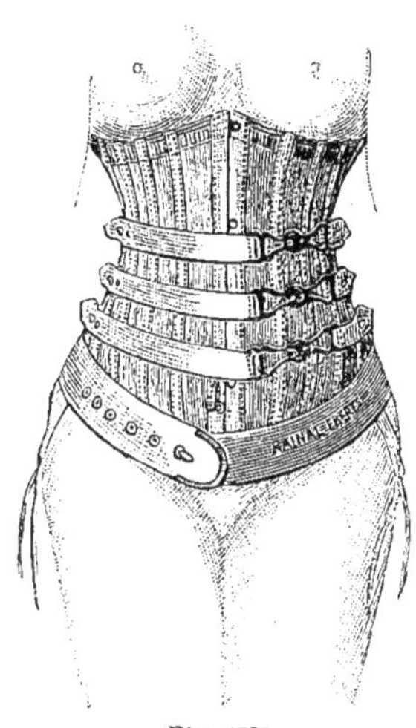

Fig. 1725.
Corselet-sangle du docteur Vène.

§ 5. — HERNIE DE LA CICATRICE

A LA SUITE D'OVARIOTOMIE

La cicatrice abdominale de l'ovariotomie devient parfois le point de départ d'une hernie ou d'une éventration. Cet accident était surtout fréquent à l'époque où les chirurgiens pratiquaient le traitement extra-péritonéal du pédicule; mais il est devenu beaucoup plus rare depuis que le traitement intra-péritonéal s'est imposé comme méthode de choix[1]. (Voir le mode d'occlusion du docteur Pozzi[2] pour la plaie abdominale, après la laparotomie.) Cependant ces hernies ventrales, petites ou grandes, peuvent encore se produire : c'est pour les éviter qu'il faut inviter les opérées à continuer fort longtemps l'usage des ceintures hypogastriques bien faites et correctement appliquées (Segond).

Leblond[3] conseille aux malades, lorsqu'elles se lèvent, trois semaines environ après la laparotomie, de porter une ceinture de flanelle, sous laquelle on intercale plusieurs feuilles d'ouate. Hégar et Kaltenbach trouvent, à bon droit, cet appareil insuffisant et préconisent l'emploi d'un bandage abdominal orthopédique[4], avec pelote et même sous-cuisses. C'est la seule manière, en effet, d'empêcher la hernie d'arriver au volume d'une tête d'enfant, ce qui arrive parfois chez les femmes qui appartiennent aux classes ouvrières, après une grossesse, et cela à cause de la distension du muscle droit et de l'amincissement extrême de la peau. Simon et Hégar ont récemment tenté la guérison de ces hernies au moyen d'une opération spéciale.

Lorsque la hernie n'existe qu'à la partie inférieure de la cicatrice, le modèle (fig. 1456) remplit parfaitement le but en maintenant la hernie et en supportant toute la masse intestinale. Cette ceinture est composée d'une plaque sectionnée à sa partie moyenne et pouvant s'articuler au moyen d'un système à engrenage permettant d'exercer une pression graduée sur la partie inférieure de la pelote. Cette plaque est reliée sur ses parties latérales à deux ressorts métalliques, qui prennent leur point d'appui sur le sacrum.

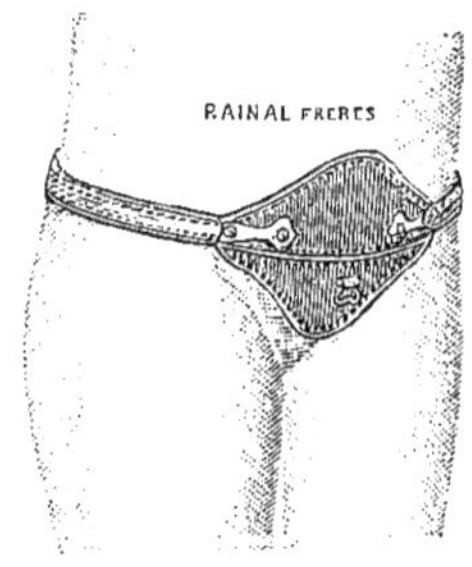

Fig. 1456.

Lawson Tait, dans son *Traité des maladies des ovaires*[5], recommande, avant de permettre aux malades de se lever, de leur appliquer une ceinture abdominale bien rembourrée. De plus, il faut leur enjoindre de ne jamais la quitter quand elles sont debout, pendant au moins une année après l'opération. Si elles suivent ce conseil, il n'y a jamais de tendance à la hernie des intestins : mais avec les malades de l'hôpital il est presque impossible d'obtenir obéissance à ces ordres. Aussi n'est-il pas rare de les voir revenir, au bout de trois ou quatre mois, avec une

1. Paul. Segond. *Encyclopédie internationale de chirurgie.* tome VII. Baillière, Paris, 1888.
2. Pozzi. *Bulletin et Mémoires de la Société de Chirurgie.* 1887, p. 574-78. — *Id.* 1890, 778-786. — *Traité de Gynécologie clinique et opératoire.* Paris, Masson, 5ᵉ édition, 1897, p. 56.
3. Docteur A. Leblond. *Traité élémentaire de chirurgie gynécologique.* Lauwereyns, Paris 1878.
4. Hégar et Kaltenbach. *Traité de Gynécologie opératoire.* Steinheil, éditeur. Paris, 1883.
5. Lawson Tait. *Traité des maladies des ovaires.* Doin. Paris, 1886.

hernie, alors que, dans la pratique de la ville, cette complication est presque inconnue.

Lorsque l'éventration se présente sur toute la longueur de la cicatrice, le modèle (fig. 909) est indiqué. Il a pour but non seulement de préserver la cicatrice, mais

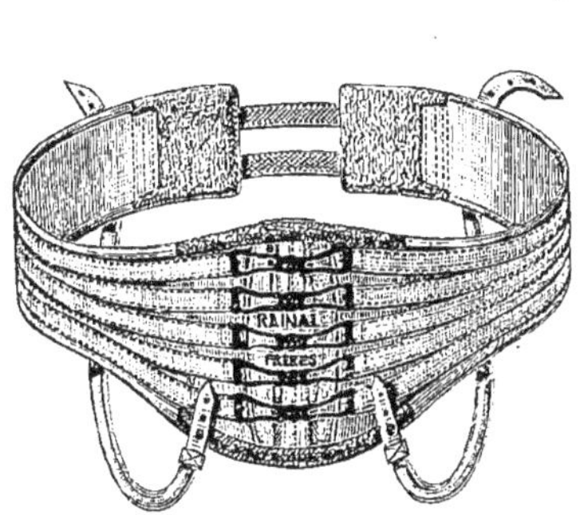
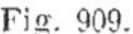

Fig. 909.

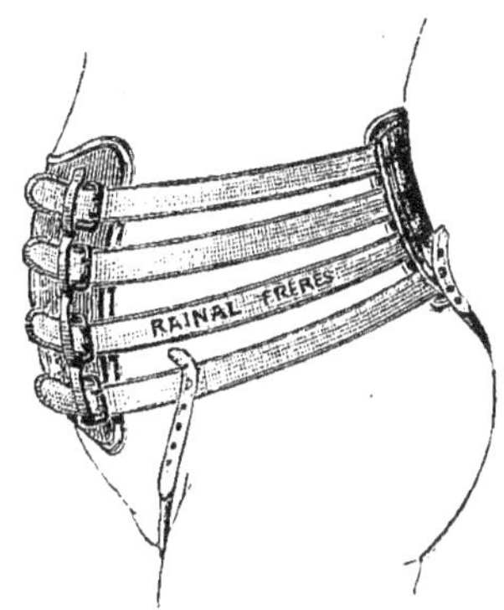

Fig. 919.

aussi d'obtenir l'immobilité absolue de toute la paroi abdominale. Cette ceinture se compose d'une partie pleine en fort coutil, embrassant l'abdomen. Sur le milieu et verticalement, est disposé un coussin assez doux, quoique résistant, qui maintient la cicatrice par la pression obtenue au moyen de ressorts disposés transversalement sur le devant de la ceinture. Ces petits ressorts, excessivement flexibles, sont attachés sur les côtés latéraux : on peut en modérer la pression en serrant plus ou moins les courroies qui viennent se fixer sur des boucles.

Emmet[1], lorsque la marche de la convalescence est favorable, recommande à la malade de continuer à porter un bandage abdominal pendant plusieurs mois après l'opération ; ce bandage soutiendra les tissus longtemps distendus, et empêchera la ligne d'incision de se séparer.

Martin (de Berlin), au moment de donner leur exeat aux opérées, ne manque jamais de leur recommander de porter le bandage abdominal (fig. 919) pendant quelques mois encore ; de ne pas se livrer à des travaux trop pénibles et de se coucher de jour, de temps en temps[2]. Il arrive que, malgré toutes les précautions, l'on ne puisse éviter un écartement des bords de la plaie, et la production d'une hernie. Dans ce cas, il n'y a qu'à conserver, d'une façon permanente, un bandage muni d'une pelote appropriée, car les tentatives d'intervention chirurgicale n'ont donné jusqu'ici, il faut le dire, que des résultats médiocres.

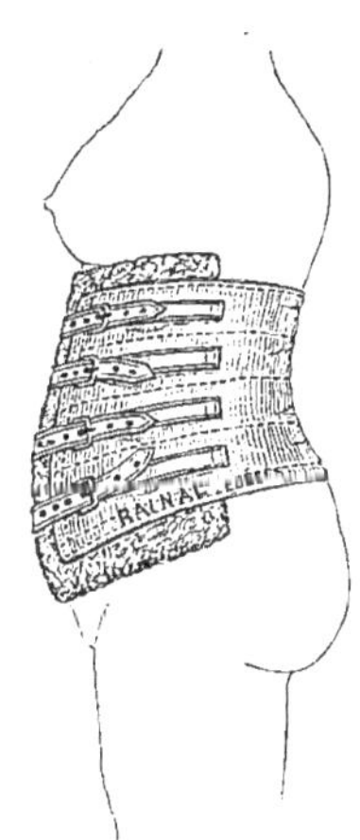

Fig. 920.

Quand il paraît nécessaire de prévenir ou tout au moins de diminuer les commotions violentes résultant d'efforts, de vomissements opiniâtres, Hofmeier[3] propose d'appliquer, sur la gaze iodoformée, une couche épaisse d'ouate antiseptique, que l'on fixe par des tours de bandes. Comme il est assez malaisé d'appliquer ou de renouveler ce pansement, il a donné la préférence au bandage abdominal (fig. 920), qui se compose d'une ceinture de toile épaisse et résistante

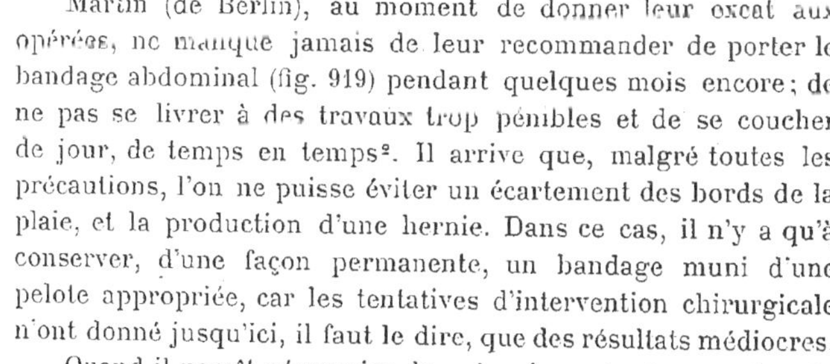

1. EMMET. *La pratique des maladies des femmes*. J.-B. Baillière, Paris, 1887.
2. MARTIN. *Traité clinique des maladies des femmes*. Steinheil, Paris, 1889.
5. HOFMEIER. *Manuel de Gynécologie opératoire*. Steinheil. Paris, 1889.

plus étroite au niveau de l'ombilic, plus large au niveau des hanches et placée tout
autour de l'abdomen : les lacets dont elle est garnie à sa partie antérieure permettent
de la serrer et de la desserrer à volonté.

Depuis, Hofmeier se sert de ce modèle où les lacets sont remplacés par de larges
courroies qui s'attachent à des boucles. L'application de cette ceinture est des plus
aisées, et les courroies permettent de donner le degré voulu de compression ou
de relâchement (Hofmeier).

Dans son remarquable *Traité de gynécologie*, le docteur S. Pozzi[1] dit que, lorsque la
tumeur était de nature bénigne, la malade opérée se trouve définitivement guérie;

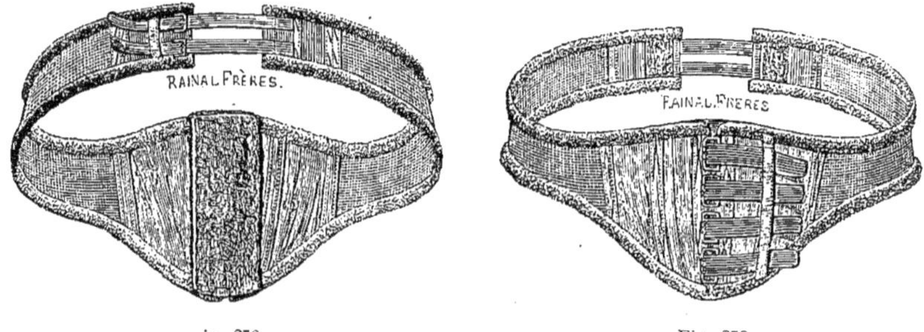

ig. 258.   Fig. 258.

elle est seulement disposée aux éventrations par relâchement de la cicatrice, si la
suture n'a pas été faite avec le soin particulier qu'il indique. Même alors, il est
prudent de faire porter une ceinture abdominale légèrement compressive : mais il
n'est pas besoin qu'elle soit matelassée, ni d'un modèle spécial, comme cela est indispensable lorsque la cicatrice obtenue avec un seul rang de sutures est d'une solidité
douteuse.

Le modèle de ceinture (figures 258 et 258 *bis*) est destiné au même usage que les
modèles précédents : son action n'est qu'un peu moins énergique. La pelote, qui a
pour but de protéger la cicatrice contre les efforts de la toux ou de la marche,
n'exerce qu'une légère compression sur toute l'étendue de la cicatrice. Ce n'est donc
qu'une ceinture de soutien, comme le demande la théorie de M. Pozzi.

§ 6. — ANUS CONTRE NATURE

Dans les cas d'oclusion intestinale ou d'étranglement interne, le chirurgien est
parfois obligé d'établir un anus artificiel. Le lieu où se pratique cette opération varie
on le sait, selon les cas. Pour qu'une ouverture accidentelle de l'intestin donne, d'une
façon permanente, passage aux matières intestinales, il est nécessaire qu'une ouverture correspondant ait été produite à la paroi abdominale et que les deux solutions
de continuité soient maintenues rapprochées par des adhérences suffisamment
solides.

Quand le sujet jouit d'une bonne santé, l'anus artificiel est à peu près tolérable,
malgré la possibilité d'un léger prolapsus de la muqueuse du côlon, prolapsus qui

1. Pozzi, *Traité de Gynécologie clinique et opératoire*. Masson. Paris, 1897, 3' édition.

tient à la faiblesse de la paroi abdominale et à son défaut de soutien. Quand les fonctions intestinales sont normales, l'évacuation des matières se fait régulièrement et à heures fixes : l'anus ne laisse rien écouler en dehors de ces moments. Un bandage bien appliqué suffit pour prévenir le prolapsus et empêcher l'écoulement intempestif. Quand il se produit de la diarrhée ou simplement des fermentations gazeuses en quantité un peu anormale, le malade est en proie à une foule de désagréments faciles à comprendre et devient incapable de vivre en société.

Le principal inconvénient de l'anus artificiel est la sortie involontaire des excréments et la malpropreté qui en résulte. Cette incommodité, provenant du défaut d'un sphincter, peut être palliée.

Richter[1] recommandait, dans ces cas, la bouteille de Funn, faite de cuir ou de corne, que l'on fixe avec une courroie autour du corps de manière que son ouverture

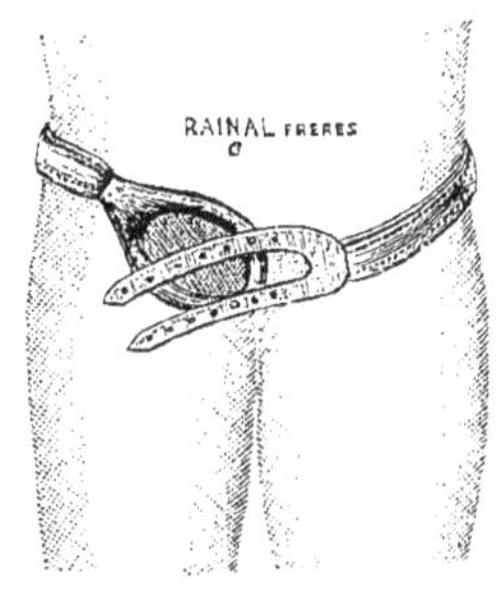

Fig. 1457.

pose sur l'ouverture de l'anus artificiel et reçoive toutes les matières. Le Blanc préconise un bandage de Juville. Richter est porté à croire que le meilleur instrument, pour remédier aux inconvénients d'un anus contre nature, est un bandage élastique, sous la pelote duquel l'on fixe un morceau d'éponge. Ce bandage recouvre et forme l'anus artificiel, ne laisse passer ni gaz ni excréments, remplit, en somme, les fonctions d'un sphincter et n'irrite pas par ses frottements l'ouverture artificielle. Toutes les fois que le malade veut expulser des gaz ou des matières, il doit, naturellement, ôter cet appareil.

Voici maintenant les *bandages* contemporains.

A la suite de l'opération, on applique le bandage (fig. 1457) destiné à maintenir le pansement, composé de couches d'ouate sur lesquelles on dispose une pièce de mackintosh maintenue par le bandage. Ce dernier

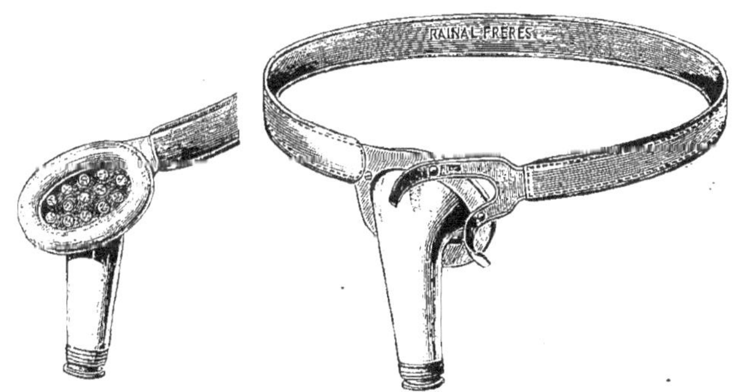

Fig. 1771.

se compose d'un ressort très flexible, entourant les dix douzièmes de la circonférence du bassin.

La plaque destinée à maintenir le pansement est évidée en son centre et elle n'exerce de pression sur le pansement que par ses bords latéraux. Le malade change son pansement environ toutes les six heures, et ce n'est que lorsque les selles sont devenues à peu près normales que l'application des appareils suivants devient utile.

Dans certains cas, le bandage à ressort ne trouve pas de points d'appui suffisants.

---

1. Richter. *Traité des hernies*. Bonn, 1788.

Les malades sont alors mieux garantis avec une ceinture large de 14 centimètres, dans laquelle on fixe un anneau en ivoire au niveau de l'anus artificiel. La partie extérieure de cette ceinture reçoit une petite poche en caoutchouc destinée à recevoir les matières. L'appareil (fig. 1774) est disposé de façon à recevoir les solides et les liquides qui s'échappent involontairement par l'ouverture anale artificielle. L'accident le plus grave auquel sont exposées les personnes affectées d'anus contre nature est le renversement d'une portion d'intestin (analogue à la chute du rectum à travers l'anus naturel). C'est pour éviter cet inconvénient que nous avons disposé une feuille de caoutchouc percée de trous au niveau de la cavité qui doit contenir l'intestin : les trous se dilatent par la pression et laissent passer les matières au moment de la défécation.

L'appareil qui remplit le mieux les conditions pour la contention de l'anus contre nature est représenté figure 1771. Il se compose d'un ressort en acier très souple, large de 5 centimètres et fortement capitonné. La force de ce ressort est peu accentuée, pour ne pas exercer de vive pression au niveau de la plaie. Une plaque d'ivoire, fixée sur le ressort, s'applique tout autour de l'anus artificiel. La partie antérieure de la plaque du bandage est munie d'un renflement destiné à la réception des matières. Cet appareil s'applique de la même manière et avec la même facilité qu'un bandage inguinal ; il s'adapte très exactement autour de l'anus artificiel et ne fatigue point ses bords. Dans la majorité des cas, c'est encore le modèle figure 1457 avec plaque en ivoire qui a été le mieux supporté par le malade.

§ 7. — VARICE DE LA SAPHÈNE

La veine saphène, dilatée et devenue variqueuse (fig. 1728), peut en imposer parfois pour une hernie. Jean-Louis Petit a eu l'occasion d'observer un cas de cette espèce chez une servante. La tumeur, du volume d'un œuf de poule, rentrait pendant la position horizontale, pour reparaître dans la situation verticale. Son volume devenait d'autant plus considérable que la malade travaillait davantage. C'est pour obvier à ces inconvénients qu'un charlatan, croyant véritablement avoir affaire à une hernie, lui appliqua un brayer : mais elle ne pouvait pas l'endurer plus d'une heure, tant étaient vives les douleurs qu'il déterminait dans la jambe et le pied.

Astley Cooper a, dans sa longue pratique, observé un cas de ce genre. Chez son malade, la tumeur disparaissait pendant la position horizontale, pour reparaître aussitôt qu'on comprimait au-dessus du ligament de Poupart, et qu'on empêchait ainsi le sang veineux de traverser la veine iliaque. Lawrence déclare aussi que la confusion est possible avec la hernie, la dilatation ampullaire s'étendant dans la toux et les efforts et s'aplatissant sous la pression. Berger remarque enfin que le siège de la varice (au niveau où la saphène s'abouche dans la fémorale) est exactement celui de la hernie crurale. La consistance plus molle de la tumeur, l'absence de pédicule, la réduction graduelle sans gargouillement, la réapparition subite de la tuméfaction dès que la pression se relâche, et enfin l'existence concomitante de varices sur le trajet des autres vaisseaux, sont autant de caractères différentiels qui ne laissent aucun doute sur la dilatation ampullaire de la saphène.

La compression exercée à l'aide d'un bandage, outre qu'elle est assez difficile, n'est jamais tolérée par les malades. Lorsqu'on juge à propos de comprimer cette varice, le plus simple est de se servir d'un cuissard (fig. 1708). Comme la cuisse est conique et que l'appareil tend toujours à descendre vers le genou, on fixe le cuissard à l'aide d'une jarretelle qui vient s'attacher à une ceinture placée au-dessus des crêtes iliaques; on peut aussi, s'il arrive d'avoir affaire à un cas où la varice atteint un très grand développement, fixer, à l'intérieur du cuissard, un léger coussin garni d'ouate, destiné à exercer une certaine compression.

COMPRESSEUR DU Dr BEURNIER

Le docteur Beurnier a fait construire pour la varice de la saphène un appareil spécial, qu'il conseille toujours en pareil cas, parce qu'il lui a donné des succès constants chez les malades auxquels il l'a fait appliquer.

Il en a donné, dans le *Journal des Praticiens*, la description suivante :

« Il est, d'abord, indispensable que le membre inférieur soit tout entier maintenu dans un appareil élastique, bas avec genouillère. De l'extrémité supérieure de cette genouillère, sans discontinuité de tissu avec elle, part un cuissard qui remonte en dedans jusqu'au niveau de la partie interne du pli génito-crural et dont la circonférence est arrondie en arrière et

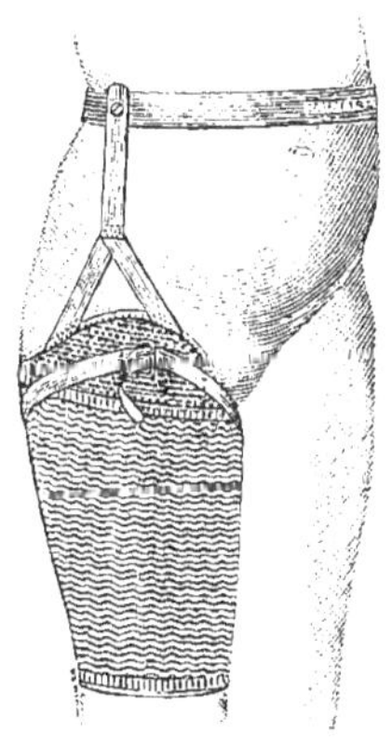

Fig. 1708.

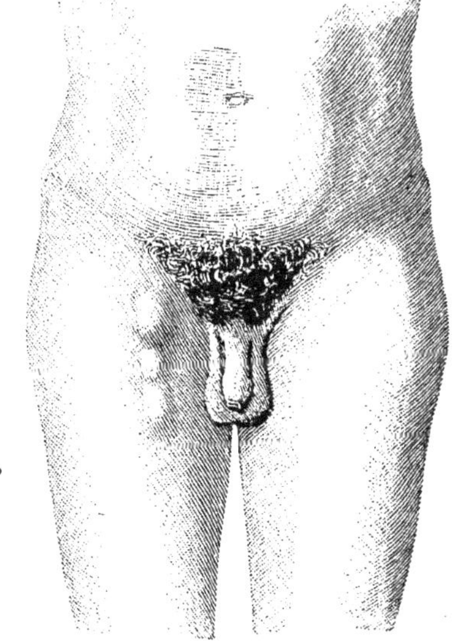

Fig. 1728.

sur les côtés. En avant seulement et un peu sur la partie interne, elle se relève pour former une demi-ellipse à convexité supérieure toujours de même tissu, couvrant la région où se trouve la veine variqueuse.

Une première difficulté était de rendre cet appareil stable et de l'empêcher de changer de place à chaque mouvement de la cuisse sur le bassin. Pour cela, une double courroie élastique, semblable aux jarretelles que portent les femmes, a été fixée en avant à la demi-ellipse. Cette courroie en Y renversé aboutit par son extrémité supérieure à une ceinture étroite embrassant la taille. Tout changement de position dans le sens longitudinal est ainsi devenu impossible.

Mais une deuxième difficulté surgissait. Si, en effet, un appareil élastique est suffisant pour maintenir les varices que l'on a l'occasion d'observer couramment, il est certain que notre cuissard, même combiné de la façon précédente, ne pouvait exercer qu'une action absolument insuffisante sur la tumeur variqueuse contre laquelle nous avions à lutter. Aussi il était nécessaire d'appliquer une compression sur la tumeur elle-même; mais cette compression devait remplir certaines conditions pour ne pas être dangereuse: elle devait être douce, car une compression un peu violente sur une veine normale peut donner lieu à de la phlébite, à plus forte raison si elle est variqueuse; elle doit, de plus, être très égale. Pour réaliser ces conditions, nous avons fait adapter, à la partie supérieure de la demi-ellipse, une pelote plate capitonnée, très douce, s'appliquant exactement sur la tumeur veineuse et présentant par conséquent des dimensions précisément en rapport avec celles de cette tumeur elle-même. Son épaisseur est d'environ 1 centimètre; elle est, nous le répétons et nous insistons sur ce point, très souple, nullement convexe et concorde parfaitement avec la tumeur.

Pour maintenir exactement cette pelote au niveau de la tumeur variqueuse et l'empêcher d'osciller dans le sens latéral pendant les mouvements, il fallait trouver un moyen de fixation, et ce moyen a été réalisé par une simple courroie doucement élastique, qui vient se fixer à la partie supérieure de l'appareil. Ce lien passe en arrière à peu près au niveau du pli fessier; il est assez large : 4 à 5 centimètres environ, pour ne pas entamer la peau. L'appareil n'est donc ni douloureux ni gênant, car les malades ne se sont jamais plaints d'une constriction quelconque provoquée par lui et exercée à son niveau. Cette courroie se serre à volonté au moyen d'une boucle fixée en avant; et, par cette action, la pelote est plus ou moins fortement appliquée sur la tumeur variqueuse, qui est parfaitement réduite et maintenue par ce procédé. En effet, la pelote coïncide exactement avec la tumeur et ne peut se déplacer en aucun sens, dans le sens vertical à cause de la jarretelle et de la ceinture, dans le sens latéral, à cause de la courroie élastique circulaire que nous venons de décrire.

§ 8. — BANDAGES EN GOMME

L'usage de la gomme élastique a été introduit en France, en 1785, par l'orfèvre Bernard, qui, le premier, s'attacha à cette branche d'industrie. Encouragé par les suffrages de l'Académie royale de chirurgie, en 1799, il portait bientôt son travail à un haut degré de perfection. On a cru longtemps que Bernard utilisait la découverte d'Hérissant et de Macquer qui avaient reconnu la propriété dissolvante de l'éther sur le caoutchouc, qui ne perd ainsi aucune de ses propriétés. Mais il est aujourd'hui avéré que Bernard n'employait que l'huile de lin épaissie, sur un feu doux. Le même procédé est encore en usage aujourd'hui; on étend successivement plusieurs couches de cette substance sur un cordonnet de soie ou de fil tressé : puis, on le polit sur le porphyre.

Plus tard, Lasserre imagina de recouvrir les ressorts et les pelotes des bandages, avec une composition de cette nature.

Les bandages dits imperméables en gomme noire (fig. 273 et 274) sont utilisables tout au plus comme bandages de bains, ils rendent quelques services pour les hernieux livrés à l'exercice de la natation. En effet, leur fabrication (qui consiste à

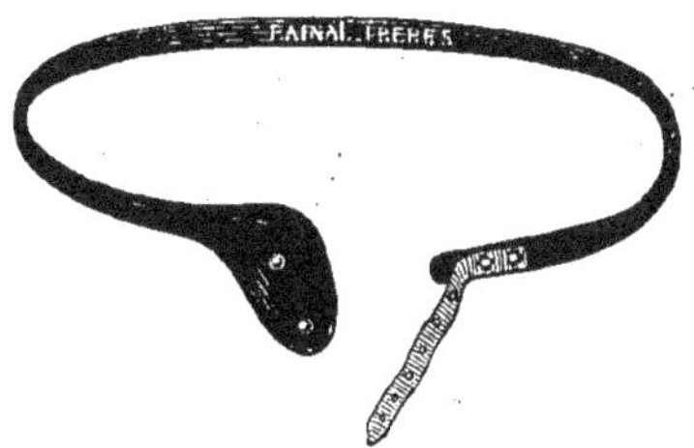
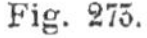

Fig. 273.

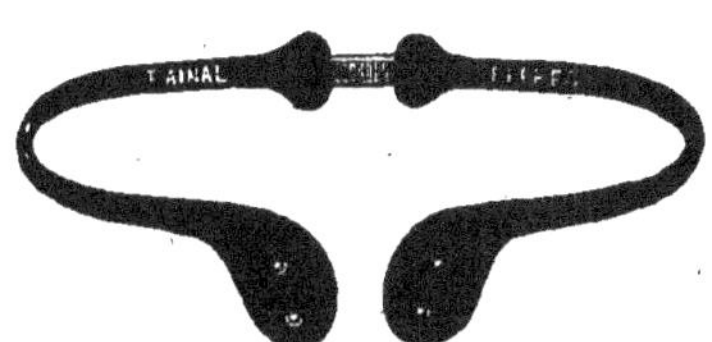

Fig. 274.

recouvrir le ressort et la pelote de couches successives d'un mélange siccatif, dont chaque couche est soumise à une dessiccation lente et régulière) modifie souvent la forme et la trempe du ressort, et le rend particulièrement cassant.

Employé comme bandage pour la hernie inguinale, même moyenne, le bandage en gomme ne présente aucune garantie de contention. Il ne résiste guère à l'action de la transpiration qui ne tarde pas à dissoudre la matière dont il est composé.

Enfin, c'est un bandage peu rembourré, et les malades supportent difficilement sa dureté un peu insolite.

CHAPITRE XVII

TAXIS

§ 1. — PROCÉDÉ D'ARNAUD (1769)

« Il faut faire uriner le malade ; on le met ensuite en une situation favorable pour relâcher les muscles du bas-ventre et ceux de la cuisse quand la hernie est aux parties inférieures du ventre. Dans celles du nombril et dans celles qui viennent aux autres parties de la surface du ventre, il suffit de faciliter le relâchement des muscles du ventre.

« Il faut faire un peu incliner le malade du côté opposé à la maladie. Celui qui fait la réduction doit prendre une situation qui lui soit commode : il doit toujours avoir en vue de faire rentrer les parties suivant la direction qu'elles ont gardée en sortant.

« Dans la hernie du nombril et dans celle que l'on nomme ventrale, la direction qu'il faut prendre pour les réduire, doit être perpendiculaire à la tumeur.

« Dans les hernies inguinales, elles doivent être vers les hanches.
« Dans celles des plis des cuisses, que l'on nomme hernies crurales, la direction qu'il faut donner aux parties, pour rentrer, doit être en ligne droite.

« Si la hernie est composée d'épiploon et de boyau, l'opération est beaucoup plus difficile, parce que l'épiploon, à cause de la mollesse, empêche le boyau de glisser facilement. Il faut donc, s'il y a beaucoup d'épiploon, s'assurer du lieu de la tumeur qu'occupe le boyau, s'il y en a un peu, ce dont on juge, parce qu'on ne le distingue pas au toucher, il faut agir comme s'il n'y en avait point du tout ; s'il y a beaucoup d'épiploon, il ne faut s'attacher qu'à réduire le boyau.

« Pour réduire la hernie incomplète, on la prend avec l'extrémité des doigts et des pouces des deux mains. On la manie légèrement, comme si on maniait une vessie remplie de vents ; par ce mouvement, l'on fait rentrer les matières fluides qu'elle contient; on la pousse ensuite successivement avec les doigts d'une main, tandis que l'on ramasse avec l'autre les parties qui restent au dehors.

« A l'égard de la hernie complète, l'on saisit avec les quatre doigts de chaque main et les deux pouces toute la tumeur, s'il est possible, en la pressant avec le plat des doigts et jamais avec les bouts des doigts auxquels répondent les ongles. On la comprime légèrement en lui faisant faire le même mouvement que l'on fait faire à une vessie remplie d'air, lorsqu'on la comprime avec les mains. Par ce mouvement répété plusieurs fois et en différents sens, on facilite la rentrée des vents et des matières fluides que contient le boyau. Dès que l'on sent que ces matières sont rentrées en totalité ou en partie, il faut, sans changer la situation des mains, agir seulement sur une partie de la hernie quand elle est d'un volume qui excède celui d'un petit œuf de poule, c'est-à-dire qu'il ne faut agir que sur une des parties d'une même circonvolution du boyau, parce que si l'on voulait faire rentrer tout à la fois la circonvolution entière ou plusieurs circonvolutions ensemble, l'on n'en ferait rentrer point du tout. Les doigts de la main qui est à la partie supérieure de la tumeur doivent servir à diriger et à soutenir la partie du boyau la plus prochaine de l'anneau, à mesure qu'elle rentre; tandis que l'autre main pousse et amène vers l'anneau le reste du boyau en le comprimant et le poussant successivement. Lorsque le boyau est rentré, la tumeur disparaît tout à fait quand elle n'est composée que de boyau et d'épiploon, celui-ci reste au dehors, mais le malade se sent soulagé à l'instant, il ne faut pas s'obstiner à vouloir faire rentrer l'épiploon, on lui ferait beaucoup de mal par l'irritation que lui cause le maniement; il suffit de s'assurer de la rentrée du boyau, et de mettre sur la tumeur qui reste du vin chaud; l'épiploon rentre de lui-même au bout de quelques jours s'il n'a pas d'adhérences ; et quand au contraire on s'obstine à le vouloir faire entrer, il s'abcède quelquefois. Il suffit de s'assurer de la réduction du boyau. »

§ 2. — PROCÉDÉ DE J.-L. PETIT[1] (1774)

« On fait coucher le malade sur le dos, le ventre plus bas que les fesses et la tête, aussi bien que la poitrine un peu plus élevée que le ventre ; on lui fait plier les cuisses et les genoux de manière que la plante des pieds porte à plat sur le lit et que la peau de l'aine soit relâchée; on passe la main droite, si la maladie est du côté droit, par-dessous la cuisse, ensuite ayant, avec l'autre main qu'on a passée sur le ventre, entouré l'anneau ou l'arcade (selon l'espèce de hernie), on réunit les deux mains dont on investit, s'il est possibe, la tumeur dans toute son étendue ; alors on la comprime doucement, et si l'on s'aperçoit de l'endroit qui fait moins de résistance, on y dirige l'impulsion des parties.

« Il est bon de faire remarquer que tout ceci ne doit s'exécuter qu'avec une extrême douceur; et si quelqu'un s'imaginoit, qu'en poussant les parties avec vio-lence, on les oblige à rentrer plus promptement, qu'il se détrompe; parce qu'il arrive,

[1] J.-L. Petit. *Traité des maladies chirurgicales*, t. II. Didot, 1774.

au contraire, que ces parties se replient contre les bords de l'anneau, et que, ne pouvant aller plus loin, elles se trouvent exposées à la compression, à la meurtrissure et et aux autres inconvéniens que nous avons déjà dit qu'il falloit éviter.

« Si les doigts ne sont pas assez proches les uns des autres, pour investir et comprimer également la tumeur, celle-ci semble obéir, ce qui fait croire que l'anneau cède et que les parties rentrent, mais on se trompe, et ce qui en impose en pareil cas, c'est que les parties se logent dans les intervalles des doigts, à mesure qu'elles sont pressées ; en sorte que, pour réussir il faudroit que les doigts pussent presser la tumeur dans tous ses points, excepté à l'endroit de l'anneau : alors une légère pression de la part des doigts feroit rentrer les parties, surtout s'il ne se rencontroit ni étranglement ni adhérence. »

§ 3. — PROCÉDÉ DE RICHTER (1788)

« Pour faciliter la rentrée des parties échappées et étranglées, on doit augmenter la cavité du bas ventre autant qu'il est possible, et mettre le malade dans une situation telle, que la hernie soit la partie la plus élevée du corps. Plus la cavité du bas-ventre est large, plus on a de facilité pour y repousser les parties échappées ; plus elle est étroite, plus elle offre de résistance à tout ce qui tend à y rentrer. Plus la hernie est élevée ; plus elle rentre aisément tant par son propre poids que par l'attraction que les viscères qui se portent vers le diaphragme exèrcent sur ceux qui sont en dehors. On a déjà vu qu'une hernie rentre, quand le malade est couché sur le dos ; et sort, lorsqu'il est debout, et nous verrons par la suite, que les hernies anciennes adhérentes rentrent dans le ventre par la seule situation sur le dos. Tous les faits prouvent combien il est essentiel de situer le malade convenablement pour pratiquer le taxis avec succès.

« Le malade doit rester dans cette position non seulement pendant que l'on fait le taxis, mais encore pendant tout le temps de la durée de l'étranglement : il doit s'y mettre aussitôt que la hernie est étranglée, et ne la point quitter qu'il n'ait été secouru ; non seulement le taxis réussit bien plus surement dans cette position, mais encore les autres moyens qu'on emploie agissent plus efficacement, et c'est pourquoi le malade ne doit pas la quitter un seul moment.

« Avant de mettre le malade dans cette position, il faut le faire uriner, par là on augmente la cavité du ventre. Pendant l'opération le malade ne doit pas retenir son haleine ou crier, parce que la contraction des muscles du bas-ventre et l'abaissement du diaphragme retrécissent alors la cavité du ventre. C'est ce qui fait souvent qu'on n'y prête pas d'attention, car en touchant la hernie et en la pressant on cause toujours quelques sensations douloureuses.

« Le corps du malade doit être courbé en devant, c'est-à-dire que la région des reins, doit être plus basse, le derrière et la poitrine plus élevés ; cette position relâche les muscles du bas ventre, et agrandit la cavité abdominale.

« On soutient la tête et la poitrine par des coussins, le malade ne doit point chercher à s'élever, à se tenir dans cette position, afin de ne point tendre les muscles
droits du bas-ventre. Il faut qu'il soit entièrement passif dans quelque position qu'on
veuille le mettre. Toutes les fois qu'il veut s'aider, se tourner, s'élever, les muscles
abdominaux agissent et rétrécissent la cavité du bas-ventre. On donne même le
conseil de faire incliner la tête en devant, afin que les muscles sterno-mastoïdiens
étant relâchés, ne puissent point agir sur le sternum et produire une tension dans les
muscles abdominaux.

« La hernie doit être le point le plus élevé du corps, ainsi les fesses doivent être
plus élevées que la tête et la poitrine, par la même raison le malade doit être un peu
couché du côté opposé à celui où est la hernie, c'est-à-dire sur le côté droit si la
hernie est du côté gauche et *vice-versa*.

« Il est très nécessaire que la cuisse du côté où est la hernie soit fléchie. C'est
pourquoi on fait ordinairement poser le pied sur une escabelle d'une certaine hauteur près du lit. Si le malade est entièrement dans le lit, il doit seulement plier le
genou et rapprocher le talon des fesses. Si la cuisse est étendue ou pend hors du lit
à terre, non seulement la peau dans la région inguinale est tendue, mais aussi quelques fibres tendineuses de l'aponévrose fascia lata qui s'implantent quelquefois dans
le bord supérieur de l'anneau et dans le ligament de Poupart, compriment le col du
sac hernière et s'opposent à la réussite du taxis. Cet obstacle est d'autant plus considérable que le bassin se trouvant plus élevé la cuisse pend davantage.

« Lorsqu'on observe bien toutes ces circonstances le taxis réussi bien plus souvent. S'il ne réussit pas, il faut mettre le malade dans une autre position, qui a à la
vérité quelque chose de frappant, et est plus incommode que la précédente, mais dont
on a retiré les plus grands avantages dans les cas les plus désespérés.

« On presse toutes les parties de la tumeur de la circonférence vers le centre.
C'est ainsi qu'agissent l'eau froide, la neige, la glace, que l'on applique sur la hernie,
et si leur action n'est pas aussi forte que celle de la main au moins ces moyens
agissent-ils sur tous les points de la surface de la hernie. Cette pression de l'eau
froide souvent beaucoup plus efficace, quoique moins considérable que celle de la
main, prouve qu'il s'agit bien plus d'opérer une pression générale exacte qui agisse
sur tous les points de la surface de la tumeur, que simplement une forte pression. '

« Le chirurgien, qui veut exécuter cette pression, saisit la hernie, et étend sur elle
les doigts, de manière que toute sa surface soit, autant qu'il est possible, entièrement couverte. M. Petit[1] recommande par préférence cette manœuvre.

« Veut-on faire le taxis de la manière la plus avantageuse, on doit continuer
cette dernière manœuvre en pressant également et médiocrement pendant quelques
heures. »

1. *Traité des maladies chirurgicales*, t II, p. 525.

§ 4. — PROCÉDÉ DE WILMER (1818)

Wilmer[1], de Coventry, a proposé une méthode que l'on doit faire connaître ici. Il propose d'opérer la pression au moyen d'un poids laissé sur les parties pendant plusieurs heures. Ce moyen lui a réussi dans deux cas. Un poids de plomb pesant deux livres fut employé dans l'un d'eux et un fer ordinaire à repasser dans l'autre. Il n'y aurait point d'objection à faire contre l'essai de cette méthode si la tumeur était sans douleur, et si les circonstances n'étaient pas urgentes.

§ 5. — PROCÉDÉ DE W. LAWRENCE[2] (1818)

« Ordinairement, on embrasse la tumeur avec une main, tandis que l'autre est placée sur l'ouverture, et peut être employée à faciliter la rentrée des parties, et à retenir celles qui sont déjà réduites. On obtient souvent du succès en exerçant une pression générale sur toute la surface de la hernie; dans cette méthode, les deux mains doivent être employées ensemble, afin de soumettre toute la tumeur à l'action de leur force. Petit recommande fortement cette pratique[2].

« La pression doit être exercée dans la direction où les parties ont été poussées : ainsi, les parties contenues dans un bubonocèle se dirigent obliquement en bas et en dedans; celle d'une hernie fémorale, en bas et ensuite en avant : cependant on ne doit point se borner à la seule pression que la direction de la hernie semblerait indiquer; mais, si ces tentatives échouent, il faut en faire d'autres dans différentes directions.

« La manœuvre suivante réussit quelquefois dans un bubonocèle ou une hernie scrotale, qui a résisté aux méthodes ordinaires, particulièrement dans les cas où l'étranglement semble avoir été produit par l'accumulation des matières fécales.

« Que le chirurgien embrasse le col de la tumeur, près du tendon, avec le pouce et un doigt d'une main, et qu'il les tire en bas en pressant modérément, de manière à éloigner les matières contenues de la portion voisine de l'anneau et à réduire le volume de cette partie qu'il essaiera alors de faire passer dans l'anneau avec l'autre main. En effet, puisque l'obstacle existe à l'ouverture du sac, la réduction sera, en général, faite avec beaucoup plus de facilité en pressant la partie supérieure de la hernie vers l'anneau, qu'en exerçant une pression générale sur toute la tumeur.

1. *Pratical obs. on Herniæ*, éd. 2nd, case 1, and 2.
2. W. LAWRENCE. *Traité de hernies.* Paris, Méquignon-Marvis, 1818.
3. *Traité des maladies chirurgicales*, p. 323-328.

« Le chirurgien doit se placer dans une situation qu'il puisse occuper sans incommodité pendant un temps considérable, puisqu'il doit continuer ses tentatives pendant une heure, dans quelques cas, avant de renoncer à l'espoir du succès, et il arrive souvent qu'en continuant d'essayer différentes positions et différents modes de pression, des hernies qui n'avaient d'abord nullement cédé aux premiers essais, se trouvent enfin réduites.

« Si les efforts de réduction, pratiqués suivant les préceptes ci-dessus indiqués, ne sont point suivis de succès, on a recommandé la méthode suivante : Qu'un homme vigoureux, placé dans une situation convenable près du bord du lit, soulève les membres inférieurs sur ses épaules, de manière que la tête et la poitrine du malade reposent seules sur le lit. On dit que les tentatives de réduction dans cette posture ont été suivies de succès, après que tout autre moyen avait échoué : c'est pourquoi quelques chirurgiens l'ont très fort recommandée. Je ne puis pas bien apprécier le mérite de cette méthode, puisque je ne l'ai jamais mise en pratique, ni vu employer par d'autres.

« Elle ne semble ne promettre aucun avantage qui puisse compenser le désagrément, l'embarras et les inconvénients inséparables de son emploi. Celui qui a proposé ce procédé doit avoir compté, pour opérer la réduction, sur l'effet mécanique que le poids et la traction des viscères de l'abdomen doivent exercer sur les parties déplacées. On doit voir tout de suite que cette idée est tout à fait absurde, quand on a une juste connaissance de l'état naturel des parties ; quand on sait que l'abdomen est entièrement plein et que les viscères qu'il contient sont maintenus dans leur position respective par la pression des muscles respiratoires, que ces viscères ne peuvent, par cela même, passer d'une partie de la cavité dans une autre, mais restent probablement dans la même place, soit que la tête ou les pieds forment le point le plus élevé du corps. L'obstacle à la réduction se trouve dans la constriction qu'éprouvent les parties déplacées et la position indiquée ne peut ni vaincre ni même diminuer cet obstacle.

« La rentrée d'une portion d'intestin est ordinairement précédée par un bruit particulier, causé par le passage de l'air à travers la partie étranglée. L'intestin rentre d'abord graduellement et ensuite échappe tout à coup. L'épiploon rentre lentement jusqu'à la dernière partie, qui doit aussi être poussée à travers l'anneau.

« Si le taxis a d'abord été infructueux, il faut le répéter successivement après l'usage des bains chauds, de la saignée ou des applications froides.

« La chance de la réduction d'une hernie est proportionnée à la grandeur de l'ouverture ; c'est pourquoi les petites tumeurs sont les plus difficiles à réduire, parce qu'elles sont toujours accompagnées d'une constriction très forte et l'on éprouve spécialement cette difficulté dans les hernies crurales, à cause de l'étroitesse extrême de l'ouverture à travers laquelle descendent leurs parties contenues. La durée de la maladie influe aussi d'une manière marquée sur la probabilité de la réduction ; elle est beaucoup moins grande dans les derniers que dans les premiers temps de l'étranglement, à cause de l'inflammation qui arrive aux parties déplacées.

« Quand la hernie devient douloureuse, on n'est pas excusable de continuer les tentatives de réduction avec la main. Une pression suffisante ne peut plus alors être supportée et la force que l'on emploie tend seulement à augmenter l'inflammation et à hâter la gangrène. A cette époque, l'opération est indiquée et doit être pratiquée sans délai.

« Le chirurgien ne peut se fier avec sûreté au taxis, comme principal moyen de réduction ; il ne doit pas perdre en efforts inutiles de ce genre un temps qui doit être consacré à l'emploi des mesures les plus énergiques. Quand on ne peut réduire une hernie dans une tentative heureuse, on a de moins en moins l'espoir d'y parvenir dans les degrés suivants de la maladie, à moins qu'on ne puisse produire quelque changement dans l'état de la tumeur par d'autres moyens. »

§ 6. — PROCÉDÉ DE CHÉLIUS[1] (1835)

Le taxis réussit mieux le matin, lorsque les intestins sont vides. Pour faire cette opération, il faut placer le malade dans une position telle que les parois de l'abdomen soient aussi relâchées que possible, et la partie où se trouve la hernie, très élevée : ainsi le malade sera dans la supination, le siège élevé, les genoux fléchis et le corps penché du côté de la hernie. Avant les tentatives de taxis, il faut vider la vessie et le gros intestin à l'aide d'un lavement ou d'un purgatif.

§ 7. — PROCÉDÉ DE MAISONNEUVE[2] (1863)

COMPRESSION PAR LA BANDE DE CAOUTCHOUC

Maisonneuve décrit de la manière suivante ses deux procédés de compression :

1° *Compression simple par la bande de caoutchouc.* — Le chirurgien s'étant muni d'une bande de caoutchouc longue de 4 ou 5 mètres, large de 7 centimètres, commence par former un pédicule à la tumeur en appliquant à son collet trois ou quatre tours de bande roulée en corde et fortement serrés, puis rendant à la bande toute sa largeur, il embrasse dans ses doloires la superficie entière de la tumeur, de manière à exercer sur elle une pression régulière et puissante. Le but que se propose Maisonneuve, en exerçant au collet de la tumeur une constriction énergique, est d'empêcher la tumeur, qui est mobile sous la peau, de fuir la compression qu'exercent sur elle les doloires de la bande. Mais cette constriction a encore un autre avantage, c'est de préparer les organes contenus dans la tumeur à franchir l'anneau herniaire en les forçant à passer préalablement par cette sorte d'anneau élastique où ils commencent à s'effiler et à s'amoindrir.

Deuxième procédé. — Le deuxième procédé de Maisonneuve consistait en une

---

1. CHÉLIUS, professeur à l'Université de Heidelberg. Paris, 1835.
2. *Mémoire de l'Académie des sciences*, 3 août 1863

sorte de compresseur composé de deux parties principales : 1° une plaque lombaire ;
2° une pelote à compression munie d'un mécanisme à vis.

Des deux procédés, le premier, la compression simple par la bande de caoutchouc
est le seul resté dans la pratique.

§ 8. — PROCÉDÉ DE M. LANNELONGUE (1870)

SAC DE PLOMB

Le procédé de M. Lannelongue consiste dans l'emploi d'un sac de cuir ayant la
forme d'un entonnoir, dont la petite extrémité est fermée et n'a pas plus de 5 centimètres de diamètre. On met dans ce sac environ 2500 ou 3000 grammes de grenaille
de plomb, et on appliquera la petite extrémité immédiatement au-dessus du pédicule
de la hernie ; on l'attache à un cerceau de telle sorte qu'il presse de tout son poids
sur le point que nous venons d'indiquer : il doit rester en place environ 15 minutes.
Ensuite on pratiquera le taxis avec modération.

Dans le mémoire que M. Lannelongue a présenté à la Société de chirurgie,
février 1870, ce chirurgien a cité deux cas de hernies étranglées rebelles au taxis
ordinaire et qui furent réduites par son procédé.

§ 9. — PROCÉDÉ DU Dr MOYNAC (1875)

PAR LA BANDE DE CAOUTCHOUC

Le chirurgien se place du côté de la hernie, vis-à-vis se tient un aide dont la présence est nécessaire à la bonne application du caoutchouc.

1er TEMPS. — Point d'appui fourni à la bande de caoutchouc.

Il consiste en une bande de toile enroulée autour de l'abdomen, au-dessus des
hanches. Ce bandage ne doit être que médiocrement serré, car il doit servir de point
d'appui à l'appareil élastique, il ne faut pas oublier que trop serré il comprime l'abdomen et tend à diminuer une cavité qu'à ce moment nous avons intérêt à voir aussi
grande que possible, vers la partie moyenne de ce bandage, dans le point qui correspond à l'ombilic, on attache un des chefs de la bande de caoutchouc, enroulé à la
façon d'une corde.

2e TEMPS. — Formation du pédicule. C'est là le temps le plus important, de lui
dépend la réduction. Maintes fois nous avons vu, par suite d'une confection impar-
faite de ce pédicule, la hernie se placer brusquement entre l'anneau ou le collet qui

l'étrangle et le pédicule. Voici quelles sont les règles à suivre, si la hernie est descendue dans le scrotum (hernie inguino-scrotale). Le chirurgien saisit à la fois la verge et le scrotum tout entier qui renferme la hernie et les éloigne autant que possible de l'abdomen.

Rapprochez l'extrémité des doigts du point de jonction de la hernie avec l'anneau, c'est-à-dire diminuez le volume de la hernie au niveau de l'agent constricteur. Les choses étant ainsi disposées, qu'un aide vous remplace, qu'il saisisse le scrotum, ainsi que vous le faisiez, et surtout qu'il ait soin de ne point diminuer la traction.

Saisissant alors la bande de caoutchouc qui vient d'être fixée ainsi que nous l'avons indiqué, il la contourne en forme de cordon et l'enroule plusieurs fois de suite, rapidement et avec force, au niveau du point de jonction de la hernie avec l'abdomen, dans ce point que tous ses efforts ont eu pour but de rétrécir.

Une précaution, dont l'importance est capitale, consiste à maintenir ces circulaires de caoutchouc aussi près que possible de l'anneau inguinal; pour y arriver, les doigts de votre aide sont du plus grand secours; en effet, il saisit la hernie à pleines mains, et l'extrémité de ses doigts s'oppose au déplacement des premières circulaires de caoutchouc.

Les circulaires destinées à former le pédicule seront convenablement serrées malgré les cris du malade; leur nombre doit être de 10 à 15 environ.

Sans perdre de temps, la bande de caoutchouc est dès lors conduite à plat sur les organes que l'aide maintient autant que posible dans le trajet du canal inguinal. Cette bande assez serrée est successivement appliquée de bas en haut; elle vient enfin coiffer et recouvrir complètement la hernie. En ce moment, elle ressemble assez bien à un ballon à base arrondie dont le sommet correspond à l'anneau.

Elle comprend dans sa cavité la hernie, la verge, le scrotum et les testicules.
Généralement la réduction s'obtient sans qu'il soit nécessaire de déployer toute la bande, la tumeur s'affaisse, et le malade éprouve un soulagement subit qui ne laisse aucun doute sur la réduction.

Recommandez-lui de ne pas bouger et déroulez rapidement l'appareil. Vous pouvez vous assurer alors du succès de votre taxis; en effet, le scrotum est devenu flasque, les téguments qui revêtent la région du cordon et qui avaient été graduellement distendus par les viscères déplacés, reprennent une grande souplesse; enfin, en saisissant le scrotum et suivant du doigt le cordon, on plonge dans le trajet inguinal dont on constate les vastes dimensions et l'état de vacuité.

Le malade est laissé au repos toute la journée; on a soin d'appliquer un bandage afin de prévenir la reproduction de la hernie.

Les objets nécessaires sont deux bandes de caoutchouc : l'une, longue de 10 mètres environ et large de 4 à 6 centimètres, servira à la réduction des hernies volumineuses; l'autre, longue de 6 à 7 mètres et large de 2 1/2 à 3 centimètres seulement, sera réservée aux petites hernies, difficiles à saisir; on aura encore à sa disposition une bande de toile.

§ 10. — PROCÉDÉ DE GOSSELIN[1] (1879)

MANŒUVRE DU TAXIS

Gosselin place deux oreillers sous le siège, pour soulever le bassin et pour empêcher l'accumulation des viscères vers la partie inférieure de la cavité abdominale. Il recommande le taxis sous le chloroforme parce qu'il relâche les muscles de la paroi abdominale et fait disparaître ainsi l'obstacle que leurs contractions, sollicitées par la douleur de l'opération, apporteraient à la rentrée de la hernie, en diminuant la capacité de l'abdomen.

Placé du côté correspondant à la hernie, il embrasse la tumeur avec les deux mains, posées l'une vers le haut, l'autre vers la partie moyenne en exerçant des pressions un peu plus fortes avec la première qu'avec la seconde, on augmente ces pressions peu à peu, en ayant soin de leur donner toujours plus d'intensité à la partie supérieure qu'à l'inférieure. Au bout de trois minutes de pressions à peu près continuelles la hernie n'était ni moins volumineuse ni moins tendue, alors tenant toujours la tumeur à deux mains et continuant à la presser, on la porte alternativement de droite à gauche, puis d'avant en arrière dans l'espoir d'agrandir le passage trop étroit, de changer la situation de l'anse dans le sac et de lui en donner une plus favorable à la réduction.

« Après cette manœuvre, dit Gosselin j'ai senti que la tumeur avait diminué de volume et qu'elle s'était un peu ramollie. J'ai alors continué les pressions. Il y avait huit minutes que je les avais commencées, mes mains étaient fatiguées. Je priai un de mes aides de me remplacer pendant deux minutes, en exécutant le manuel opératoire de la même façon que moi. Au bout de ces deux minutes je plaçai mes deux mains sur les siennes et le taxis fut continué à quatre mains pendant deux autres minutes. La tumeur avait encore un peu diminué. Bientôt je sentis que la plus grande partie cédait et rentrait en faisant entendre des gargouillements. Il en restait bien une portion grosse comme une noix et un peu dure, mais je ne doutais pas que ce fût de l'épiploon, et il n'y avait aucun inconvénient à le laisser dans le sac. »

Le pansement a consisté dans l'application d'un spica un peu serré.

Dans le mémoire publié par Gosselin en 1859[2], il veut dire avec Amussat et Lisfranc que, par le mot forcé, il prolonge les pressions jusqu'à ce que la hernie soit rentrée, une heure si la chose est nécessaire. Mais à cette époque on n'avait pas la ressource du chloroforme et il a reconnu, une fois que cet adjuvant a été à sa disposition, qu'il ne fallait pas tant de temps pour réduire une hernie inguinale, quand elle peut l'être. Après dix à douze minutes pour les petites, quinze ou vingt pour les grosses, la question est jugée. Si la réduction n'a pas été obtenue, c'est qu'elle est

---

1. Gosselin. *Clinique chirurgicale.* Paris 1879.
2. Gosselin. Du taxis forcé et prolongé dans le cas d'étranglement herniaire.

impossible. Gosselin ne fait d'exception que pour les grosses hernies inguino-scrotales. Si l'étranglement est récent, il essaie un purgatif, les cataplasmes, le bain prolongé, et au bout de quelques heures, il place la bande en caoutchouc qu'il laisse une demi-heure en place en ajoutant de temps à autre la pression des mains à celle qu'exerce la bande. Gosselin rappelle aussi l'idée de Lannelongue en 1872, qui consiste à faire le taxis, non plus avec les mains, mais avec un sac à plomb.

« C'est un procédé, dit-il, sur lequel l'expérience n'a pas prononcé. »

§ 11. — PROCÉDÉ FOLLIN ET DUPLAY[1] (1883)

MANUEL OPÉRATOIRE DU TAXIS

« A part certaines contre-indications formelles et certains cas de force majeure, nous pensons que, dès qu'une hernie résiste aux efforts de réduction, le taxis ne doit être pratiqué qu'avec l'aide du sommeil anesthésique, poussé jusqu'à la résolution complète.

« Le sujet étant placé dans l'insensibilité et la résolution musculaire, on le couchera dans le décubitus dorsal, de telle façon que les parois abdominales soient absolument relâchées : la tète fléchie sur la poitrine et soutenue par un oreiller, les cuisses fléchies sur le bassin, et maintenues légèrement écartées par des aides. Il est bon préalablement de soulever légèrement le bassin avec un oreiller plié.

« Le chirurgien se place ensuite à côté du malade, de préférence à droite si la hernie siège du côté droit. Il saisit entre le pouce et les premiers doigts de la main gauche le pédicule de la hernie, de manière à l'entourer le plus complètement possible, à l'effiler en quelque sorte et à l'éloigner légèrement de l'anneau comme s'il voulait faire sortir davantage la hernie ; puis il saisit de la main droite, à pleine main, le corps de la hernie sans presser sur le fond du sac, et avec les doigts qui embrassent la tumeur, principalement avec le pouce et l'indicateur de la main droite, il cherche à saisir le contenu de la hernie, à l'entraîner vers l'anneau, et à l'y faire pénétrer par une pression méthodique.

« On commence par exercer une pression assez modérée, puis on l'augmente progressivement, en ayant toujours soin de déployer une force moindre au moyen des doigts qui étreignent le pédicule de la hernie, qu'avec ceux qui l'embrassent et cherchent à la refouler vers l'orifice herniaire. On doit également se garder de presser sur le fond du sac ; mais il faut varier avec la position des doigts la direction des pressions, afin de chercher si les efforts infructueux, lorsqu'ils sont dirigés dans un sens déterminé, ne seraient pas couronnés de succès, lorsqu'on les fait porter sur un autre point. »

1. FOLLIN et DUPLAY. *Traité élémentaire de pathologie externe.* Paris 1883.

§ 12. — PROCÉDÉ DE DANIEL LEASURE[1]

Daniel Leasure, chirurgien américain, procède de la manière suivante pour opérer le taxis :

Le chirurgien fait passer les jambes du malade sur les épaules d'un aide placé sur le bord du lit et les fait tirer en l'air jusqu'à ce que le corps ne repose plus sur le lit que par la tête, la nuque et les épaules. Les muscles du ventre sont fléchis, détendus, les téguments de l'abdomen, chez les personnes grasses, viennent tomber sur la région thoracique; les viscères, aidés par quelques légères pressions, s'étalent sur le diaphragme et le refoulent vers la poitrine. L'intestin, attiré par son poids, n'est plus suspendu que par la partie étranglée, sur laquelle il exerce une traction douce et continue qui suffit à le dégager et à assurer sa réduction; si celle-ci tarde à se produire, on n'a qu'à saisir le pédicule et à le soulever comme pour attirer les portions saines de l'intestin dans le sac; la réduction suit en généra bientôt ces manœuvres si l'intestin n'est pas encore trop altéré. Il ne faut point oublier, en effet, que l'on ne doit faire rentrer par ce procédé qu'un intestin dont l'état n'est pas du tout suspect.

1. Tractile method of reducing stangulated hernia (*Americ Journal of Med. sciences*, avril 1874, p. 528.

LA

FABRICATION MODERNE

CHAPITRE PREMIER

LA FABRICATION

Chaque individu demande un bandage particulier, spécial : cette nécessité se conçoit bien lorsqu'on réfléchit que l'épaisseur des parties molles et la largeur du bassin ne sont jamais les mêmes chez deux sujets. Pour avoir un bandage bien fait, comprimant exactement l'ouverture herniaire et se moulant, pour ainsi dire, sur les parties, il faut nécessairement en prendre la mesure, et construire l'appareil d'après les mesures prises.

§ 1. — COMMENT ON PREND MESURE

Le malade debout, on fait passer sur le bassin, entre les trochanters et les crêtes iliaques, un *centimètre* en toile cirée, servant à prendre les mesures. On marque : 1° l'endroit où doit se trouver la pelote; 2° le siège de l'épine iliaque antérieure et supérieure; 3° le point de la région lombaire où doit s'appliquer le fer du bandage.

Il ne suffit pas de savoir que la compression, puissant moyen de contenir la hernie, doit porter sur tel ou tel point du corps. Ce qui est beaucoup plus difficile et bien plus important, c'est d'imaginer le bandage capable d'opérer convenablement la compression dans tous les cas, que la hernie soit simple, composée ou compliquée, et quels que soient sa position, son volume, son ancienneté, sa gravité, la direction de son issue, la conformation du corps du sujet, son obésité ou sa maigreur, sa force ou sa faiblesse, sa plus ou moins grande irritabilité, ses occupations journalières, actives ou sédentaires, son état général, enfin, de santé ou de maladie.

« L'art du bandagiste, dit Paul Richard, se montre surtout dans l'appréciation des cas, difficiles ou insolites, qui se présentent. Son tact principal est de bien juger par le toucher, chez un malade nouveau, la force de pression nécessaire pour maintenir la hernie et d'y proportionner la puissance du ressort.

« Il reconnaît la position de l'anneau, sa largeur, la résistance du ventre, l'embonpoint du sujet, la saillie plus ou moins prononcée, et souvent fort gênante, de l'épine pubienne.

« A-t-il le moyen, pour la fabrication d'un bandage, de prendre par un moule la mesure, et du point d'appui et du contour pelvien et des particularités de l'éventration? Oui. Le bandagiste habile, devant une conformation insolite ou des difficultés qu'il n'a pu vaincre, moule sur le sujet une lame d'acier détrempé, et, quand il l'a bien façonnée de cette manière, il la trempe pour en faire un bandage approprié. »

Gerdy déclare avec raison qu'il faut toujours mesurer, avec la plus grande exactitude, la totalité de la circonférence de l'os des îles : un cordon l'entoure comme doit le faire le bandage et l'on marque sur ce cordon les points correspondants à l'anneau inguinal ou à l'ouverture crurale, à l'épine iliaque, ainsi qu'au milieu de la région sacro-lombaire. Scarpa affectionne la lame de métal mince et flexible, qui se courbe et se moule avec une rigoureuse précision et donne le degré d'inclinaison et les nuances d'inflexion du brayer : il recommande de ne tremper le ressort qu'après essai préalable sur le hernieux.

En résumé, nous estimons que les mesures pour la confection du bandage doivent se prendre, dans les cas courants, à l'aide d'un ruban flexible de 1 m. 50 de longueur,

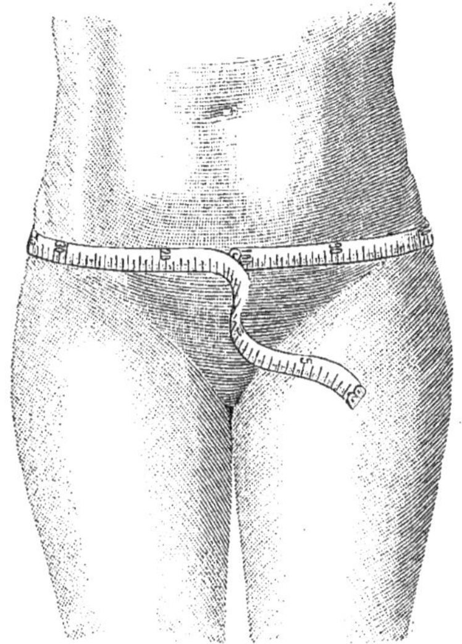

Fig. 1668.

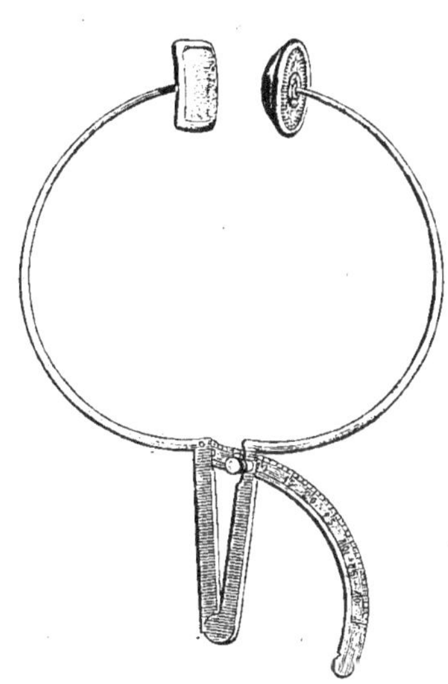

Fig. 1464.

qui entoure toute la circonférence du bassin en passant à trois centimètres au-dessous de la crête iliaque (fig. 1668). Dans certains cas, chez les sujets maigres, ou lorsqu'il existe une déformation du bassin, il est fort utile de prendre la forme anatomique à l'aide d'une bande de métal suffisamment flexible qui se moule exactement sur toutes les sinuosités. Pour connaître mathématiquement la force de pression nécessaire à la contention d'une hernie, on se sert du compas (fig. 1464), qui donne exactement le diamètre antéro-postérieur du malade de la région inguinale à la partie sacro-lombaire.

Cet instrument (fig. 1464) se compose de deux branches d'acier réunies par une charnière. A l'endroit où commence la courbure, se trouve un curseur gradué par centimètre, qui indique le degré d'ouverture des branches. Une de ces branches est munie d'une pelote correspondant à la région inguinale; l'autre branche est terminée par une plaque de métal prenant point d'appui au niveau de la colonne vertébrale.

Après avoir appliqué, très exactement, la bande flexible sur les contours du bassin, on la retire avec précaution, pour ne pas la déformer, et on en prend lé tracé sur une feuille de carton.

Ce graphique servira à l'ouvrier pour donner la forme anatomique au ressort lorsque ce dernier aura été trempé et recuit.

Il importe aussi de connaître exactement le diamètre inguino-lombaire :

Cette indication nous sert à déterminer le degré de pression à donner au ressort. Avant de garnir le bandage, le ressort est essayé au dynamomètre afin de contrôler son degré de pression.

Le ressort étant fixé sur le dynamomètre, comme il est représenté (fig. 1706, p. 520), nous ajoutons des poids dans le panier disposé à l'extrémité de la pelote, jusqu'à ce que l'ouverture corresponde au diamètre inguino-lombaire pris avec le compas (fig. 1464).

Pour une hernie inguinale moyenne, la pression doit accuser 1 kilogr. 500 au dynamomètre. Si cette force est dépassée, l'ouvrier modifie son ressort à la bigorne, pour arriver progressivement au degré de pression voulu.

En l'absence du malade (ou par correspondance) voici les indications indispensables pour confectionner un bandage :

1° Indiquer l'âge, le sexe, la profession.

2° La hernie est-elle à droite ou à gauche? ou des deux côtés? inguinale, crurale ou scrotale?

3° Désigner à peu près le volume de la tumeur; noter son ancienneté; indiquer si la hernie est réductible ou non.

4° Comme mesure, prendre exactement, avec un centimètre, la circonférence exacte du bassin, un peu au-dessous des crêtes iliaques.

5° Noter les autres infirmités dont est atteint le malade : maladies respiratoires et constipation, principalement adénites locales, nécessitant une forme de pelote particulière; indiquer aussi le plus ou moins de sensibilité du sujet.

§ 2. — FABRICATION [DES RESSORTS

L'acier que nous employons pour la fabrication de nos ressorts est parfaitement cristallin et montre une cassure uniforme. Il a de la sonorité et est susceptible de prendre toute la série des couleurs du recuit.

Ses propriétés s'accentuent ou s'effacent, suivant les manutentions qu'il subit; sa qualité s'améliore lorsqu'il est travaillé avec soin. Forgé par un ouvrier maladroit, le meilleur acier perd, en effet, ses qualités et passe à l'état de mauvais fer.

Après de nombreux essais, nous nous sommes arrêtés à l'acier Petin et Gaudet, « tôle, qualité garantie », de fabrication exclusivement française. Cet acier nous donnant à l'usage des résultats certains, sans autres aléas que ceux qui peuvent naître de la faute du forgeron, nous avons toujours eu pour *desideratum unique* la qualité, sans jamais nous préoccuper du prix : question accessoire dans une industrie d'art comme l'orthopédie.

Pour nous assurer de la qualité du métal, nous prenons un échantillon de la tôle que nous trempons sec.

La cassure doit présenter une belle couleur gris acier et un grain très fin, sans aucune défectuosité.

Pour la fabrication des ressorts forgés dans la barre, nous employons l'acier pudlé de 6 millimètres carrés.

Le martelage lui donne un grain particulier, formé de tissus lamelleux et fibreux, qui fait acquérir au métal d'autant plus de densité et de compacité, qu'il est pourvu, en principe, de malléabilité et de ductilité.

Pour conserver la qualité de l'acier, il est important que le forgeron, pendant la chaude, ne dépasse pas la couleur rouge-cerise.

Si, par suite d'inattention, l'acier passait au rouge blanc, il serait dit, en terme de forge, *grillé*.

Au lieu de présenter à la cassure un grain très fin, il aurait un aspect franchement granuleux comme coupe.

Un ressort forgé dans ces conditions, même s'il était trempé avec le plus grand soin, cassefait au moindre effort du malade.

Le forgeron doit s'appliquer, du reste, à ne pas chauffer l'acier inutilement; moins il multipliera les chaudes, plus il améliorera la fabrication proprement dite, en ce qui nous concerne.

Les premiers ressorts, nous l'avons vu, n'étaient pas en acier pur. Lequin, en 1665, recommandait de faire une « étoffe » consistant en un mélange de fer et d'acier soudés ensemble, et formant en quelque sorte un métal particulier. Cet acier étoffé donne une assez notable élasticité.

Gerdy, en 1857, recommandait d'employer des lames d'acier du commerce, qui avaient huit pieds de long sur quatre pouces de largeur, et une demi-ligne d'épaisseur. Mais, depuis les découvertes de Bessemer et Martin, on est arrivé à produire des tôles d'acier présentant les mêmes qualités que l'étoffe décrite ainsi par Arnaud en 1769 :

« Quoique je les nomme bandages d'acier, il ne s'ensuit pas qu'ils doivent être de pur acier : cette matière, trop sèche par elle-même, n'a pas assez de souplesse pour pouvoir être maniée et tournée avec la main au besoin; le fer, au contraire, serait trop mol, et ne pourrait pas conserver la figure que le bandage doit toujours garder dans les différentes attitudes et dans les différents mouvements du corps. Il a donc fallu trouver une matière qui tînt de l'une et de l'autre de ces qualités, et qui ne fût ni trop sèche ni trop molle. Cette matière est (en terme d'ouvrier) une étoffe, composée d'un mélange d'acier et de fer doux corroyés et forgés ensemble jusqu'au point qu'il acquiert une consistance ferme, élastique et incapable de se fausser. »

Pour qu'un ressort de bandage soit irréprochable, il faut qu'on puisse l'ouvrir complètement et qu'abandonné ensuite à lui-même il revienne à sa forme primitive. C'est le principe de l'élasticité, qui veut qu'un corps reprenne spontanément la figure et l'étendue qu'une force extérieure a pu lui faire perdre.

Le ressort subit dix-huit opérations successives avant de passer à la garniture :

1° Découpage de la tôle à la cisaille;
2° Découpage de la tête du ressort;
3° Forgeage à la panne;
4° Forgeage au plané;
5° Cisaillage du ressort;
6° Forme du collet du ressort inguinal ou crural;
7° Fini du ressort limé sur le tas en plomb;
8° Percement des trous pour arrêter la garniture;
9° Forme approximative sur le moule en bois;
10° Préparation au savon pour la trempe;
11° Chauffage à la moufle;

12° Trempe au bain d'huile;
13° Dégraissage à la sciure;
14° Blanchissage à l'émeri;
15° Recuit au chalumeau;
16° Bigornage du ressort;
17° Poli du ressort;
18° Essai au dynamomètre.

A. — DÉCOUPAGE DE LA TOLE A LA CISAILLE.

La première opération consiste à découper des bandes de tôle d'une largeur de 4 à 8 millimètres, selon la force que l'on désire donner au ressort.

Pour les ressorts d'enfants, la tôle représente une épaisseur de 11 dixièmes de millimètre.

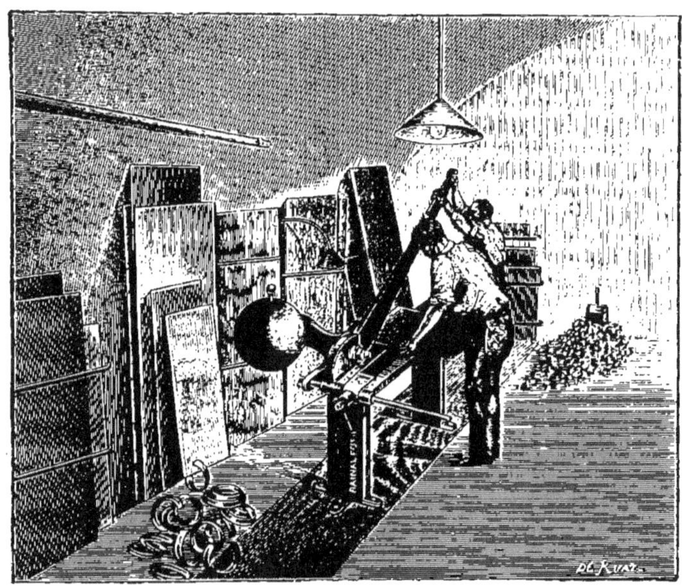

Fig. 1463.

Ressorts, enfant de 5 à 12 ans, 15 dixièmes.

Ressorts, adulte, hernie grosseur d'une noix, 16 dixièmes.

Ressorts, adulte, hernie grosseur d'un œuf de poule, 17 dixièmes.

Ressorts, adulte, hernie grosseur d'un œuf de dinde, 18 dixièmes.

Ressorts, adulte, hernie scrotale volumineuse, 18 dixièmes pour la fabrication du bandage de Camper.

Ressorts, adulte, hernie scrotale, pour le ressort prenant point d'appui à la partie lombaire, 22 dixièmes.

La cisaille destinée à découper la tôle d'acier est montée sur un bâti en maçonnerie fixé dans le sol. Elle se compose (fig. 1463) d'un solide banc en fonte de 2 mètres de long, sur lequel est disposé un levier muni d'une lame tranchante qui forme le ciseau

en venant s'abattre sur une deuxième lame disposée sur la table. Les deux parties
sont réunies par le pivot. L'effort à exercer pour couper la tôle est d'autant plus considérable, que la partie des lames qui tranche est plus éloignée de l'axe. La tôle d'acier
présentant de 2 à 3 millimètres d'épaisseur, on ouvre largement le levier pour cisailler
le plus près possible de l'axe.

Les lames sont ajustées et boulonnées sur leurs branches. Nous en possédons
plusieurs paires, afin de pouvoir les affûter sans difficulté et les remplacer facilement
si elles viennent à se casser ou s'ébrécher.

Dans la manœuvre de cette cisaille, l'ouvrier qui actionne le levier a soin de le
tirer constamment vers lui, afin d'éviter que la tôle se trouve faussée entre les deux

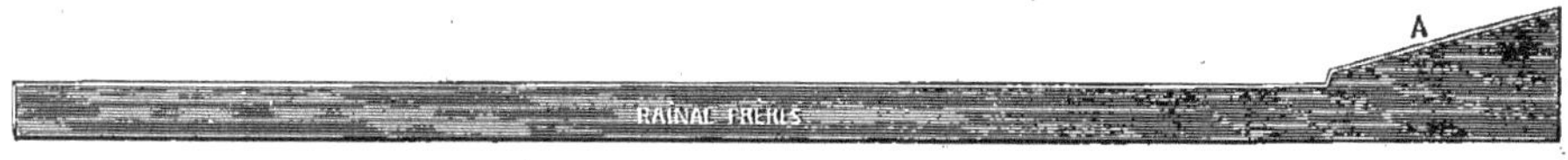

Fig. 1492 (1er temps).

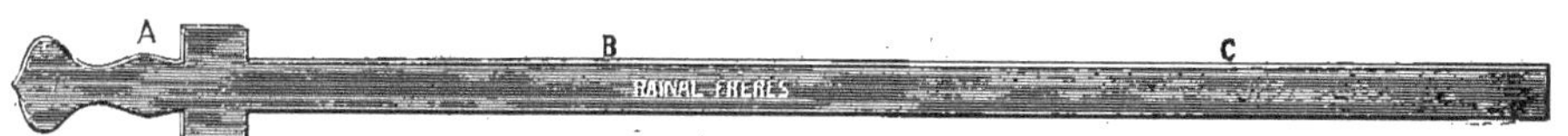

Fig. 1493 (2e temps).

tranchants. La cisaille est munie d'un guide divisé de millimètre en millimètre, qui
sert à régler la largeur que l'on désire donner au ressort.

Ce guide étant solidement fixé par deux boulons. il ne reste qu'à présenter la
feuille de tôle et découper les bandes successivement.

Un ouvrier fait manœuvrer le bras du levier, pendant qu'un autre dirige la tôle
sous la cisaille.

La cisaille est réglée à l'aide d'un taquet, pour que la section ne dépasse pas
l'endroit ménagé pour la tête du ressort (*A*, figure 1492), destiné à recevoir la plaque du
bandage.

B. DÉCOUPAGE DE LA TÊTE DU RESSORT.

Le ressort, ainsi ébauché, est passé dans un découpoir qui va enlever la tête du
ressort (fig. 1493), et lui donner une forme elliptique percée de trois trous destinés à
imprimer diverses inclinaisons à la pelote. (Nous n'avons recours au changement de
direction que dans les cas de hernies latérales de l'abdomen, lorsqu'il est nécessaire
de relever la partie supérieure de la pelote.) Dans les cas de hernies crurales, l'inclinaison de la pelote est insuffisante : on est obligé de donner une forme spéciale au
collet du ressort. L'outillage servant à découper la tête du ressort représente une
presse à balancier (fig. 1727). Il se compose d'une vis, à laquelle une traverse horizontale, munie de deux boules de fonte à ses extrémités, permet d'imprimer un mouvement de descente très brusque. En s'abaissant, la vis entraîne une autre vis, qui en
est le prolongement et porte à son extrémité inférieure une platine sur laquelle est
montée la partie tranchante; cette pièce est en acier trempé dur.

L'outil à découper étant solidement fixé par des griffes, l'ouvrier ajuste la tête du
ressort dans les guides disposés de façon à conserver la direction de l'axe de la partie elliptique avec le centre du ressort.

Un deuxième ouvrier fait manœuvrer le balancier, et, d'un coup sec, forme la tête du ressort, perce les trous de l'ellipse, plus un 4ᵉ trou *A* destiné à fixer la deuxième

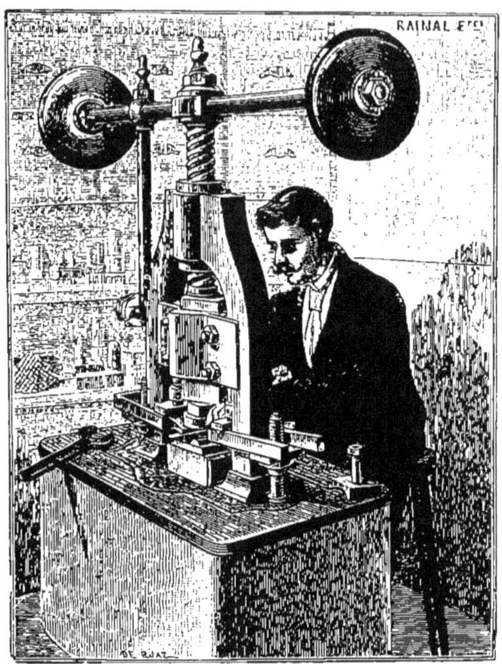

Fig. 1727.

vis sur la plaque. On a eu soin de laisser la matière suffisante tout autour du point *A*; afin de ne pas affaiblir le ressort au niveau du collet.

·Le ressort, ainsi préparé, présente la même épaisseur dans toute son étendue;

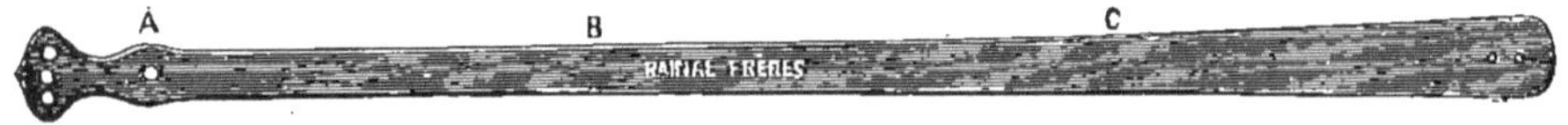

Fig. 1195

reste à le forger, pour lui donner l'élasticité nécessaire. Ce n'est qu'à partir du point *B* que commence le forgeage du ressort.

C. et *D.* — FORGEAGE DU RESSORT.

Les ressorts ne dépassant jamais 5 millimètres d'épaisseur, la forge à chaud détruirait toutes les qualités de l'acier. Car il suffirait de faire subir plusieurs chaudes à une feuille d'acier pour que la partie la moins épaisse fût brûlée. Alors, la section, au lieu de présenter un grain fin et uni, ne présenterait qu'une section granuleuse, ce qui serait un motif de casse inévitable. En forgeant le métal à froid, on lui donne, au contraire, une augmentation de dureté, une raideur remarquable.

Cet *écrouissage* a pour effet d'augmenter la densité de l'acier, en même temps que l'élasticité et la raideur nées de la trempe et le recuit. Un semblable travail, on le conçoit, ne saurait être confié à un forgeron à chaud : or, il n'existe guère, à Paris, plus de quatre ou cinq forgerons à froid, capables de bien forger un ressort de bandage.

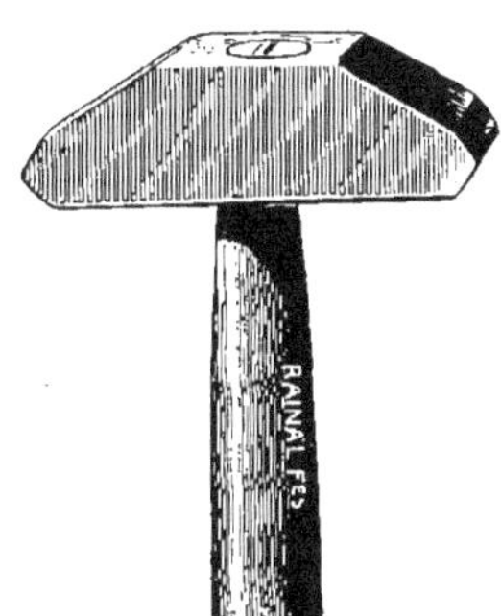

Fig. 1467.

Nous attachons une grande importance à la forge ; un forgeage inégal est la grande cause déterminante d'accidents susceptibles de se reproduire à la trempe. Il est donc important que le forgeron s'applique à donner une force toujours égale à son marteau, pour que la pièce d'acier en vienne pas à être plus mince en un point qu'en un autre.

La première opération du forgeage consiste à étaler le métal dans sa largeur, à l'aide d'un marteau *à panne*, à manche très court (fig. 1467). Le poids de ce marteau est de 2 kilogr. 500. Le forgeron tient de sa main gauche la tête du ressort au niveau du collet, et applique l'autre extrémité sur un tas en acier (fig. 1469). Par des coups redoublés et cadencés, il étale le métal dans le sens perpendiculaire à la panne pour lui donner une surface plus large et plus mince. Afin d'obtenir l'élasticité suffisante qui doit correspondre à la partie lombaire. Le ressort est forgé de façon à ce que le collet (ou, autrement dit, la partie correspondant à la pelote), conserve toute sa force. La forge ne commence qu'à partir du tiers moyen du ressort, pour arriver à une très faible épaisseur au niveau des vertèbres lombaires. Lorsque la forge à la panne a suffisamment étalé le métal, il reste à effacer par une quatrième opération les traces du tranchant pour donner une épaisseur uniforme. Cette opération se fait à l'aide du marteau (fig. 1468), qui a pour but d'égaliser le métal dans tous les sens.

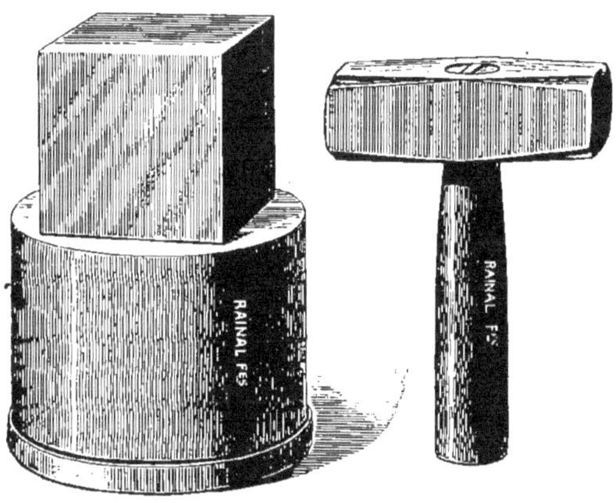

Fig. 1469.					Fig. 1468.

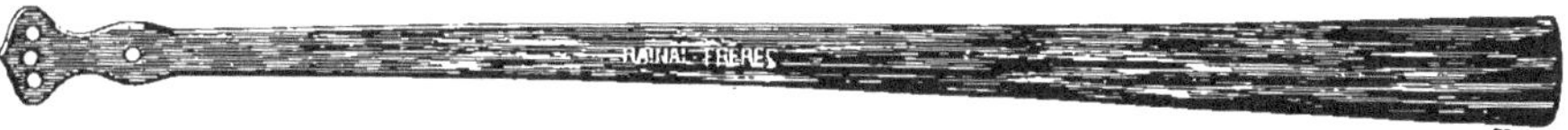

Fig. 1491.

Ce marteau, du même poids que celui fig. 1467, présente des surfaces arrondies, afin d'effacer les traces produites par le marteau tranchant.

E. — CISAILLAGE DU RESSORT.

Cette opération consiste à égaliser les bords du ressort, à l'aide d'une cisaille à

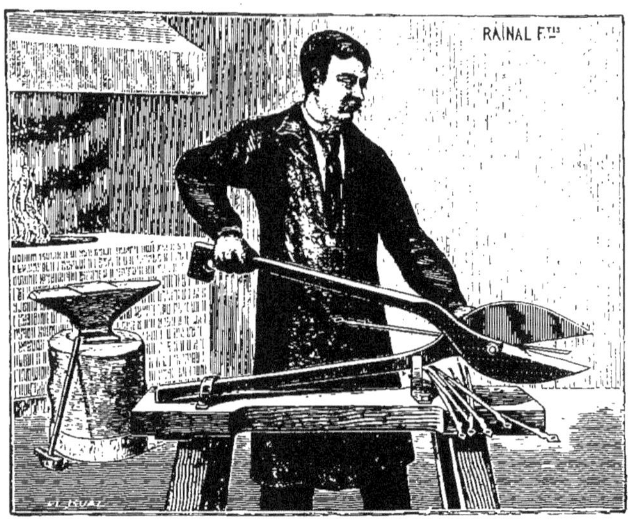

Fig. 1571.

grandes branches (fig. 1571), dont l'une est solidement fixée sur un banc en bois
massif, tandis que l'autre seule se meut sur la première.

F. — FORMATION DU COLLET.

La forme à donner au collet du ressort a une grande importance. D'elle dépend
souvent la bonne ou la mauvaise contention de la hernie. Au moyen du marteau à

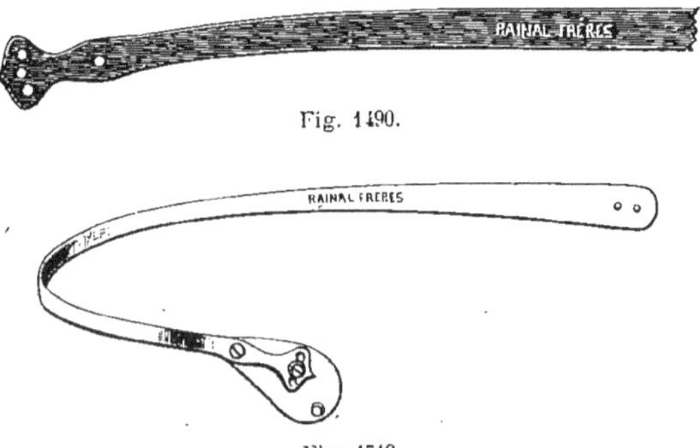

Fig. 1490.

Fig. 1719.
Forme du ressort inguinal pour homme.

deux têtes (fig. 1468), l'ouvrier donne l'inclinaison voulue pour le ressort destiné à
maintenir une hernie inguinale ou crurale. La forme du collet pour la hernie ingui-

nale (fig. 1490-1719) est légèrement inclinée. La forme du ressort inguinal applicable chez la femme (fig. 1718) diffère sensiblement de celui employé chez l'homme (fig. 1719). Le collet du ressort est plus court et descend davantage pour être parallèle au pli de

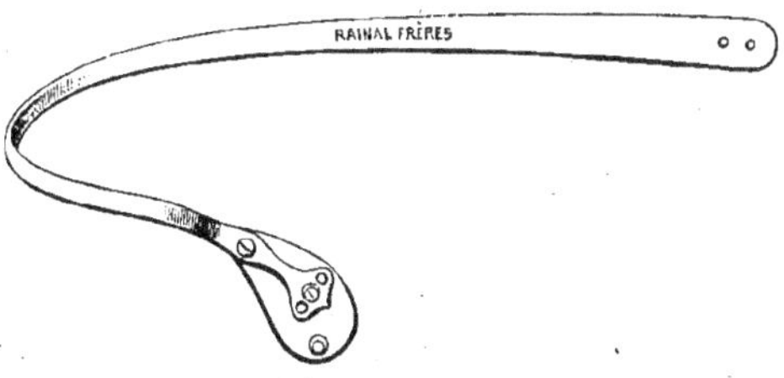

Fig. 1718.
Forme du ressort inguinal pour femme.

l'aine. Lorsqu'il est appliqué, il présente un degré de torsion plus accentué que le modèle (fig. 1719) sans toutefois être aussi accentué que le ressort crural (fig. 1697).

La plaque est de petite dimension afin de ne pas gêner la flexion de la cuisse.

Selon le cas, on est souvent obligé de modifier la direction du collet.

La hernie inguinale chez la femme demande donc un ressort de forme spéciale. Nous lui donnons le nom de demi-crural. Cette forme ne saurait convenir pour un

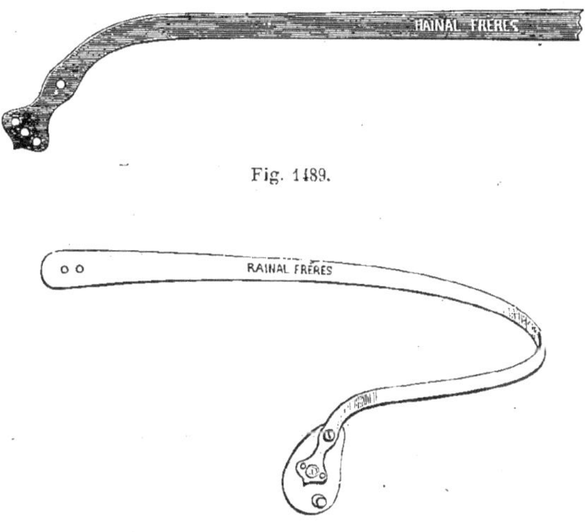

Fig. 1489.

Fig. 1697.
Forme du ressort crural.

ressort destiné à maintenir une hernie crurale. Pour ce cas, le collet est plus court (fig. 1489-1697), l'ouverture crurale étant en dehors de l'anneau inguinal. En outre, l'extrémité du ressort destinée à recevoir la pelote descend davantage. Elle est oblique et parallèle au pli de l'aine. La forme 1489-1697 convient seule pour la contention de la hernie crurale. Si on applique un ressort de forme inguinale pour maintenir une hernie crurale, la hernie passe forcément sur le côté externe de la cuisse.

G. et *H.* — FINI DU RESSORT ET PERCEMENT DES TROUS
POUR ARRÊTER LA GARNITURE.

On finit d'égaliser le ressort sur une masse de plomb, pour adoucir les angles vifs produits par le cisaillage et préserver ainsi la garniture. On perce ensuite plusieurs trous à l'extrémité correspondant aux vertèbres lombaires, afin que la garniture ne puisse glisser sur le ressort.

Pour contenir une hernie moyenne (de la grosseur d'un œuf de poule), le ressort doit avoir les proportions suivantes (voir fig. 1495, page 311) :

Collet du ressort de *A* à *B*, épaisseur 17 dixièmes de millimètre.

Corps du ressort de *B* à *C*, épaisseur 15 dixièmes de millimètre.

Queue du ressort de *C* à D, épaisseur 7 dixièmes de millimètre.

I. — FORME DU RESSORT.

Le ressort étant découpé, forgé, limé et cintré au niveau du collet, l'ouvrier le courbe, d'abord, avec les mains ; puis, au moyen d'un tour de pince, il lui imprime l'inclinaison subordonnée à la forme du bassin.

Pour leur donner une forme primitive, nous employons des moules en bois (fig. 1569) correspondant à la circonférence qui a été prise sur le malade. Si nous lais-

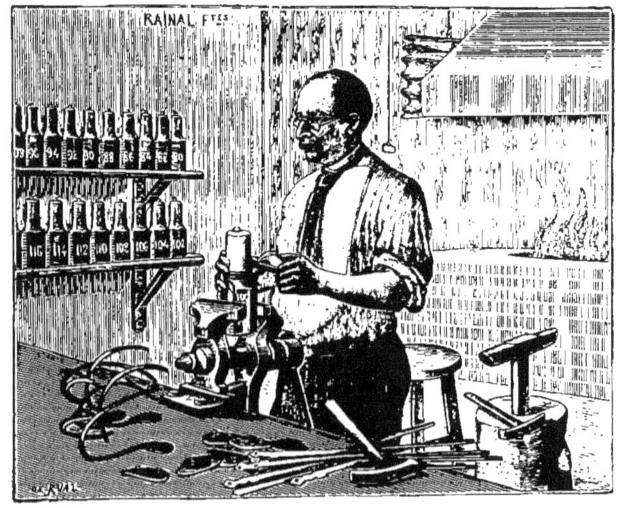

Fig. 1569.

sions cette forme au ressort, il ne pourrait s'appliquer exactement et suivre tous les contours du bassin. L'empreinte prise à l'aide de la bande de plomb (voir *mesures à prendre*, p. 306), nous sert à rectifier la forme du ressort. Ce travail se fait lorsque le ressort est trempé et recuit ; c'est l'opération du *bigornage* qui donnera la forme définitive.

J, K, L. — TREMPE DU RESSORT ET CHAUFFAGE A LA MOUFLE.

Tout le monde sait que la trempe consiste à durcir l'acier en l'émergeant du feu dans un liquide froid. Après ce bain, la surface du métal blanchit et se décape. La trempe à l'eau, employée pour les instruments tranchants (bistouris, couteaux à amputations, etc.), ne saurait convenir pour les ressorts de bandages, qui réclament une extrême élasticité. La trempe à l'huile seule peut être employée. Il existe, d'ailleurs, plusieurs moyens d'arriver à de bons résultats. Nous assurons une bonne trempe et la parfaite conservation des propriétés inhérentes à l'acier simplement en endui-

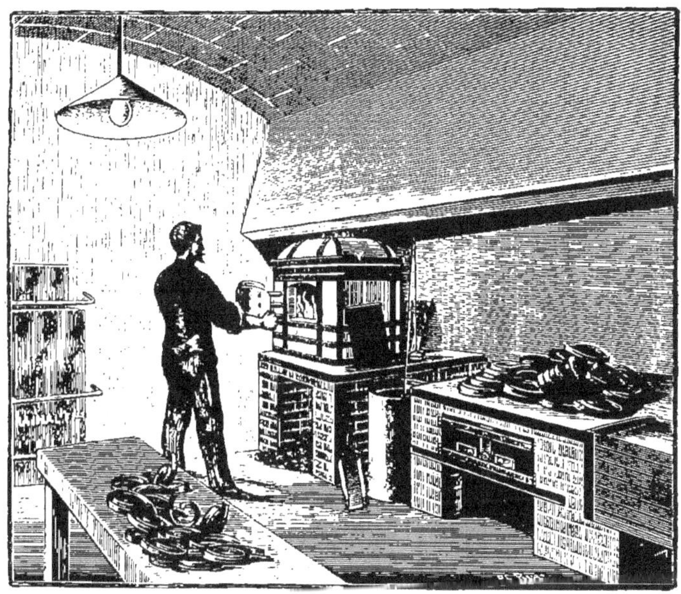

Fig. 1461.

sant la pièce à tremper de savon noir. Cette matière contenant beaucoup d'azote, s'étend sur la pièce, la nettoie, permet au carbone de s'y attacher en le préservant de l'oxygène et favorise ainsi la trempe.

Deux conditions essentielles d'ailleurs doivent être remplies dans l'opération : chauffer et refroidir l'acier le plus uniformément possible.

Les anciens étaient convaincus que la qualité de l'acier dérivait surtout de l'eau.

Il est reconnu aujourd'hui : 1° qu'il ne faut pas chauffer l'acier au delà du rouge cerise; 2° qu'il faut le tremper immédiatement dans un bain d'eau ou dans un bain d'huile (selon que l'on veut obtenir un acier dur ou élastique).

Pour l'acier des ressorts de bandages, la trempe à l'huile prend pendant le recuit la couleur bleu foncé qui correspond à 316° centigrades.

L'ancienne trempe consistait à placer les ressorts au milieu d'un brasier ardent.

On les réunissait en paquet de 12 puis on les recouvrait de charbon de bois. A l'aide d'une plaque de tôle ou d'un éventail, on agitait l'air pour l'insinuer exactement sur tous les points du brasier ardent. Cette méthode assez primitive ne pouvait donner une chauffe égale : les ressorts disposés sur le sol du foyer arrivaient au rouge blanc, pendant que ceux disposés à la partie supérieure atteignaient à peine le rouge cerise. Les uns se trouvaient cassants et les autres trop mous, incapables de maintenir une hernie, même petite.

Pour obtenir une trempe normale et régulière, on emploie le four à réverbère (fig. 1461) qui a l'avantage d'éviter aux pièces à tremper le contact de la flamme. Ce four est chargé d'un hectolitre de coke : lorsque la température de la cornue atteint 900°, il est prêt à recevoir les pièces à tremper. Le chauffage a lieu par la réverbération de la chaleur de la voûte sur la partie inférieure de la cornue. Ce système utilise parfaitement tout le calorique, et permet d'atteindre les plus hautes températures

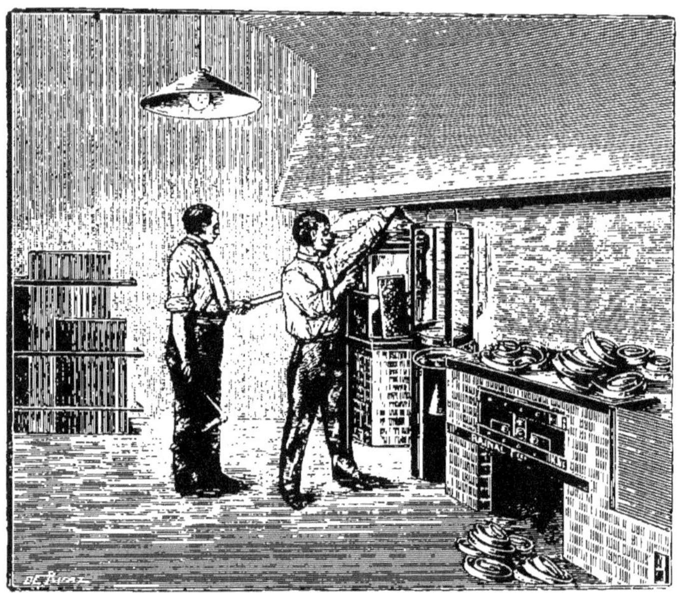

Fig. 1462.

sans récupération de chaleur. Pour augmenter le degré de chaleur, on n'a qu'à augmenter la surface de la grille.

Le four donnant une température convenable, on y installe douze ressorts (au plus) sur une plaque de tôle. Cette plaque, munie de ses ressorts, est introduite dans la cornue jusqu'à obtention de la couleur rouge cerise, correspondant à 500°. Le trempeur surveille la température, par un jour disposé dans la porte de la moufle. Le degré de chaleur obtenu, l'ouvrier sort la plaque de tôle de la moufle, et verse les ressorts dans un bain d'huile (fig. 1462).

III. — TREMPE AU BAIN D'HUILE

On fixe en terre un récipient circulaire, contenant 200 kilogrammes d'huile de colza. Ce récipient est entouré d'une deuxième paroi contenant de l'eau, afin que l'huile ne puisse s'échauffer et par suite contrarier l'effet de la trempe. Un panier métallique mû par une poulie, sert à retirer les ressorts du bain. Ils sont ensuite déposés dans un égouttoir pratiqué à la partie supérieure du bain d'huile.

N. — DÉGRAISSAGE A LA SCIURE ET BLANCHISSAGE A L'ÉMERI

On dispose d'abord les ressorts dans une cuve remplie de sciure de bois pour leur enlever toute trace d'huile. On donne ensuite au ressort le brillant nécessaire pour permettre à l'ouvrier chargé du recuit de bien suivre les couleurs paille, gorge de pigeon, bleu et bleu-gris.

Pour obtenir ce poli ou blanchissage, les ressorts sont frottés, un par un, avec de la toile émerisée. Ils sont prêts alors à passer au recuit.

O. — RECUIT DU RESSORT

Cette opération demande une grande habileté de la part de l'ouvrier. L'acier, après la trempe, reste fragile, sans malléabilité, sans élasticité. Le recuit lui restitue une partie de ses propriétés, tout en lui laissant le maximum de dureté nécessaire, on

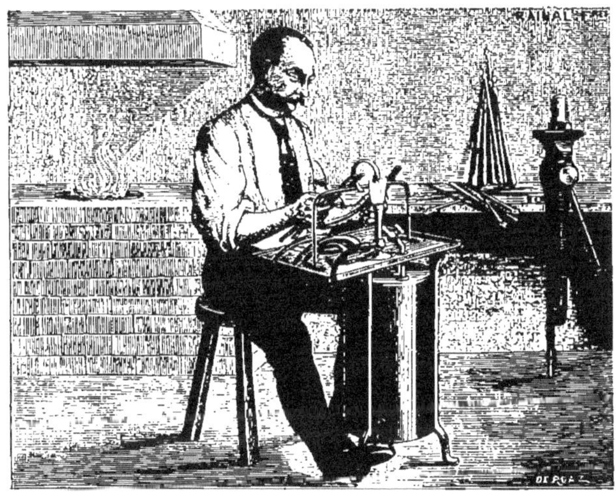

Fig. 1591.

adoucit ainsi l'acier, non d'une façon absolue, mais en lui enlevant sa dureté nuisible. On recuisait les ressorts, il y a cinquante ans, sur un fourneau ardent, recouvert d'une plaque percée d'une ouverture de 15 centimètres de longueur sur 5 centimètres de largeur. Les ressorts étaient tenus à l'aide de pinces. On en exposait toutes les parties au feu, jusqu'à ce qu'elles eussent acquis la couleur gorge de pigeon. Dans ce travail, bien des praticiens recuisaient le col davantage que la queue, pour lui conserver plus de souplesse. De cette manière, lorsqu'on adaptait le ressort sur le malade, on pouvait le tordre plus ou moins et l'accommoder à l'inclinaison et à la saillie de l'abdomen : c'était là une énorme faute de raisonnement, la bonne contention d'une hernie résidant dans la force du collet, ainsi que nous l'avons démontré.

Le recuit actuel s'opère à l'aide d'un chalumeau à gaz, composé de deux tubes concentriques (1591), dont l'un extérieur amène le gaz, et l'autre intérieur, terminé par un bec de chalumeau, donne passage à l'air sous pression, envoyé par un soufflet à pied.

L'ouvrier chargé du recuit tient le ressort à l'aide d'une pince, lorsque l'acier, se trouve au contact de la flamme du chalumeau, on le voit d'abord revêtir une teinte

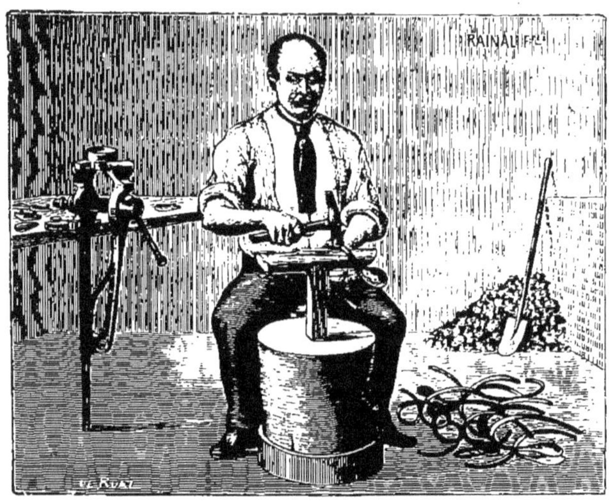

Fig. 1570.

terne, puis jaunâtre et enfin jaune paille. Puis la température s'élevant, la couleur passe au jaune d'or, à l'orangé, à l'or rouge, au cuivre rouge.

Ces nuances, fondues, arrivent à former une couleur gorge de pigeon, puis le ton franchement violet. Du violet, elle passe au bleu foncé, puis au *bleu ciel*. Voilà le ton choisi pour le recuit des ressorts.

Durant la série d'opérations, ayant pour but d'adoucir l'acier, de le forger, de le tremper et de le recuire, les ressorts n'ont pas été sans subir certaines déformations. Ils ont besoin d'être redressés et ramenés à une forme normale; car ils ne présentent que la configuration très approximative du bassin. Il faut leur en donner la forme vraiment anatomique. On arrive à ces corrections par le moyen du tracé que nous a donné la feuille de plomb appliquée sur le bassin du malade L'ouvrier applique son ressort sur le graphique reproduit sur la feuille de carton et le modifie jusqu'à ce qu'il corresponde exactement au tracé représentant toutes les sinuosités du bassin.

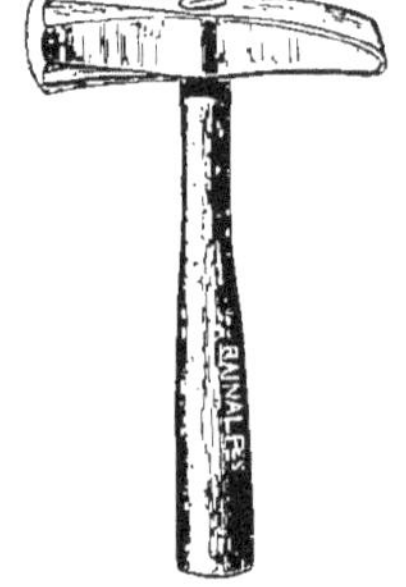

Fig. 1487.

Comme on peut s'en rendre compte, *la mesure prise avec la lame de plomb ne nous sert pas à fabriquer le ressort*, mais à lui donner une forme exactement correspondante au bassin du malade. Si le ressort était fabriqué d'après la forme de la lamelle de plomb, il serait dépourvu de toute élasticité et n'offrirait aucune garantie de contention.

P. — BIGORNAGE.

L'acier *revenu*, c'est-à-dire ramené à un état de dureté relative, peut être redressé à froid. Les ressorts, en sortant du recuit, ont été plus ou moins *voilés* à la trempe; il s'agit de les redresser et de leur donner la forme correspondant au graphique de la lame de plomb. A cet effet, on se sert d'un marteau rivoir (fig. 1487, page 319) pour frapper à petits coups, rapprochés et doublés, afin de produire un déplacement des molécules sur les points à dégauchir. Le ressort peut s'allonger et se distendre ; chaque coup de marteau frappe le métal régulièrement, de façon à produire par allongement des surfaces, une sorte de dilatation ayant pour objet de forcer la matière refoulée à reprendre la forme qui lui convient.

Q. — POLISSAGE DE LA TÈTE DU RESSORT.

La dernière opération consiste à polir la partie du ressort qui doit s'appliquer sur la plaque et donner également une couche de nickel, afin de préserver le ressort de la rouille.

R. — ESSAI DU RESSORT AU DYNAMOMÈTRE.

Reste à mesurer la force du ressort sur divers écartements donnés, comme le recommandait le Dr Burdin jeune, dans le Dictionnaire des sciences médicales,

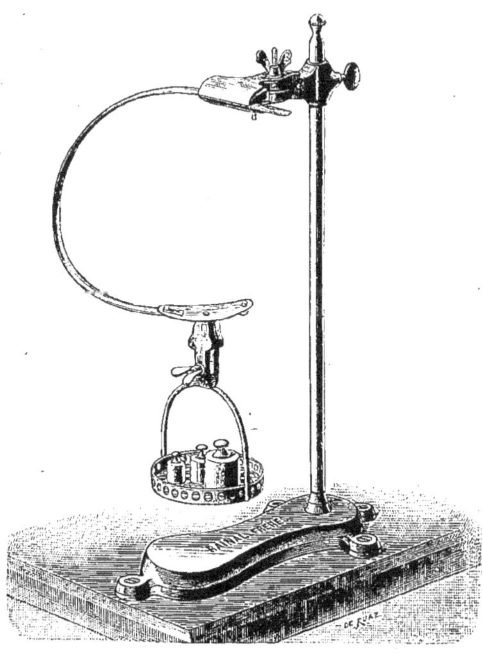

Fig. 1706.

article *Omniforme*. Il est utile, en effet, de savoir exactement la puissance de chaque bandage ouvert à tel degré. Dans son *Traité des Bandages*, Gerdy dit que, en général, une force médiocre de 500 gr. à 2 kilogrammes suffit pour contenir les hernies chez les personnes faibles, comme les enfants sédentaires et tranquilles et la plupart des femmes. Cette pression paraît logique pour la contention d'une hernie inguinale chez l'homme, mais il est certain qu'elle est beaucoup trop forte pour un enfant, qui ne pourrait (surtout dans la première enfance) supporter une pression de 500 grammes.

Gerdy recommande aussi une force de 2 à 4 kilogrammes pour contenir les hernies chez l'homme et surtout chez ceux qui se livrent à des travaux qui exigent plus d'activité musculaire.

Une force puissante de 4 à 6 kilogrammes et même au delà est nécessaire pour arrêter les hernies volumineuses et anciennes, qui ont élargi considérablement l'anneau. Pour notre part, nous jugeons inutile de dépasser 6 kilogrammes de pression : nous avons maintenu les hernies les plus volumineuses avec 4 kilogr. 700, mesurés mathématiquement au dynamomètre.

Les divers dynamomètres existant dans le commerce ne pouvant déterminer exactement la force des ressorts, nous avons construit, il y a plusieurs années déjà, un appareil spécial, qui nous permet d'évaluer très exactement le degré de pression à donner au ressort de bandage.

Ce dynamomètre (fig. 1706, page 320) se compose d'un solide socle en bronze, surmonté d'une colonne, munie d'une pince destinée à appréhender le ressort à sa partie correspondant à la colonne vertébrale. Pour déterminer la force de pression on adapte premièrement le ressort dans la pince, qui le fixe solidement à l'aide d'une forte vis de pression. On adapte ensuite une deuxième pince munie de son plateau sur le bouton du milieu de la plaque du bandage.

On ajoute ensuite les poids nécessaires dans le plateau, jusqu'à ce que l'écartement compris entre la plaque et la queue du ressort corresponde au diamètre inguino-lombaire pris sur le malade à l'aide du compas (fig. 1464). Voir *mesures à prendre*, page 305. Nous pouvons ainsi donner une pression mathématique en rapport avec la hernie à contenir.

Après de nombreux essais, nous avons adopté les degrés de pression suivants pour les diverses catégories de hernies :

Un ressort pour enfant jusqu'à 2 ans accuse une pression de 40 grammes.

Ressort pour enfant de 2 à 12 ans, 150 grammes.

Ressort (adulte) hernie grosseur d'une noix, 1 kilogr. 120.

Ressort (adulte) hernie grosseur œuf de poule, 1 kilogr. 500.

Ressort (adulte) hernie œuf de dinde, 3 kilogr. 200.

Ressort (adulte) hernie scrotale volumineuse, 4 kilogr. 700.

TABLEAU DE LA FORCE DE PRESSION

AVEC ÉPAISSEUR ET LARGEUR DES RESSORTS

Ressorts pour enfants de 2 mois à 2 ans.	Épaisseur au collet, 11 dixièmes de millimètre. Épaisseur au milieu, 9 dixièmes. — Épaisseur à la queue, 5 dixièmes. — Pression au dynamomètre, 40 grammes. Largeur du ressort. 8 millimètres.
Ressorts pour enfants de 3 ans à 12 ans.	Épaisseur au collet, 13 dixièmes de millimètre. Épaisseur au milieu, 10 dixièmes — Épaisseur à la queue, 6 dixièmes — Pression au dynamomètre, 600 grammes. Largeur du ressort, 8 millimètres.
Ressorts pour adultes. Hernie grosseur d'une noix.	Épaisseur au collet, 16 dixièmes de millimètre. Épaisseur au milieu, 11 dixièmes — Épaisseur à la queue, 6 dixièmes — Pression au dynamomètre, 1 kilogr. 120 grammes. Largeur du ressort, 7 millimètres.
Ressorts pour adulte. Hernie grosseur d'un œuf de poule.	Épaisseur au collet, 17 dixièmes de millimètre. Épaisseur au milieu, 15 dixièmes — Épaisseur à la queue, 7 dixièmes — Pression au dynamomètre, 1 kilogr. 250 grammes. Largeur du ressort, 11 millimètres.
Ressorts pour adulte. Hernie grosseur d'un œuf de dinde.	Épaisseur au collet, 18 dixièmes de millimètre. Épaisseur au milieu, 16 dixièmes — Épaisseur à la queue, 7 dixièmes — Pression au dynamomètre, 3 kilogr. 200 grammes. Largeur du ressort, 13 millimètres.
Ressorts pour adulte. Hernie scrotale volumineuse.	Épaisseur au collet, 18 dixièmes de millimètre. Épaisseur au milieu, 16 dixièmes — Épaisseur à la queue, 7 dixièmes — Pression au dynamomètre, 4 kilogr. 700 grammes. Largeur du ressort, 13 millimètres.

§ 3. — RESSORTS POUR LE PREMIER AGE

Dans les cas de hernies scrotales volumineuses, chez les enfants du premier âge, le bandage en caoutchouc gonflé d'air est insuffisant. On est obligé d'avoir recours au bandage à ressort, non pour exercer une pression violente sur le trajet du canal inguinal, mais simplement dans le but d'obtenir un bandage rigide faisant corps avec la pelote.

Pour remplacer la pression du ressort qui, en somme, n'existe pas, nous augmentons le volume de la pelote : celle-ci doit être large et très matelassée.

Dans ces conditions, les hernies les plus volumineuses sont sûrement maintenues.

Le ressort de ce bandage, malgré sa grande flexibilité, doit cependant être établi avec autant de soin que celui de l'adulte. Il est indispensable, pour obtenir une bonne contention, que le collet présente plus d'épaisseur que l'extrémité lombaire. En résumé, il ne suffit pas d'enrouler une bande de métal. Le ressort doit être forgé; son collet présentera une épaisseur de 11 dixièmes de millimètre; son milieu seulement 9 dixièmes ; quant à l'extrémité lombaire, terminée en palette, elle ne présentera plus que 5 dixièmes de millimètres d'épaisseur.

Au dynamomètre, la pression n'accusera que 40 grammes. Malgré cette faible pression, il est bon d'ajouter un coussin fortement matelassé au niveau des vertèbres lombaires, pour obvier aux traumatismes locaux dus à l'extrême vulnérabilité des téguments pendant le premier âge.

§ 4. — FABRICATION DE LA PLAQUE

La plaque (ou écusson) du bandage est en tôle de fer, d'une épaisseur de 2 millimètres. Pour la confectionner, on dispose des bandes de tôle d'une largeur convenable, qui passent ensuite dans le découpoir (fig. 1727, p. 511). La forme de la pelote varie, suivant qu'elle doit s'adapter à un bandage inguinal ou crural; suivant aussi qu'il s'agit de contenir une hernie scrotale ou une hernie des grandes lèvres.

Lorsque la plaque est découpée, l'ouvrier lui donne une légère concavité sur un tas en plomb, puis il l'écrouit à l'aide du petit marteau à tête ronde, afin de lui faire présenter une surface convexe à sa partie postérieure (qui reçoit le bouton) et concave à la partie antérieure destinée à recevoir la garniture qui formera la pelote.

Cette plaque est percée de deux trous, pour l'insertion du ressort et d'un troisième pour la fixation du bouton destiné à servir de point d'attache au sous-cuisse. Dans certains cas spéciaux, on prend la forme exacte de la pelote sur le malade, à l'aide d'une feuille mince d'aluminium qui sert de modèle pour fabriquer la plaque définitive.

Le modèle est placé sur la feuille de tôle de fer : on en trace les contours, on la découpe avec la cisaille à main; on égalise ensuite les bords à la lime, puis l'on trace l'emplacement des trous destinés à recevoir les rivures du ressort et du troisième trou pour le bouton du sous-cuisse.

La plaque est simple, à crémaillère ou à pelote mobile.

Elle est directement rivée sur le ressort s'emploie pour les hernies petites et moyennes. Lorsqu'il s'agit d'une hernie volumineuse, on emploie la plaque à crémaillère ou la pelote mobile, afin de pouvoir en changer la forme, si la hernie diminue de volume. La plaque simple se compose d'une pièce de tôle, munie d'un bouton et de deux trous, pour recevoir les rivets destinés à unir la plaque au ressort.

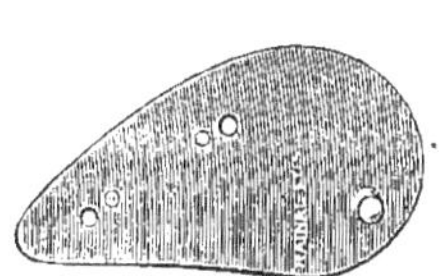 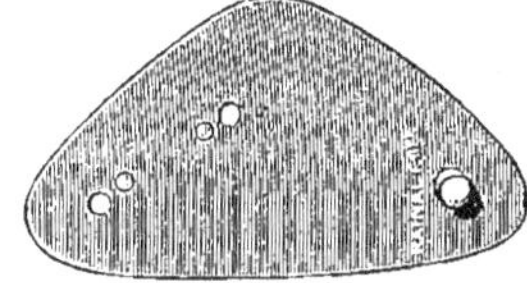 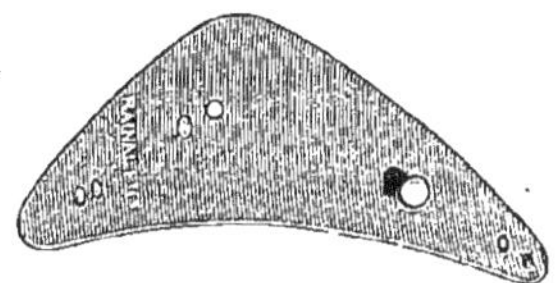

Fig. 1505.   Fig. 1500.   Fig. 1499.

Depuis quelques années, nous avons donné la préférence à la pelote mobile, afin de pouvoir la changer plus facilement.

La plaque du bandage diffère selon le volume de la hernie à maintenir. Le modèle forme elliptique (fig. 1505) est généralement employé, chez les femmes, pour la contention de la hernie inguinale : il n'est employé chez l'homme que dans les cas d'obésité. Dans toute autre circonstance, la pelote bec (fig. 1500) est préférable en ce sens qu'elle suit tout le trajet du canal inguinal. Le modèle 1499 est applicable dans les cas de hernies scrotales.

Pour la contention de la hernie scrotale, bien des malades ne peuvent supporter le sous-cuisse. On emploie, dans ce cas, la pelote à engrenage (fig. 1509). Ce modèle de forme triangulaire est brisé à sa partie moyenne. Au moyen d'une clef, qui fait

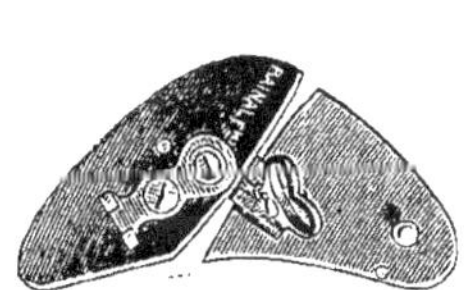 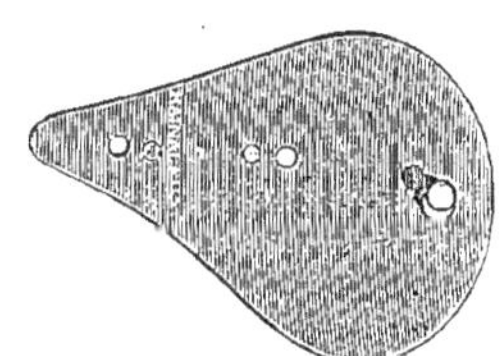 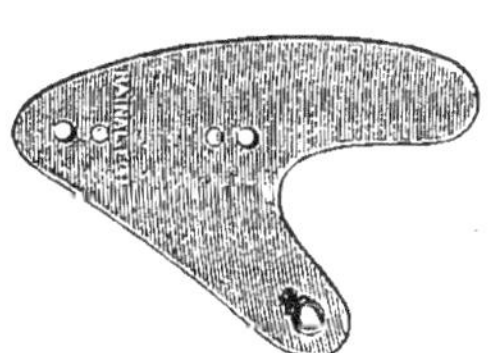

Fig. 1509.   Fig. 1498.   Fig. 1504.

mouvoir un engrenage, on peut faire incliner la partie inférieure de manière à obtenir que la pelote forme un angle droit.

Pour la hernie crurale, la plaque (fig. 1498) présente environ cinq centimètres de longueur et au plus trois centimètres de largeur, afin de ne pas gêner la flexion de la cuisse. Cette plaque est munie d'un troisième bouton, fixé très près du collet pour recevoir le sous-cuisse.

Dans les cas d'ectopie testiculaire, la plaque (fig 1504) présente une forme toute spéciale : une échancrure y est ménagée, de façon à maintenir la hernie sans toucher le testicule.

Gerdy, dans son remarquable *Traité des hernies*, dit que la pression médiocre d'un corps dur sur la peau n'est gênante qu'autant que ce corps est raboteux ou que sa pression s'accompagne de frottements énergiques, rapides et répétés. Toutes les recommandations de donner beaucoup de mollesse aux garnitures des bandages ne sont donc pas aussi fondées qu'on se l'imagine. Nous avons eu l'occasion d'employer pour notre part les pelotes en buis, en corne, en ivoire, en argent, en aluminium et en cuivre nickelé. Ces pelotes *dures* ont le défaut, au bout de peu de temps, de devenir rugueuses: c'est alors qu'elles occasionnent des excoriations. Mais dans les cas de hernies moyennes, il y a toujours avantage à garnir avec une substance suffisamment ferme, telle que la bourre de tapis, afin d'obtenir une pelote de forme résistante. On recouvre, néanmoins, cette pelote d'un petit coussin en laine finement cardée, pour augmenter l'étendue du point d'appui sur la hernie.

§ 5. — GARNITURE DE LA PELOTE

Pour garnir la pelote du bandage, on procède de la manière suivante :

1° On recouvre la plaque métallique d'une toile de coton, dont les bords sont rabattus et cousus à la partie concave de la plaque ;

2° On fabrique un sachet plein de bourre de laine et représentant la même forme que la plaque: on a soin dans sa confection de ménager au centre une convexité;

3° Le sachet est fixé sur la plaque, au moyen d'une couture sur la toile préalablement fixée;

4° On découpe une pièce de cuir mince, de la grandeur exacte de la plaque. Cette pièce est cousue sur une autre partie de peau de chevreau ou de tissu dépassant la première de 2 centimètres tout autour;

5° Sur cette pièce, mi-partie cuir et mi-partie peau, on perce les trous correspondant à ceux de la plaque: on la coud ensuite au sachet fixé à la partie concave de la plaque ;

6° On recouvre ensuite le sachet d'une couche de laine finement cardée ;

7° On entoure la circonférence de la pelote avec une mèche ronde, qui forme le *coussinet*, empêchant les déformations de la pelote ;

8° On taille une deuxième pièce de chevreau, de chamois ou de tissu, destinée à terminer la garniture de la pelote. Cette pièce présente 2 centimètres de largeur de plus, comme pourtour, que la grandeur de la pelote elle-même proprement dite ;

9° On enveloppe la pelote de cette peau, en comprimant la mèche ronde tout autour, afin de former un bourrelet bien régulier, remontant au niveau de la plaque.

§ 6. — GARNITURE DU RESSORT

Le moyen le plus économique, pour la garniture du bandage, consiste à enfiler le ressort dans un fourreau de peau préparé à l'avance. Dans ces conditions, le ressort se meut librement dans la garniture et ne tarde pas à blesser le malade.

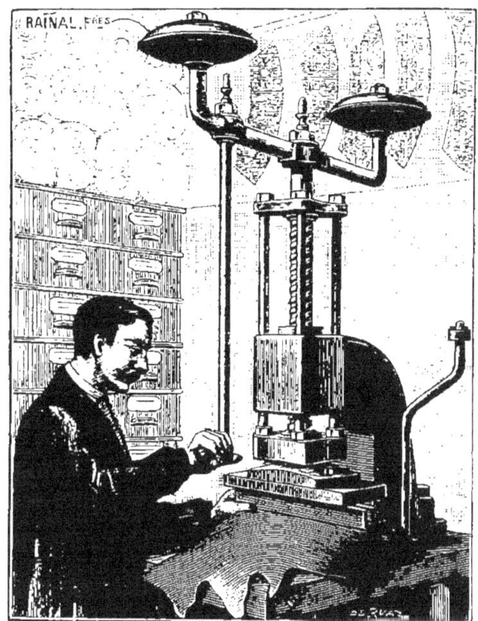

Fig. 1654.

Pour obtenir une garniture solide et non susceptible de déformation, on procède de la manière suivante :

1° On entoure tout le ressort d'une toile, sur laquelle est cousue une lisière dépassant le ressort d'environ 4 millimètres de chaque côté.

On coud très solidement la lisière au moyen des trous disposés préalablement à la queue du ressort. On dispose ensuite un coussin de laine fine à la partie antérieure du ressort (celle qui doit reposer sur le bassin). Cette couche de laine est suffisamment épaisse pour éviter tout contact dur du ressort sur la peau.

La deuxième opération consiste à découper une bande de cuir qui sera fixée et cousue sur la partie extérieure du ressort. Cette bande se découpe à l'aide de l'outil (fig. 1488) monté sur le balancier (fig. 1654). La fig. 1488 se compose d'un tranchant ayant la forme du ressort ; à l'intérieur de ce couteau, sont disposées des griffes espacées chacune de

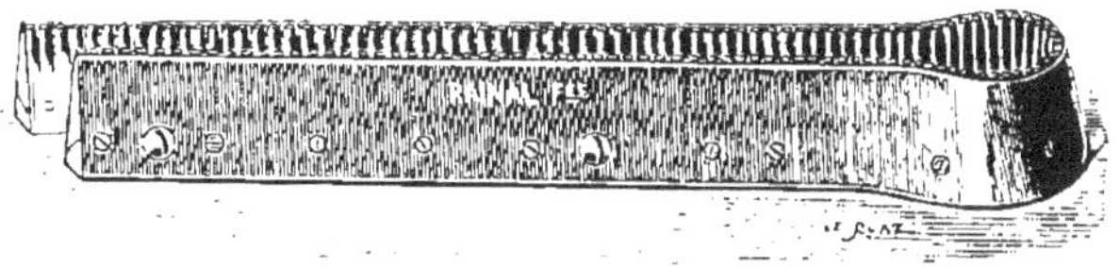

Fig. 1488.

2 millimètres destinées à recevoir le fil qui servira à fixer la garniture sur cette pièce de cuir. Le coussin garni de laine étant fixé à l'intérieur et la bande de cuir toute griffée, disposée sur la partie externe, l'ouvrière pique, point par point, tout le long des bords du ressort en cousant la bande de cuir aux deux bourrelets du coussin. Cette bande se prolonge depuis le col du ressort jusqu'à la naissance de

la courroie, où cette dernière est cousue très solidement. Cette courroie est en cuir solide, d'une longueur de 15 centimètres et de 2 centimètres de large environ (selon la force et la largeur du ressort). Les trous sont le plus rapprochés possible, sans toutefois nuire à la solidité.

Pour obtenir un bandage moins volumineux, tout en lui conservant la même

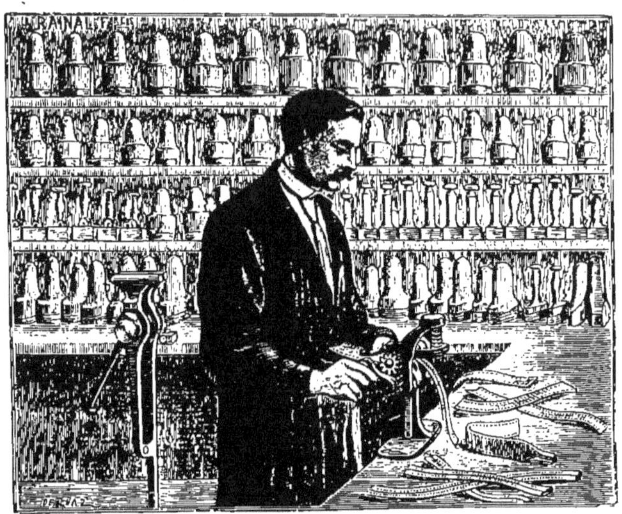

Fig. 1592.

force, on peut le garnir en évitant le coussin qui doit porter sur le bassin. Dans ce cas, le ressort, au lieu d'être entouré de laine et d'étoffe, est simplement recouvert d'une pièce de cuir mince. L'ouvrier y taille une bande correspondant à la largeur du ressort et fait passer ce dernier dans un laminoir destiné à lui donner la forme exacte proposée. Un lissage à chaud assure le fini de cette bande. Cette pièce étant griffée, l'ouvrière n'a plus qu'à la coudre, avec de la soie forte. Le ressort est préalablement entouré d'une toile solide arrivant jusqu'à la naissance de la courroie.

APPENDICE

APERÇUS SUR L'ANCIENNE FABRICATION

Dans la partie historique qui forme le premier livre de cette étude, nous avons jeté un coup d'œil chronologique sur les bandages d'*autrefois*. Nous croyons intéressant, à l'issue et comme appendice de notre modeste volume, d'entrer ici dans quelques détails extraits textuellement des anciens auteurs. On pourra, de cette manière, se rendre un compte exact des progrès accomplis, et mesurer les étapes parcourues, seulement depuis trois siècles, dans l'art spécial de la contention herniaire.

§ 1. — LE BANDAGE EN FIL DE FER

(LEQUIN, 1665)

« Le bandage en fil de fer est une des plus belles inventions, car presque partout, sans ayde du forgeron, on peut faire un bandage très assuré.

« Pour faire le bandage de fil de fer, ayant pris votre mesure et tiré vos indications, vous prenez une bonne branche de fil de fer assez grande pour mettre double, et, par un bout, vous plierez avec un étau à main, ou le côté fourché d'un marteau, le bout de fil de fer de la branche de dessus, et formerez une platine à droit ou à gauche de la figure que vous jugerez propre pour recevoir et attacher un coussin pour arrester votre descente. Cela fait, vous prendrez votre mesure depuis la platine jusques au lieu du recuit, qui sera le bout de votre bandage, lequel plierez afin que votre fil de fer se trouve doublé. Quand cette seconde branche pliée jusqu'à un peu par delà la platine ayant passé par dessous la première branche, vous les lierez ensemble, fortement proche de la platine, avec du fil en huit ou dix doubles ; alors le bout qui aura passé plus avant que la dite platine, sera limé et rendu demy-plat, puis plié en dedans, et selon la figure de la dite platine, afin qu'elle se trouve double, puis l'on donne le tour au bandage tel que l'on veut, commençant avec les deux mains à plier comme une ovalle ou figure à peu près que l'on couldera ou courbera près ou loin de la platine selon la nécessité que l'on aura d'appliquer le bandage haut, le reste et perfection du tour se donnera avec le marteau frappant à petits coups sur les branches intérieurement pour le former justement au corps selon la connoissance que l'on en aura eu. Quand vous aurez votre bandage tourné selon votre désir, vous lierez les deux branches ensemble, les entrelaçant l'une et l'autre, tournant à l'entour un petit ruban de fil large de trois à quatre lignes. Cette ligature sert à deux fins, elle entretient la force égale des branches et peut être dite la première garniture et sert pour attacher et coudre la seconde garniture du bandage qui consiste en un fourreau de toile plein de coton ou de laine fine, qui sera cousue tout autour du bandage intérieurement, afin que le fer ne blesse et ce fourreau est la seconde garniture, laquelle il ne faut attacher que l'on ayt cloué la courroye de fort cuir ou cousu un bout de canevart en six doubles, et pour clouer ou coudre l'un et l'autre, il faut aplatir le bout de la ceinture de fil de fer avec la lime, car autrement ce bout garny auroit trop d'épaisseur et blesseroit. »

MESURE. — La mesure prescrite ne suffiroit à un forgeron pour forger un bandage. Je conseille de faire un modèle d'une seule branche de fil de fer d'une grosseur aysée à manier, laquelle il donnera tel tour qu'il lui playra, et quand il aura rendu ce fil de fer, de la figure joignante sur le corps, alors l'homme qui forge aura facilité de le forger indubitablement selon le modèle luy prescrivant la force, monstrant l'épesseur et la largeur de la ceinture par le moyen de quelque matière il la fera comme celle que vous aurez tourné au bout de votre modèle en fil de fer.

§ 2. LE BRAYER A RESSORT DE BLÉGNY (1688)

DU RESSORT, DE L'ÉCUSSON ET DU TOUR DE LA CEINTURE

DES NOUVEAUX BRAYERS DE BLÉGNY

Ayant choisi une longue branche de fil de fer, de la grosseur d'un moyen fer à aiguillette, je fis premièrement une manière de ressort en forme d'escrouë en lui donnant environ la longueur de trois pouces, et la circonférence d'un écu et j'y attachoy au premier anneau de ce ressort un coussinet de liège en forme d'écusson garni superficiellement d'un peu de chanvre et recouvert partout d'un peu de cuir de mouton ordinaire, ensuite de quoy je donnay un demi tour à cette branche à l'endroit où elle achevoit de fermer le dernier anneau et cela pour commencer à former la ceinture et pour la tourner d'un sens propre à luy faire porter l'écusson que j'ay dict, vers le ventre du malade, tellement, que l'ayant pris d'une longueur proportionnée à la grosseur du sujet sur lequel elle devoit être appliquée, je recourboy cette même branche pour lui faire rejoindre l'anneau qui vient d'être nommé ou je ne la laissois qu'aussi longue que je le jugeoy nécessaire pour faire une sorte de crochet propre à fermer ce bandage.

De la construction de la ceinture et des autres parties du corps de ce bandage. — La ceinture estant déjà ebauchée par ce moyen, j'achevoy de la perfectionner en aplatissant ses deux branches, en les joignant l'une à l'autre par un entrelassement de ruban de fil et en les garnissant partout avec le chanvre, la toile de coton et le cuir que j'ay nommé en la matière accoutumée excepté à l'extrémité ou le fer avoit été recourbé, que je laissoy ainsi nue pour servir à retenir le crochet que j'ay dit en fermant le brayer et à presser par conséquent avec luy tous les anneaux du ressort;

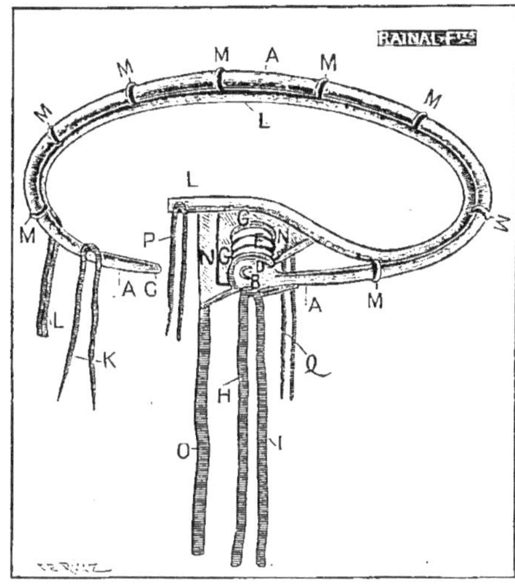

Fig. 1480.

enfin je recouvris le premier de ces anneaux avec le même cuir et les autres avec de la toile de coton et j'achevoy le corps de ce brayer en attachant deux bandes de toile en double à la partie inférieure de l'anneau qu vient d'être nommé; et une esguillette à la ceinture à six travers de doigts près de l'extrémité destinée pour recevoir le crochet.

Du bandage contentif qui fait partie de ce brayer. — Après cela je fis un bandage contentif de toile, semblable en tout à celui qui sert pour les bubons, du moins à la ceinture près, dans la duplicature de laquelle je mis une fourrure de coton, j'attachoy ensuite son écusson à celuy du premier bandage par quelques points d'aiguille et j'arrettay la ceinture près de l'autre par quelques brides en telle sorte que je formoy par ce moyen un brayer exempt de tous les défauts qui ont été marquez et duquel j'ay fait graver icy la figure.

EXPLICATION DE LA FIGURE DU BRAYER A RESSORT
INVENTÉ PAR BLÉGNY.

A A A. La ceinture du corps du brayer recouvert de cuir de mouton. *B.* Le crochet qui sert à fermer la ceinture. *C.* Le trou où se met le crochet. *D.* Le premier anneau du ressort recouver du mesme cuir. *E.* Le dernier anneau du ressort. *F.* La couverture des autres anneaux, qui est de toile de coton et au travers de laquelle ils peuvent être entrevus. *G G.* Écusson du brayer. *H.* La première bande du brayer. *I.* La seconde bande du brayer. *K.* L'aiguillette du brayer. *L L L.* La ceinture du bandage contentif. *M M M M M M M M.* Les brides qui joignent les deux ceintures. *N N.* L'écusson du contentif cousu avec celui du brayer. *O.* La bande du contentif. *Q.* La seconde aiguillette du contentif.

§ 3. — LE CHOIX DE LA MATIÈRE DES BANDAGES

(JUVILLE, 1786)

Il ne suffit pas d'avoir trouvé la forme générale la plus convenable à l'instrument herniaire pour qu'il produise un bon effet. Cet effet deviendrait nul ou très imparfait, si la matière première n'avait pas les qualités requises pour remplir les indications. On conçoit sans doute que, si cette machine, par exemple, est sujette à casser ou à se fausser, étant ou trop dure ou trop molle, elle ne répondra que faiblement à la trempe de l'artiste, en la supposant même bien conformée, si elle est trop dure, elle peut gêner les mouvements des parties, les froisser, les blesser et occasionner divers accidents; si elle est molle, les parties qui forment la hernie ne seront contenues que momentanément, une chute, un éternuement, un effort quelconque, etc., suffiront pour la faire échapper; si elle est sujette à se fausser, une position forcée, ou toute attitude contraire du corps qui la pressera, toute action même un peu forte pourra lui donner une forme différente de celle qu'elle avait ou la déranger; et bien loin de contenir les parties, elle les laissera échapper, et finira peut-être par se casser elle-même, ou n'aura pas d'autre action que celle d'une courroie.

Si, à ces inconvénients, on ajoute celui d'une application irrégulière, non seulement cette machine ne produira pas un bon effet, mais encore elle accentue le mal qu'on avait déjà, le rendra plus grave, quelquefois incurable, et exposera le sujet à périr d'une incommodité à laquelle il pouvait remédier d'abord avec la plus grande facilité.

Un bandage herniaire bien proportionné aux parties, qui ne les blesserait point et les tiendrait en place, au moment de son application, n'aurait pas encore toutes les qualités nécessaires. Il faut encore que son action soit permanente, capable de résister à une impulsion qui pourrait le vaincre ou le détourner du point où il doit être; enfin, qu'il soit doué d'une réaction qui l'y rétablisse, c'est-à-dire d'un ressort qui agisse de lui-même et par sa propre puissance; autrement on ne peut se flatter d'avoir l'instrument capable de bien contenir les hernies.

Pour l'obtenir, il est donc très essentiel d'avoir égard à la nature et à la qualité de la matière première qu'on destine à sa construction.

Si cette matière n'est pas d'excellente qualité et d'une qualité particulière, c'est en vain qu'on fera des efforts pour perfectionner cet instrument, il sera toujours essentiellement vicieux; le choix ne saurait donc en être indifférent.

L'expérience a appris que le seul métal qui convient à la construction de ces machines est le bon acier parfaitement trempé. Cependant tout acier n'y est pas également propre, il faut qu'il soit doux, liant et d'un grain fin. Celui qu'on appelle acier fondu d'Angleterre, s'il est fin, a trop de sécheresse pour les fers à bandage; le meilleur du même pays est celui qu'on nomme acier poule. Viennent après ceux de Damas, de Styrie, de Carinthie, de Suède. L'acier de Pont, auquel les ouvriers donnent communément le nom d'étoffe, est rarement bon.

La trempe doit être proportionnée à la qualité du métal, et à l'usage de l'instrument qui en résulte. Tel acier exige une telle trempe, et tel autre en exige une différente. La trempe varie donc à l'infini. Les différents procédés qu'on emploie sont plus faciles à concevoir qu'à décrire. Personne n'ignore que la trempe est un effet de l'action du feu, de l'air ou de l'eau et de l'huile ; chacun de ces fluides concoure avec la nuance ou le degré de chaleur convenable à la perfection des différentes trempes et aux divers degrés de dureté que la pièce trempée doit avoir : c'est l'intelligence, le

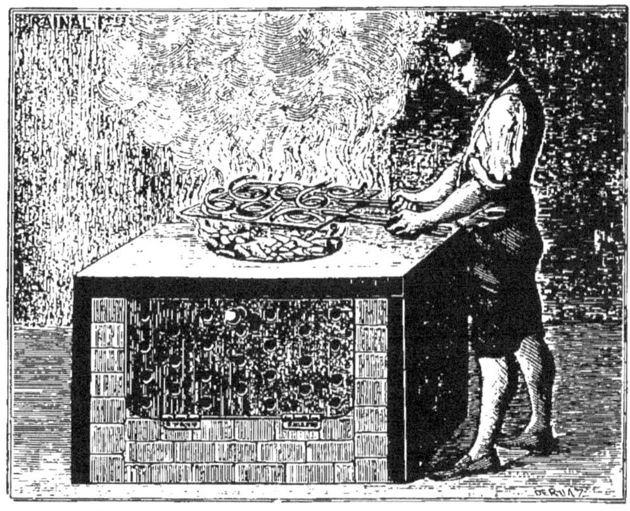

Fig. 1725.

génie et l'activité de l'ouvrier qui déterminent les différentes manières d'user de ces fluides, ou du degré de chaleur pour mettre chaque chose au point désiré.

Il y a de l'acier mol qui ne prend point la trempe, quelle qu'elle puisse être. Il reste toujours mol sans jamais faire ressort. Il y en a d'autres, au contraire, qui sont si secs, que quelque manipulation et quelque trempe qu'on leur donne, ils cassent comme du verre.

On doit soigneusement éviter ces deux extrêmes, c'est-à-dire qu'il faut choisir un acier pur, d'un grain fin, dur, et qui soit en même temps élastique. On le prend en lames d'épaisseur, longueur et largeur convenables, selon le besoin. La force du fer à bandage dépend, comme on fait de son épaisseur, de la matière qui le compose, et de la trempe qu'on lui donne. Pour obtenir une trempe et une préparation convenables du fer qui doit former ce ressort, il faut bien battre et battre également la lame d'acier destinée à cet effet, la bien écrouir ou corroyer, soit à froid, soit à chaud.

L'art de cette manipulation est d'une très grande importance pour les artistes, afin que le fer soit parfaitement préparé. Cela est si vrai, que le ressort cassera à l'endroit où il aura reçu un ou plusieurs coups de marteau plus lourds que les autres, quelque précaution que l'on ait prise pour le tremper.

On s'en convaincra sans peine en réfléchissant que, pour obtenir une bonne trempe, il faut que la lame d'acier, pour former un excellent ressort, reçoive le même degré de chaleur partout également ; si elle a reçu, dans un de ses points, un coup de marteau plus fort que dans d'autres, là elle sera détrempée, aigre, et par conséquent, elle cassera indubitablement, au moindre effort en ce point. Quand une lame d'acier bien choisie, est écrouie de cette manière, on la frotte ou on la blanchit avec une pierre de gré, qui la rend plus unie et en serre davantage les pores. On lui donne les dimensions, les contours convenables, en un mot, la forme d'un fer à bandage propre à retenir les différentes hernies, et relative à celle des parties sur lesquelles il doit être appliqué ; on le met ensuite avec précaution dans un brasier également ardent (fig. 1725, p. 352) jusqu'à qu'il ait acquis la couleur de gros bleu, et souvent après une nuance tirant sur le blanc.

On le présente à un courant d'air froid et rapide et en l'y tenant jusqu'à ce qu'il soit parfaitement refroidi, ensuite on l'enduit d'huile et on répète la même opération ; dans ce second procédé, on est certain que le fer a acquis le degré de chaleur convenable au moment que l'huile cesse de brûler. C'est cette seconde opération qu'on nomme le recuit, et celle qui donne la vertu élastique. Cette trempe est celle qu'on donne au damas, laquelle nous a très bien réussi. Au défaut d'un courant d'air froid et rapide, on peut plonger le fer, après l'avoir soumis à l'action de l'air pendant quelques secondes, dans un baquet d'eau clair vive et très froide, en l'y promenant jusqu'à ce qu'il soit refroidi. Cela fait, le fer à bandage doit être doux, liant et d'une élasticité permanente. On trempe encore les fers à bandage par plusieurs autres procédés sans air et sans eau. A Paris, les faiseurs de ressorts. lorsqu'ils ont formé les fers à bandage, les font rougir dans un poêle de fonte scellé dans un mur de brique (fig. 1724, page 356), rempli de charbons ardents que le soufflet anime ; puis ils les jettent dans un vase plein d'huile ; retirés de cette huile, ils les dégraissent avec de la cendre en les frottant avec une pierre de gré.

A l'égard du degré de revenu ou de recuit, ils le donnent sur un fourneau de terre rempli aussi de charbons ardents et couvert d'une plaque de tôle ayant une ouverture de trois ou quatre pouces de long sur laquelle ils posent une extrémité du fer ; quand cette portion exposée à l'ouverture a passé de la couleur gros bleu à une nuance cendrée, ils reconnaissent qu'elle est à son point, et ils continuent de même jusqu'à l'autre extrémité. Cette trempe a son mérite, on l'obtient, ainsi qu'on l'a vu, sans air froid et sans eau. Nous l'avons déjà dit, le degré de chaleur qu'on doit donner à l'acier pour lui imprimer une bonne trempe dépend de la qualité de ce métal. Tel acier est bien trempé à telle couleur, et tel autre au même degré le serait fort mal, parce qu'il le serait trop ou trop peu ; ce qui prouve évidemment que la trempe convenable dépend :

1° De la qualité de l'acier,
2° D'une bonne préparation ;
3° Du degré de chaleur ;
4° Du genre et de l'activité de l'artiste.

La force du ressort ainsi préparé et tel qu'on l'a décrit, formant un demi-cercle ovale, ou une ellipse irrégulière de dix-sept pouces de longueur, de dix lignes de largeur et de trois quarts de lignes d'épaisseur, équivaut ordinairement à une force de poids d'environ quatre livres.

§ 4. — LES IDÉES DE CHAMSERU (1801)

Chamseru[1] réfute successivement les diverses objections faites au bandage *mécanique*.

OBJECTIONS D'ARNAUD. — L'idée de ces bandages n'est pas nouvelle. Dans le dernier siècle, Blégny en avait annoncé qui, ayant un écrou à la platine, poussaient plus ou moins vers les aînes, suivant les tours de vis qu'on jugeait à propos de donner pour faire une pression suffisante. Arnaud pensait que ceux d'acier les plus simples étaient préférables à tous les autres; il rejetait comme imparfaites des platines où le point de compression était augmenté par un ressort à noix ajusté à la pelote avec un arc-boutant qui fixait cette noix, et faisait appuyer davantage la pelote par le bas. Le même auteur assure avec raison que quand un bandage simple est bien tourné, la hernie se trouve parfaitement contenue, sans que l'on ait besoin de tant de ressort, et qu'ils doivent être dans le génie du chirurgien et non pas dans le bandage.

OBJECTIONS DE RICHTER. — Richter paraît adopter le sentiment d'Arnaud lorsqu'il décrit des pelotes mobiles. « Il y a, dit-il, au col du bandage une charnière qui permet de donner à la pelote différentes directions avec une roue échancrée et un ressort pour l'y fixer. Quelque commode que paraisse cet appareil, je le regarde, ajoute-t-il, comme imparfait, parce que la pelote n'est susceptible que d'une sorte de mouvement, c'est-à-dire de celui par lequel on dirige sa surface plus ou moins haut; on peut, à la vérité, par ce moyen, empêcher le bord supérieur de la pelote de comprimer plus que l'inférieur et *vice versa*; mais ce n'est point assez, il faut aussi empêcher le bord interne de presser plus que le bord externe, et cela est impossible, parce que la pelote n'est point mobile sur les côtés. » Ces remarques critiques sont assez conformes à quelques objections applicables à l'instrument exécuté par le sieur Oudet.

Les branches d'un bandage doivent être assez écartées l'une au-dessus de l'autre pour éviter que le fer batte. — L'habitude presque générale de donner une fausse direction à la platine me paraît dépendre du besoin de remédier à une autre faute également remarquable dans les bandages de magasin, et il est singulier que l'on ait à corriger une faute par une autre faute; on n'a point fait assez attention, ni à l'inclinaison naturelle du bassin d'arrière en avant, ni à l'élévation du sacrum par rapport à l'anneau inguinal. Ces deux parties répondent à deux plans éloignés l'un de l'autre d'environ deux pouces jusqu'à trois, suivant l'âge, la taille et le sexe. Les deux branches d'un fer bien contourné doivent offrir la même distance ou élévation d'une extrémité au-dessus de l'autre; d'où il suit qu'elles ne doivent se toucher que faiblement ou point du tout, si l'on tend le ressort pour le lâcher ensuite; au lieu que, par cette expérience, quand l'intervalle des deux plans n'a pas été observé, les branches se frottent, et l'on fait battre le fer contre le bord supérieur des platines, ce qui est un défaut à éviter par une meilleure construction.

---

1. ROUSSILLE-CHAMSERU. *Vues théoriques et pratiques sur la meilleure manière de construire les bandages herniaires.* Mémoires de la Soc. Méd. d'Emulation, séante à l'École de médecine de Paris, pour l'an **VIII** de la République française. Paris. An IX, p. 277-301.

Afin de retrouver l'espace compris dans une ligne diagonale entre le point d'appui et le point de compression, les artistes imaginent de river l'écusson en équerre allongée, au point d'atteindre l'anneau que le fer surmonte quelquefois de plus de deux pouces. Un procédé aussi vicieux est bien loin de tenir lieu du calcul exact de la vraie direction de chaque branche du ressort, dont l'un monte au point d'appui, tandis que l'autre descend vers le point de résistance ou de compression; d'où suivent tous les avantages d'un écusson prolongé transversalement, immobile, suffisamment incliné vers l'anneau, et ne portant que sur le bord de l'os pubis, sans aucune pression gênante.

Les sous-cuisses sont généralement d'usage indispensable; ils contiennent le ressort en s'opposant au mouvement de bascule que peut lui imprimer la ceinture trop inclinée vers l'écusson; ils affermissent aussi le point de compression relativement au point d'appui, et ils parent à l'inconvénient qui procède du trop peu d'espace compris entre les deux plans auxquels correspond chaque extrémité du fer ou du demi-cercle obliquement posé. Alors toute la machine tend continuellement à remonter, et l'écusson, en se portant bien au-dessus de l'anneau, laisserait échapper la hernie, s'il n'était retenu par le sous-cuisse assujetti au point opposé.

Ils sont indispensables avec les bandages défectueux. On peut faire les sous-cuisses à ressort.

Il est à remarquer que les pelotes mobiles que j'ai eues à examiner sont toutes ou presque toutes ajustées au bout d'un fer mal contourné, et qui, par lui-même, avec une pelote fixe, contiendrait difficilement une hernie, sans le secours des sous-cuisses dont un écusson mécanique ne peut même jamais dispenser, si le reste du bandage n'est pas construit régulièrement. Le citoyen Legros adapte à l'origine du sous-cuisse, vers la branche postérieure du fer, un ressort d'acier, en spirale aplatie, faisant continuité avec l'étoffe qui lui sert de fourreau, et devant empêcher le tiraillement dont on se plaint lorsque ces liens se raidissent. Ce ressort en fil de métal ou en gomme élastique, pour faire prêter ainsi les sous-cuisses aux différentes attitudes, a sans doute son utilité.

Conclusions de Chamseru. — Quoique, d'après l'examen des différentes machines herniaires, on ait lieu de préférer généralement les bandages simples aux bandages composés, et que souvent on ne se soit livré à la recherche de ceux-ci que pour avoir négligé la meilleure manière de construire les autres, je suis bien persuadé que l'art n'est point encore parvenu à son dernier terme, et qu'il faut toujours admettre la possibilité de son avancement. Il importe donc aux Sociétés savantes d'accueillir favorablement des essais où elles reconnaîtront de l'intelligence, et aux artistes d'être au courant des nouveautés qui peuvent servir à perfectionner leur travail.

§ 5. — LES IDÉES DE JALADE-LAFONT

« Une des choses les plus importantes pour un bandage herniaire c'est de donner à son fer un degré convenable d'élasticité. L'acier pur ne peut convenir pour cet usage, parce qu'il est trop cassant : le fer ne peut pas non plus être employé seul,

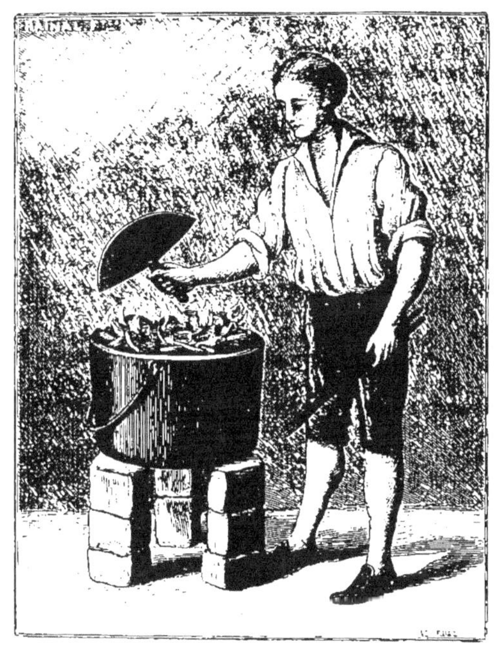

Fig. 172i.

attendu son trop grand degré de mollesse et son peu d'élasticité. Beaucoup de personnes ont coutume de construire des ressorts à bandage avec parties égales de fer et d'acier battues à froid. La force du fer à bandage dépend de son épaisseur, de la matière qui le compose, et de la trempe qu'on lui donne.

Pour obtenir une bonne trempe et une préparation convenable de ce fer, il faut avoir l'attention de bien battre également la lame d'acier destinée à cet effet et la bien écrouir ou corroyer. Cette manipulation est d'une si grande importance, que, lorsque le ressort a reçu quelques coups de marteau de plus dans un point que dans un autre, il casse presque toujours dans cet endroit.

Plus souvent encore, l'acier périt et le ressort casse lorsque cet acier a reçu dans la fabrique un trop violent coup de feu. Après avoir écroui la lame d'acier, on la lime pour la fléchir, on la frotte avec une pierre de grès, afin de la rendre plus unie, d'en resserrer davantage les pores et d'en augmenter la force.

On lui donne alors la forme convenable ; puis on la met dans un brasier ardent jusqu'à ce qu'elle ait acquis une couleur rouge-cerise. Exposée ensuite à un courant d'air pour la faire refroidir, elle est enduite d'huile pour pouvoir répéter de nouveau la même opération. On est assuré que le fer a acquis le degré de chaleur convenable dans cette seconde opération, lorsque l'huile cesse de brûler.

C'est ce nouveau travail qu'on nomme revenu ou recuit et c'est lui qui donne au fer à bandage toute son élasticité.

Au lieu de laisser refroidir le fer à un courant d'air, on le plonge quelquefois dans une eau claire et très froide, et on l'y agite jusqu'à ce qu'il soit refroidi.

Pour la confection de mes ressorts à bandage, je me sers d'acier d'Allemagne de préférence à celui d'Angleterre et à celui de Hongrie, etc., qui se cassent net. Les ressorts battus à froid dimensionnés et figurés, je les mets pour les tremper dans un brasier ardent ou dans un fourneau dit à tremper (c'est ce qu'on appelle la trempe à la poêle (fig. 1724) jusqu'à ce qu'ils aient acquis le degré de chaleur rouge cerise; dans les aciers de fabrique d'Allemagne, il s'en trouve qui ont des nuances, pour lesquels il faut observer dans la trempe plus ou moins de chaleur et qu'il faut faire revenir en plus

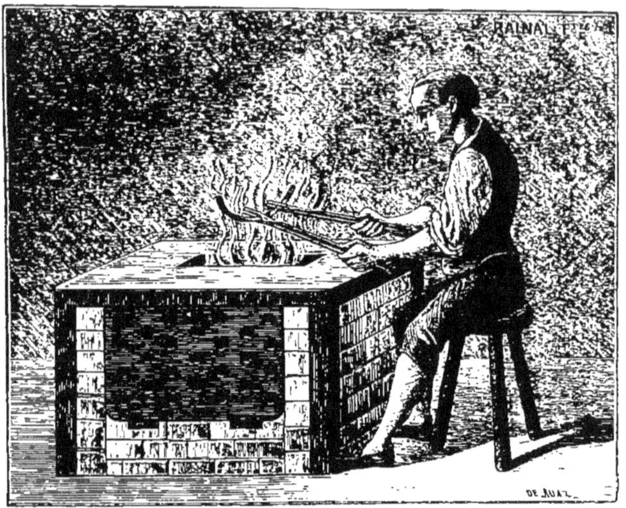

Fig. 1726.

ou en moins : mais on ne doit se servir de cette qualité d'acier que lorsqu'on ne peut pas s'en procurer d'autre.

Je les prends délicatement pour les mettre dans de l'huile de navette de préférence à toute autre.

Une fois sortis, je les dégraisse avec la cendre ordinaire, je les éclaircis avec du grès, les passe au feu sur un fourneau très ardent recouvert d'une plaque de tôle forte à laquelle se trouve une ouverture servant à introduire le ressort. Ensuite, pour les faire revenir et pour leur donner l'élasticité convenable, il faut, par la chaleur, qu'ils deviennent d'abord gorge-de-pigeon, ensuite violets et bleus pour redevenir gorge de pigeon. J'ai bien soin, alors, de ne pas les laisser cuire ou revenir davantage afin d'éviter qu'ils prennent la couleur ardoise et qu'ils ne se ramollissent. Ce travail fait, je les bigorne pour les terminer. »

§ 6. — LA CONSTRUCTION

(D'APRÈS BELMAS)

« S'il est étonnant de voir les anciens n'adopter l'acier pour la fabrication des ressorts herniaires qu'après de longues hésitations, il est plus surprenant encore d'entendre proposer, à notre époque, de remplacer ce carbure de fer par le cuivre qui a si peu d'élasticité, par la baleine qui en a trop.

Le seul reproche qu'on puisse faire à l'acier est de se rouiller et, dans cet état, de devenir cassant. Il suffit pour prévenir l'oxydation des ressorts de la simple application d'une toile imperméable. L'étamage nuit à l'élasticité des ressorts et le zingage favorise leur rupture.

Deux procédés sont employés dans la fabrication des ressorts: dans l'un la quantité est tout, la qualité rien ; par l'autre, les ressorts remplissent toutes les conditions voulues.

Pour faire un bon ressort, on choisit un acier spécial, marque garantie Petin et Gaudet. On l'écrouit en le battant au marteau à panne, puis au marteau tête arrondie.

On perce ensuite les trous, et on lime le ressort. On donne la forme au ressort, puis on procède à la trempe rouge cerise trempée dans le bain d'huile, on le décape et on le recuit.

Quand, par le recuit, l'élasticité a été convenablement modifiée dans les différents points du ressort, il devient nécessaire pour rétablir la conformation, toujours plus ou moins altérée par l'action du feu, de marteler à nouveau le ressort sur la bigorne.

Par les percussions répétées qui constituent l'écrouissage, on déplace successivement, on rapproche les molécules de l'acier, et, en le pétrissant, pour ainsi dire, on rend sa texture plus homogène et plus dense. Ajoutons que, sous le tranchant de la panne agissant toujours suivant la longueur du ressort, les molécules glissent dans le même sens, et prennent une disposition filamenteuse favorable à l'élasticité.

La percussion doit rester dans certaines limites. Trop forte, elle déchirerait, disperserait les molécules de l'acier, au lieu d'augmenter leur cohésion ; trop faible, elle ne permettrait pas d'amincir le ressort dans certains points pour lui conserver plus d'épaisseur dans d'autres.

La trempe a pour effet de rendre l'acier élastique par le refroidissement brusque qui a lieu au moment de l'immersion dans l'huile ; les molécules extérieures se rapprochent, s'agglomèrent tandis que les molécules intérieures sont encore dilatées par le calorique ; les premières deviennent pour ainsi dire autant de points fixes qui empêchent les secondes de revenir sur elles-mêmes et les maintiennent dans un état analogue à celui où se trouvent les fibres d'une corde fortement tendue.

L'énergie d'un ressort est plus grande par la trempe à l'eau que par celle à l'huile. Le premier de ces liquides étant meilleur conducteur du calorique, le refroidissement est plus brusque et par suite la tension des molécules du ressort plus grande.

Qu'un ressort trempé soit soumis au même degré de chaleur qu'il avait au moment de son immersion dans l'huile, qu'on le laisse refroidir lentement, il perd toute son élasticité, ses molécules ayant ainsi le temps de reprendre la position naturelle qu'elles ont dans l'acier non trempé. C'est à l'observation de ce fait que sont dus les beaux résultats obtenus par le recuit. En effet, si, après avoir trempé un ressort, on expose ses diverses parties à des degrés différents de température, et qu'on les laisse refroidir lentement, on reconnaîtra que la diminution de leur énergie élastique sera d'autant plus grande que l'on se sera rapproché davantage de la température qu'elles avaient au moment de la trempe.

Un ressort herniaire appliqué sur le corps présente toutes les conditions d'un levier : point d'appui, résistance, puissance.

Le point d'appui correspond à l'extrémité appliquée sur les lombes.

La résistance à vaincre est l'effort que font les parties herniées pour s'échapper de l'abdomen : elle se trouve en avant au niveau de l'extrémité du ressort, appuyée contre l'ouverture herniaire.

Sous le rapport de la longueur, les ressorts herniaires diffèrent essentiellement. Les uns ne s'étendent que sur la moitié de la circonférence du bassin, d'autres s'appliquent sur les trois quarts du contour pelvien, d'autres enfin en embrassent les dix douzièmes.

On a comparé l'action des ressorts qui n'embrassent que la moitié de la circonférence du bassin à celle d'une pince largement ouverte qui abandonne avec la plus grande facilité la partie qu'elle embrasse dès que celle-ci exécute le moindre mouvement.

Il est de fait que les bandages demi-circulaires ont une grande tendance à s'éloigner du corps : cela tient à ce qu'une fois appliqués l'effort qu'ils exercent se décompose.

Le seul moyen de s'opposer à ce genre de déplacement serait la présence d'une courroie, qui, contournant la moitié de la circonférence du bassin, opposée à celle sur laquelle le ressort est appliqué, assurerait la position de ses extrémités. Malheureusement les partisans des ressorts demi-circulaires rejettent tous les moyens auxiliaires de fixation des bandages ; ils ressemblent à des architectes, qui, pour simplifier la construction d'une maison, feraient des escaliers sans rampes.

Les ressorts herniaires qui embrassent les trois quarts de la circonférence du bassin présentent de grandes différences dans leur mode d'application.

Les uns, ayant une extrémité placée au niveau de l'ouverture herniaire, passent au-devant de l'hypogastre, contournent, sans la toucher, la hanche du côté sain et vont derrière elle prendre un point d'appui.

D'autres ressorts, partant de l'anneau, embrassent immédiatement la hanche la plus voisine s'étendent derrière elle, et trouvent un point d'appui sur la région lombaire du côté opposé.

Pour se décider entre ces deux modes d'application des ressorts, on doit se souvenir que, dans le levier du troisième genre, ou interpuissant qu'ils représentent, l'énergie de la puissance est en raison inverse de la longueur de son bras de levier ; elle se mesure du point où la courbe a son plus grand degré de courbure ; c'est là, en effet, que l'énergie élastique est dans sa plus grande intensité. Or, dans le premier mode d'application, les ressorts, étant destinés à passer à une certaine distance de la hanche du côté sain, doivent avoir une courbure très étendue, condition déjà nuisible à leur énergie élastique, mais, de plus, comme leur plus grand degré de courbure doit correspondre à la saillie formée par cette hanche, il en résulte que, le bras de levier qui se présente en avant étant beaucoup plus long que celui qui s'étend en arrière, l'énergie de la puissance élastique se fait sentir beaucoup plus sur les lombes qu'au niveau de l'anneau et c'est précisément le contraire que l'on veut obtenir.

Dans les ressorts appuyés sur la hanche du côté malade, la disposition est tout à fait inverse. La courbe a moins d'étendue par l'application immédiate du ressort aux parties qu'il embrasse; on peut augmenter le degré de courbure qui, plus rapproché de l'extrémité antérieure du ressort que la postérieure, fait que le bras de levier de la puissance perdant en longueur tout ce que gagne le bras de levier du point d'appui, la pression la plus forte exercée par le ressort a lieu dans l'anneau et s'oppose plus efficacement à la sortie des parties. Peut-être, nous dira-t-on, dans cette application immédiate des ressorts aux parties sous-jacentes, devez-vous vous attendre à une décomposition de force, qui ne peut avoir lieu quand le ressort, restant libre dans toute son étendue, n'appuie sur le bassin que par ses deux extrémités. Mais remarquons que, dans un ressort à contact immédiat, l'énergie élastique est proportionnée à la pression habituelle qu'il doit exercer sur l'anneau, tant que les parties ne font point effort pour s'échapper; du moment où cet effort a lieu, l'extrémité antérieure du ressort repoussée s'éloigne, le contact cesse, et la puissance élastique est transmise intégralement. Nous ajouterons que les ressorts dont l'application n'a lieu que dans deux points opposés, sont très exposés à se déplacer; par exemple, dans le décubitus, si le malade veut se coucher sur le côté correspondant au ressort, ce dernier se rapproche du corps, et ses extrémités ne peuvent manquer de changer de position.

Les ressorts herniaires ne diffèrent pas seulement par leur longueur, leur mode d'application, l'étendue et le degré de leur courbure; ils diffèrent encore relativement à leur épaisseur dont l'influence mérite d'être examinée.

Lorsqu'une force tend à redresser l'extrémité d'un ressort herniaire parmi les fibres métalliques qui le composent, celles qui répondent à la concavité s'étendent, tandis que celles correspondantes à la convexité se raccourcissent. Cet effet a lieu pour chaque fibre proportionnellement à sa distance d'une fibre moyenne, dont la longueur est invariable, et que l'on peut appeler ligne de passage de la tension à la compression; cette ligne est au milieu de la lame élastique.

Maintenant, comme chaque fibre résiste à l'effort extensif qui tend à écarter les extrémités du ressort, toutes ces petites résistantes partielles ont une résultante qui représente l'énergie du ressort; or, il est évident que si, augmentant l'épaisseur, nous multiplions le nombre des fibres, nous rendons la résistance du ressort, non seulement plus grande, mais encore plus durable, attendu que les fibres métalliques, étant plus nombreuses, se soutiennent mutuellement et sont moins exposées à ces déplacements moléculaires auxquels on attribue la perte de l'énergie élastique des ressorts.

Il reste à savoir si l'épaisseur des ressorts doit être égale dans toute son étendue.

Nous pensons que la plus grande épaisseur doit se trouver au niveau du point où le degré de courbure est le plus prononcé, puisque c'est là que l'effort a principalement lieu. Quant aux deux bras de levier, il faut que l'antérieur soit assez épais pour transmettre intégralement à l'anneau toute la réaction élastique, tandis qu'au contraire le ressort doit s'amincir successivement vers l'extrémité postérieure. Cette disposition amène une décomposition dans l'effort transmis sur la région lombaire.

Rien n'est plus facile que de se rendre compte de l'influence exercée par la largeur des ressorts. Que la largeur augmente avec la masse ou, si l'on veut, avec le nombre des fibres métalliques, l'énergie du ressort deviendra plus grande ; si, au contraire, la masse restant la même, la largeur augmente, la pression en un point donné diminuera proportionnellement à l'étendue de la surface que présente le ressort. Ainsi, rien n'est plus convenable que la grande largeur donnée à certains ressorts vers leurs extrémités postérieures ».

MODE DE JONCTION DES PELOTES DE BELMAS

L'écusson de la pelote de Belmas ne se distingue des autres que par un petit nombre de particularités. Au lieu d'un seul bouton pour fixer la courroie du ban-

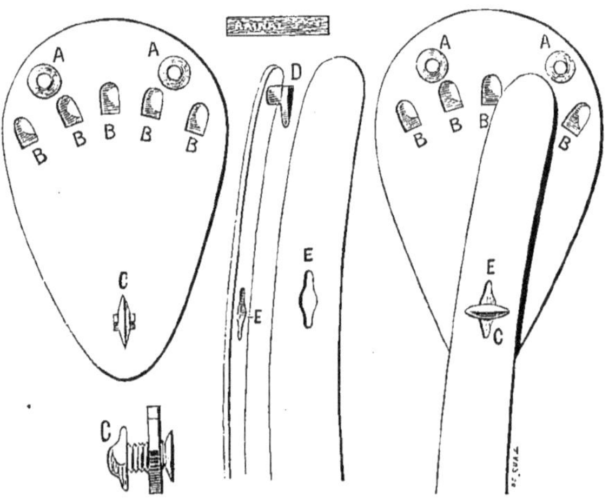

Fig. 1700.

dage, il en existe deux A, A. Derrière eux se trouvent cinq dépressions $B, B, B, B, B,$ dont le fond présente une fente transversale ; vers l'extrémité la plus rétrécie de la plaque s'élève le pavillon C d'une vis ; cette vis a son autre extrémité rivée derrière un écrou qui, par lui-même, est soudé à la plaque. L'extrémité du ressort a conservé son ancienne disposition, seulement elle est munie en avant d'un petit tenon crochu D, et en arrière d'une ouverture ovalaire E, ayant une direction verticale et des dimensions en rapport avec celles du pavillon *C*. Du moment où, par ces dispositions, on veut joindre une pelote à un ressort, il faut : 1° agrafer le petit tenon *D* dans la fente de l'une dés dépressions *B*; 2° faire passer le pavillon *C* de la vis par l'ouverture ovalaire *E* du ressort, puis tourner la vis jusqu'à ce que son pavillon *C*, se trouvant dans une direction transversale, s'appuie sur le ressort et le fixe à la pelote. Ce nouveau mode de jonction permet de changer les pelotes à volonté, et de varier leurs degrés d'inclinaison.

Les ressorts, en se prolongeant sur une grande étendue des plaques, s'unissent avec elles, de manière que ces deux parties se soutiennent mutuellement par des points d'appui opposés, tels qu'un effort qui tendrait à les séparer dans un sens les rapprocherait dans le sens contraire.

RESSORTS

NUMÉROS	ÉNERGIE	LONGUEUR	ÉTENDUE DE LA COURBURE
1	1 kilog. 500 gr.	75 centimètres	11 cent.
2	1 kilog. 700 gr.	79 —	10 cent. 5 millim.
3	1 kilog. 900 gr.	83 —	11 cent. 3 millim.
4	2 kilog. 400 gr.	69 —	10 cent. 8 millim.
5	2 kilog. 500 gr.	84 —	11 cent. 4 millim.
6	2 kilog. 500 gr.	78 —	11 cent. 2 millim.
7	2 kilog. 700 gr.	80 —	11 cent. 8 millim.
8	2 kilog. 800 gr.	79 —	9 cent.
9	3 kilog.	71 —	12 cent.
10 . . . . - .	3 kilog. 200 gr.	76 —	12 cent. 5 millim.
11	3 kilog. 400 gr.	78 —	10 cent. 7 millim.
12	3 kilog. 500 gr.	84 —	9 cent. 5 millim.

PELOTES

NUMÉROS	LARGEUR	CONVEXITÉ	RÉNITENCE TROIS DEGRÉS
1	4 cent. 7 millim.	2 cent.	Faible
2	4 cent. 7 millim.	2 cent.	Grande
3	4 cent. 7 millim.	2 cent. 4 millim.	Moyenne
4	4 cent. 7 millim.	2 cent. 4 millim.	Grande
5	5 cent.	2 cent. 6 millim.	Moyenne
6	5 cent.	2 cent. 6 millim.	Grande
7	5 cent. 6 millim.	2 cent. 8 millim.	Faible
8	5 cent. 6 millim.	2 cent. 8 millim.	Moyenne
9	6 cent.	3 cent.	Moyenne
10	6 cent.	3 cent.	Grande
11	6 cent. 5 millim.	3 cent. 4 millim.	Moyenne
12	6 cent, 5 millim.	3 cent. 4 millim.	Grande

TABLE ANALYTIQUE

LIVRE DEUXIÈME (AUJOURD'HUI)

APPENDICE

LA FABRICATION ANCIENNE

36272. — Imprimerie LAHURE, 9, rue de Fleurus, Paris.